Auf einen Blick

Herz-Kreislauf-System

Atmungssystem

Verdauungssystem

Harnsystem

Männliches Geschlechtssystem

Weibliches Geschlechtssystem

Endokrines System

Hämolymphatisches System

Haut

Taschenatlas der Anatomie

in 3 Bänden

Band **2**

Innere Organe

Helga Fritsch
Wolfgang Kühnel

begründet von Helmut Leonhardt

7. vollständig überarbeitete Auflage

180 Farbtafeln in 541 Einzeldarstellungen

Zeichnungen von Gerhard Spitzer

2001
Georg Thieme Verlag Stuttgart · New York
Deutscher Taschenbuch Verlag

Prof. Dr. med. Helga Fritsch
Institut für Anatomie und Histologie der Universität Innsbruck

Prof. Dr. med. Dr. h. c. Wolfgang Kühnel
Institut für Anatomie der Medizinischen Universität Lübeck

Zeichnungen:
Prof. Gerhard Spitzer, Frankfurt
unter Mitarbeit von Stephan Spitzer

1. Auflage 1976
2. Auflage 1978
3. Auflage 1979
4. Auflage 1982
5. Auflage 1986
6. Auflage 1991
1. chinesische Auflage 2000
1. englische Auflage 1978
2. englische Auflage 1984
3. englische Auflage 1986
4. englische Auflage 1993
1. französische Auflage 1979
2. französische Auflage 1983
1. griechische Auflage 1985
1. indonesische Auflage 1983
1. italienische Auflage 1979
2. italienische Auflage 1987
1. japanische Auflage 1979
2. japanische Auflage 1981
3. japanische Auflage 1984
4. japanische Auflage 1990
1. niederländische Auflage 1978
2. niederländische Auflage 1981
3. niederländische Auflage 1990
1. polnische Auflage 1998
1. serbokroatische Auflage 1991
1. spanische Auflage 1977
2. spanische Auflage 1988
1. türkische Auflage 1987
1. ungarische Auflage 1996

Die Deutsche Bibliothek – CIP-Einheitsaufnahme

Ein Titeldatensatz für diese Publikation ist bei Der Deutschen Bibliothek erhältlich

Rüdigerstraße 14
D-70469 Stuttgart
Unsere Homepage: http://www.thieme.de

Printed in Germany

Umschlaggestaltung:
Martina Berge, Erbach/Ernsbach
Satz: Druckhaus Götz GmbH,
71636 Ludwigsburg
(gesetzt auf CCS-Textline)
Druck: Druckerei Appl OHG,
86650 Wemding

ISBN 3-13-492107-3 (Georg Thieme Verlag) 1 2 3 4 5 6

ISBN 3-423-03018-6 (dtv) 1 2 3 4 5 6

Vorwort zur 7. Auflage

Unter neuer Autorenschaft wurde der Taschenatlas der Anatomie, Innere Organe, nach seinem letzten Erscheinen vor zehn Jahren vollständig überarbeitet.

Hierbei wurde der ursprünglichen Absicht des Autors, Prof. Dr. Helmut Leonhardt, den Taschenatlas von Anschauung und Abbildungen leben zu lassen, in besonderem Maße Rechnung getragen. Unter Beibehaltung des bewährten Systems wurden Text- und Bildseiten komplett erneuert, wobei die aktuelle anatomische Nomenklatur berücksichtigt wurde.

Innere Organsysteme können durch moderne bildgebende Verfahren auf vielfältige Weise dargestellt werden. Fundierte anatomische Kenntnisse dieser Organsysteme sind deshalb für den Arzt und Angehörige angrenzender Berufsgruppen mehr denn je von großer Bedeutung. Diesem Aspekt muß in der Ausbildung Rechnung getragen werden. Zudem verlangen neue Methoden in der Lehre, insbesondere die integrative und interaktive Vermittlung medizinischen Wissens, nach Ansätzen fächerübergreifenden Denkens unter Beibehaltung einer ausreichenden Systematik. Dies alles haben wir bei der Neubearbeitung dieses Taschenatlas zu berücksichtigen versucht, ohne den Umfang wesentlich zu verändern. So werden die Organe nach einer kurzen organspezifischen Übersicht zunächst systematisch in Makroskopie und Feinbau besprochen. Hieran schließen sich funktionelle Aspekte an, gefolgt von der Darstellung der Gefäß-Nerven-Versorgung und des Lymphabflusses. Abschließend werden die organspezifischen topographischen Besonderheiten erklärt. Klinische Hinweise sind folgerichtig eingefügt worden, schnittanatomische Aspekte immer dann, wenn neben der Systematik auch die Gesamttopographie einer Region als bekannt vorausgesetzt werden sollte. Bei der Anordnung der Kapitel haben wir eine andere Reihenfolge gewählt als in den vorherigen Auflagen. Da die Organe des endokrinen Systems und des Abwehrsystems auf verschiedene Körperregionen verteilt sind und überwiegend über ihren Feinbau und ihre Funktion verstehbar sind, werden sie aus didaktischen Gründen im Anschluß an die großen Systeme wie Herz-Kreislauf, Atmung, Verdauung etc. besprochen. Auf eine Darstellung von Schwangerschaft, Geburt und früher Keimentwicklung haben wir bewußt verzichtet.

Wir haben viele Abbildungen erneuert, sind dabei aber immer einer Kongruenz von Text und Abbildung treu geblieben. Aus dem Atlas der topographischen Anatomie von Herrn Prof. Dr. Dr. Werner Platzer konnten wir dankenswerterweise einige wichtige topographische Abbildungen übernehmen. Alle neuen Abbildungen wurden von Herrn Prof. Gerhard Spitzer nach Vorlagen makroskopischer und mikroskopischer Präparate gezeichnet.

Die Zusammenarbeit mit einem erstklassigen wissenschaftlichen Zeichner wie Herrn Prof. Spitzer ist nicht nur überaus konstruktiv, sondern bringt erst die für den Taschenatlas so wichtige Integration von Text und Abbildung zustande. Herr Prof. Spitzer verdient unsere uneingeschränkte Hochachtung und ihm sei von allen, die uns bei der Arbeit an diesem Buch unterstützt haben, als erstem herzlich gedankt. Herrn Stephan Spitzer sei für die Digitalisierung der Bilddaten gedankt, die künftig leicht weiterverwendet werden können. Für die Unterstützung bei der Präparateherstellung danken wir Herrn Prof. Dr. Lüder Busch, Lübeck, und Herrn Dr. Herbert Maurer, Innsbruck. Ihm und Herrn Horst Rode, Lübeck, schulden wir Dank für manchen fachlichen Rat und für das mühselige, aber so wichtige Korrekturlesen. Klinisch-internistische Ratschläge erhielten wir von Herrn Prof. Dr. Harald Klein, Lübeck. Die äußerst kooperative und freundliche Zusammenarbeit mit Herrn Dr. Jürgen Lüthje, Frau Marianne Mauch und Frau Dr. Petra Kundmüller vom Thieme Verlag haben dazu geführt, in kurzer Zeit ein völlig neues Buch entstehen zu lassen.

Innsbruck und Lübeck im Dezember 2000
Helga Fritsch und Wolfgang Kühnel

Zielsetzung und Gliederung dieses dreibändigen Taschenatlas gehen aus dem gemeinsamen Vorwort zur 1. Auflage hervor:

Vorwort zur 1. Auflage

Der Taschenbuchatlas soll dem Studierenden der Medizin eine anschauliche Zusammenfassung der wichtigsten Kenntnisse aus der Anatomie des Menschen geben, gleichzeitig kann er dem interessierten Laien einen Einblick in dieses Gebiet verschaffen.

Für den *Studierenden der Medizin* sollte die Examensvorbereitung hauptsächlich eine Repetition von Anschauungserfahrungen sein. Die Gegenüberstellung von Text und Bild soll der Veranschaulichung des anatomischen Wissens dienen.

Der dreibändige Taschenbuchatlas ist nach Systemen gegliedert. Der 1. Band umfaßt den Bewegungsapparat, der 2. Band die Eingeweide, der 3. Band das Nervensystem und die Sinnesorgane. Die topographischen Verhältnisse der peripheren Leitungsbahnen, der Nerven und Gefäße, werden, soweit sie sich eng an den Bewegungsapparat anlehnen, im 1. Band berücksichtigt; im 2. Band wird lediglich die *systematische* Aufgliederung der Gefäße behandelt. Der Beckenboden, der in enger funktioneller Beziehung zu den Organen des kleinen Beckens steht, wurde einschließlich der damit zusammenhängenden Topographie in den 2. Band aufgenommen. Die Entwicklungsgeschichte der Zähne wird im 2. Band kurz berührt, weil sie das Verständnis für den Zahndurchbruch erleichtert, – die gemeinsamen embryonalen Anlagen der männlichen und weiblichen Geschlechtsorgane werden besprochen, weil sie deren Aufbau und die nicht seltenen Varietäten und Mißbildungen verständlich machen, – im Kapitel über die weiblichen Geschlechtsorgane kommen einige Fragen im Zusammenhang mit Schwangerschaft und Geburt zur Sprache; das für den Medizinstudenten nötige Wissen in der Entwicklungsgeschichte ist damit aber keinesfalls umrissen! Die Bemerkungen zur Physiologie und Biochemie sind in jedem Fall unvollständig und dienen lediglich dem besseren Verständnis struktureller Besonderheiten; es wird auf die Lehrbücher der Physiologie und Biochemie verwiesen. Schließlich sei betont, daß das Taschenbuch selbstverständlich auch ein großes Lehrbuch nicht ersetzt, viel weniger noch das Studium in den makroskopischen und mikroskopischen Kursen. In das Literaturverzeichnis wurden Titel aufgenommen, die weiterführende Literaturhinweise enthalten – darunter auch klinische Bücher, soweit sie einen starken Bezug zur Anatomie haben.

Der *interessierte Laie*, der nach dem Bau des menschlichen Körpers fragt, wird u. a. die anatomischen Grundlagen von häufig angewandten ärztlichen Untersuchungsverfahren allgemein verständlich abgebildet finden. Es wurde damit der Anregung des Verlages entsprochen, den Inhalt des Buches um diese Aspekte zu erweitern. Im Hinblick auf den nichtmedizinischen Leser werden alle für den Laien erfahrbaren Organe und Organteile auch in deutschen Bezeichnungen benannt; sie sind auch im Sachverzeichnis berücksichtigt.

Frankfurt/M., Kiel, Innsbruck

Die Herausgeber

Abkürzungen

A.	=	Arteria
a.	=	arteriae
Aa.	=	Arteriae
Lig.	=	Ligamentum
lig.	=	ligamenti
Ligg.	=	Ligamenta
M.	=	Musculus
m.	=	musculi
Mm.	=	Musculi
mm.	=	musculorum
Ln.	=	Lymphonodus
Lnn.	=	Lymphonodi
N.	=	Nervus
n.	=	nervi
R.	=	Ramus
Rr.	=	Rami
V.	=	Vena
Vv.	=	Venae

Inhaltsverzeichnis

Eingeweide im Überblick

Als Eingeweide, **Viscera**, werden die im Brust-, Bauch- und Beckenraum gelegenen sog. inneren Organe zusammengefaßt. Diese Organe ermöglichen das Leben des Gesamtorganismus.

Funktionelle Gliederung

Sie bildet die Grundlage für die Kapiteleinteilung in diesem Buch.
Man unterscheidet: **Herz-Keislauf-System**: Hierzu zählen das *Herz*, die *Blut-* und die *Lymphgefäße*. **Hämolymphatisches System**: Es besteht aus *Blutzellen*, *Lymphozyten* und *lymphatischen Organen*. **Endokrines System**: Es setzt sich aus mehreren *endokrinen Drüsen und disseminierten Drüsenzellen* zusammen, deren Produkte, die spezifischen *Hormone*, in Blut- und Lymphwege abgegeben und im ganzen Körper verteilt werden. **Atmungssystem**: Hier werden die aus verschiedenen Strukturen bestehenden oberen und unteren *Luftwege* und die *gasaustauschende Oberfläche in den Lungen* unterschieden. **Verdauungssystem**: Dieses Organsystem wird in **Kopf-** und **Rumpfdarm** gegliedert. Die großen Verdauungsdrüsen, *Leber* und *Pankreas*, sind Teile des Rumpfdarms. **Harnsystem**: Es wird in die *harnbereitenden Abschnitte der Nieren* und die *harnableitenden Wege* gegliedert. **Männliches Genitalsystem**: Hierzu zählen *Hoden*, *Nebenhoden*, *Samenleiter*, *Samenblasen*, *Penis* und die *akzessorischen Geschlechtsdrüsen*. **Weibliches Genitalsystem**: Es besteht aus den im kleinen Becken untergebrachten *inneren Geschlechtsorganen* sowie den außerhalb des Beckenbodens gelegenen *äußeren Geschlechtsorganen*.

Regionale Gliederung

Die Organsysteme können auch nach ihrer Lage in den jeweiligen Körperabschnitten gegliedert werden (**A**).
Im **Kopf- und Halsbereich** liegen die **Anfangsabschnitte der Atmungs- und Verdauungsorgane**. Sie sind großenteils in *Nasenhöhle* (**A1**) und *Mundhöhle* (**A2**) untergebracht. Im Hals liegen Teile dieser Organsysteme als Verbindungswege zwischen Kopf und Brusthöhle. Sie sind zwischen dem mittleren und tiefen Blatt der Halsfaszie (Bd. 1 S. 330) lokalisiert.
Im **Rumpf** unterscheidet man zwischen **Brust-, Bauch- und Beckenorganen**. Die Brusthöhle, **Cavum thoracis** (**A3**), wird in drei Abschnitte gegliedert, in die *rechte* und *linke Pleurahöhle*, die jeweils eine *Lunge* beherbergen, und den dazwischenliegenden mittelständigen Bindegewebsraum, das *Mediastinum*, in dem u. a. der *Herzbeutel* mit dem *Herzen* untergebracht ist. Die Bauchhöhle wird in die von Bauchfell, *Peritoneum*, ausgekleidete eigentliche **Bauchhöhle** (**A4**) und den dahinter gelegenen retroperitonealen Bindegewebsraum, **Spatium retroperitoneale**, gegliedert. Unterhalb der Bauchhöhle liegen die Beckenorgane im **subperitonealen Bindegewebsraum** des kleinen Beckens (**A5**).

Seröse Höhlen und Bindegewebsräume

Es gibt zwei unterschiedliche Möglichkeiten, wie Organe in die jeweilige Körperregion eingebaut sein können: Organe, die starken Volumenänderungen gegen Nachbarorgane ausgesetzt sind, liegen in serösen Höhlen. Eine **seröse Höhle** ist ein *allseits geschlossener Spaltraum*, der von einer spiegelnd glatten Haut, Serosa, ausgekleidet ist und eine geringe Menge seröser Flüssigkeit enthält. Die **Serosa** besteht aus zwei Blättern: Die *Lamina visceralis* ist eingeweidebedeckend und liegt den Organen direkt an; die *Lamina parietalis* kleidet die Wand der serösen Höhle aus. Viszerales und parietales Blatt gehen an *Umschlagsstellen* bzw. *-linien* ineinander über. Seröse Höhlen sind die Pleurahöhle, **Cavitas pleuralis**, zur Aufnahme der Lunge, die Perikardhöhle, **Cavitas pericardiaca**, zur Aufnahme des Herzens und die Bauchhöhle, **Cavitas peritonealis** (**C**), für einen großen Teil der Bauchorgane.
Die Organe und Organteile, die nicht in serösen Höhlen untergebracht sind, liegen zumeist in **Bindegewebsräumen**. Die Bezeichnung von kleineren Bindegewebsräumen (**B**) richtet sich nach den benachbarten Organen, große Bindegewebsräume sind das **Mediastinum**, der **Retroperitonealraum** und der **Subperitonealraum** (**D**).

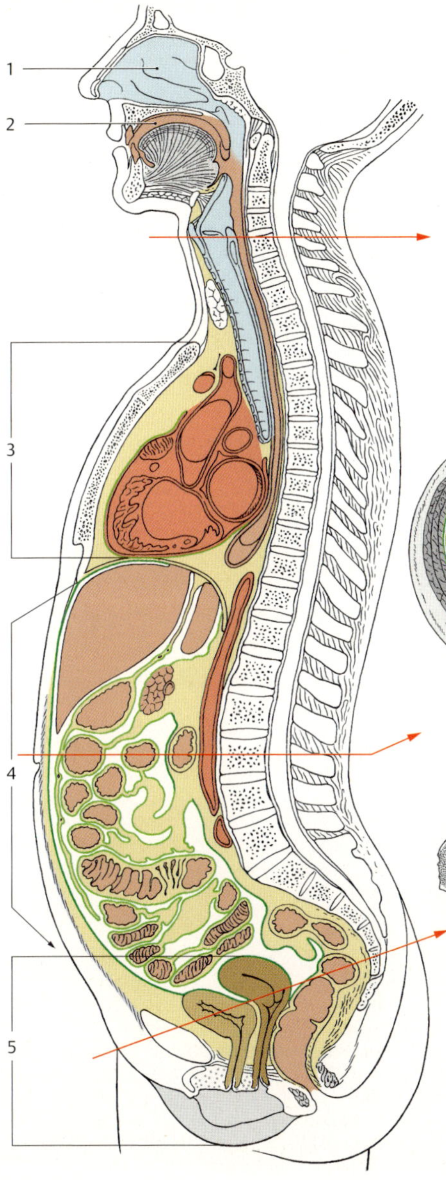

A Eingeweide im Mediansagittalschnitt

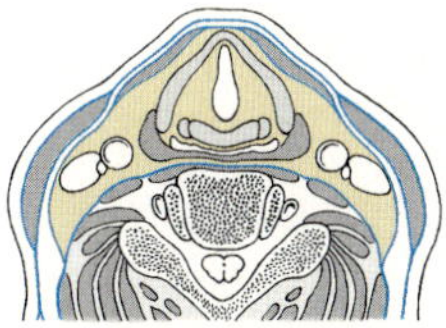

B Schnittebene durch den Hals

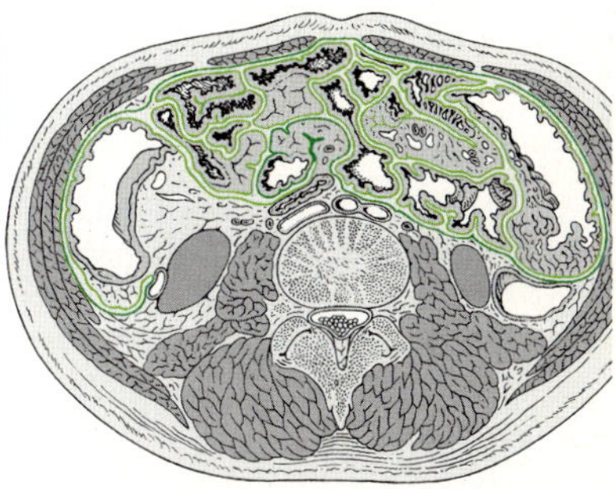

C Schnittebene durch den Bauch

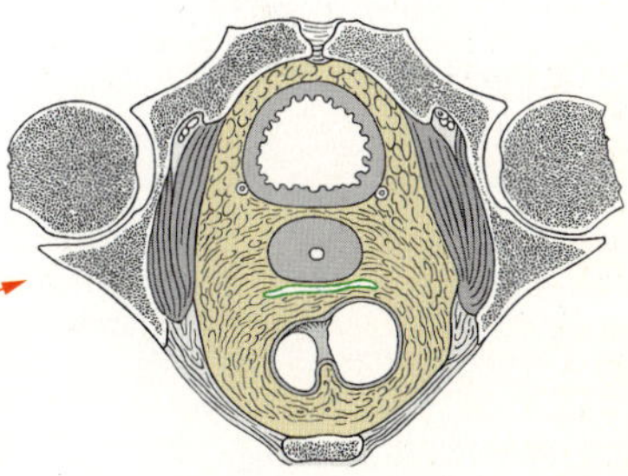

D Schnittebene durch das Becken

A – D Serosa, grün;
Bindegewebe, gelb

Herz-Kreislauf-System

Übersicht

Blutkreislauf und Lymphgefäße

Der Blutumlauf vollzieht sich in einem **geschlossenen Röhrensystem aus Blutgefäßen**, in das als **zentrale Pumpe** das **Herz** eingebaut ist. Das Herz ist zweigeteilt in eine *rechte* und *linke Herzhälfte*. Jede Hälfte besteht aus einem Vorhof, *Atrium*, und einer Kammer, *Ventriculus*. Unabhängig vom Sauerstoffgehalt des Blutes werden als Schlagadern, **Arterien**, alle Gefäße bezeichnet, die vom Herzen wegführen, und als Blutadern, **Venen**, alle Gefäße, die zum Herzen hinführen.

Die Organisation des menschlichen Blutkreislaufs hat einen hohen Differenzierungsgrad erreicht. Postnatal unterscheidet man den **kleinen Kreislauf** bzw. **Lungenkreislauf** und den **großen Kreislauf** bzw. **Körperkreislauf**. Im großen Kreislauf führen Arterien sauerstoffreiches und Venen sauerstoffarmes Blut. Funktionell sind Lungen- und Körperkreislauf hintereinandergeschaltet. Der postnatale Blutkreislauf des Menschen wird schematisiert als Achtertour dargestellt, in deren Kreuzung als Saug- und Druckpumpe das Herz liegt (**A**).

Lungenkreislauf. Das sauerstoffarme Blut aus dem Körperkreislauf gelangt aus dem **rechten Vorhof** (**A1**) in die **rechte Kammer** (**A2**) des Herzens und von dort in den kleinen Kreislauf. Dieser beginnt mit dem **Truncus pulmonalis** (**A3**), der sich in eine rechte und linke Lungenarterie, **Aa. pulmonales dextra** (**A4**) et **sinistra** (**A5**), teilt. Innerhalb der Lungen (**A6**) teilen sich diese Gefäße parallel zur Aufzweigung der Luftwege bis zu den **Kapillaren** auf, die die Endabschnitte der Atemwege, die Alveolen, umgeben. Dort wird das Blut mit Sauerstoff angereichert und Kohlendioxid in die Luftwege abgegeben. Das oxygenierte Blut fließt über die **Vv. pulmonales** (**A7**) aus den Lungen in den **linken Vorhof** (**A8**).

Körperkreislauf. Das in der Lunge oxygenierte Blut gelangt aus dem **linken Vorhof** (**A8**) des Herzens in die **linke Kammer** (**A9**). Von hier aus wird es über die **Aorta** (**A10**) in den Körperkreislauf gepumpt, in dem es für Organe und Körperregionen **zahlreiche Teilkreisläufe** (**A11–A14**) gibt. Von der Aorta zweigen große **Arterien** zu den einzelnen Teilkreisläufen ab, wo sie sich mehrfach aufteilen und durch Verzweigung letztlich in **Arteriolen** übergehen. Diese münden in ein Netz aus Haargefäßen, **Kapillaren.** Hier findet Gasaustausch und Austausch von Stoffwechselprodukten statt. Im Kapillarnetz geht der arterielle Schenkel des Körperkreislaufes in den venösen Schenkel über, in dem das desoxygenierte Blut zunächst in **Venulen** geleitet wird, die sich herzwärts zu immer größeren **Venen** vereinigen. Das Venenblut der Beine und der unteren Rumpfhälfte wird der unteren Hohlvene, **V. cava inferior** (**A15**), dasjenige aus Kopf, Armen und oberer Rumpfhälfte der oberen Hohlvene, **V. cava superior** (**A16**), zugeführt. V. cava superior und V. cava inferior münden in den **rechten Vorhof** (**A1**).
Eine Sonderstellung im Körperkreislauf nimmt der **Pfortaderkreislauf** ein. Das **venöse Blut aus den unpaaren Bauchorganen** (*Magen*, *Darm*, *Pankreas* und *Milz*) gelangt nicht direkt in die V. cava inferior. Es enthält die im Darm resorbierten Substanzen und wird über die Pfortader, **Vena portae** (**A17**), in ein weiteres **Kapillarbett** geleitet, das innerhalb der Leber liegt. Nach Verstoffwechselung durch die Leber wird das Blut in den **Vv. hepaticae** (**A18**) gesammelt und in die **V. cava inferior** geleitet.

Lymphgefäßsystem. Im Nebenschluß des venösen Schenkels liegt im großen Kreislauf das Lymphgefäßsystem (grün) (S. 78). Es ist im Gegensatz zum Blutgefäßsystem ein blind beginnendes Abflußsystem, das Flüssigkeit aus dem extrazellulären Raum in der Peripherie über **Lymphkapillaren** (**A19**) aufnimmt, über größere **Lymphgefäße** und die Hauptlymphstämme, **Ductus thoracicus** (**A20**) und **Ductus lymphaticus dexter**, letztendlich der *V. cava superior* zuleitet. In die Lymphgefäße sind biologische Filter, **Lymphknoten** (**A21**), eingeschaltet (S. 80–83).

Klinischer Hinweis. Sauerstoffreiches Blut wird im klinischen Sprachgebrauch häufig als arteriell, sauerstoffarmes als venös bezeichnet.

A22 Cisterna chyli

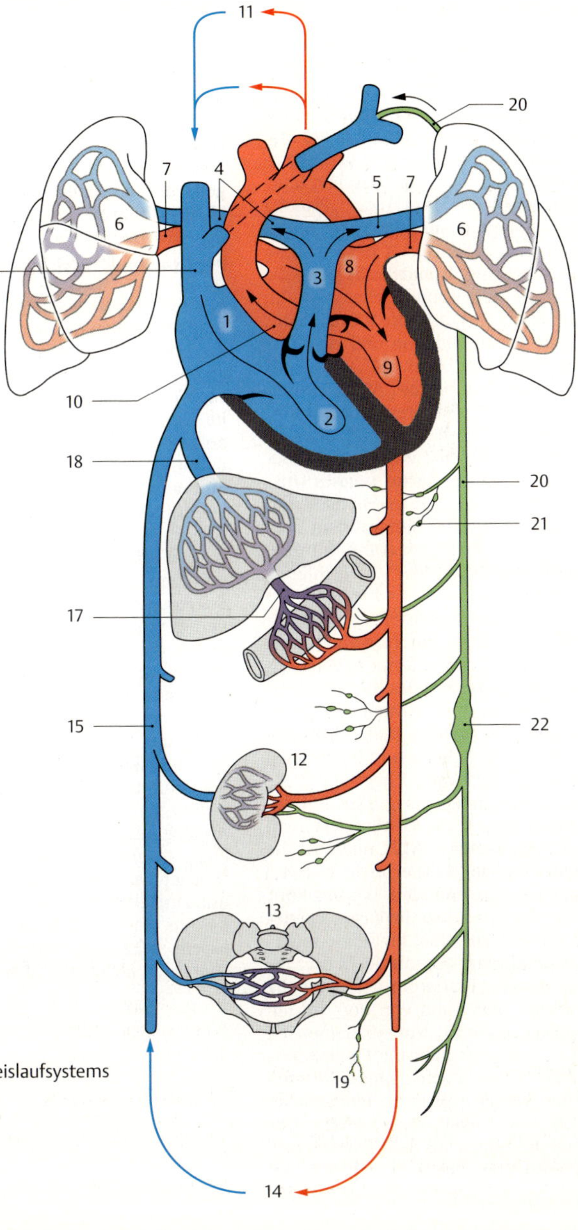

A Schema des Kreislaufsystems

Fetaler Kreislauf (A)

Im vorgeburtlichen Leben erhält der Fetus (ungeborene Frucht von der 9. Woche nach der Befruchtung bis zur Geburt) Sauerstoff und Nahrungsstoffe aus dem mütterlichen Blut, in das er seinerseits Kohlendioxid und Stoffwechselabbauprodukte abgibt. Verbindendes Stoffaustauschorgan zwischen Mutter und Fetus ist der Mutterkuchen, **Plazenta** (**A1**). Das sauerstoff- und nährstoffreiche Blut erreicht den Fetus aus der Plazenta über die Nabelvene, **V. umbilicalis** (**A2**), die zunächst in der Nabelschnur gelegen ist. Am Nabel, Umbilicus (**A3**), tritt die V. umbilicalis in die fetale Bauchhöhle ein und zieht zur viszeralen Fläche der Leber (**A4**), wo sie mit dem linken Ast der *V. portae* (**A5**) in Verbindung steht. Ein Teil des Blutes aus der V. umbilicalis gelangt daher in den Pfortaderkreislauf. Der größte Teil wird jedoch über einen Kurzschlußweg, **Ductus venosus** (**A6**), an der Leber vorbeigeführt und in die **V. cava inferior** (**A7**) geleitet. Das Blut aus dem Ductus venosus vermischt sich dabei mit dem sauerstoffarmen Blut aus der V. cava inferior und den *Lebervenen* (**A8**). Es bleibt wegen der relativ geringen Beimischung an sauerstoffarmem Blut noch gut oxygeniert und gelangt über die V. cava inferior in den **rechten Vorhof** (**A9**). Hier wird das Blut durch eine Klappe, *Valvula venae cavae inferioris*, in Richtung auf das **Foramen ovale** (**A10**) gelenkt, das in der Scheidewand zwischen rechtem und linkem Vorhof liegt und diese miteinander verbindet. Der größte Teil des Blutes gelangt in den **linken Vorhof** (**A11**), von dort in die **linke Kammer** (**A12**), und über die **Äste des Arcus aortae** (**A13**) erreicht es Herz, Kopf und obere Extremitäten. Das aus Kopf und Armen des Fetus über die **V. cava superior** (**A14**) in den **rechten Vorhof** fließende sauerstoffarme Blut kreuzt den aus der V. cava inferior kommenden Blutstrom, gelangt in die **rechte Kammer** (**A15**) und von dort in den **Truncus pulmonalis** (**A16**). Nur ein kleiner Teil dieses Blutes gelangt über die *Pulmonalarterien* (**A17**) in die noch nicht belüfteten Lungen und von dort über die *Pulmonalvenen* (**A18**) zum *linken Vorhof* (**A11**). Der größte Teil des Blutes aus dem Truncus pulmonalis wird über einen Kurzschluß, der Truncus pulmonalis und Aorta direkt verbindet, **Ductus arteriosus** (**A19**), in die **Aorta** geleitet. Die nach der Einmündung des Ductus arteriosus abgehenden Aortenäste erhalten somit sauerstoffärmeres Blut als die vor der Einmündung gelegenen Äste für Kopf und obere Extremitäten. Eine beträchtliche Menge des Blutes aus der fetalen Aorta gelangt über die paarigen **Aa. umbilicales** (**A20**) zurück zur Plazenta.

Perinatale Kreislaufumstellung (B)

Mit der Geburt vollzieht sich die Umstellung des fetalen Kreislaufs zum postnatalen Kreislauf. Unter der Geburt werden mit dem ersten Schrei des Neugeborenen die *Lungen entfaltet und belüftet*, so daß der *Widerstand im Lungenkreislauf abnimmt* und eine zunehmende Menge Blut aus dem Truncus pulmonalis in die Lungenarterien fließt. Das Blut wird in den Lungen oxygeniert und über die Lungenvenen in den linken Vorhof geleitet. *Der Rückstrom des Blutes aus den Lungen erhöht den Druck im linken Vorhof* und führt zu einem *mechanischen Verschluß des Foramen ovale*, der durch das Aneinanderlegen der kulissenartigen Begrenzungen dieser Öffnung erfolgt. Aus dem *Foramen ovale* wird die meist vollständig verschlossene **Fossa ovalis**. Die Kurzschlußwege Ductus venosus und Ductus arteriosus verschließen sich durch Kontraktion ihrer Wandmuskulatur. Der *Ductus venosus* verödet zum **Lig. venosum** (**B21**), der *Ductus arteriosus* zum **Lig. arteriosum** (**B22**). Durch die Abnabelung wird die Verbindung von der Plazenta zu den Nabelschnurgefäßen unterbrochen, es kommt zur Thrombosierung und zum allmählichen Veröden dieser Gefäße. Aus der *V. umbilicalis* wird das **Lig. teres hepatis** (**B23**), aus den *Aa. umbilicales* die **Chordae aa. umbilicales** (**B24**).

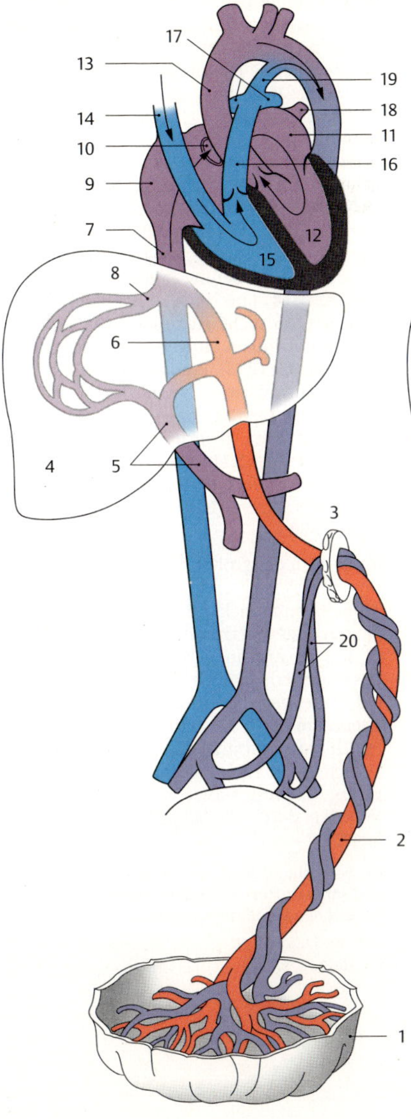

A Fetaler Blutkreislauf

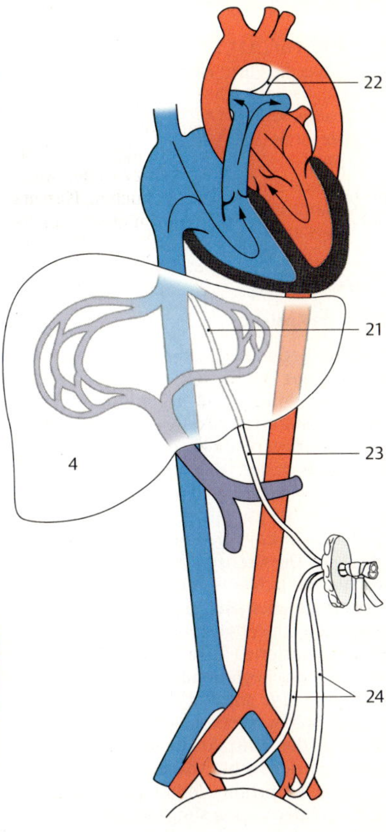

B Umstellung des fetalen Blutkreislaufs nach der Geburt

Herz

Das Herz, **Cor** (**A1**), ist ein muskuläres Hohlorgan, das die Form eines abgerundeten Kegels hat. Es liegt schräg zur Körperachse im Brustraum, Thorax (**A**), so daß die Herzspitze, **Apex cordis** (**AB2**), nach links unten vorne und die Herzbasis, **Basis cordis** (**A3**), nach rechts oben hinten zeigt. Die Größe des Herzens hängt u. a. vom Geschlecht, Alter und Trainingszustand des Individuums ab.

Äußere Form

Ventrale Ansicht

Aufbau. Betrachtet man das Herz nach Eröffnung des Herzbeutels in seiner natürlichen Lage von ventral, so kommt die **Facies sternocostalis** (**B**) zur Ansicht. Sie wird v. a. von der Vorderwand der rechten Kammer, **Ventriculus dexter** (**B4**), und einem kleinen Teil der Wand der linken Kammer, **Ventriculus sinister** (**B5**), gebildet. Die linke Kammer läuft nach links in die Herzspitze, **Apex cordis** (**B2**), aus. Die Grenze zwischen den Ventrikeln wird durch eine Furche, **Sulcus interventricularis anterior** (**B6**), markiert. Dort liegen eingebettet in Fettgewebe ein Ast der linken Herzkranzarterie (*R. interventricularis anterior*) und der begleitenden Herzvene (*V. interventricularis anterior*). Diese Gefäße füllen den Sulcus interventricularis anterior so aus, daß die ventrale Herzoberfläche glatt wird. Auf der rechten Seite wird die Herzkontur vom rechten Vorhof, **Atrium dextrum** (**B7**), und der V. cava superior (**B8**) gebildet. Die V. cava inferior ist bei dieser Ansicht verborgen. Der rechte Vorhof besitzt eine Aussackung, das rechte Herzohr, **Auricula dextra** (**B9**), das den Raum zwischen V. cava superior und der Wurzel der Aorta (**B10**) ausfüllt. Rechter Vorhof und rechtes Herzohr werden durch die Herzkranzfurche, **Sulcus coronarius** (**B11**), vom rechten Ventrikel getrennt. Auch diese Furche wird von den Herzkranzgefäßen und Fettgewebe ausgeglichen. Die Kontur der linken Herzseite wird von einem kleinen Teil des linken Herzohrs, **Auricula sinistra** (**B12**), und vom linken Ventrikel gebildet. Das linke Herzohr liegt dem Stamm der Lungenarterie, Truncus pulmonalis (**B13**), an.

Angrenzende Gefäße. Bei Betrachtung der Facies sternocostalis des Herzens wird deutlich, daß der aus dem rechten Ventrikel hervorgehende **Truncus pulmonalis** (**B13**) vor der **Aorta** (**B10**) liegt, die aus dem linken Ventrikel entspringt. Aorta und Truncus pulmonalis sind spiralig umeinander gewunden. Die im Ursprung zunächst hinten liegende Aorta gelangt als **Pars ascendens aortae** (**B10 a**) nach ventral, überkreuzt mit dem Aortenbogen, **Arcus aortae** (**B10 b**), den Truncus pulmonalis und verdeckt dabei teilweise dessen Aufgabelung in die *A. pulmonalis sinistra* (**B14**) und die *A. pulmonalis dextra* (von ventral nicht zu sehen). Die Schnittkanten der linken Lungenvenen, **Vv. pulmonales sinistrae** (**B15**), kommen unterhalb der linken Lungenarterie zur Ansicht. Aus dem Aortenbogen entspringen die Gefäße für Kopf und Arm, *Truncus brachiocephalicus* (**B16**) mit *A. subclavia dextra* (**B17**) und *A. carotis communis dextra* (**B18**), *A. carotis communis sinistra* (**B19**) und *A. subclavia sinistra* (**B20**).

Im Bereich der großen Gefäße V. cava superior (**B8**), Pars ascendens aortae (**B10 a**) und Truncus pulmonalis (**B13**) sind die Schnittkanten des Herzbeutels, **Perikard** (**B21**) (S. 30), zu erkennen. Zwischen Unterseite des Aortenbogens und Oberseite der Pulmonalisgabel verläuft ein kurzes Band, das **Lig. arteriosum** (**B22**). Es stellt den Rest des fetalen *Ductus arteriosus* dar (S. 8). Die Grenze zwischen der Facies sternocostalis und der Facies diaphragmatica wird am rechten Ventrikel durch den **Margo dexter** (**B23**) markiert.

Die Farbgebung der Abbildungen zu den äußeren und inneren Herzstrukturen entspricht weitestgehend den Verhältnissen in vivo.

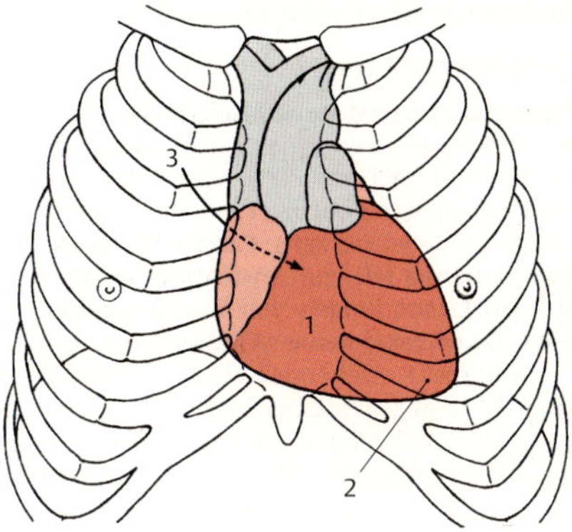

A Lage des Herzens im Thorax

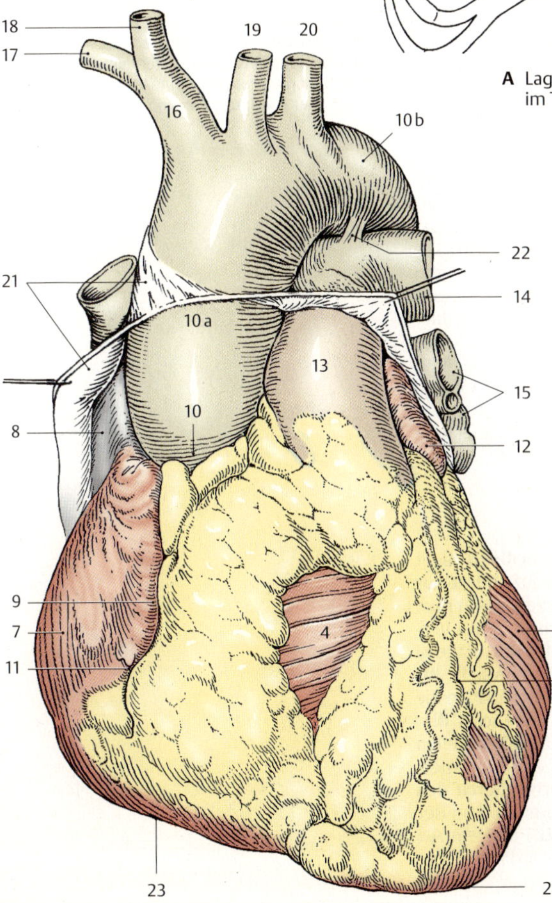

B Herz von ventral

Äußere Form, Fortsetzung

Dorsale Ansicht (A)

Aufbau und angrenzende Gefäße. Betrachtet man das Herz in seiner natürlichen Lage bei eröffnetem Herzbeutel von dorsal, so kommen die **Basis cordis** (**I**) und ein Teil der Unterfläche des Herzens, **Facies diaphragmatica cordis** (**II**), zur Ansicht. Man überblickt die Mündungen von **V. cava superior** (**AB1**) und **V. cava inferior** (**AB2**) in den nahezu senkrecht stehenden **rechten Vorhof** (**AB3**). Die Längsachse beider Hohlvenen ist leicht nach ventral geneigt. Durch eine Furche, **Sulcus terminalis** (**A4**), sind die Hohlvenen von der Basis des rechten Herzohrs getrennt. In den horizontal liegenden **linken Vorhof** (**A5**) münden die rechten und linken Lungenvenen, **Vv. pulmonales dextrae** (**AB6**) und **Vv. pulmonales sinistrae** (**AB7**). An der Hinterwand des linken Vorhofs ist die Schnittkante des **Herzbeutels** (**A8**) zu erkennen. Über dem linken Vorhof gabelt sich der **Truncus pulmonalis** in die *A. pulmonalis dextra* (**A9**) und *A. pulmonalis sinistra* (**A10**). Die Gabelung des Truncus pulmonalis wird vom **Aortenbogen** (**A11**) überquert, der bereits vorher die drei Hauptäste *Truncus brachiocephalicus* (**A12**) mit A. subclavia dextra (**A13**) und A. carotis communis dextra (**A14**) sowie *A. carotis communis sinistra* (**A15**) und *A. subclavia sinistra* (**A16**) entlassen hat. Nach Überqueren der Pulmonalisgabel geht die Aorta in den absteigenden Teil, **Pars descendens aortae** (**A17**), über.

Kaudale Ansicht (B)

Die **Facies diaphragmatica cordis** (**II**) liegt größtenteils dem Zwerchfell auf und ist nur dann vollständig zu überblicken, wenn man das Herz von kaudal betrachtet. Dann verfolgt man im **rechten Vorhof** (**AB3**) nahezu die Achse der Hohlvenen, d. h. man sieht aus der Mündung der **V. cava inferior** (**AB2**) in die der **V. cava superior** (**AB1**). Die Facies diaphragmatica cordis wird zu großen Teilen vom **linken Ventrikel** (**B18**) eingenommen. Dieser wird vom linken Vorhof durch den **Sulcus coronarius** (**B19**) getrennt, in dem der venöse *Sinus coronarius* (**B20**) und ein *Ast der linken Herzkranzarterie* verlaufen. Der linke Ventrikel wird vom rechten Ventrikel (**B21**), der in der Ansicht von hinten nur ein Stück weit zu übersehen ist, durch den **Sulcus interventricularis posterior** (**B22**) (mit *R. interventricularis posterior* und *V. interventricularis posterior*) getrennt.

Klinischer Hinweis. In der klinischen Diagnostik, insbesondere in der **Diagnostik von Herzinfarkten**, werden für die Wände der linken Kammer die Bezeichnungen Vorderwand und Hinterwand benutzt. Als **Vorderwand** wird der Teil der linken Kammerwand bezeichnet, der die Facies sternocostalis bildet, und als **Hinterwand** jener Teil, der die Facies diaphragmatica ausmacht. An der Vorderwand werden *anterobasale, anterolaterale, anteroseptale* und *apikale Infarkte* unterschieden; an der Hinterwand werden *posterobasale, posterolaterale* und *posteroseptale Infarkte* von *posteroinferioren* oder *diaphragmalen Infarkten* abgegrenzt.

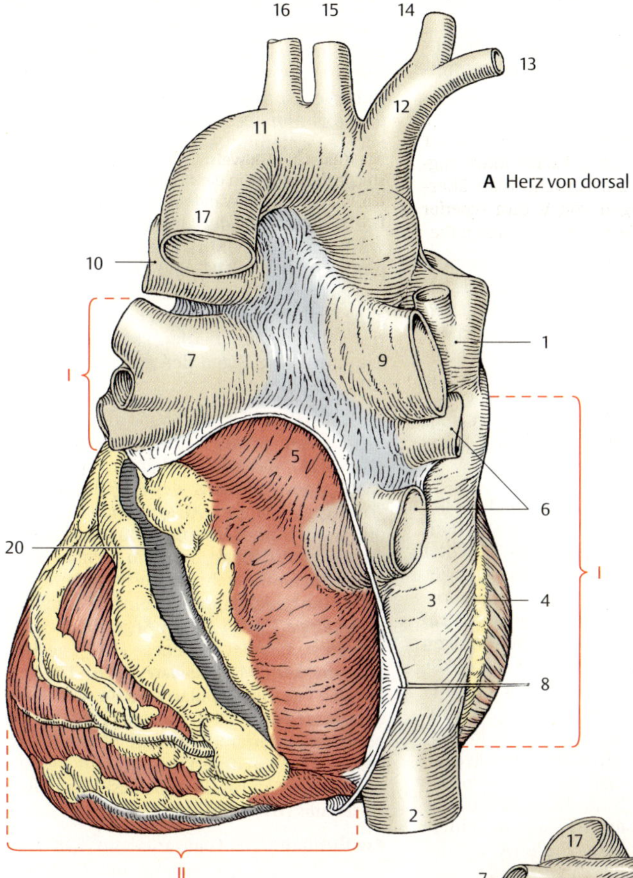

A Herz von dorsal

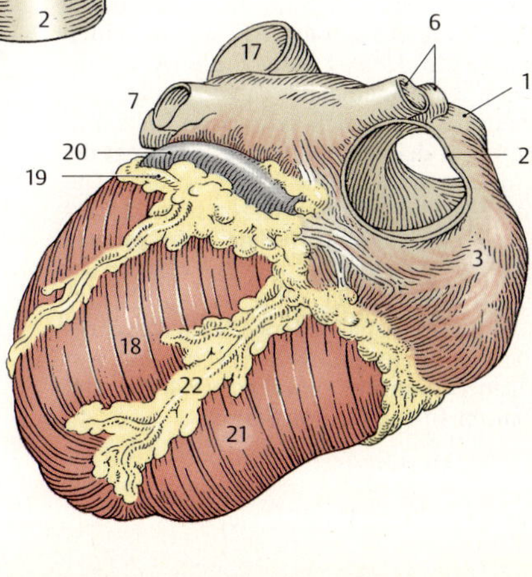

B Herz von kaudal

Innenräume

Die Reihenfolge der Besprechung der Innenräume des Herzens folgt der Strömungsrichtung des Blutes.

Rechter Vorhof

Der rechte Vorhof (**A**) gliedert sich in zwei Anteile. In den hinteren Abschnitt münden die beiden Hohlvenen, *V. cava superior* (**A1**) und *V. cava inferior* (**A2**). Dieser hintere Abschnitt ist aufgrund seiner embryologischen Herkunft glattwandig und wird als **Sinus venarum cavarum** bezeichnet. Davor liegt der **eigentliche Vorhof**, der aus dem ursprünglichen embryologischen Vorhof hervorgegangen ist. In dieser Portion springt die Herzmuskulatur in Form von Bälkchen, *Mm. pectinati* (**A3**), in die Lichtung vor. Der eigentliche Vorhof geht ventral in das **rechte Herzohr** (**A4**) über.

Sinus venarum cavarum. Die Mündung der V. cava superior, **Ostium venae cavae superioris** (**A1 a**), ist nach unten und vorn gerichtet und besitzt keine Klappe. Die V. cava inferior mündet am tiefsten Punkt des rechten Vorhofs. Das **Ostium venae cavae inferioris** (**A2 a**) wird nach vorn von einer sichelförmigen Klappe, *Valvula venae cavae inferioris* (**A5**), abgeschirmt. Während der Fetalzeit ist diese Klappe groß und leitet den Blutstrom aus der V. cava inferior direkt durch das im Vorhofseptum, **Septum interatriale** (**A6**), gelegene *Foramen ovale* (S. 8) in den linken Vorhof. Postnatal findet sich an dieser Stelle eine Vertiefung, **Fossa ovalis** (**A7**), die von einem Randwulst, *Limbus fossae ovalis* (**A7 a**), umsäumt wird. Medial der Valvula venae cavae inferioris öffnet sich der venöse *Sinus coronarius* in den rechten Vorhof. Er bringt den größten Teil des Rückflusses an desoxygeniertem Blut aus dem Herzen selbst zurück. Seine Einmündung, **Ostium sinus coronarii** (**A8**), wird ebenfalls von einer klappenartigen Falte, *Valvula sinus coronarii*, abgeschirmt. An verschiedenen Stellen münden darüber hinaus feinste Herzvenen mit winzigen Öffnungen, *Foramina venarum minimarum*, in den rechten Vorhof.

Eigentlicher Vorhof und rechtes Herzohr. Diese Region wird innen vom glattwandigen Sinus venarum cavarum durch eine Leiste, **Crista terminalis** (**A9**), abgegrenzt. Außen entspricht der Crista terminalis, von der die *Mm. pectinati* entspringen, eine leichte Vertiefung, *Sulcus terminalis* (S. 12).

Rechte Kammer

Der Binnenraum der rechten Kammer (**B**) wird durch zwei Muskelleisten, *Crista supraventricularis* (**B10**) und *Trabecula septomarginalis* (**B11**), in die posteroinferior gelegene **Einflußbahn** (Pfeil) und die anterosuperior gelegene **Ausflußbahn** (Pfeil) gegliedert. Die muskuläre Wand der rechten Kammer (**B12**) ist dünn.

Einflußbahn. Aus der Wand der Einflußbahn treten Muskelbalken, **Trabeculae carneae** (**B13**), lumenwärts hervor. Durch die **Valva atrioventricularis dextra (tricuspidalis)** (Trikuspidalklappe) (**AB14**) strömt das Blut durch die Vorhof-Kammer-Mündung, *Ostium atrioventriculare*, aus dem rechten Vorhof in die Einflußbahn der rechten Kammer. Die Trikuspidalklappe ist eine *dreizipflige Segelklappe* (S. 22), deren Segel über Sehnenfäden, *Chordae tendineae* (**B15**), an Papillarmuskeln, **Mm. papillares** (**B16 – 17**), befestigt sind. Die Papillarmuskeln sind eine besondere Form der Trabeculae carneae. *M. papillaris anterior* (**B16**) und *M. papillaris posterior* sind in ihrer Lage konstant, die Lage des septalen Papillarmuskels, *M. papillaris septalis* (**B17**), variiert.

Ausflußbahn. Der **Conus arteriosus** (**B18**) (Infundibulum) ist glattwandig und lenkt den Blutstrom zur Öffnung der Pulmonalklappe, *Ostium trunci pulmonalis*. Die Pulmonalklappe, **Valva trunci pulmonalis** (**B19**), liegt am Ursprung des Truncus pulmonalis (**B20**) und setzt sich aus drei Taschenklappen, *Valvulae semilunares* (S. 22), zusammen.

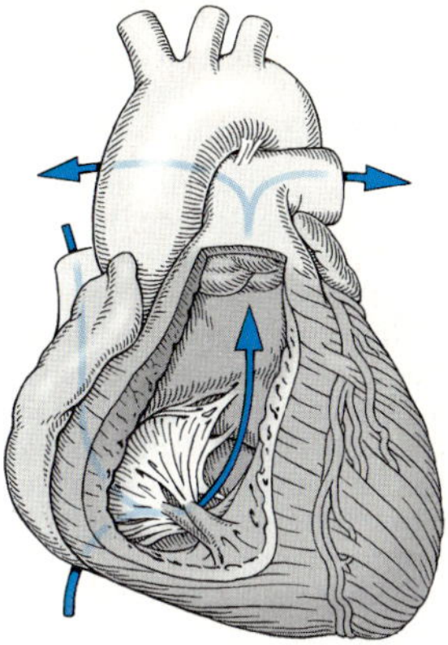

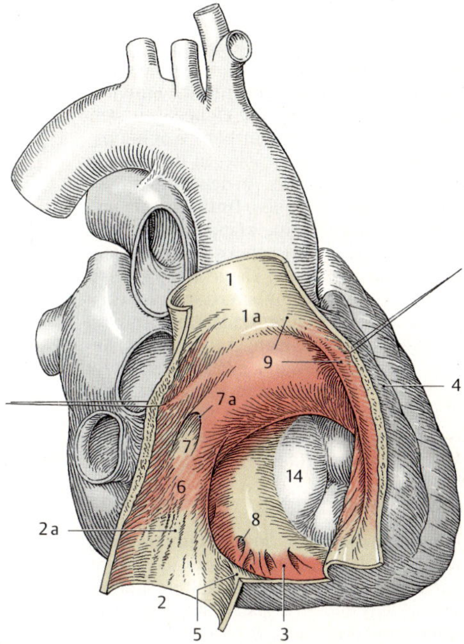

A Rechter Vorhof, eröffnet, Ansicht von rechts lateral

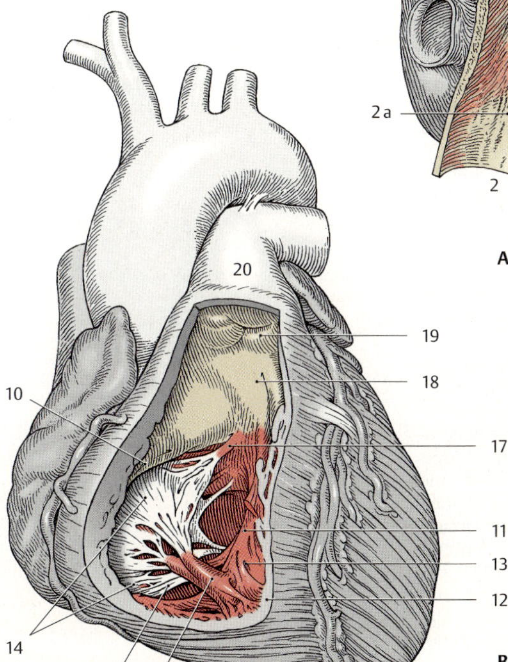

B Rechte Kammer, eröffnet, Ansicht von ventral

Innenräume, Fortsetzung

Linker Vorhof

Der überwiegend glattwandige Innenraum des linken Vorhofs (**A**) ist kleiner als der des rechten. Ein großer Teil dieses Binnenraums wird von den Lungenvenen, **Vv. pulmonales dextrae und sinistrae** (**A1–2**), eingenommen, die während der ontogenetischen Entwicklung in den linken Vorhof einbezogen werden. In der Regel münden vier Vv. pulmonales, je zwei von jeder Seite, in den oberen Teil des linken Vorhofs. An den Einmündungen der Pulmonalvenen, **Ostia venarum pulmonalium**, liegen keine Klappen. Nach ventral geht der linke Vorhof in das **linke Herzohr** über, in dessen Lumen kleine *Mm. pectinati* ragen. Eine auffällige Abgrenzung zwischen glattwandigem und muskulärem Vorhofteil ist im linken Vorhof nicht vorhanden. Im Bereich der Scheidewand zwischen rechtem und linkem Vorhof, **Septum interatriale**, kann eine **Valvula foraminis ovalis** (**A3**) gefunden werden, die von der *Fossa ovalis* des rechten Vorhofs hervorgerufen wird.

Linke Kammer

Der Innenraum der linken Kammer wird wie jener der rechten Kammer in die von *Trabeculae carneae* (**B4**) zerklüftete **Einflußbahn** (Pfeil) und eine glattwandige **Ausflußbahn** (Pfeil) gegliedert. Die Muskelwand der linken Kammer (**B5**) ist etwa dreimal so dick wie die der rechten.

Einflußbahn. Die **Valva atrioventricularis sinistra (mitralis)** oder Bikuspidalklappe (Mitralklappe) (**B6**) liegt in der linken Vorhof-Kammer-Mündung, *Ostium atrioventriculare sinistrum*, und lenkt das Blut aus dem linken Vorhof in die Einflußbahn der linken Kammer. Die Bikuspidalklappe besitzt zwei große Segel, *Cuspis anterior* (**AB7**) und *Cuspis posterior* (**AB8**). Sie sind über dicke und kräftige *Chordae tendineae* (**B9**) an doppelkuppligen oder mehrkuppligen **Papillarmuskeln** befestigt, die als *M. papillaris anterior* (**B10**) und *M. papillaris posterior* (**B11**) bezeichnet werden. Der M. papillaris anterior entspringt an der sternokostalen Fläche der linken Kammer, der M. papillaris posterior an der diaphragmalen Fläche. Das vordere Segel der Bikuspidalklappe geht an seinem Ursprung in die Aortenwand über. Es trennt die Einflußbahn von der Ausflußbahn.

Ausflußbahn. Sie ist glattwandig und führt entlang der Kammerscheidewand (**B12**) zur Aorta, an deren Ursprung die Aortenklappe, **Valva aortae** (**B13**), liegt. Diese besteht aus drei kräftigen Taschenklappen, *Valvulae semilunares*. Der größte Teil der Kammerscheidewand, **Septum interventriculare** (**B12**), besteht aus Herzmuskulatur, *Pars muscularis*. Ein kleiner Teil unmittelbar kaudal von der rechten und hinteren Aortenklappe ist membranös, *Pars membranacea* (S. 40). Den Rändern des Kammerseptums entsprechen an der Herzoberfläche der *Sulcus interventricularis anterior* (**B14**) und der *Sulcus interventricularis posterior*.

Klinischer Hinweis. Nach **Entzündungen der Herzklappen** kann es zur Narbenbildung an den Klappenrändern kommen. Eine hierdurch verursachte Verengung der Klappenöffnung nennt man **Stenose**. Eine **Insuffizienz** entsteht, wenn sich die durch Narben verkürzten Klappenränder beim Klappenschluß nicht mehr völlig aneinanderlegen.

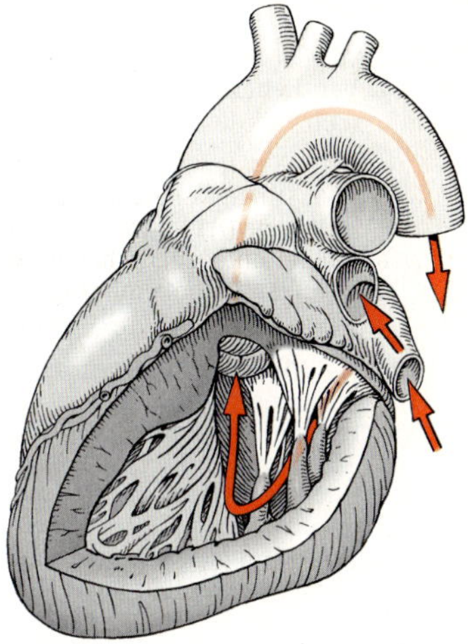

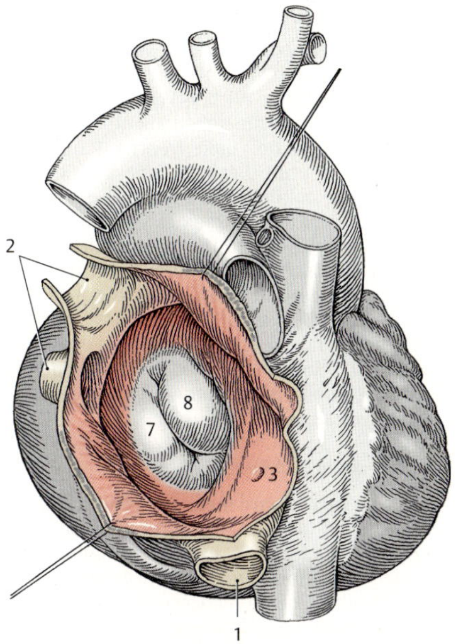

A Linker Vorhof, eröffnet, Ansicht von dorsal

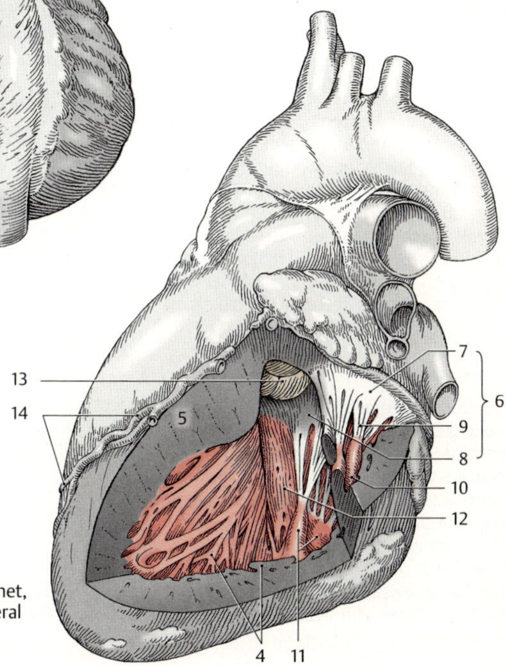

B Linke Kammer, eröffnet, Ansicht von links lateral

Herzskelett

Alle Herzklappen liegen etwa in einer Ebene, der sog. **Ventilebene**, die zur Darstellung kommt, wenn man die Vorhöfe oberhalb des Sulcus coronarius abträgt und die Herzbasis von kranial betrachtet (**A**). In der Ventilebene verdichtet sich das umgebende Bindegewebe zum **Herzskelett** (**A, B**). Es trennt die Muskulatur der Vorhöfe und Kammern. Die stärkste Verdichtung erfährt das Bindegewebe an der Stelle, an der *Aorten-* (**AB1**), *Trikuspidal-* (**AB2**) und *Bikuspidalklappe* (**AB3**) zusammentreffen. Dieser Bereich wird als **Trigonum fibrosum dextrum** (**B4**) oder zentraler Bindegewebskörper bezeichnet. Die Stelle, an der *Aorten- und Bikuspidalklappe* zusammenstoßen, bezeichnet man als **Trigonum fibrosum sinistrum** (**B5**). Die Ostien der *Trikuspidalklappe und* der *Bikuspidalklappe* werden von zwei unvollständigen Faserringen, **Anulus fibrosus dexter** (**B6**) und **Anulus fibrosus sinister** (**B7**), umgeben, die den Segeln dieser Klappen als Ursprung dienen. Die *Pulmonalklappe* (**A8**) hat keinerlei Verankerung am Herzskelett.

Herzwandschichten

Die Wand des Herzens ist aus drei verschiedenen Schichten aufgebaut: **Epikard**, **Myokard** und **Endokard**, wobei die Dicke der Herzwand überwiegend vom Herzmuskel, Myokard, bestimmt wird. Die Dicke dieser Myokardschicht stimmt in den einzelnen Teilen des Herzens mit der Beanspruchung überein: Die Wand der Vorhöfe ist muskelschwach, die des rechten Ventrikels ist erheblich dünner als die des linken.

Myokard

Vorhofmuskulatur (C, D). Sie kann in eine oberflächliche und eine tiefe Schicht untergegliedert werden. Die **oberflächliche Schicht** erstreckt sich über beide Vorhöfe und ist ventral (**C**) kräftiger ausgebildet als dorsal (**D**). Die **tiefe Schicht** ist charakteristisch für jeden einzelnen Vorhof, sie enthält *schlingenförmige* oder *zirkuläre Muskelzüge*, die bis zur jeweiligen Atrioventrikularöffnung verlaufen oder die Mündungen der Venen umgeben.

Kammermuskulatur (C-E). Die räumliche Anordnung des Myokards in den Kammerwänden ist sehr komplex. Man kann morphologisch eine subepikardiale, eine mittlere und eine subendokardiale Schicht unterscheiden. In der äußeren **subepikardialen Schicht** (**C – E**) umgeben die Muskelzüge des rechten Ventrikels die Oberfläche nahezu in horizontaler Verlaufsrichtung, während sie in der linken Kammer fast longitudinal in Richtung auf die Facies diaphragmatica verlaufen. Die oberflächlichen subepikardialen Muskelzüge bilden an der Spitze beider Ventrikel einen Wirbel, *Vortex cordis* (**E9**), und biegen in die subendokardiale innere Schicht um. Der linke Ventrikel und das Kammerseptum besitzen eine kräftig ausgebildete **mittlere Muskelschicht**, die meist zirkulär verläuft und in der Wand des rechten Ventrikels fehlt. Die innere, **subendokardiale Schicht** ist an der Bildung von *Trabeculae carneae* und *Papillarmuskeln* beteiligt. An den Myokardpräparaten des Herzens treten die Furchen, *Sulcus coronarius* (**CD10**), *Sulcus interventricularis anterior* (**CE11**) und *Sulcus interventricularis posterior* (**DE12**), deutlich hervor

Endokard und Epikard

Das Myokard wird innen vom **Endokard** ausgekleidet, das als Fortsetzung der inneren Gefäßwandschicht anzusehen ist (S. 86) und aus einer *Endothelschicht* und einer dünnen Lage von *Bindegewebe* besteht. Außen besitzt der Herzmuskel einen spiegelnd glatten Überzug aus **Epikard**, das von einem *Mesothel*, einer dünnen *Bindegewebslage* und einer mehr oder weniger breiten subepikardialen *Fettgewebsschicht* gebildet wird, die die Unebenheiten auf der Herzoberfläche ausfüllt.

C13 Auricula sinistra, **CD14** Ventriculus sinister, **CD15** Ventriculus dexter, **CD16** Atrium dextrum, **C17** Auricula dextra, **CD18** V. cava superior, **D19** V. cava inferior, **D20** Vv. pulmonales, **D21** Atrium sinistrum

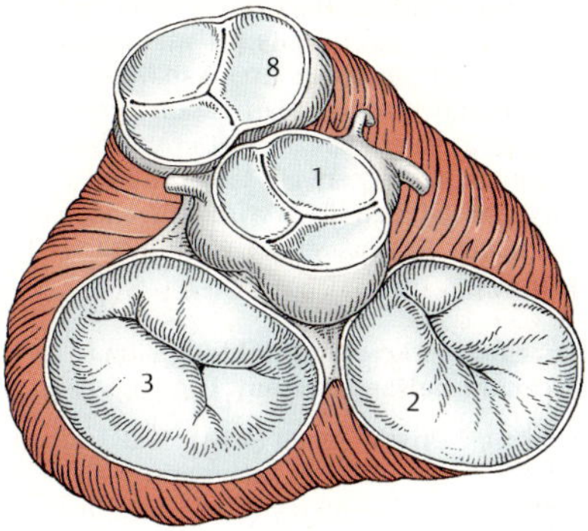

A Ventilebene von kranial

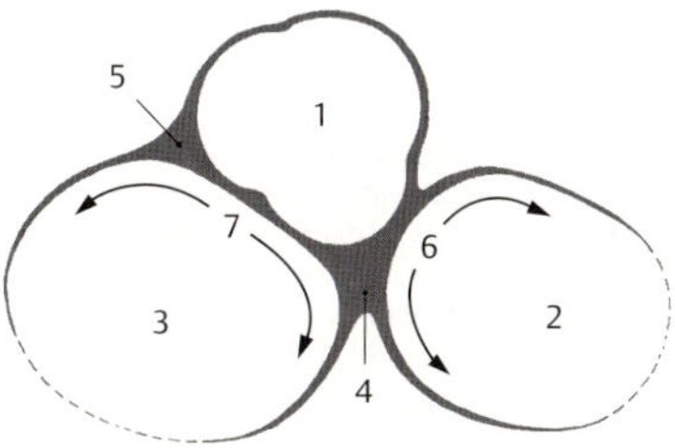

B Herzskelett, isoliert, von kranial

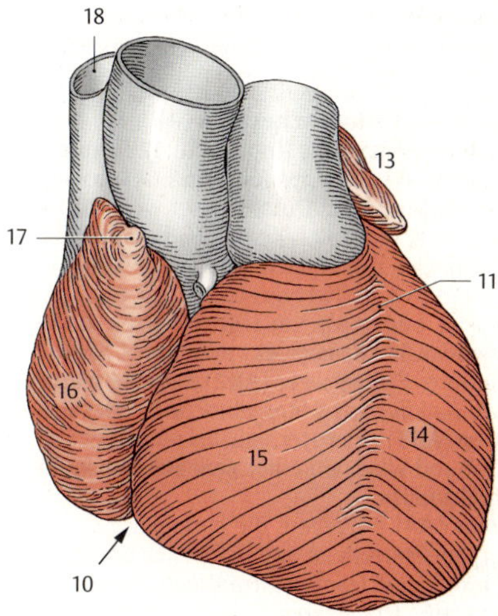

C Herz von ventral, Herzmuskulatur

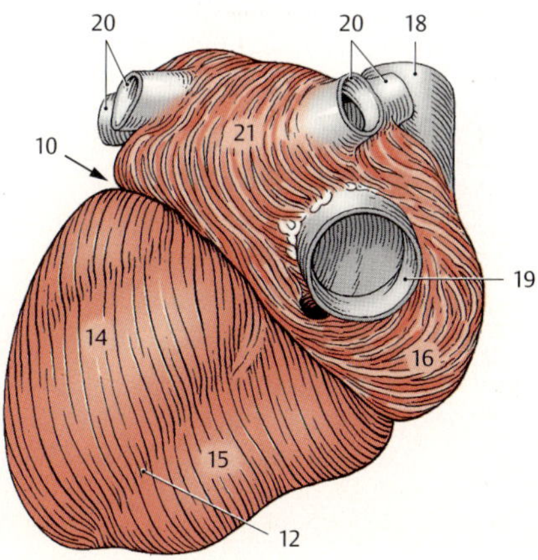

D Herz von dorsal, Herzmuskulatur

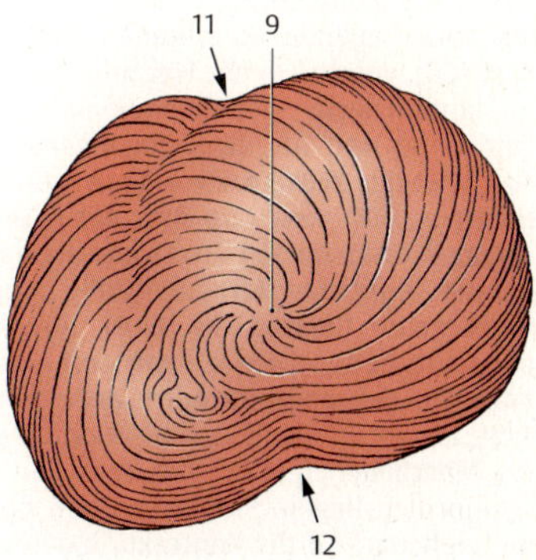

E Herzmuskulatur an der Herzspitze

Herzwandschichten, Histologie und Ultrastruktur

Arbeitsmyokard

Das Arbeitsmyokard besteht aus einzelnen Muskelzellen, die eine im Prinzip der Skelettmuskulatur gleichartige, an Myofibrillen gebundene **Querstreifung** aufweisen. Die kontraktilen Proteine sind wie in der Skelettmuskulatur in *Sarkomeren* organisiert (Bd. 1 S. 18).

Lichtmikroskopisches Bild (AB). Die **Herzmuskelzellen** (**AB1**) sind bis zu 120 µm lang und haben beim gesundenen Erwachsenen einen mittleren Durchmesser von 20 µm. Sie sind *verzweigt*, gehen *End-zu-End-Verbindungen* mit benachbarten Zellen ein und lagern sich zu *Bündeln* zusammen. Auf diese Weise bilden sie ein kompliziertes, **dreidimensionales Raumgitter**, in dessen Spalten *lockeres Bindegewebe* (**AB2**) mit einem *dichten Kapillarnetz* untergebracht ist. Der **Zellkern** (**AB3**) einer Herzmuskelzelle liegt zentral und wird von einer **perinukleären myofibrillenfreien**

Zone (**A4**) umgeben, die *sarkoplasma- und organellenreich* ist und in der sich *Glykogengranula* und *Lipofuszintröpfchen* ansammeln können. Die *queren Zellgrenzen* zwischen aneinanderstoßenden Herzmuskelzellen werden als Glanzstreifen, **Disci intercalares** (**A5**), bezeichnet.

Elektronenmikroskopisches Bild (C). Man erkennt, daß sich hinter einem Discus intercalaris die Stelle verbirgt, an der einander gegenüberliegende Membranen, **Sarkolemmata** (**C6**), verschiedener Herzmuskelzellen auf komplizierte Weise miteinander verzahnt sind und für die Erregungsausbreitung wichtige **Zellkontakte** in Form von *Desmosomen* (**C7**) und *Gap junctions* (*Nexus*) (**C8**) ausbilden. An den Disci intercalares enden die *Aktinfäden* (**C9**) einer Zelle in einer verdichteten **Grenzschicht** (**C10**), ihre Verlaufsrichtung wird jedoch von den Aktinfilamenten der angrenzenden Zelle fortgesetzt. Herzmuskelzellen sind reich an großen **Mitochondrien** (**C11**), die zwischen den Myofibrillen liegen. Sie decken den hohen Energiebedarf für die Kontraktion der Myofibrillen. Über die Herzmuskelzelle verteilt finden sich zwei Systeme membranumschlossener, intrazellulärer Kanälchen. Das System aus transversalen Tubuli oder **T-Tubuli** (**C12**) ist ein spezielles *Derivat des Sarkolemms*, das System aus longitudinalen Tubuli oder **L-Tubuli** (**C13**) wird vom *endoplasmatischen Retikulum* der Herzmuskelzelle gebildet.

Spezifisches Erregungsbildungs- und Erregungsleitungssystem (D)

Die zugehörigen Zellen (**D14**) (S. 26) haben häufig einen *größeren Durchmesser* als diejenigen des Arbeitsmyokards und liegen, eingebettet in Bindegewebe, meist direkt unter dem Endokard (**D15**). Sie sind *fibrillenärmer* und *reich an Glykogen*. In diesen Zellen ist auch anaerobe Energiegewinnung möglich. Weitere Informationen s. Lehrbücher der Histologie.

Klinischer Hinweis. Herzmuskelzellen sind nicht regenerationsfähig. Temporäre Mangelversorgung führt zu reversiblen Schäden, während langandauernde Mangelversorgung, **Ischämie**, zu irreversiblen Schäden in Form von Nekrosen mit Ersatz durch bindegewebige Narben führt.

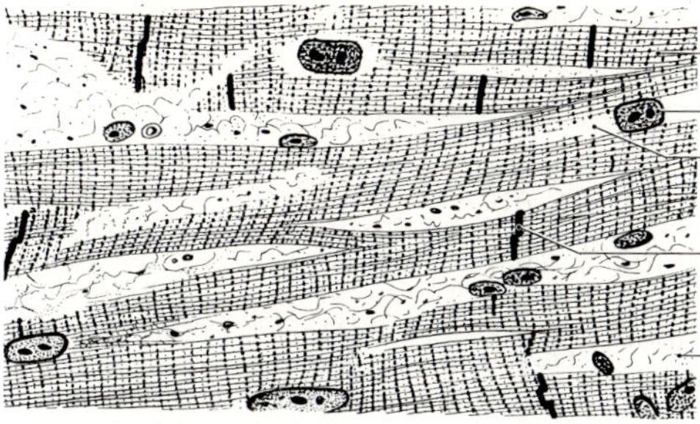

A Herzmuskelgewebe, längs, lichtmikroskopische Dimension

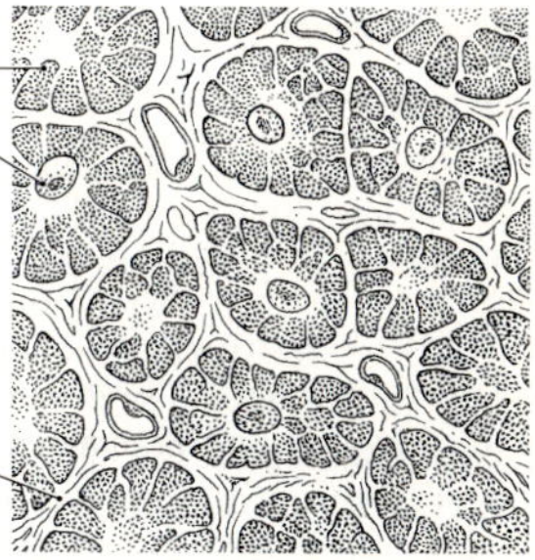

B Herzmuskelgewebe, quer, lichtmikroskopische Dimension

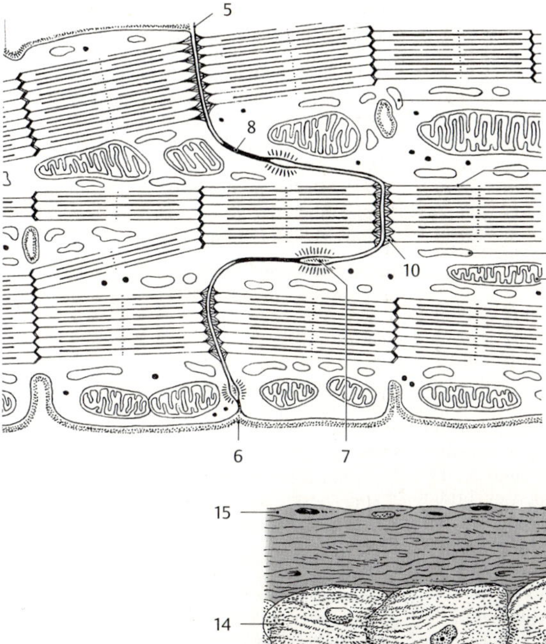

C Herzmuskelgewebe, elektronenmikroskopische Dimension

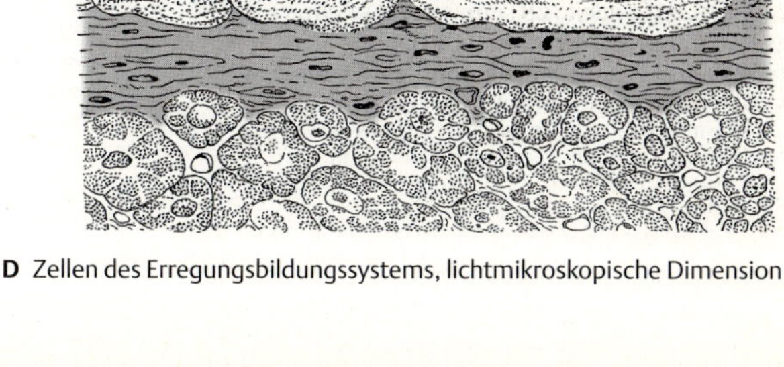

D Zellen des Erregungsbildungssystems, lichtmikroskopische Dimension

Herzklappen

Segelklappen

Die Segelklappen bestehen aus einer Bindegewebsplatte, die beidseits von Endokard überzogen ist und keine Blutgefäße enthält. Die Vorhoffläche der Segel ist glatt, von ihren freien Rändern und von der Unterseite entspringen die Sehnenfäden.

Trikuspidalklappe. Die drei Segel dieser Klappe liegen vorn, **Cuspis anterior** (**A–C1**), hinten, **Cuspis posterior** (**A–C2**), und an der Kammerscheidewand, **Cuspis septalis** (**A–C3**). Das vordere Segel (**A–C1**) ist das größte; seine Sehnenfäden sind am starken *M. papillaris anterior* (**C4**) verankert, der aus der *Trabecula septomarginalis* hervorgeht. Der Ansatz des septalen Segels (**C5**) liegt auf Höhe der *Pars membranacea* der Scheidewand und unterteilt diese in eine *vordere, interventrikuläre Portion* zwischen den beiden Ventrikeln und eine *hintere, atrioventrikuläre Portion* zwischen rechtem Vorhof und linker Kammer. Zwischen den drei großen Segeln liegen kleine **Verbindungssegel** (**A–C6**), die nicht bis zum Anulus fibrosus reichen.

Bikuspidalklappe. Die zweizipflige Bikuspidalklappe (Mitralklappe) besitzt ein medial vorn gelegenes Segel, **Cuspis anterior** (**AB7**), und ein lateral hinten gelegenes, **Cuspis posterior** (**AB8**). Die kurzen und kräftigen Sehnenfäden sind an einem vorderen und einem hinteren *Papillarmuskel* so befestigt, daß jeder Papillarmuskel die einander benachbarten Teile beider Klappensegel trägt. Das vordere Segel geht an seinem septalen Ursprung in die Wand der Aorta (**AB9**) über. Neben den beiden großen besitzt die Mitralklappe zwei kleine Segel, **Cuspides commissurales** (**AB10**), die jedoch nicht bis zum Anulus fibrosus reichen.

Funktionelle Anatomie. In der Füllungsphase, **Kammerdiastole**, in der das Blut aus den Vorhöfen in die Kammern strömt, entfernen sich die Segelränder voneinander und die Klappen sind geöffnet (**A**). In der Austreibungsphase, **Kammersystole**, kontrahiert sich das Kammermyokard und die Blutsäule wird in die Ausflußbahn getrieben (**B**). Dabei verhindert der komplizierte Befestigungsapparat der Segelklappen, daß die Segel in den Vorhof zurückschlagen.

Taschenklappen

Die Klappen von Truncus pulmonalis (**AB11**) und Aorta (**AB9**) sind aus je drei nahezu gleich großen Klappen, **Valvulae semilunares**, zusammengesetzt. Sie sind **Endokardduplikaturen**. Der Ansatz der Taschenklappen ist bogenförmig, die Arterienwände sind im Bereich der Klappen dünn und ausgebuchtet (**D**). Der freie Rand jeder Klappe besitzt in der Mitte ein Faserknötchen, *Nodulus valvulae semilunaris* (**D12**). Zu beiden Seiten des Knötchens erstreckt sich längs des Klappenrandes ein dünner, halbmondförmiger Saum, *Lunula valvulae semilunaris* (**D13**).

Pulmonalklappe (Valva trunci pulmonalis). Sie setzt sich zusammen aus einer vorderen Klappe, **Valvula semilunaris anterior** (**A14**), einer rechten, **Valvula semilunaris dextra** (**A15**), und einer linken, **Valvula semilunaris sinistra** (**A16**). Die Wand des Truncus pulmonalis ist gegenüber der Klappe zu einem seichten *Sinus* (**A17**) ausgebuchtet.

Aortenklappe (Valva aortae). Sie besitzt eine hintere Klappe, **Valvula semilunaris posterior** (**A18**), eine rechte, **Valvula semilunaris dextra** (**A19**) und eine linke, **Valvula semilunaris sinistra** (**A20**). Die Gefäßwand ist im Klappenbereich nach außen vorgebuchtet, *Sinus aortae* (**A21**), der Gesamtquerschnitt dadurch vergrößert (*Bulbus aortae*). Im Sinus aortae der linken Taschenklappe (**D**) entspringt die *A. coronaria sinistra* (**AD22**), im Sinus aortae der rechten Taschenklappe die *A. coronaria dextra* (**AD23**).

Funktionelle Anatomie. In der **Kammerdiastole** (**A**), während die Blutsäule im Truncus pulmonalis und in der Aorta Druck auf die Gefäßwand ausübt, werden die Taschen entfaltet, das Ventil wird geschlossen. Die Knötchen an den Taschenrändern sichern den Verschluß. In der **Kammersystole** (**B**) werden die Taschenränder durch den höheren Druck im vorgeschalteten Ventrikel voneinander entfernt, sie legen sich jedoch wegen Wirbelbildungen der Gefäßwand nicht vollständig an.

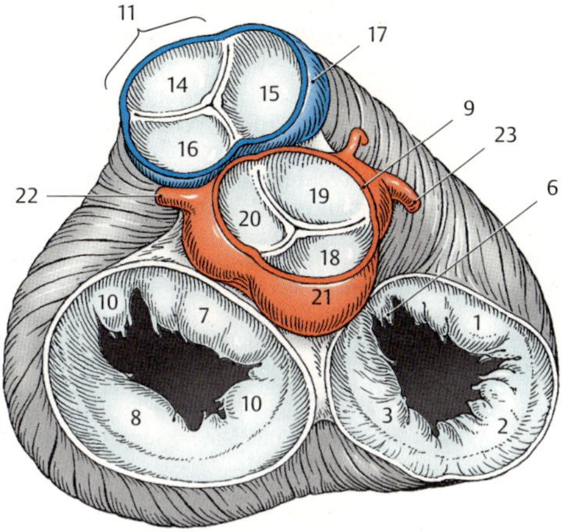

A Herzklappenebene, Diastole

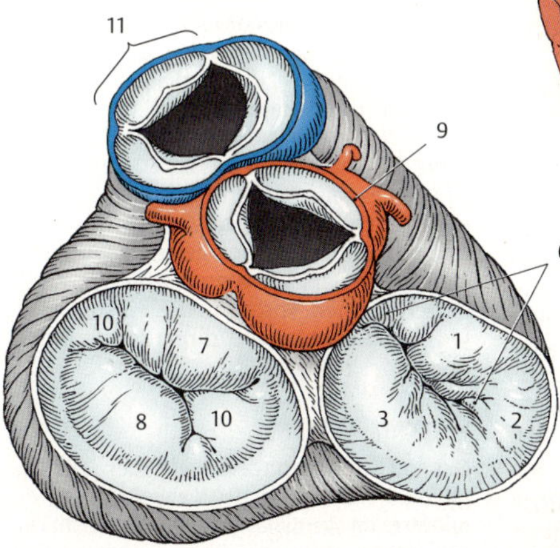

B Herzklappenebene, Systole

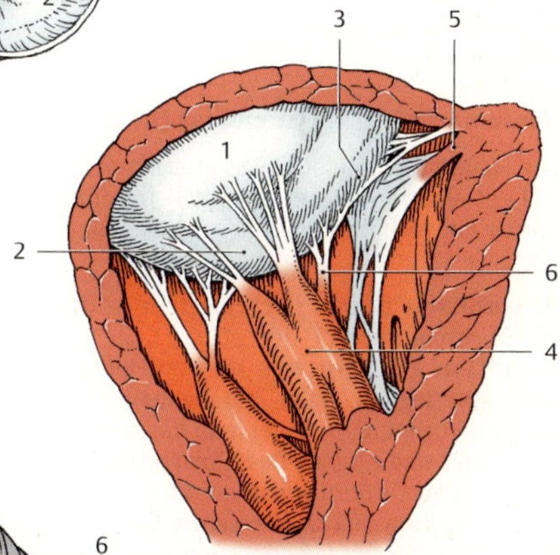

C Trikuspidalklappe, Ansicht von ventral

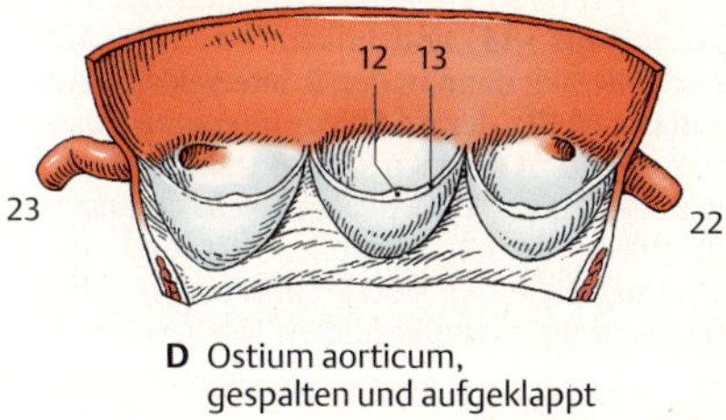

D Ostium aorticum, gespalten und aufgeklappt

Gefäße des Herzens

Die **Vasa privata** oder Vasa nutricia des Herzens sind jene Blutgefäße, über die die Ernährung des Herzmuskels erfolgt. Die **Vasa publica** sind die großen „Funktions"-Gefäße an der Herzbasis. Aufgrund der Lage ihrer Stammgefäße in der Herzkranzfurche, Sulcus coronarius, werden die Vasa privata als Herzkranzgefäße oder **Koronargefäße** bezeichnet. Der kurze **Koronarkreislauf** setzt sich aus den *Herzkranzarterien* (den ersten Ästen der Aorta), einem dicht unter der myokardialen Oberfläche gelegenen *Kapillarnetz* und den *Herzkranzvenen* zusammen, die zum größten Teil im *Sinus coronarius* zusammenfließen und in den rechten Vorhof münden.

Koronararterien, Aa. coronariae (A–C)

Die Hauptstammgefäße, **Aa. coronaria dextra** (**A1**) et **sinistra** (**A2**), entspringen im *Sinus aortae* der rechten und linken Taschenklappe.

A. coronaria dextra (A1). Sie tritt in den *Sulcus coronarius* (**A3**) der rechten Seite und wird dabei zunächst vom rechten Herzohr (**A4**) überlagert. Nach Astabgaben zum rechten Vorhof, zur Vorderseite des rechten Ventrikels und Abgang des **R. marginalis dexter** (**A5**) folgt sie dem Sulcus coronarius nach dorsal bis zum *Sulcus interventricularis posterior* (**B6**), in den sie den **R. interventricularis posterior** (**B7**) entläßt. Die A. coronaria dextra versorgt in den meisten Fällen (beim sog. **ausgeglichenen Versorgungstyp**) den rechten Vorhof, das Erregungsbildungssystem, den größten Teil des rechten Ventrikels, den dorsalen Teil des Kammerseptums und die angrenzende Facies diaphragmatica.

A. coronaria sinistra (A2). Der kurze Stamm verläuft zunächst zwischen Truncus pulmonalis (**A8**) und linkem Herzohr (**A9**) und teilt sich dann in den **R. interventricularis anterior** (**A10**), der im *Sulcus interventricularis anterior* (**A11**) nach kaudal zieht, und den **R. circumflexus** (**A12**), der im *Sulcus coronarius* nach dorsal verläuft. Während die Stammgefäße der Herzkranzarterien oberflächlich im subepikardialen Fettgewebe in den Sulci liegen, werden ihre Äste häufig schon von Myokard oder Myokardbrücken umgeben. Die A. coronaria sinistra versorgt beim **ausgeglichenen Versorgungstyp** den größten Teil des linken Ventrikels und den ventralen Teil des Kammerseptums, ein Stück des rechten Ventrikels an der Facies sternocostalis und den linken Vorhof.

Klinischer Hinweis. Die Koronararterien besitzen untereinander kleine Anastomosen, die jedoch bei einem Gefäßverschluß nicht zur Ausbildung eines Kollateralkreislaufs ausreichen. Die Koronararterien werden deshalb als **funktionelle Endarterien** bezeichnet. Bei einem Gefäßverschluß kann der zugehörige Myokardabschnitt nicht mehr ausreichend mit Blut versorgt werden, es kommt zum **Herzinfarkt**.

Herzkranzvenen, Vv. cordis (A–B)

Der größte Teil des sauerstoffarmen Blutes aus den Herzwänden fließt über Venen, die in Begleitung der Arterien verlaufen, zum **Sinus coronarius** (**B13**), der im hinteren Teil des *Sulcus coronarius* (**AB3**) liegt. Größere Zuflüsse zum Sinus coronarius sind die **V. interventricularis anterior** (**A14**), die im linken Sulcus coronarius zur **V. cardiaca magna** (**B15**) wird, die **V. cardiaca media** (**B16**) im *Sulcus interventricularis posterior* und die **V. cardiaca parva** (**B17**) von rechts. Während etwa zwei Drittel des sauerstoffarmen Blutes über größere Venen und den Sinus coronarius direkt in den rechten Vorhof gelangen, münden kleinere Venen, *Vv. ventriculi dextri*, direkt in den rechten Vorhof und kleinste Venen, *Vv. cardiacae minimae*, direkt in die Innenräume des Herzens.

Lymphgefäße

Das dichte Lymphgefäßnetz des Herzens gliedert sich in ein **tiefes endokardiales**, ein **mittleres myokardiales** und ein **oberflächliches epikardiales Netz**. Größere Sammelgefäße verlaufen epikardial in Begleitung von Aorta und Truncus pulmonalis. Die zugehörigen regionalen Lymphknoten gehören zur Gruppe der **vorderen mediastinalen Lymphknoten** (S. 82).

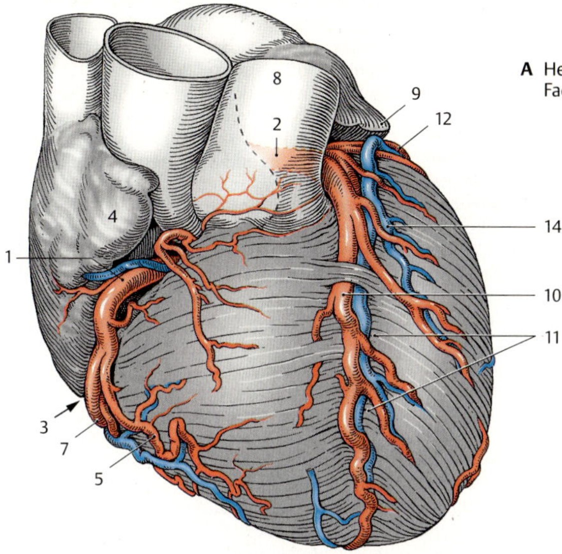

A Herzkranzgefäße an der Facies sternocostalis

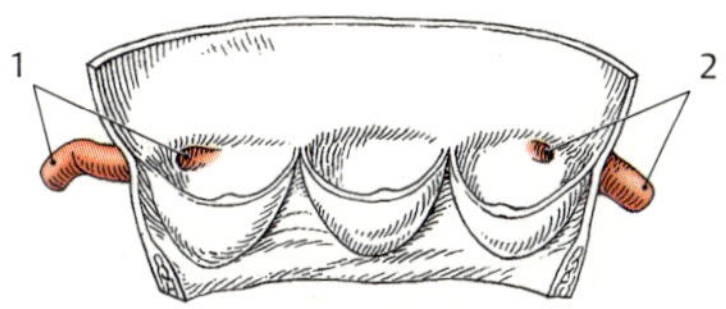

C Ursprung der Aa. coronariae

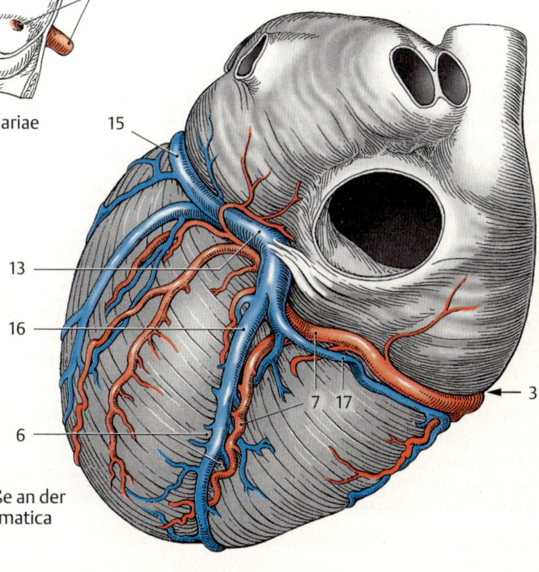

B Herzkranzgefäße an der Facies diaphragmatica

Erregungsbildungs- und Erregungsleitungssystem

Das Herz besitzt spezifische Muskelzellen, die für die Bildung und Weiterleitung der spontanen, rhythmischen Erregung, die den Herzschlag auslöst, verantwortlich sind und in ihrer Gesamtheit als Erregungsbildungs- und Erregungsleitungssystem, **Complex stimulans cordis** und **Systema conducens cordis**, bezeichnet werden. Diese spezifischen Herzmuskelzellen unterscheiden sich histologisch und funktionell von der übrigen Herzmuskulatur, dem sog. *Arbeitsmyokard*. An zwei Stellen sind sie zu **knotenförmigen Gebilden** zusammengelagert, die als *Sinusknoten (Nodus sinuatrialis)* und *Atrioventrikular-(AV-)knoten (Nodus atrioventricularis)*, bezeichnet werden. Größtenteils verlaufen sie jedoch in Form von **Bündeln**, die in ein Atrioventrikularbündel, *Fasciculus atrioventricularis*, und einen rechten und linken ventrikulären Erregungsleitungsschenkel, *Crus dextrum* und *Crus sinistrum*, gegliedert werden. Der Weg, den die Erregung von ihrer Bildungsstätte bis zur funktionellen Überleitung auf die Arbeitsmuskulatur nimmt, wird im folgenden anhand der nachweisbaren morphologischen Strukturen beschrieben (**A-B**).

Der **Sinusknoten** (**A1**) (Keith-Flack-Knoten) liegt in der Nähe der Einmündungsstelle der V. cava superior (**A2**) subepikardial im *Sulcus terminalis*. Der spindelförmige Knoten wird als **Schrittmacher der Herzaktion** bezeichnet, da er regelmäßig etwa 60–80 Erregungen pro Minute bildet und an die übrigen Teile des Erregungsbildungs- und Erregungsleitungssystems weiterleitet. Der zweite Abschnitt des spezifischen Herzmuskelgewebes ist der an der Vorhofkammergrenze gelegene **Atrioventrikularknoten** (Aschoff-Tawara-Knoten) (**A3**). Er liegt im *Septum interatriale* (**A4**) zwischen der Einmündung des Sinus coronarius (**A5**) und dem septalen Segel der Trikuspidalklappe (**A6**). Die vom Sinusknoten erzeugte Erregung wird über das Arbeitsmyokard des rechten Vorhofs zum AV-Knoten geleitet. Am AV-Knoten beginnen die Bündel des Erregungsleitungssystems. Sie bilden den **Fasciculus atrioventricularis** (**A7**) oder das **His-Bündel**, dessen Stamm, **Truncus fasciculi atrioventricularis**, das Herzskelett in Richtung auf die Ventrikel durchsetzt. Der Fasciculus atrioventricularis erreicht auf der Seite des rechten Ventrikels den oberen Rand der muskulären Kammerscheidewand und spaltet sich in einen rechten und linken Erregungsleitungsschenkel. Diese ziehen beiderseits subendokardial in der Kammerscheidewand in Richtung auf die Herzspitze. Das **Crus dextrum** (**A8**) verläuft bogenförmig abwärts und zieht in die *Trabecula septomarginalis* (**A9**), über die es den *vorderen Papillarmuskel* (**A10**) erreicht. Die peripheren Äste des Erregungsleitungsschenkels sind die **Rami subendocardiales** (**A11**), die subendokardial ein Geflecht bilden. Dieses endet in funktionellen Verbindungen zunächst an den *Papillarmuskeln* oder dem *herzspitzennahen Kammermoykard* und zieht dann mit rückläufigen Bündeln in den *Trabeculae carneae* zum *Myokard der Herzbasis*. Vereinzelt bilden spezialisierte Herzmuskelzellen falsche Sehnenfäden, **Purkinje-Fasern**, die zu Papillarmuskeln ziehen.

Das **Crus sinistrum** (**B12**) breitet sich fächerförmig in flachen Bündeln auf dem Kammerseptum aus. Diese Bündel sind meistens in *zwei Hauptzügen* angeordnet. Sie ziehen zur *Basis der Papillarmuskeln*, verzweigen sich zu *subendokardialen Netzen*, bilden funktionelle Verbindungen zum *herzspitzennahen Kammermyokard* und erreichen rückläufig das *Kammermyokard der Herzbasis*.

Funktionelle Anatomie. Alle Teile des Erregungsbildungs- und -leitungssystems sind grundsätzlich in der Lage, Reize zu bilden, doch ist die Erregungsfrequenz des Sinusknotens mit etwa 70/min größer als die des AV-Knotens mit 50–60/min und die der Kammer mit 25–45/min. Deshalb läuft in der Regel eine vom Sinusknoten bestimmte, koordinierte Herzaktion (**Sinusrhythmus**) ab, und die nachfolgenden Zentren bleiben stumm.

Klinischer Hinweis. Unter krankhaften Bedingungen kann es zu Störungen in der Erregungsbildung und -leitung kommen, die mit Hilfe des **Elektrokardiogramms** (**EKG**) analysiert werden können.

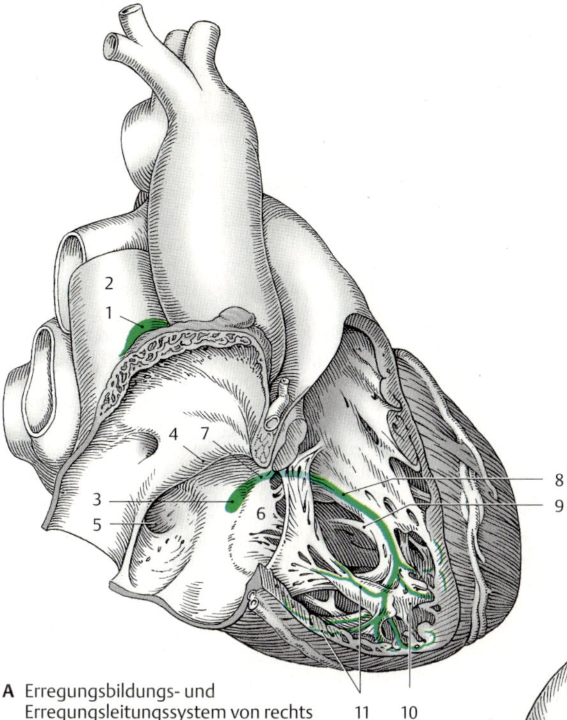

A Erregungsbildungs- und Erregungsleitungssystem von rechts

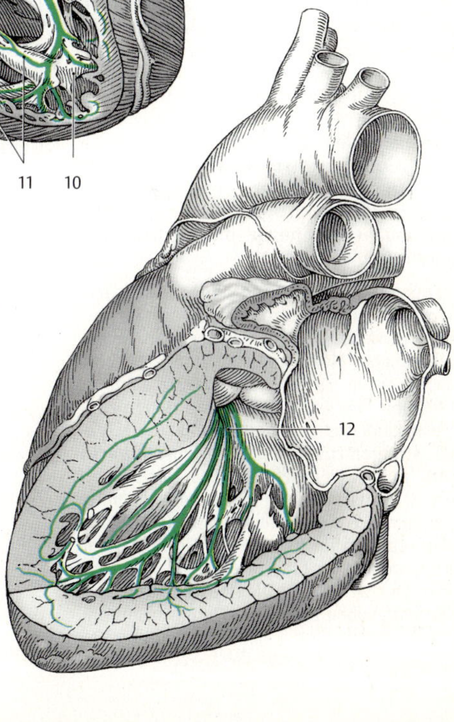

B Erregungsbildungs- und Erregungsleitungssystem von links

Nervenversorgung

Die vom Sinusknoten ausgehende Herzaktion wird durch das vegetative oder autonome Nervensystem beeinflußt (Bd. 3 S. 292 ff.). Die Nervenversorgung für das Herz (**A**) erfolgt sowohl vom **sympathischen** als auch vom **parasympathischen** Teil des autonomen Nervensystems. Die Herznerven führen *autonom efferente* Fasern sowie *viszerosensible afferente* Fasern.

Sympathische Innervation. Aus dem Halsteil des Sympathicus entspringen in Höhe der Halsganglien meistens drei Herznerven, **N. cardiacus cervicalis superior** (**A1**), **N. cardiacus cervicalis medius** (**A2**) und **N. cardiacus cervicalis inferior** (**A3**). Sie ziehen dorsal vom Gefäß-Nerven-Strang nach kaudal zum Herzgeflecht, **Plexus cardiacus** (**A4**). Aus den oberen Thorakalganglien gehen zusätzlich *Rr. cardiaci thoracici* (**A5**) hervor, die ebenfalls zum Herzgeflecht ziehen. Die Herznerven des Sympathicus führen *postganglionäre autonome Fasern*, deren präganglionäre Abschnitte aus den oberen thorakalen Rükkenmarkssegmenten stammen. Die sympathischen Herznerven enthalten zusätzlich *viszerosensible Fasern*, vor allem *Schmerzfasern*, deren Perikaryen in den zervikalen und thorakalen Spinalganglien liegen.
Eine **Reizung der sympathischen Herznerven** führt zu einer erhöhten Schlagfrequenz, zu einer größeren Schlagstärke und Erregbarkeit und zu einer beschleunigten Reizüberleitung im AV-Knoten.

Parasympathische Innervation. Die parasympathischen Herznerven stammen aus dem **N. vagus** (**A6**). Sie zweigen in unterschiedlicher Höhe aus dem Halsteil des N. vagus als *Rr. cardiaci cervicales superiores* (**A7**) und *inferiores* (**A8**) ab und ziehen zum **Plexus cardiacus**. Aus dem thorakalen N. vagus strahlen zusätzlich *Rr. cardiaci thoracici* (**A9**) in das Herzgeflecht. Die Herznerven des N. vagus enthalten meist *präganglionäre autonome Fasern*, die in subepikardialen Nervenzellen im Bereich der Herzbasis auf postganglionäre Fasern umgeschaltet werden. Die *viszerosensiblen Fasern* der parasympathischen Rr. cardiaci leiten insbesondere Erregungen aus den *Druck- und Dehnungsrezeptoren*.
Eine **Reizung der parasympathischen Herznerven** führt zu einer Abnahme der Schlagfrequenz und der Schlagstärke, zu einer verminderten Erregbarkeit und zu einer verlangsamten Reizüberleitung im AV-Knoten.

Plexus cardiacus

Die sympathischen Nn. cardiaci und die parasympathischen Rr. cardiaci verzweigen sich und laufen an der Herzbasis zum **Plexus cardiacus** (**A4**) zusammen, der nach topographischen Gesichtspunkten in einen oberflächlichen (**A4a**) und einen tiefen Teil (**A4b**) gegliedert wird. In den Plexus sind Nervenzellen eingelagert, die in kleineren und größeren Ansammlungen, u. a. dem *Ganglion cardiacum* (**A10**), zusammenliegen. Der **oberflächliche** oder ventrale Teil des Plexus liegt unterhalb des Aortenbogens vor der rechten Pulmonalarterie und wird überwiegend von Fasern der *linken Herznerven* gespeist. Der **tiefe** oder dorsale Teil des Plexus liegt hinter dem Aortenbogen und ventral der Bifurkation der Luftröhre, Trachea (**A11**). Er enthält Fasern von *Herznerven beider Seiten*. Beide Teile des Plexus cardiacus sind untereinander verbunden und geben letztlich die *eigentlichen Herzäste* ab, die über *Geflechte* entlang den Koronararterien und den Vorhöfen zu allen Versorgungsgebieten des Herzens gelangen.

A12 Ganglion cervicale superius, **A13** Ganglion cervicale medium, **A14** Ganglion cervicothoracicum, **A15** Ganglia thoracica, **A16** N. laryngeus recurrens

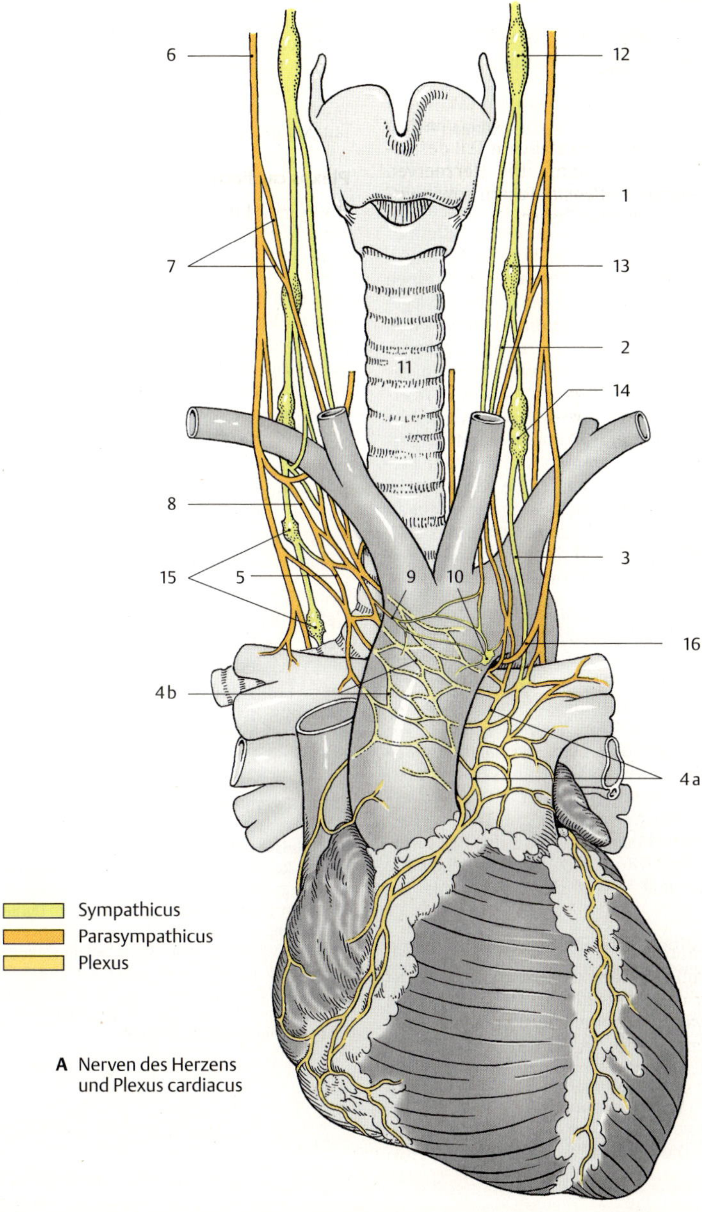

A Nerven des Herzens und Plexus cardiacus

Herzbeutel

Das Herz liegt wie alle Eingeweideorgane, die starken Volumenänderungen und Verschiebungen gegenüber Nachbarorganen ausgesetzt sind, in einer serösen Höhle, der Perikardhöhle, **Cavitas pericardiaca (B)**.

Der Herzbeutel, **Pericardium** (**AB1**), umhüllt das Herz und die herzbasisnahen Abschnitte der großen Gefäße. Es besteht aus zwei Anteilen, dem äußeren Pericardium fibrosum und dem inneren Pericardium serosum. Das **Pericardium fibrosum** bildet einen *Sack aus faserreichem kollagenem Bindegewebe*, der das Herz umhüllt, ohne mit ihm selbst verbunden zu sein. Das **Pericardium serosum** besteht aus einem zweiblättrigen, geschlossenen System innerhalb des Pericardium fibrosum. Es setzt sich wie jede Serosa aus einem parietalen und viszeralen Blatt zusammen. Die *Lamina visceralis* oder *Epicardium* liegt der Oberfläche des Herzens und der der großen Gefäßstämme direkt an und schlägt auf die *Lamina parietalis* (**B2**) um, die ihrerseits die Innenseite des Pericardium fibrosum (**B3**) auskleidet.

Pericardium fibrosum. Es ist an mehreren Stellen mit umgebenden Strukturen verwachsen und fixiert dadurch die Position des Herzens im Thorax. **Kaudal** ist es mit dem Centrum tendineum des Zwerchfells, Diaphragma, verlötet. **Ventral** ist es über variabel ausgebildete *Ligg. sternopericardiaca* mit der Rückseite des Sternums (**B4**) verhaftet. Nach **dorsal** existieren ebenfalls verstärkte Bindegewebszüge zur Trachea und zur Wirbelsäule. **Lateral** wird das Pericardium fibrosum durch lockeres Bindegewebe vom parietalen Blatt der Pleurahöhle getrennt.

Pericardium serosum. **Lamina parietalis** und **Lamina visceralis** sind nur an der eröffneten Perikardhöhle zu überblicken. Dann werden auch die Umschlagstellen zwischen diesen Blättern sichtbar. Sie umsäumen die *V. cava superior* (**A–C5**), die *Aorta* (**A–C6**) und den *Truncus pulmonalis* (**A–C7**) kranial. Aorta und Truncus pulmonalis liegen auf einer Strecke von etwa 3 cm innerhalb des Herzbeutels. Die von Pericardium bedeckten Abschnitte der kaudalen Vorderwand der *V. cava inferior* (**BC8**) sowie diejenigen der dorsalen Wände der *Vv. pulmonales* (**BC9**) sind kürzer. Die **Umschlagstellen** sind insgesamt in Form von zwei komplexen Schläuchen angeordnet (**C**), die zum einen Aorta und Truncus pulmonalis an der **Porta arteriosa** (rote Linie), zum anderen die Vv. pulmonales und die Vv. cavae an der **Porta venosa** (blaue Linie) umgeben. Zwischen den Schläuchen an der Porta arteriosa und der Porta venosa liegt eine Rinne, **Sinus transversus pericardii** (Pfeil in C). Aorta und Truncus pulmonalis liegen ventral von diesem Durchgang, die großen Venen dorsal. Die Umschlagstellen der Porta venosa schließen mehrere Nischen ein, **Recessus pericardii**. Zwischen den unteren Pulmonalvenen, der V. cava inferior (**BC8**) und der Rückseite des linken Vorhofs liegt der große **Sinus obliquus pericardii** (**B10**).

Der Herzbeutel wird rechts und links von der **Pleura** (**A11**) umgriffen. Zwischen der Pleura und dem Perikard verlaufen beiderseits der *N. phrenicus* (**A12**) in Begleitung der *A. pericardiacophrenia* (**A13**) und der gleichnamigen Vene.

Gefäß- und Nervenversorgung. Die arterielle Versorgung des Perikards erfolgt überwiegend durch die **A. pericardiacophrenica** (**A13**) aus der *A. thoracica interna*. Das venöse Blut fließt über die **V. pericardiacophrenica** (**A14**) in die *V. brachiocephalica*. Die Innervation des Perikards erfolgt über Äste des **N. phrenicus** (**A12**), des **N. vagus** und des **Truncus sympathicus**.

Klinischer Hinweis. In den perikardialen Rezessus kann es unter pathologischen Bedingungen zu größeren Ansammlungen von Flüssigkeit kommen (**Perikarderguß**). Infolge einer **fibrinösen Entzündung** können die Blätter des Pericardium serosum verkleben, was die Bewegungsmöglichkeiten des Herzens u.U. erheblich einschränkt. Bei einer Ruptur der Aortenwand kommt es infolge schnellen Bluteinstroms in die Cavitas pericardiaca zur **Herzbeuteltamponade**.

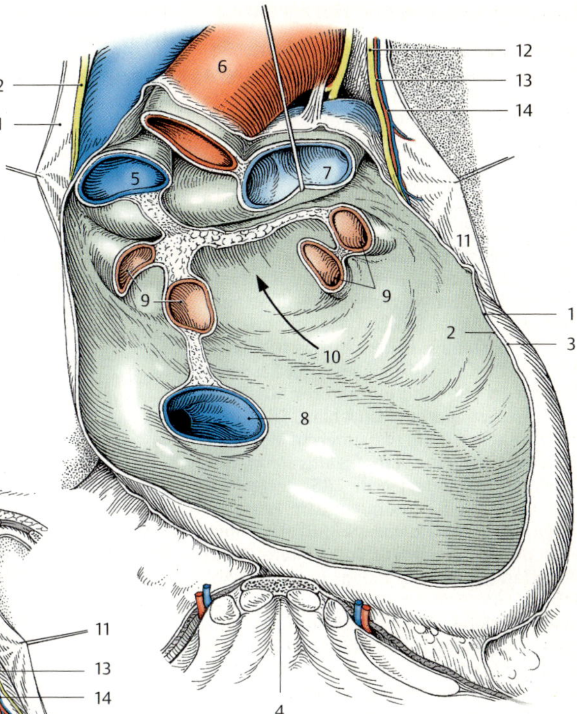

B Perikardhöhle nach Entfernen des Herzens

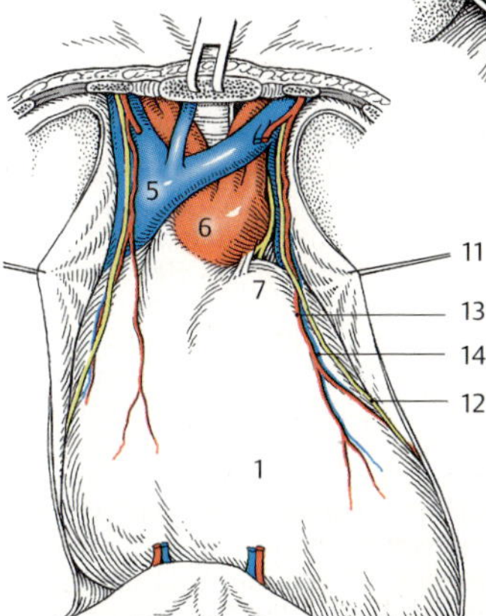

A Herz im Perikard

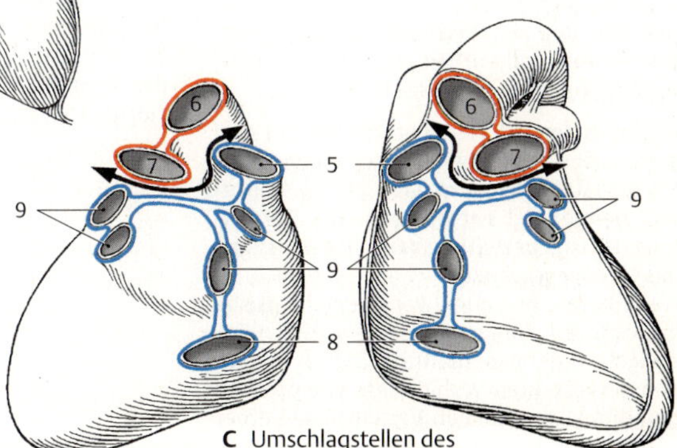

C Umschlagstellen des Perikards in das Epikard

Lage des Herzens und Herzgrenzen

Mediastinum (A). Herz und Herzbeutel liegen im Mediastinum, dem *mittelständigen Bindegewebsraum im Thorax.* **Kranial** erstreckt sich das Mediastinum bis zur Höhe der oberen Thoraxapertur, *Apertura thoracis superior* (**A1**), es geht dort kontinuierlich in den Eingeweideraum des Halses über. **Kaudal** wird das Mediastinum durch das *Zwerchfell* (**A2**) begrenzt. In der **Sagittalebene** erstreckt es sich von der *Rückseite des Brustbeins* (**A3**) bis zur *Vorderfläche der Brustwirbelsäule* (**A4**). **Lateral** wird das Mediastinum beiderseits von Mittelfell, *Pleura parietalis sive mediastinalis*, begrenzt. Das Mediastinum gliedert sich in ein oberes, **Mediastinum superius** (**A** rot), und ein unteres Mediastinum, **Mediastinum inferius** (**A** blau). Die Grenze zwischen oberem und unterem Mediastinum ist durch eine vom *Angulus sterni* ausgehende *Transversalebene* (**A5**) festgelegt. Das **obere** Mediastinum enthält *Leitungsbahnen* und den *Thymus* (S. 356), das **untere** wird durch die vordere und hintere Wand des Herzbeutels in einen vorderen Abschnitt, *Mediastinum anterius* (grünblau), einen mittleren, *Mediastinum medium* (mittelblau), und einen hinteren Abschnitt, *Mediastinum posterius* (dunkelblau), gegliedert. Das Mediastinum anterius ist ein schmaler von *Bindegewebe* ausgefüllter Raum zwischen vorderer Brustwand und der vorderen Fläche des Herzbeutels. Das Mediastinum medius enthält das *Herz* und den *Herzbeutel.* Das Mediastinum posterius erstreckt sich zwischen der Herzbeutelhinterwand und der Ventralfläche der Brustwirbelsäule und enthält *große Leitungsbahnen* und die *Speiseröhre* (S. 176).

Herzgrenzen (B). Herz und Herzbeutel sind beim Lebenden lediglich durch einen kapillären Spalt getrennt, so daß sich ihre Konturen weitgehend entsprechen. Die Darstellung der Lagebeziehung kann sich daher auf das Herz beschränken.
Auch beim Gesunden variieren die Herzgrenzen in Abhängigkeit von Alter, Geschlecht und Körperhaltung. Die im folgenden dargestellten Verhältnisse entsprechen den durchschnittlichen Verhältnissen eines Erwachsenen. Bei normaler Position des Herzens liegen zwei Drittel seiner Masse links von der Mittellinie. In **Projektion auf die vordere Brustwand** bilden die Herzgrenzen ein Trapez. Die **rechte Grenze** verläuft vom Sternalansatz der 3. Rippe bis zum Ansatz der 6. Rippe *parallel mit dem rechten Sternalrand*, etwa 2 cm von diesem entfernt. Diese Linie entspricht dem *lateralen Profil des rechten Vorhofs.* Die Verlängerung dieser Linie nach kranial markiert den *rechten Rand der V. cava superior*, während eine Verlängerung nach kaudal dem *rechten Rand der V. cava inferior* entspricht. Die rechte Grenze geht am Ansatz der 6. Rippe in die vom *Margo dexter* gebildete Kontur über und zieht zur *Herzspitze.* Die **linke Grenze** des Herzens verläuft von der Herzspitze, die im 5. Interkostalraum etwa 2 cm innerhalb der *Medioklavikularlinie* liegt, in einem nach links konvexen Bogen zu einem Punkt, der 2 cm lateral des Ansatzes der 2. Rippe liegt.

Das Herz liegt z. T. unmittelbar der vorderen Brustwand, d. h. dem Sternum an. Die Perkussion in diesem Areal ergibt einen gedämpften Klopfschall, die **absolute Herzdämpfung**. Von beiden Seiten schiebt sich der *Pleuraspalt* (rot) vor das Herz und bedeckt die seitlichen Teile des Herzens. In den Pleuraspalt schiebt sich je nach Atemlage mehr oder weniger viel *Lungengewebe* (blau). Der Klopfschall ist hier gegenüber der absoluten Herzdämpfung aufgehellt, aber noch nicht so sonor wie über dem angrenzenden Lungengewebe. Aus diesem Grund spricht man hier von der **relativen Herzdämpfung**. Sie gibt die wirkliche Größe des Herzens wieder, ihr Gebiet entspricht den Grenzen des auf die Brustwand projizierten Herzens.

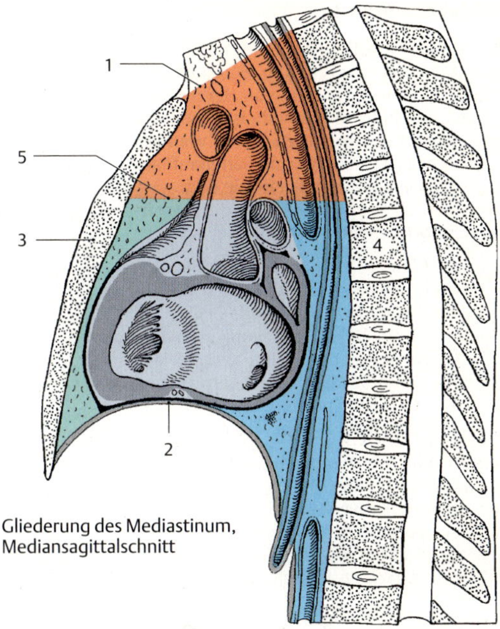

A Gliederung des Mediastinum, Mediansagittalschnitt

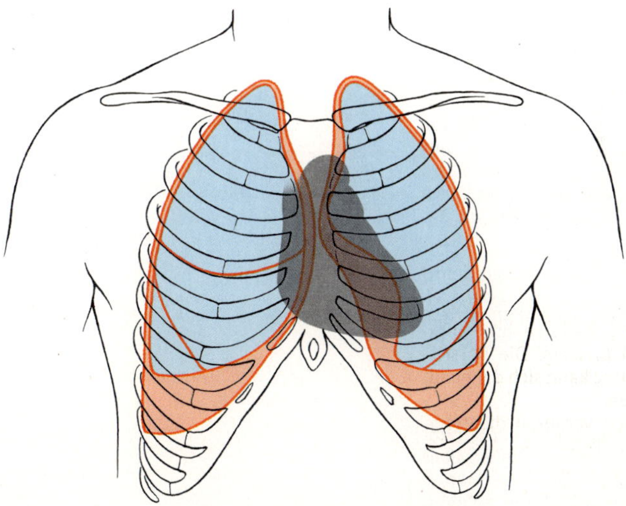

B Projektion von Herz-, Pleura- und Lungengrenzen auf den Brustkorb

Röntgenanatomie

Die konventionelle Röntgenuntersuchung des Thorax gehört zu den Basisuntersuchungen in der Diagnostik von Herzerkrankungen. Die übliche Methode ist eine **Herzfernaufnahme** im **parallelen, dorso ventralen Strahlengang** (**A**). Schräg- und Seitenaufnahmen ergänzen das dorso ventrale Bild.

Dorso ventrales Bild

Der gößte Teil des Herzens liegt im **Mediastinalschatten**, der hauptsächlich durch *Wirbelsäule, Brustbein, Herz* und *große Gefäße* zustande kommt. Beiderseits vom Mediastinalschatten liegen die hellen **Lungenfelder**. Normalerweise bestehen die Konturen von Herz und Gefäßen im Mediastinalschatten **rechts** aus **zwei**, **links** aus **vier Bögen**.

Rechte Seite. Der Vergleich des Röntgenbildes mit der Lage des Herzens in Projektion auf die vordere Brustwand (S. 33 **B**) zeigt, daß der obere flache Bogen von der *V. cava superior* (**A1**) hervorgerufen wird und der untere dem *rechten Vorhof* (**A2**) entspricht. Bei tiefer Inspiration kann am rechten unteren Rand zusätzlich die *V. cava inferior* sichtbar werden.

Linke Seite. Hier wird der obere Bogen durch den distalen Abschnitt des *Aortenbogens* (**A3**) hervorgerufen. Unterhalb vom Aortenbogen wölbt sich in unterschiedlicher Weise der *Truncus pulmonalis* (**A4**) vor. Darunter folgt ein kleiner, häufig nur schwer abgrenzbarer Bogen, der dem *linken Herzohr* (**A5**) entspricht. Der untere, nach links konvexe Bogen bildet den *Rand der linken Kammer* (**A6**) ab.

Nach kaudal geht der Herzschatten kontinuierlich in den Schatten von *Zwerchfell* (**A7**) und *Oberbauchorganen* über, so daß der kaudale Rand nicht exakt abgrenzbar ist.

Auskultation

Durch Abhorchen, Auskultation, der Herztöne kann man wichtige Informationen über den Funktionszustand der Herzaktion (S. 42) gewinnen. Herztöne sind Schwingungen, die während der Herzaktion entstehen und auf die Brustwand fortgeleitet werden. Der **erste Herzton** entsteht in der **Anspannungsphase der Systole** durch Schwingungen der Ventrikelwand, der **zweite Herzton** entsteht am **Beginn der Diastole** beim Schluß der Taschenklappen von Aorta und Truncus pulmonalis. Krankhaft sind **Herzgeräusche**, die durch eine *Stenose* oder *Insuffizienz* einer Klappe hervorgerufen werden können.

Die optimalen **Auskultationsstellen** der Herzklappen (**B**) sind in der Regel nicht identisch mit der Projektion der Klappen auf die vordere Brustwand. Herztöne oder Herzgeräusche werden dort am besten hörbar, wo der von der betreffenden Klappe ausgehende Blutstrom der Brustwand am nächsten kommt. Die empirisch ermittelten Stellen für die Auskultation liegen deshalb in einiger Entfernung zu den Klappen:

- **Aortenklappe** (**B8**) parasternal im 2. Interkostalraum rechts,
- **Pulmonalklappe** (**B9**) parasternal im 2. Interkostalraum links,
- **Bikuspidalklappe** (**B10**) in der Medioklavikularlinie im 5. Interkostalraum links, d. h. nahe der Herzspitze, und
- **Trikuspidalklappe** (**B11**) am kaudalen Ende des Corpus sterni auf Höhe des 5. Interkostalraumes rechts.

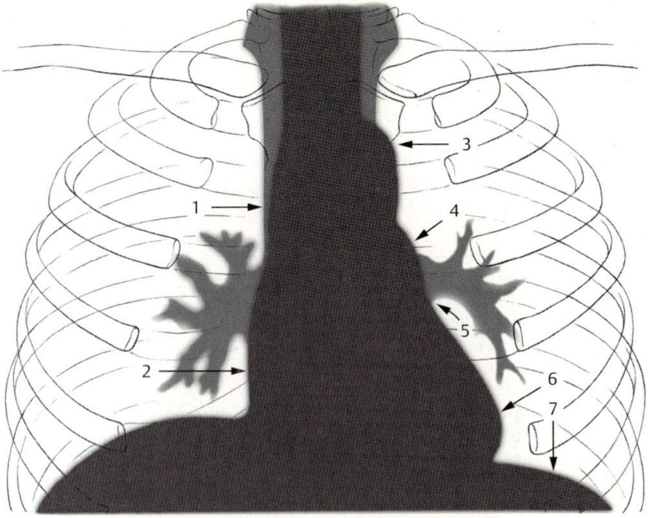

A Schematisiertes Röntgenbild des Herzens

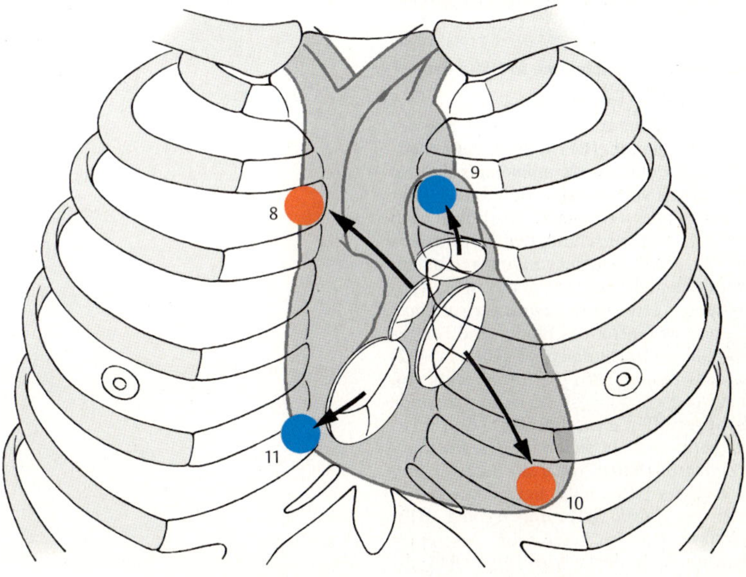

B Projektion der Herzklappen auf die vordere Brustwand und Auskultationsstellen

Schnittanatomie

Die konventionelle Röntgenuntersuchung des Herzens wird heute erweitert durch **Schnittbilder**, die mit den modernen bildgebenden Verfahren *Computertomographie*, *Kernspintomographie* und *Sonographie* gewonnen werden. Dabei ist die übliche Untersuchungsebene die **Transversalebene**, die im klinischen Sprachgebrauch auch als **axial** bezeichnet wird. Die Betrachtung der Schnittbilder durch den Untersucher erfolgt von kaudal und in Rückenlage des Patienten. Daher werden die Schnittebenen so abgebildet, daß die *dorsal* gelegene Wirbelsäule nach *unten* zeigt, das *ventral* gelegene Thoraxskelett hingegen nach *oben*. Darüber hinaus sind die *anatomisch rechts liegenden Strukturen links* abgebildet, die *anatomisch links liegenden Strukturen rechts*. Im folgenden werden exemplarisch drei anatomische, nahezu transversale Schnittebenen durch das Herz und die großen Gefäße in kranio-kaudaler Richtung besprochen. Die Höhe der Schnittebenen in bezug auf Herz und Thorax ist im Lagebild des Herzens (**A**) markiert.

Transversale Schnittebene in Höhe des 6. Thorakalwirbels (B)

Die Schnittebene trifft die Aufzweigung des *Truncus pulmonalis* (**B1**) in die *A. pulmonalis dextra* (**B2**) und die *A. pulmonalis sinistra* (**B3**). Ventral vom Truncus pulmonalis liegt *subepikardiales Fettgewebe* (**B4**), das nach rechts bis zum Anschnitt der *Aorta ascendens* (**B5**) reicht. Ventral von Aorta und dem subepikardialen Fett liegt die schnittbedingt etwas erweiterte *Cavitas pericardiaca* (**B6**), an die ventral das Binde- und Fettgewebe des *retrosternalen Fettkörpers* (**B7**) und das *Sternum* (**B8**) grenzen. Rechts von der Aorta ascendens ist die *V. cava superior* (**B9**) angetroffen. Zwischen Aorta und V. cava superior schiebt sich der *Sinus transversus pericardii* (**B10**). Dorsal der Aufzweigung des Truncus pulmonalis liegen Anschnitte durch den *linken* (**B11**) und *rechten* (**B12**) *Hauptbronchus*. Letzterer wird bei seiner Aufzweigung in der *rechten Lunge* (**B13**) direkt von einem Ast der *A. pulmonalis dextra* (**B2**) begleitet, während die Wurzel der *V. pulmonalis dextra* (**B14**) in einiger Entfernung zum Bronchus verläuft. In Begleitung der Aufzweigungen der Hauptbronchien liegen Lymphknoten, *Nodi lymphatici bronchopulmonales* (**B15**). Dorsal der Hauptbronchien findet sich der Anschnitt durch die Speiseröhre, *Ösophagus* (**B16**), der rechts dorsal von der *V. azygos* (**B17**) und links dorsal von der *Aorta descendens* (**B18**) begleitet wird. Die Aorta descendens liegt ihrerseits in enger Nachbarschaft zum Unterlappen der *linken Lunge* (**B19**).

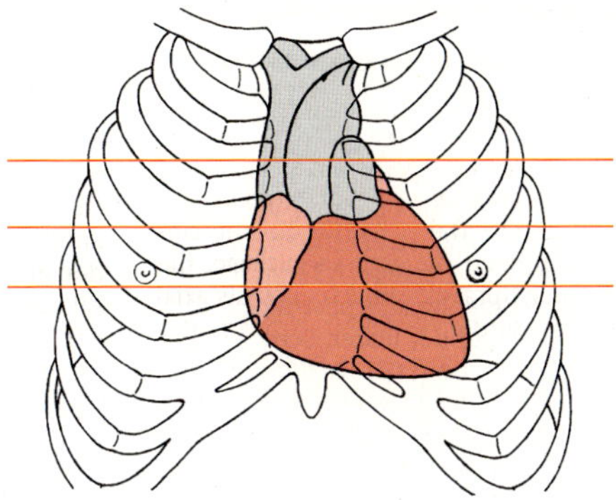

A Lage der transversalen Schnittebenen

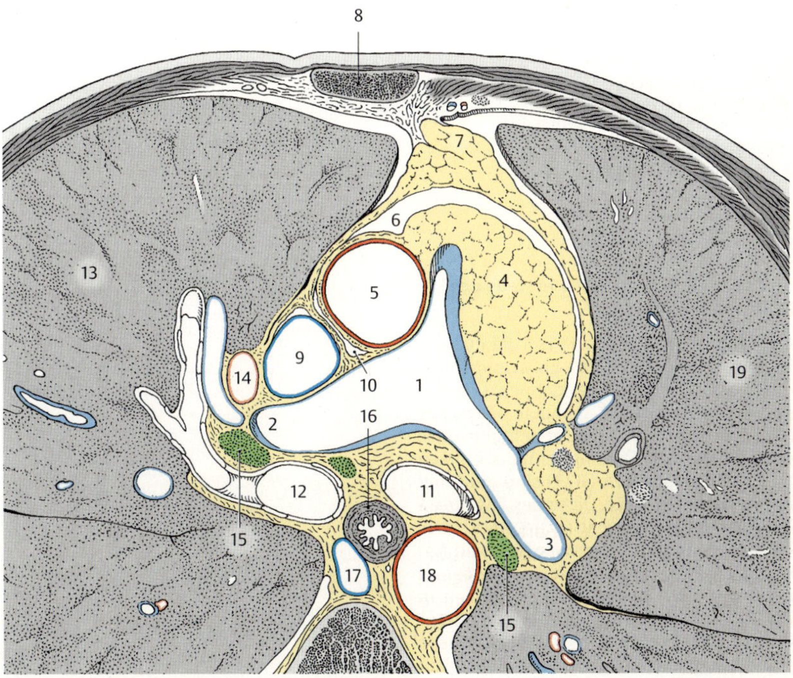

B Transversale Schnittebene in Höhe von Th 6

Schnittanatomie, Fortsetzung

Transversale Schnittebene in Höhe des 7. Thorakalwirbels (A)

Die Schnittebene trifft die *Aorta* in Höhe der *Taschenklappen* (**A1**). Ventral von der Aorta ist die Ausflußbahn des rechten Ventrikels, *Conus arteriosus* (**A2**), zu erkennen. Die Aorta wird rechts vom *Herzohr* (**A3**) des rechten Vorhofs umgriffen. Im *subepikardialen Fettgewebe* (**A4**) ist auf der linken Seite in Nähe der Aorta ein Anschnitt der *A. coronaria sinistra* (**A5**) und des *linken Herzohrs* (**A6**) zu erkennen. Der dorsale Anschnitt des Herzens wird vom *linken Vorhof* (**A7**) bestimmt, der im glattwandigen Bereich der Einmündung der unteren *Pulmonalvenen* (**A8**) angetroffen ist. Dorsal vom linken Vorhof liegt in enger Nachbarschaft der Anschnitt des *Ösophagus* (**A9**).

A10 Ast der A. pulmonalis dextra
A11 Ast der A. pulmonalis sinistra
A12 Cavitas pericardiaca
A13 Rippenknorpel
A14 rechte Lunge
A15 V. pulmonalis dextra inferior
A16 V.azygos
A17 Aorta descendens
A18 linke Lunge
A19 Lappenbronchus rechts
A20 Lappenbronchus links

Transversale Schnittebene in Höhe des 8. Thorakalwirbels (B)

Die Schnittebene trifft alle vier Räume des Herzens auf Höhe der Einstrombahnen durch die Atrioventrikularklappen. Die vom *linken Ventrikel* (**B21**) gebildete *Herzspitze* (**B22**) zeigt aufgrund der Darstellungsweise nach rechts oben. Die Anschnitte des linken und *rechten Ventrikels* (**B23**) sind aufgrund der unterschiedlichen Dicke des jeweiligen Kammermyokards leicht zu unterscheiden. Im *subepikardialen Fettgewebe* (**B4**) sind Anschnitte der *A. coronaria dextra* (**B24**) und der *A. coronaria sinistra* (**B5**) zu erkennen. In die Einstrombahn der rechten Kammer ragt das vordere Segel der *Trikuspidalklappe* (**B25**) vor, in die Einstrohmbahn des linken Ventrikels entsprechend das vordere Segel der *Bikuspidalklappe* (**B26**). Außerdem ist im linken Ventrikel die kräftige vordere *Papillarmuskelgruppe* (**B27**) zu erkennen. Zwischen den beiden Vorhöfen ist das *Vorhofseptum* (**B28**), zwischen den beiden Ventrikeln das *Kammerseptum* (**B29**) angetroffen. Die enge Nachbarschaft des linken Vorhofs zum *Ösophagus* (**B9**) kommt erneut zur Darstellung. An den Ösophagus grenzt nach links und dorsal die *Aorta descendens* (**B17**). Die *V. azygos* (**B16**) ist direkt ventral des Wirbels angeschnitten.

B10 Ast der A. pulmonalis dextra
B11 Ast der A. pulmonalis sinistra
B12 Cavitas pericardiaca (Sinus obliquus)
B14 rechte Lunge
B15 V. pulmonalis dextra inferior
B17 Aorta descendens
B18 linke Lunge
B19 Lappenbronchus rechts
B20 Lappenbronchus links
B30 rechter Vorhof

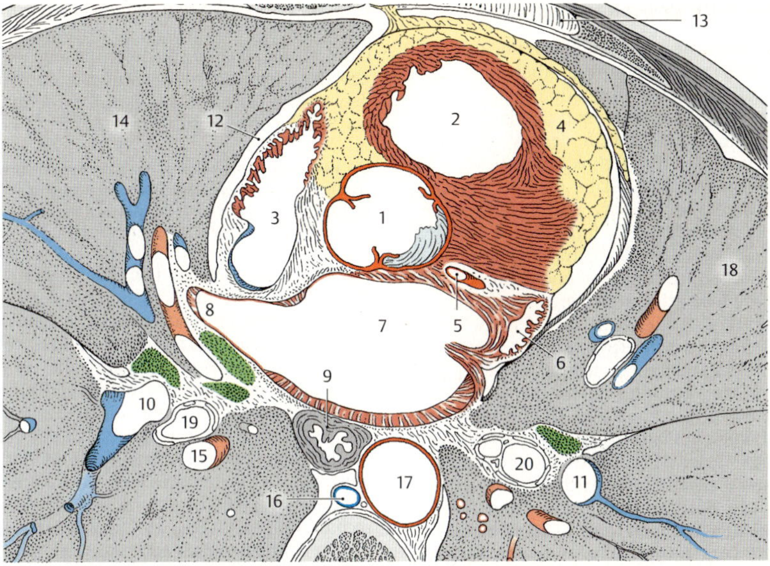

A Transversale Schnittebene in Höhe von Th 7

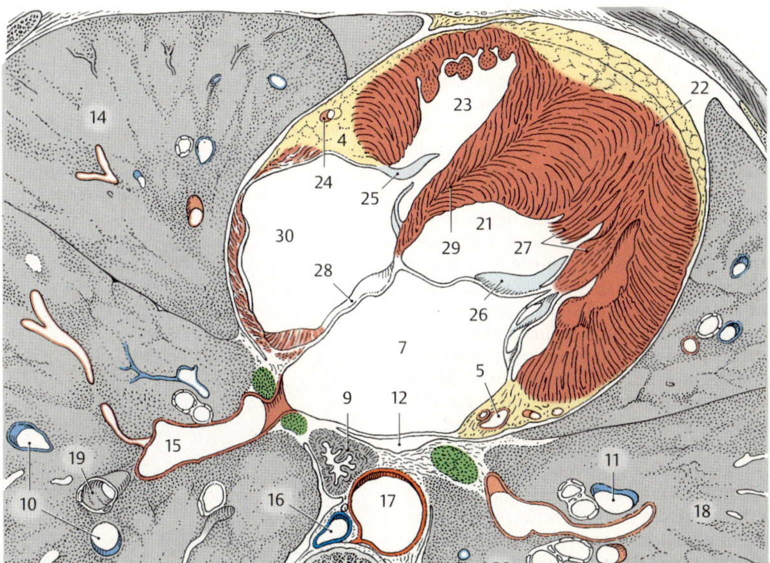

B Transversale Schnittebene in Höhe von Th 8

Schnittbildechokardiographie

Bei der Ultraschalluntersuchung des Herzens, Echokardiographie, erhält man Echosignale, deren Informationsgehalt unterschiedlich verarbeitet und sichtbar gemacht werden kann. Mit Hilfe der zweidimensionalen Schnittbildechokardiographie, **2 D-Echokardiographie**, kann man in verschiedensten Ebenen Herz und Gefäße in momentanen Echtzeitschnittbildern vom Patienten erhalten. Da Ultraschallwellen nur schlecht durch Knochen und praktisch nicht durch Luft dringen, ergeben sich durch die Lage des Herzens im knöchernen Thorax nur einige direkte Zugangswege, Fenster, für die Ultraschalluntersuchung. Bei den gängigen Untersuchungen benutzt man ein **parasternales (I)**, ein **apikales (II)**, ein **subkostales (III)** und ein **suprasternales Fenster (IV)**. Da der untersuchende Ultraschallkopf innerhalb eines Fensters beweglich in unterschiedlichste Positionen gebracht werden kann, weichen die Ebenen der 2 D-Echokardiographie zum Teil erheblich von den gängigen transversalen Untersuchungsebenen der anderen Schnittbildtechniken ab.

Vierkammerblick (A). Den Vierkammerblick kann man durch Einstellung des Ultraschallkopfes von **apikal** und von **subkostal** erhalten. Diese Schnittebene verläuft etwa *parallel zur Vorder- und Hinterwand* des Herzens durch die *Einflußbahn beider Ventrikel*, so daß alle vier Räume des Herzens gleichzeitig angetroffen sind. *Linker Vorhof* (**A1**) und *linker Ventrikel* (**A2**) liegen rechts im Bild, die *Herzspitze* (**A3**) zeigt nach oben, *rechter Vorhof* (**A4**) und *rechter Ventrikel* (**A5**) liegen links im Bild. Man überblickt außerdem das *Vorhof-* (**A6**) und das *Kammerseptum* (**A7**) und die *Einflußbahnen* durch die *Bikuspidal-* (**A8**) und die *Trikuspidalklappe* (**A9**). Die Ventrikel können leicht daran unterschieden werden, daß das Kammermyokard links wesentlich dicker ist als rechts. Im linken Ventrikel sieht man außerdem deutlich den *vorderen* (**A10**) und *hinteren* (**A11**) *Papillarmuskel*. Herausragendes Merkmal dieser Schnittebene ist der *Einblick in die unterschiedliche Position der Bikuspidal- und Trikuspidalklappe zur Pars membranacea des Septums*. Die Trikuspidalklappe liegt in der Schnittebene höher, d. h. sie entspringt weiter herzspitzenwärts als die Bikuspidalklappe. Dadurch gelangt ein Teil des membranösen Septums zwischen den rechten Vorhof und den linken Ventrikel, *Septum atrioventriculare* (**A12**).

Klinischer Hinweis. Der Vierkammerblick ist zur **Diagnose von angeborenen Herzerkrankungen** von Bedeutung, aber auch zur Beurteilung der Mitralklappe, insbesondere des hinteren Segels.

Apikaler Längsschnitt (B). Diese Schnittebene kann man durch Einstellung des Ultraschallkopfes im **apikalen Fenster** erhalten. Sie trifft die *Herzspitzenregion*, apikale Region, des *linken Ventrikels* (**B2**), die nach links oben zeigt. Sowohl die *Einflußbahn* vom linken Vorhof (**B1**) über die Bikuspidalklappe (**B8**) bis zur Herzspitze als auch die *Ausflußbahn* von der Herzspitze bis zur *Aortenklappe* (**B13**) kommen zur Darstellung. Vor der Aorta (**B15**) liegt die *Ausflußbahn des rechten Ventrikels* (**B5**). Im linken Ventrikel ist von der Bikuspidalklappe das *vordere Segel* (**B14**) zu erkennen. In geschlossener Position sind auch die *Taschenklappen* (**B13**) der Aorta sichtbar. Der Schnitt demonstriert, wie das vordere Segel der Mitralklappe die Einfluß- und Ausflußbahn des linken Ventrikels trennt.

Klinischer Hinweis. Die Bedeutung des apikalen Längsschnittbildes liegt in der Möglichkeit, die **Funktion der Herzspitzenregion** zu beurteilen, insbesondere nach einem Myokardinfarkt.

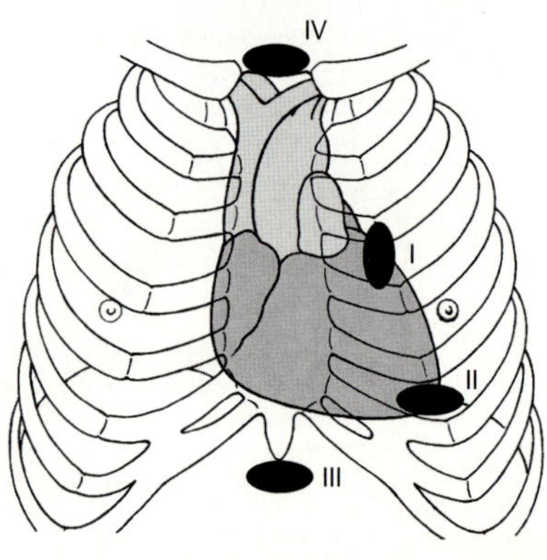

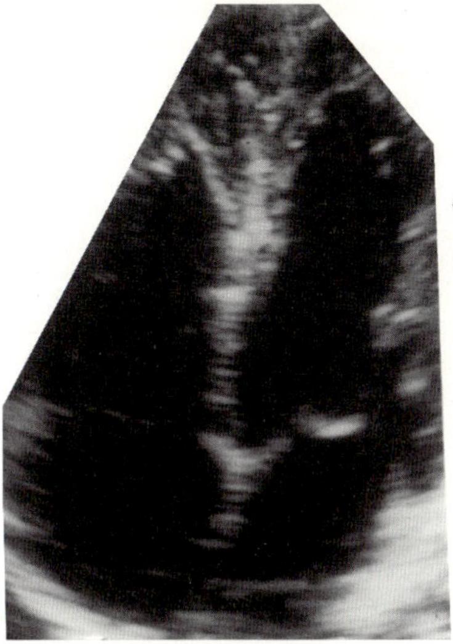

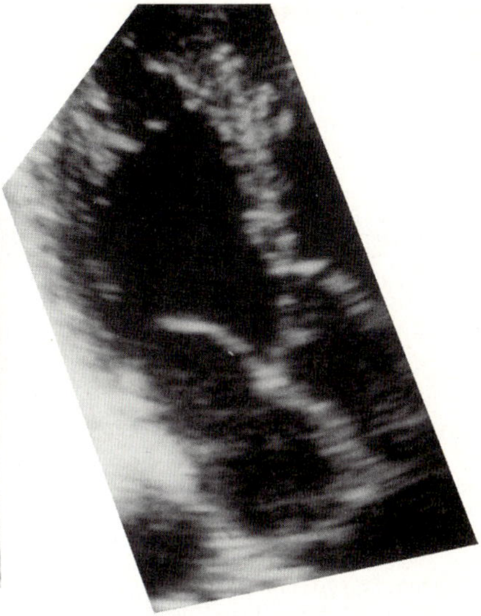

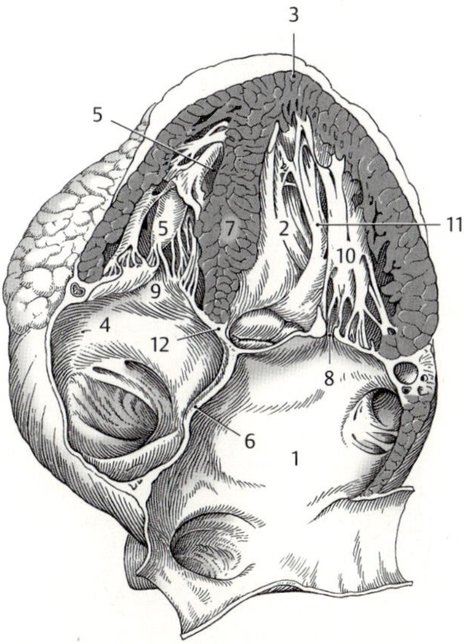

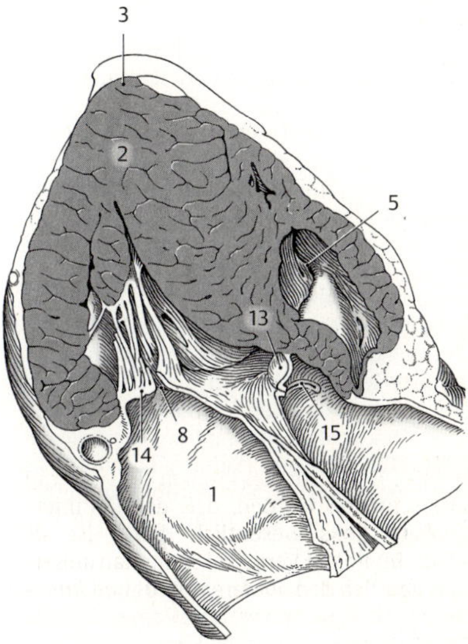

A Anatomischer Schnitt entsprechend dem Vierkammerblick bei der Echokardiographie

B Anatomischer Schnitt entsprechend dem apikalen Längsschnitt bei der Echokardiographie

Funktionen des Herzens

Herzaktion

Die Herzaktion läuft zeitlebens als sich wiederholender **zweiphasiger Herzzyklus** aus Systole und Diastole ab. Die Herzkammern treiben dabei das Blut schubweise in Aorta und Truncus pulmonalis. In der **Systole** werden die Herzkammern der Länge und Breite nach verkleinert, die Ventilebene ist gegen die Herzspitze verschoben, und die Vorhöfe sind entsprechend erweitert (**A**). In der **Diastole** werden die Kammern der Länge und Breite nach wieder vergrößert, die Ventilebene ist gegen die Herzbasis verschoben, und die Vorhöfe sind kontrahiert (**B**). Das Blutvolumen, das während der Systole von der rechten bzw. linken Kammer ausgetrieben wird, heißt **Schlagvolumen** und beträgt jeweils 70 ml. Das Funktionieren der Herzaktion ist gebunden an eine intakte Kopplung von Erregungsbildungs- und Erregungsleitungssystem mit dem Arbeitsmyokard (weitere Informationen hierzu s. Lehrbücher der Physiologie).

Systole. Zu Beginn der Systole kommt es durch Kontraktion des Myokards zu einem *steilen Druckanstieg* in den Kammern. Da zunächst sowohl die Atrioventrikularklappen als auch die Taschenklappen der Arterien geschlossen sind, bleibt das Blutvolumen in den Kammern unverändert, **isovolumetrische Kontraktion** (**C**). Wird der Druck in den Kammern größer als in Aorta bzw. Truncus pulmonalis, werden die Arterienklappen geöffnet und es beginnt die **Austreibungsphase** (**D**), in der ein Teil des Blutes, das sog. *Schlagvolumen*, aus den Kammern in die Arterien getrieben wird. In der Austreibungsphase wird die *Ventilebene* (**D1**) mit den Atrioventrikularklappen *herzspitzenwärts* (**D2**) gezogen. Dadurch kommt es zu einer Vergrößerung der Vorhöfe und einer Saugwirkung auf das venöse Blut in den Hohlvenen.

Diastole. Nach dem Auswurf des Blutes in der Austreibungsphase entspannt sich das Kammermyokard und es kommt zu einem *raschen Druckabfall* unter den Druck von Aorta bzw. Truncus pulmonalis, so daß diese Klappen schließen, **isovolumetrische Entspannungsphase** (**E**). Die *Ventilebene* (**E1**) kehrt in ihre *Ausgangsposition* zurück. Fällt der Druck in den Kammern unter den in den Vorhöfen, öffnen sich die Atrioventrikularklappen und es kommt zum passiven Einstrom des Blutes aus den Vorhöfen in die Ventrikel, **passive Kammerfüllungsphase** (**F**). Noch während der Kammerdiastole kontrahiert sich die Vorhofmuskulatur, wodurch zum Abschluß der Kammerfüllung noch ein kleiner Teil des Vorhofblutes aktiv in die Kammern getrieben wird.

Da die Koronararterien in der Systole von der angespannten Kammermuskulatur stark zusammengepreßt werden, erfolgt die Blutversorgung des Myokards, besonders im linken Ventrikel, nur während der Diastole. In der Systole werden hingegen die Koronarvenen entleert.

Endokrine Funktion des Herzens

Die dehnungsempfindlichen Vorhöfe, insbesondere das *rechte Herzohr*, enthalten besonders differenzierte *hormonbildende, endokrine Myokardzellen*, die das **atriale natriuretische Peptid** (**ANP** oder **Cardiodilatin**) bilden (S. 232). Dieses Hormon steuert den Kontraktionszustand von Gefäßwänden und die Natrium- und Wasserausscheidung durch die Nieren. Adäquater Reiz für die Freisetzung des Hormons ist die *Dehnung der Vorhöfe*.

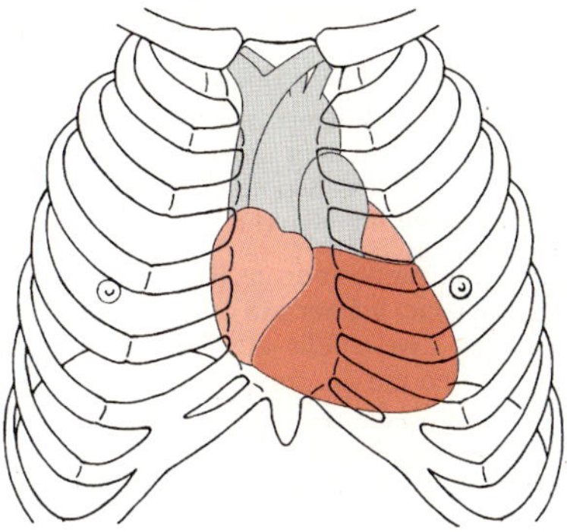

A Lage des Herzens im Thorax in der Systole

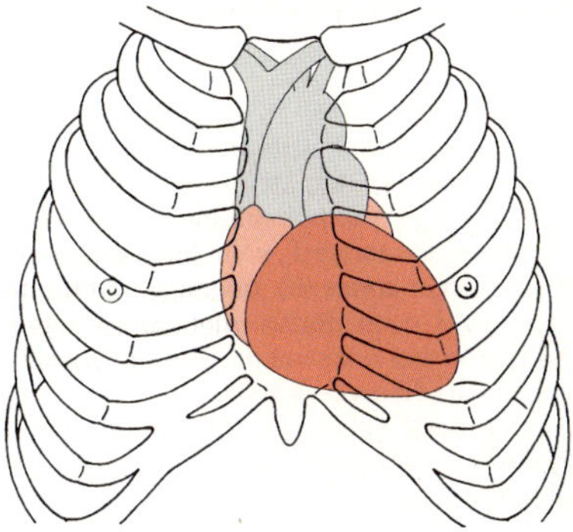

B Lage des Herzens im Thorax in der Diastole

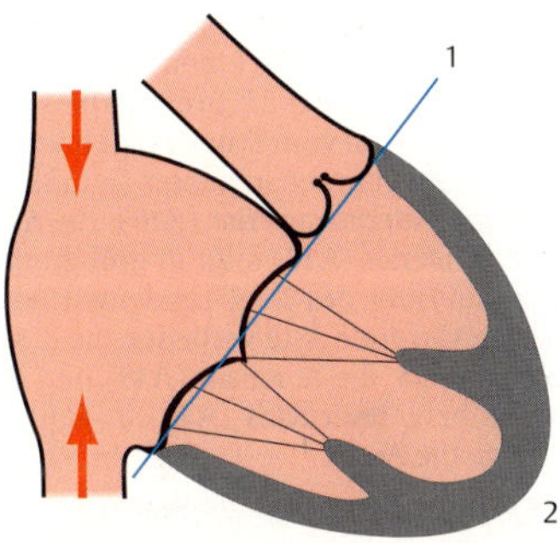

C Systole, Anspannungsphase

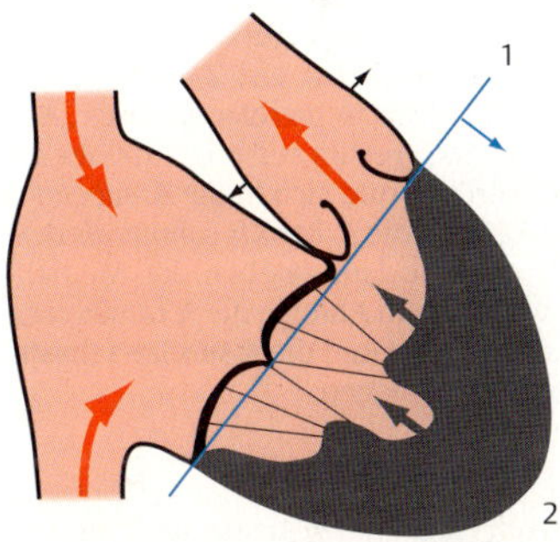

D Systole, Austreibungsphase

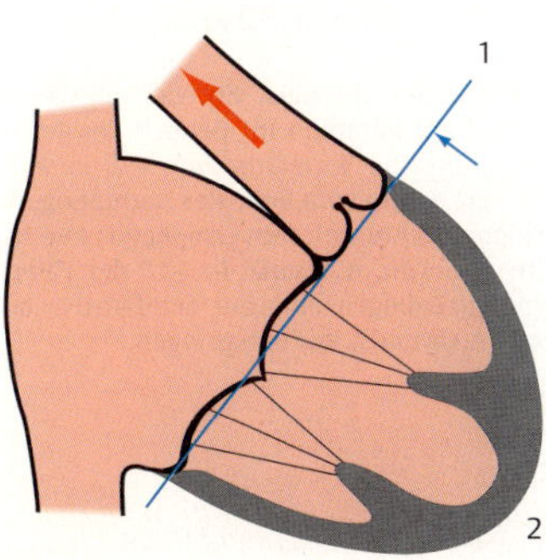

E Diastole, Entspannungsphase

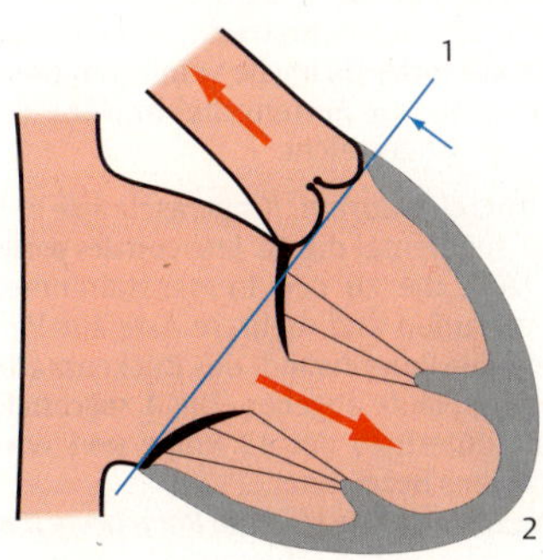

F Diastole, Füllungsphase

Systematik der Arterien

Aorta

Die Aorta geht aus dem *linken Ventrikel* des Herzens hervor und steigt zunächst hinter dem Truncus pulmonalis nach rechts auf, **Pars ascendens aortae (I)**, wendet sich dann im Bogen, **Arcus aortae (II)**, über die linke Lungenwurzel nach dorsal und zieht ab dem 4. Brustwirbel links vor der Wirbelsäule abwärts, **Pars descendens aortae (III)**.
Aus der Aorta gehen direkt und indirekt alle Arterien des Körperkreislaufes hervor. Die direkten Äste der Aorta sind:

Pars ascendens aortae. Sie entläßt als erste Abgänge die **Aa. coronariae dextra et sinistra** (S. 24).

Arcus aortae. Er entläßt die großen Gefäße für Kopf, Hals und Arm. Auf der rechten Seite entspringt zunächst ein 2 – 3 cm langes Stammgefäß, **Truncus brachiocephalicus** (**A1**), das schräg nach rechts aufsteigend über die Trachea verläuft und sich in die *A. subclavia dextra* (**A2**) und die *A. carotis communis dextra* (**A3**) aufteilt. Links neben der Medianebene verlassen in Abfolge die **A. carotis communis sinistra** (**A4**) und die **A. subclavia sinistra** (**A5**) den Aortenbogen.

Pars descendens aortae

Distal vom Abgang der A. subclavia sinistra verjüngt sich die Aorta leicht zum **Isthmus aortae** (**A6**), an den sich die Pars descendens aortae anschließt. Diese gliedert sich in eine **Pars thoracica aortae (III a)**, die sich bis zum Zwerchfelldurchtritt erstreckt, und eine **Pars abdominalis aortae (III b)**, die vom Zwerchfelldurchtritt bis zur Aortengabel in Höhe des 4. Lendenwirbels reicht.

Pars thoracica aortae. Als **parietale Äste** entläßt sie segmental die **Aa. intercostales posteriores** (**A7**), die zu den Interkostalräumen 3 – 11 verlaufen und mehrere Äste zur Versorgung der Rumpfwand, des Rückenmarks und seiner Häute abgeben. Die **A. subcostalis** verläuft unterhalb der 12. Rippe und wird daher eigens bezeichnet.
Kleinere viszerale Äste sind die *Rami bronchiales*, die in Höhe der Bifurcatio tracheae abzweigen und die *Rami oesophageales*, die weiter distal entspringen. *Rami mediastinales* verlaufen zum hinteren Mediastinum und *Rami pericadiaci* zur Rückseite des Herzbeutels. Aus dem unteren Teil der Pars thoracica aortae gehen **Aa. phrenicae superiores** zum Zwerchfell hervor.

Pars abdominalis aortae. Parietale Äste sind die **A. phrenica inferior** (**A8**), die direkt unterhalb des Zwerchfells aus der Aorta entspringt und die *Aa. suprarenales superiores* (**A9**) entläßt, die **Aa. lumbales** (**A10**), die als vier segmentale Arterienpaare die Reihe der Interkostalarterien fortsetzen, und die unpaare **A. sacralis mediana** (**A11**), ein dünnes, kleines Gefäß, das den Stamm der Aorta nach kaudal fortsetzt.
Zu den **viszeralen Ästen** zählt der **Truncus coeliacus** (**A12**), der für die *A. gastrica sinistra* (**A13**), die *A. hepatica communis* (**A14**) und die *A. splenica* (**A15**) einen gemeinsamen Stamm auf Höhe des 12. Brustwirbels bildet. Etwa 1 cm distal vom Truncus coeliacus entspringt als weiterer unpaarer Gefäßstamm die **A. mesenterica superior** (**A16**); die **A. mesenterica inferior** (**A17**) folgt in größerem Abstand auf Höhe des 3. – 4. Lendenwirbels. Als paarige viszerale Äste verlassen die **A. suprarenalis media**, die **A. renalis** (**A18**) und die **A. ovarica** bzw. **testicularis** (**A19**) in genannter Abfolge die Aorta.

Auf Höhe des 4. Lendenwirbels teilt sich die Aorta, **Bifurcatio aortae** (**A20**), in die beiden *Aa. iliacae communes* (**A21**), die sich ihrerseits auf Höhe der Articulationes sacroiliacae jeweils in die *A. iliaca externa* (**A22**) und die *A. iliaca interna* (**A23**) aufgabeln.

Klinischer Hinweis. Entwicklungsgeschichtlich bedingt kommen im Bereich des Aortenbogens zahlreiche Varietäten vor, u. a. kann die A. subclavia dextra vom Ende des Aortenbogens entspringen und hinter dem Ösophagus zur rechten Seite gelangen, **A. lusoria**. In 10% der Fälle kann vom Aortenbogen eine zur Schilddrüse aufsteigende **A. thyroidea ima** entspringen.

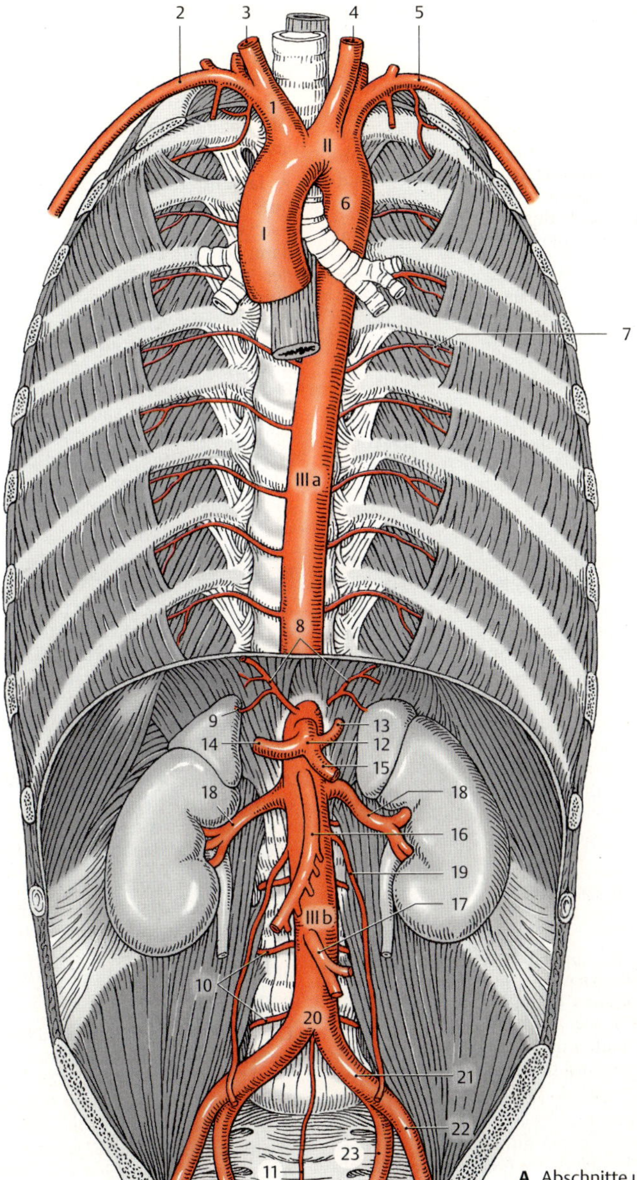

A Abschnitte und Äste der Aorta

Hals- und Kopfarterien

A. carotis communis

Die Halsschlagader, A. carotis communis (**A1**), entspringt rechts aus dem *Truncus brachiocephalicus* (**A2**), links direkt aus dem *Aortenbogen* und verläuft ohne Astabgabe beidseits von Trachea bzw. Kehlkopf aufwärts.

Die A. carotis communis bildet gemeinsam mit der *V. jugularis interna* und dem *N. vagus* die **Gefäß-Nerven-Straße des Halses**, die von einer eigenen Bindegewebsscheide umhüllt und im unteren Bereich vom M. sternocleidomastoideus bedeckt wird. Auf mittlerer Höhe von dessen Vorderrand gelangt die A. carotis communis in ein muskelfreies Dreieck, **Trigonum caroticum** (Bd. 1 S. 362), wo sie lediglich von Haut, Platysma und oberflächlicher Halsfaszie bedeckt wird. In Höhe des 6. Halswirbels kann die A. carotis communis gegen das kräftig ausgebildete Tuberculum anterius, **Tuberculum caroticum** (**A3**), gedrückt und damit komprimiert werden.

Auf Höhe des 4. Halswirbels teilt sich die A. carotis communis in die **A. carotis externa** (**A4**) und die **A. carotis interna** (**A5**). Die Teilungsstelle (**B**) ist zum **Sinus caroticus** (**B6**) erweitert und enthält ein *Rezeptorenfeld*, das Blutdruckschwankungen registriert. An der Teilungsstelle liegt ferner ein erbsengroßes chemorezeptorisches Organ, *Glomus caroticum* (**B7**), das auf den Sauerstoff-Gehalt des Blutes anspricht. Während die A. carotis interna nach der Teilungsstelle unverzweigt ins Schädelinnere aufsteigt, verläuft die A. carotis externa unter Astabgaben zu Hals, Gesicht und Schädel.

A. carotis externa

Vordere Äste

A. thyroidea superior (AC8). Sie entspringt als erster vorderer Ast in Höhe des Zungenbeins und zieht im Bogen abwärts zur Vorderfläche der Schilddrüse. Die A. thyroidea superior versorgt neben Teilen der Schilddrüse mit einem Ast, der *A. laryngea superior* (**AC9**), die die Membrana thyrohyoidea durchbohrt, auch Teile des Kehlkopfs. Darüber hinaus ist sie mit kleineren Ästen an der Versorgung der regionalen Muskeln beteiligt.

A. lingualis (AC10). Sie entspringt in der Nähe des großen Zungenbeinhorns als zweiter vorderer Ast. Sie verläuft vom M. hyoglossus bedeckt zur Zunge, wo sie nach vorn und unten die *A. sublingualis* (**C11**) entläßt und mit ihrem Endast, der *A. profunda linguae* (**C12**), bis zur Zungenspitze zieht.

A. facialis (AC13). Sie zweigt unmittelbar über der A. lingualis ab. Sie liegt zunächst medial vom Unterkiefer und überkreuzt dann den Unterkieferrand vor der Insertion des M. masseter. An dieser Stelle kann der Puls der A. facialis getastet und die Arterie komprimiert werden. Die A. facialis verläuft dann geschlängelt und aufsteigend zum medialen Augenwinkel, den sie mit ihrem Endast, *A. angularis* (**A14**), erreicht. Weitere Äste der A. facialis sind die *A. palatina ascendens* (**A15**), die *A. submentalis* (**A16**), die *A. labialis inferior* (**A17**) und die *A. labialis superior* (**A18**). Über ihren Endast anastomosiert die A. facialis mit der *A. ophthalmica* (S. 50).

Mediale und hintere Äste, Endäste

A. pharyngea ascendens (A19). Sie verläßt die A. carotis externa oberhalb der A. thyroidea superior nach medial und zieht entlang der seitlichen Pharynxwand zur Schädelbasis. Als wesentliche Äste entläßt sie die *A. menigea posterior* und die *A. tympanica inferior*.

A. occipitalis (A20). Sie geht als hinterer Ast der A. carotis externa ab und gelangt medial vom Processus mastoideus (**A21**), im *Sulcus a. occipitalis* verlaufend, zum Hinterhaupt.

A. auricularis posterior (A22). Sie ist der am höchsten abgehende hintere Ast. Sie liegt zwischen Proc. mastoideus und Ohrmuschel und entläßt als wesentliche Äste die *A. stylomastoidea* und die *A. tympanica posterior*.

Endäste. Endäste sind die **A. temporalis superficialis** (**A23**), die sich in der Schläfengegend in einen *R. frontalis* (**A24**) und einen *R. temporalis* (**A25**) aufzweigt und als größere Äste die *A. transversa faciei* (**A26**) und die *A. zygomaticoorbitalis* (**A27**) entläßt, sowie die **A. maxillaris** (**A28**), die als stärkster Endast die tiefe Gesichtsregion versorgt (S. 48).

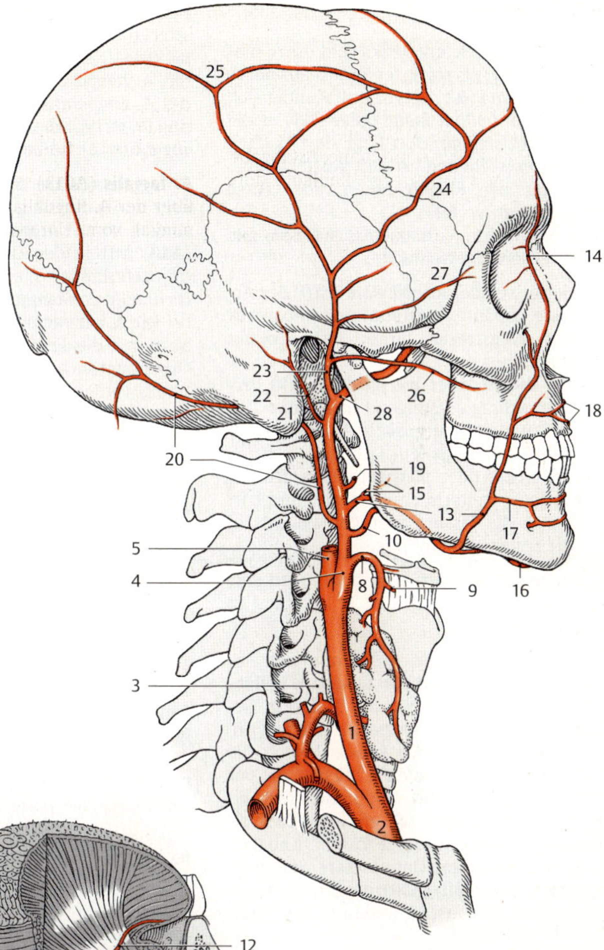

A A. carotis communis und Astfolge der A. carotis externa

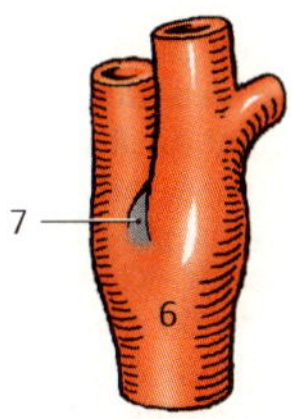

B Karotisgabel

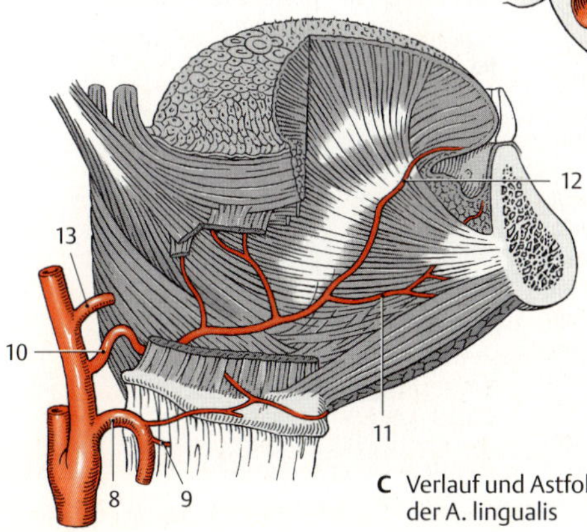

C Verlauf und Astfolge der A. lingualis

A. maxillaris

Unterhalb des Kiefergelenks geht die A. maxillaris (**A-C1**) als stärkster Endast aus der *A. carotis externa* (**A2**) hervor und wendet sich hinter dem *Collum mandibulae* (**A3**) in die *tiefe Gesichtsregion*. Dort liegt sie zwischen den *Kaumuskeln* und verläuft aufsteigend in Richtung der Flügelgaumengrube, *Fossa pterygopalatina* (**A4**).
Im Verlauf der A. maxillaris werden drei Teilstrecken unterschieden:

- der erste oder **mandibuläre Teil (I)** der Arterie verläuft horizontal und entspricht der Wegstrecke hinter dem Collum mandibulae,
- der zweite oder **pterygoide Teil (II)** verläuft schräg aufsteigend in variabler Lage zu den Kaumuskeln, insbesondere zum M. pterygoideus lateralis,
- der dritte oder **pterygomaxilläre Teil (III)** verläuft weiterhin aufsteigend und tritt durch die Fissura pterygomaxillaris in die Fügelgaumengrube.

Die Äste der A. maxillaris entspringen entsprechend der Anzahl der Teilstrecken in drei Gruppen:

Mandibuläre Gruppe. Aus dem ersten Abschnitt entspringen die **A. auricularis profunda** (**A5**) zu Kiefergelenk und äußerem Gehörgang sowie die **A. tympanica anterior** (**A6**) zur Paukenhöhle. Nach kaudal zweigt die kräftige **A. alveolaris inferior** (**A7**) ab, die vor Eintritt in den Canalis mandibulae (**A8**) einen *R. mylohyoideus* (**A9**) entläßt. Die A. alveolaris inferior versorgt Zähne, Knochen und Weichteile des Unterkiefers. Sie endet mit dem *R. mentalis* (**A10**), der durch das Foramen mentale austritt und unter der Kinnhaut verläuft.
Als aufsteigender, kräftiger Ast verläßt die **A. meningea media** (**A11**) die erste Teilstrecke der A. maxillaris. Sie tritt durch das Foramen spinosum in die Schädelhöhle, wo sie sich in einen *Ramus frontalis* (**A11 a**) und einen *Ramus parietalis* (**A11 b**) aufzweigt. Die A. meningea media ist die größte Arterie zur Versorgung der harten Hirnhaut. Sie entläßt mehrere kleinere Gefäße, u. a. die *A. tympanica superior* zur Paukenhöhle.

Pterygoide Gruppe. Aus der zweiten Teilstrecke entspringen die **Arterien zu den Kaumuskeln**. Dies sind die *A. masseterica* (**A12**), die *A. temporalis profunda anterior* (**A13**), die *A. temporalis profunda posterior* (**A14**) und *Rr. pterygoidei*. Die **A. buccalis** (**A15**) zieht zur Wangenschleimhaut.

Pterygomaxilläre Gruppe. Im Bereich des dritten Abschnitts gehen Äste in alle Richtungen ab. Die **A. alveolaris superior posterior** (**A16**) tritt in den Oberkieferknochen und die Kieferhöhle ein und endet mit *Rr. dentales* und *Rr. peridentales* für die hinteren Zähne. Die **A. infraorbitalis** (**A17**) zieht nach vorne durch die Fissura orbitalis inferior zur Orbita, wo sie am Boden im Canalis infraorbitalis verläuft und durch das Foramen infraorbitale (**A18**) zum Gesicht zieht. In ihrem Verlauf gibt sie *Aa. alveolares superiores anteriores* (**A19**) zu den vorderen Zähnen ab, die sich in *Rr. dentales* und *peridentales* verzweigen. Nach kaudal entspringt die **A. palatina descendens** (**A–C20**), die als *A. palatina major* (**B22**) durch den Canalis palatinus major (**B21**) nach vorne verläuft. Kleinere *Aa. palatinae minores* gehen direkt aus der A. palatina descendens hervor. Eine *A. canalis pterygoidei* zieht durch den Canalis pterygoideus nach hinten zur Tuba auditiva und zum Pharynx. Als Endast der A. maxillaris kann die **A. sphenopalatina** (**A-C23**) angesehen werden. Sie verläuft durch das Foramen sphenopalatinum zur Nasenhöhle, wo sie sich in *Aa. nasales posteriores laterales* (**B24**) und *Rr. septales posteriores* (**C25**) aufzweigt.

Topographie und Varietäten der A. maxillaris s. Bd. 1 S. 343.

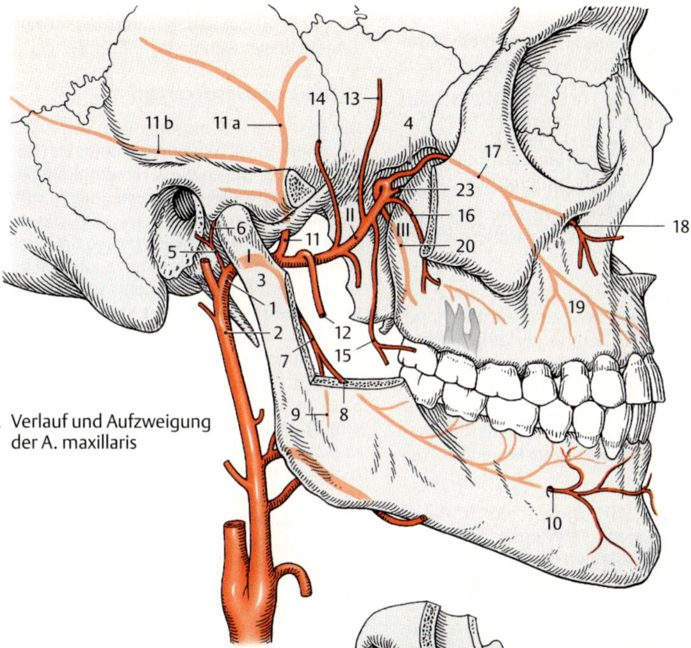

A Verlauf und Aufzweigung der A. maxillaris

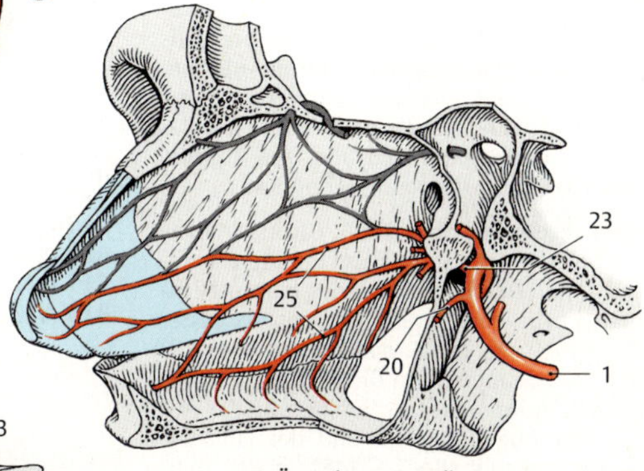

C Äste der A. maxillaris am Nasenseptum

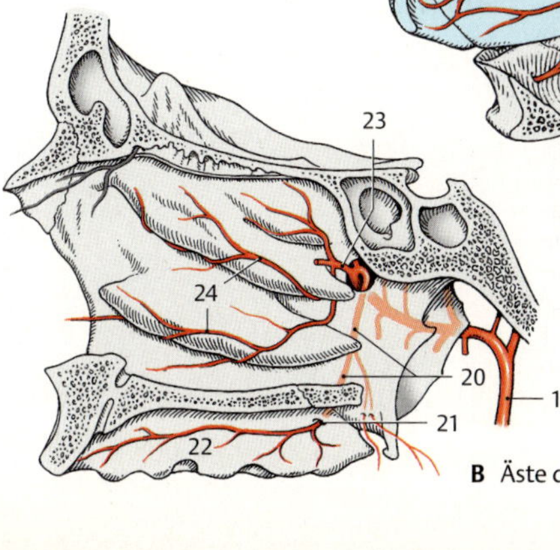

B Äste der A. maxillaris an der Nasenwand

A. carotis interna

Aufgrund ihres Verlaufs (**A**) wird die A. carotis interna in vier Teilstrecken gegliedert:

Pars cervicalis (I). Dieser Gefäßabschnitt beginnt an der *Bifurcatio carotica* (**A1**) und verläuft meist ohne Astabgabe an der dorsolateralen Pharynxwand in Begleitung von *N. vagus* und *V. jugularis interna* bis zur äußeren Schädelbasis, wo die Arterie durch die äußere Öffnung des Canalis caroticus in den Knochen eintritt.

Pars petrosa (II). Die Teilstrecke der A. carotis interna im Knochenkanal wird Pars petrosa genannt. Die Arterie verläuft hier zunächst in kranialer Richtung, biegt dann nach anteromedial um (sog. *Karotisknie*) und steigt dann weiter in die Schädelhöhle auf. Als wesentliche Äste entläßt die Pars petrosa die **Aa. caroticotympanicae** zur Paukenhöhle.

Pars cavernosa (III). Dies ist der im Sinus cavernosus gelegene Arterienabschnitt, der meist zwei Gefäßbögen besitzt. Der nahe dem Proc. clinoideus anterior gelegene, stark nach vorn konvexe Bogen wird zusammen mit dem Anfangsteil der Pars cerebralis als Karotissiphon, **Siphon caroticum** (**A2**), bezeichnet. Die Äste der Pars cavernosa versorgen die umliegende harte Hirnhaut, das Trigeminusganglion und über die **A. hypophysialis inferior** die Neurohypophyse.

Pars cerebralis (IV). Die A. carotis interna geht medial vom Processus clinoideus anterior unter Durchbrechung der harten Hirnhaut in die Pars cerebralis über. Als erster Ast entspringt die **A. ophthalmica** (**B3**), die mit dem Sehnerven in die Orbita zieht, wo sie sich in ihre Äste zur Versorgung des Auges, der Augenmuskeln und der Hilfseinrichtungen teilt (Bd. 3 S. 346). In den meisten Fällen entäßt die Pars cerebralis der A. carotis interna nach dorsal die **A. communicans posterior** (**B4**), womit sie Anschluß an das Astsystem der *A. vertebralis* (**B5**) gewinnt (s. u.). Anschließend zweigt die **A. choroidea anterior** ab. Die A. carotis interna teilt sich in zwei kräftige Endäste, **A. cerebri anterior** (**B6**) und **A. cerebri media** (**B7**), die jeweils größere Abschnitte des Endhirns versorgen (weitere Aufzweigungen und Versorgungsgebiete dieser Gefäße Bd. 3 S. 272).

Circulus arteriosus cerebri

Die **Aa. cerebri anteriores** stehen untereinander über eine **A. communicans anterior** (**B8**) in Verbindung. Durch die **A. communicans posterior** (**B4**) wird das *Gefäßgebiet der A. carotis interna* beiderseits mit dem *Gefäßgebiet der A. vertebralis* (**B5**) verbunden, so daß an der Hirnbasis um die Sella turcica ein geschlossener arterieller Ring, **Circulus arteriosus cerebri (Willisii)**, ensteht, der das Gehirn versorgt.
Der von der A. vertebralis gespeiste hintere Abschnitt dieses Gefäßrings setzt sich wie folgt zusammen: Auf beiden Seiten gelangt eine **A. vertebralis**, die aus der *A. subclavia* (S. 52) entspringt, durch das Foramen magnum in die Schädelhöhle. Die Arterien beider Seiten vereinigen sich zu einem großen, auf dem Clivus gelegenen Gefäßstamm, **A. basilaris** (**B9**), aus der die *Arterien für das Innenohr*, das *Kleinhirn* und die *A. cerebri posterior* (**B10**) abgehen (weitere Aufzweigungen und Versorgungsgebiete des Circulus arteriosus Bd. 3 S. 270).

Astfolge der A. vertebralis:
B11 A. spinalis posterior,
B12 A. spinalis anterior,
B13 A. inferior posterior cerebelli

Astfolge der A. basilaris:
B14 A. inferior anterior cerebelli,
B15 A. labyrinthi,
B16 A. superior cerebelli

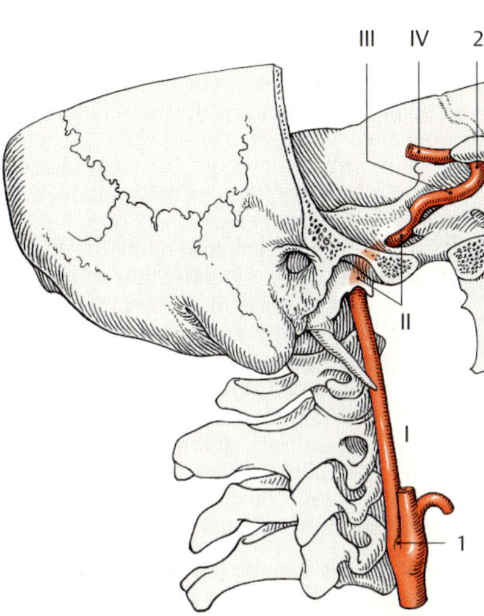

A Abschnitte der A. carotis interna

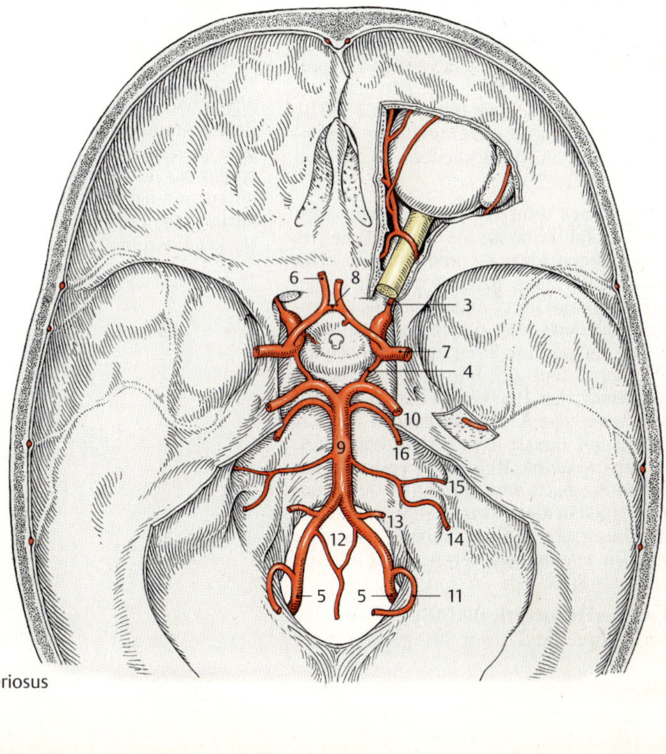

B Circulus arteriosus

A. subclavia

Auf der **rechten Seite** entspringt die A. subclavia (**A1**) aus dem *Truncus brachiocephalicus*, **links** direkt aus dem *Aortenbogen*. Ihre Wegstrecke kann in drei Abschnitte gegliedert werden. Wesentliche Bezugsstruktur ist der *M. scalenus anterior* (**A2**): Der **erste Abschnitt (I)** reicht vom Ursprung des Gefäßes bis zum medialen Rand des Muskels, der **zweite Abschnitt (II)** liegt hinter dem Muskel und der **dritte (III)** reicht vom lateralen Rand des M. scalenus anterior bis zum unteren Rand der ersten Rippe. Von dort an wird die Arterie als *A. axillaris* bezeichnet.
Die A. subclavia gibt folgende großen Äste ab:

A. vertebralis (A3). Sie zweigt nach hinten und oben ab und zieht meist ab dem 6. Halswirbel durch alle Löcher der Querfortsätze aufwärts. Auf dem Atlasbogen wendet sie sich nach medial und tritt durch das Foramen magnum in die Schädelhöhle ein, wo sie sich mit dem gleichnamigen Gefäß der Gegenseite zur *A. basilaris* vereinigt. Die Abschnitte der A. vertebralis werden entsprechend ihres Verlaufs in eine *Pars prevertebralis* (**A3a**), eine *Pars transversaria* (**A3b**), eine *Pars atlantica* (**A3c**) und eine *Pars intracranialis* (**A3d**) gegliedert. (S. 50 und Bd. 3 S. 270)

A. thoracica interna (AB4). Sie zieht nach kaudal und vorne an die Hinterfläche des ersten Rippenknorpels und steigt in etwa 1 cm Entfernung parallel zum lateralen Brustbeinrand unter Abgabe von **Rr. intercostales anteriores** (**A5**) in Richtung Zwerchfell ab. Sie versorgt mit ihren Ästen umliegende Strukturen und gibt u. a. die **A. pericardiacophrenica** zum Herzbeutel und Zwerchfell ab, ferner die **A. musculophrenica** für das Zwerchfell. Endast bzw. Fortsetzung der A. thoracica interna (**B**) ist die **A. epigastrica superior**, die nach dem Durchtritt durch das Zwerchfell in die Rektusscheide gelangt, die Bauchmuskeln versorgt und mit der *A. epigastrica inferior* aus der A. iliaca externa anastomosiert.

Truncus thyrocervicalis (A6). Er geht meist nach vorne und oben als gemeinsamer Stamm für drei größere Gefäße ab: Die **A. thyroidea inferior** (**A7**) verläuft zunächst aufsteigend, dann nach medial zur Rückseite der Schilddrüse, die sie ebenso wie Pharynx, Ösophagus, Trachea und Teile des Kehlkopfs (über die *A. laryngea inferior*) versorgt. Auch die *A. cervicalis ascendens* (**A8**), ein kleines aufsteigendes Gefäß, geht meist aus der A. thyroidea inferior hervor.
Nach lateral und dorsal verläuft die **A. suprascapularis** (**A9**), die oberhalb vom Lig. transversum scapulae in die Fossa supraspinata zieht. Im weiteren Verlauf um das Collum scapulae geht sie meist eine Anastomose mit der *A. circumflexa scapulae* (aus der A. subscapularis, S. 54) ein.
Quer über den Hals, durch die Bündel des Plexus brachialis, verläuft die **A. transversa colli** (**A10**), die in Ausbildung, Aufzweigung und Verlauf sehr variabel ist.

Die **A. dorsalis scapulae** (**A11**) geht entweder als eigenständiges Gefäß aus der A. subclavia hervor oder entspringt als *R. profundus* der *A. transversa colli* und verläuft zum M. levator scapulae.

Truncus costocervicalis (A12). Er ist ein im Bogen nach dorsal und kaudal gerichteter Gefäßstamm, der nach ventral die **A. intercostalis suprema** (**A13**), den gemeinsamen Ursprung für die beiden ersten Interkostalarterien, und nach dorsal die **A. cervicalis profunda** (**A14**) entläßt. Letztere versorgt die Nackenmuskeln.

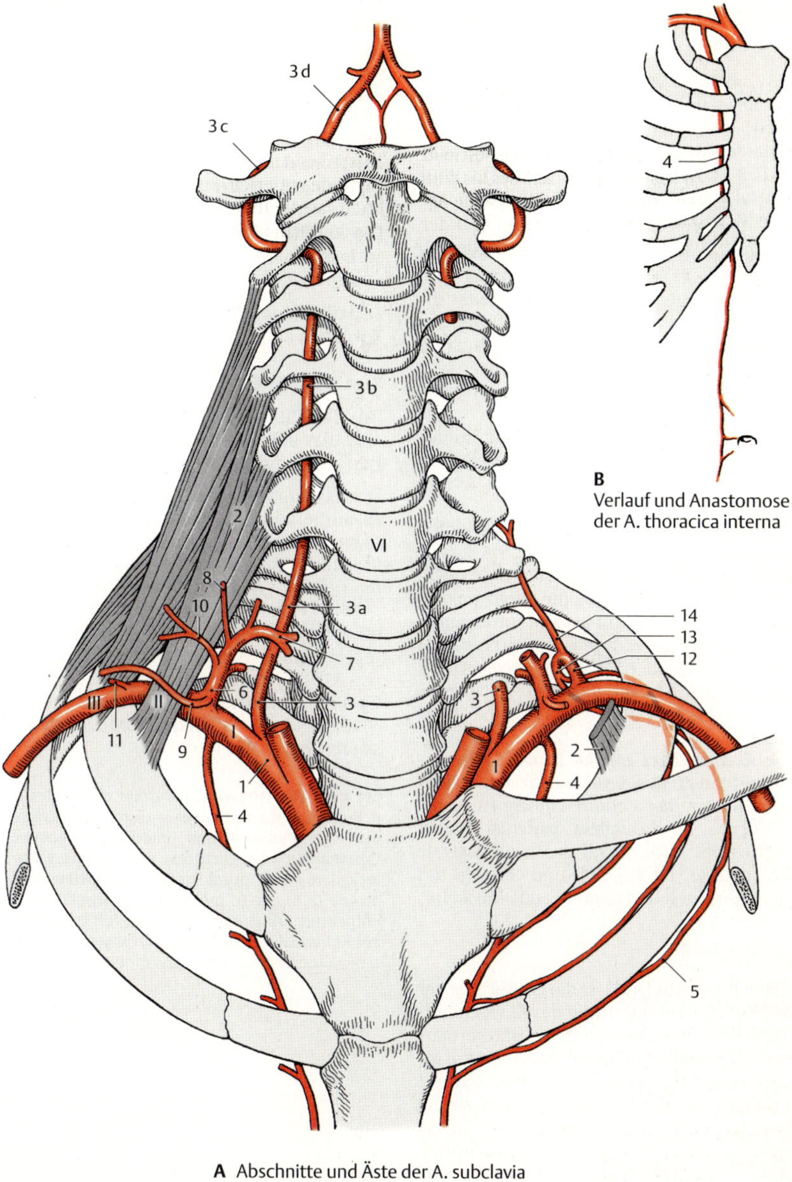

A Abschnitte und Äste der A. subclavia

B
Verlauf und Anastomose der A. thoracica interna

Schulter- und Armarterien

A. axillaris

Die A. axillaris (**A1**) ist die *Fortsetzung der A. subclavia* und erstreckt sich vom unteren Rand der ersten Rippe bis zum unteren Rand des M. pectoralis major bzw. der Sehne des M. latissimus dorsi (**A2 a**). Sie wird ventral vom M. pectoralis minor (**A2 b**) und vom M. pectoralis major bedeckt.

Aus der ersten Teilstrecke der A. axillaris geht eine variable **A. thoracica superior** (**A3**) an die umliegenden Muskeln ab, weiter distal entspringt ein kurzer Gefäßstamm, die **A. thoracoacromialis** (**A4**). Sie teilt sich in mehrere Äste auf, die in alle Richtungen verlaufen und u.a. das *Rete acromiale* bilden, ein Arteriennetz um das Acromion.
Die **A. thoracica lateralis** (**A5**) verläuft an der seitlichen Brustwand und ist bei Frauen kräftiger ausgebildet, da sie an der Versorgung der Brustdrüse beteiligt ist.
Die **A. subscapularis** (**A6**) entspringt als kräftiges Gefäß am Seitenrand des M. subscapularis und teilt sich im wesentlichen in die *A. circumflexa scapulae* (**A7**), die durch die mediale Achsellücke zur Fossa infraspinata zieht und mit der A. suprascapularis anastomosiert (S. 52, Bd. 1 S. 374), und in die *A. thoracodorsalis* (**A8**), die mit dem gleichnamigen Nerven zum M. latissimus dorsi (**A2 a**) zieht.
Die **A. circumflexa anterior humeri** (**A9**) entspringt lateral aus der A. axillaris und zieht ventral um das Collum chirurgicum, die kräftigere **A. circumflexa posterior humeri** (**A10**) zieht nach dorsal durch die laterale Achsellücke (Bd. 1 S. 374) und versorgt das Schultergelenk und angrenzende Muskeln.

A. brachialis

Die A. brachialis (**A11**) ist die *Fortsetzung der A. axillaris* vom Unterrand des M. pectoralis major bis zur Aufteilung in die Unterarmarterien (**Endäste:** *A. ulnaris* und *A. interossea communis*). Sie verläuft im Sulcus bicipitis medialis, wo ihr Puls getastet und sie im Notfall gegen den Humerus abgedrückt werden kann. Die Äste der A. brachialis versorgen hauptsächlich den Humerus und sind am Aufbau eines Gefäßnetzes um das Ellenbogengelenk, **Rete articulare cubiti**, beteiligt.
Die **A. profunda brachii** (**A12**) verläuft nach dorsal zum Humerusschaft. Sie entläßt u.a. eine *A. collateralis media* und eine *A. collateralis radialis* zum Rete articulare cubiti.
Distal vom Ursprung der A. profunda brachii zweigt die **A. collateralis ulnaris superior** (**A13**) ab. Sie verläuft neben dem N. ulnaris.
Die **A. collateralis ulnaris inferior** (**A14**) entspringt weiter distal, oberhalb des Epicondylus medialis.

A. axillaris und A. brachialis weisen häufig Varianten auf.

Rete articulare cubiti

Um das Ellenbogengelenk liegt ein Gefäßnetz, das aus Anastomosen mehrerer Arterien zusammengesetzt ist.

Dieses Gefäßnetz besteht aus **absteigenden Ästen**, die aus der *A. profunda brachii* und der *A. brachialis* entspringen (s.o.): *A. collateralis ulnaris superior* (**A13**), *A. collateralis ulnaris inferior* (**A14**), *A. collateralis radialis* (**A15**), *A. collateralis media* (**A16**). Ferner gibt es **aufsteigende Äste** (S. 56), die den Unterarmarterien *A. radialis* (**A17**) und *A. ulnaris* (**A18**) entstammen und rückläufig zum Gefäßnetz ziehen: *A. recurrens radialis* (**A19**), *A. recurrens ulnaris* (**A20**), *A. interossea recurrens* (**A21**).

Klinischer Hinweis. Aufgrund dieses Gefäßnetzes kann die A. brachialis distal vom Abgang der A. profunda brachii unterbunden werden. Desweiteren ermöglicht ein durchgängiges Rete articulare cubiti, distal ein Stück einer Unterarmarterie (z.B. der A. radialis) als Transplantat zu entnehmen, da entlang der rückläufigen Gefäße ein Kollateralkreislauf über die zweite große Unterarmarterie (A. ulnaris) gewährleistet ist.

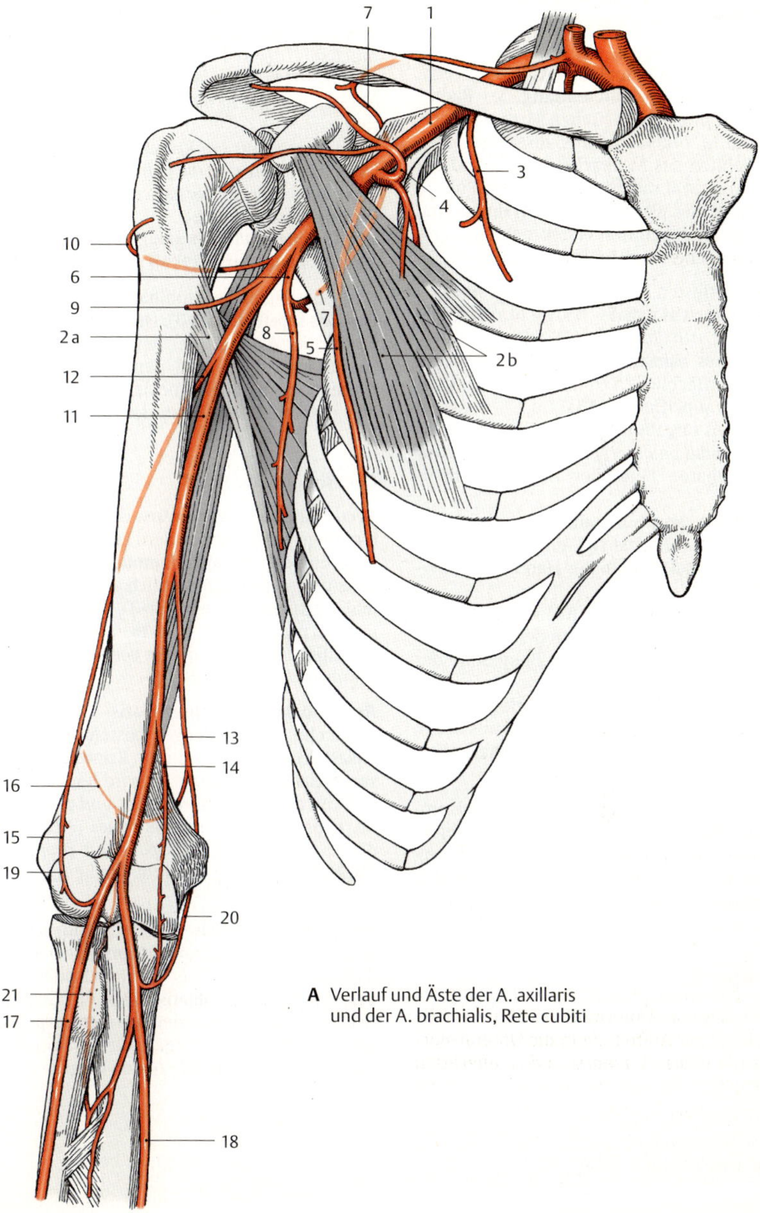

A Verlauf und Äste der A. axillaris und der A. brachialis, Rete cubiti

A. radialis

Die Verlaufsrichtung der *A. brachialis* (**A1**) wird von der A. radialis (**A2**) fortgesetzt. Diese Arterie verläuft entlang des Radius und liegt proximal zwischen M. pronator teres und M. brachioradialis, distal zwischen den Sehnen des M. brachioradialis und des M. flexor carpi radialis, wo auch ihr Puls zu tasten ist. Sie wendet sich nach dorsal und gelangt zwischen den ersten beiden Metakarpalknochen zur Hohlhand (s. u.).

Die wichtigsten Äste der A. radialis sind:
Die **A. recurrens radialis** (**A3**) zieht rückläufig zum *Rete articulare cubiti* (S. 54).
Der **Ramus palmaris superficialis** (**A4**) zieht zum oberflächlichen Hohlhandbogen, *Arcus palmaris superficialis* (**A5**) (s. u.).
Ein **Ramus carpalis palmaris** (**A6 a**) zieht zum *Rete carpale palmare*, einem Gefäßnetz auf der palmaren Seite der Handwurzelknochen.
Der **Ramus carpalis dorsalis** (**B7 a**) zieht zum *Rete carpale dorsale* (**B**), einem Gefäßnetz auf der dorsalen Seite der Handwurzelknochen.
Die **A. princeps pollicis** (**A8**) entspringt im Verlauf der A. radialis durch den M. interosseus dorsalis I und zieht zur Beugeseite des Daumens.
Die **A. radialis indicis** (**A9**) entspringt entweder direkt aus der A. radialis oder aus der A. princeps pollicis und zieht zur radialen Seite des Zeigefingers.

Der tiefe Hohlhandbogen, **Arcus palmaris profundus** (**A10**), bildet die Fortsetzung der A. radialis und liegt unter den langen Beugersehnen (Bd. 1 S. 390) auf den Basen der Mittelhandknochen. Er bildet eine Anastomose mit dem *R. profundus der A. ulnaris* (s. u.).

A. ulnaris

Die A. ulnaris (**A11**) ist die größere der beiden Unterarmarterien. Sie verläuft zunächst unter dem M. pronator teres, dann in Begleitung des M. flexor carpi ulnaris.

Sie entläßt folgende Äste:
Die **A. recurrens ulnaris** (**A12**) zieht rückläufig zum *Rete articulare cubiti*.

Die **A. interossea communis** (**A13**) ist entwicklungsgeschichtlich einer der Endäste der A. brachialis, der sich in eine *A. interossea posterior* (**A14**), eine *A. interossea recurrens* (**A15**) und eine *A. interossea anterior* (**A16**) teilt.
Distal entspringt ein **Ramus carpalis palmaris** (**A6 b**) zum *Rete carpale palmare*.
Zum *Rete carpale dorsale* zieht ein **Ramus carpalis dorsalis** (**AB7 b**).
Zum *tiefen Hohlhandbogen* zweigt ein **Ramus palmaris profundus** (**A17**) ab.

Der oberflächliche Hohlhandbogen, **Arcus palmaris superficialis** (**A5**), ist der eigentliche Endast der A. ulnaris. Er liegt zwischen der Palmaraponeurose und den langen Flexorensehnen und anastomosiert mit dem *Ramus palmaris superficialis* der **(A4)** *A. radialis*.

Gefäßbögen der Hand

Arcus palmaris profundus. Der tiefe Hohlhandbogen besteht aus dem **Endast der A. radialis** und dem **R. palmaris profundus der A. ulnaris** und wird hauptsächlich aus der A. radialis gespeist. Er entläßt 3–4 dünne *Aa. metacarpales palmares* (**A18**) zu den Zwischenfingerräumen und *Rr. perforantes* zum Handrücken.

Arcus palmaris superficialis. Der oberflächliche Hohlhandbogen besteht aus dem **Endast der A. ulnaris** und dem **Ramus palmaris superficialis der A. radialis**. Er wird hauptsächlich von der A. ulnaris gespeist und gibt drei *Aa. digitales palmares communes* (**A19**) ab, die je zwei *Aa. digitales palmares propriae* (**AC20**) zur ulnaren und radialen Beugeseite der Finger schicken.

Rete carpale dorsale (B). Der Handrücken wird aus dem **Ramus carpalis dorsalis der A. radialis** (**B7 a**) versorgt, der mit dem **Ramus carpalis dorsalis der A. ulnaris** (**B7 b**) ein Gefäßnetz bildet, aus dem vier *Aa. metacarpales dorsales* (**B21**) entspringen, die je zwei *Aa. digitales dorsales* (**BC22**) zu den Fingern entlassen.

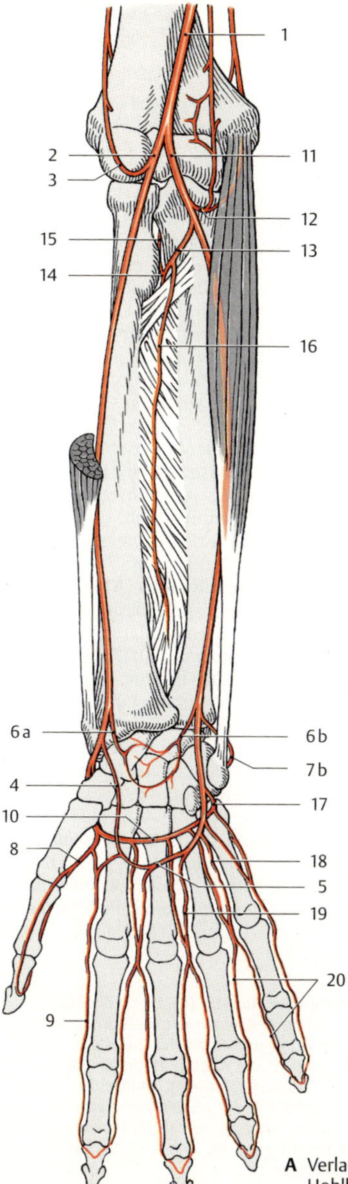

A Verlauf und Astfolge der Unterarmarterien, Hohlhandbögen

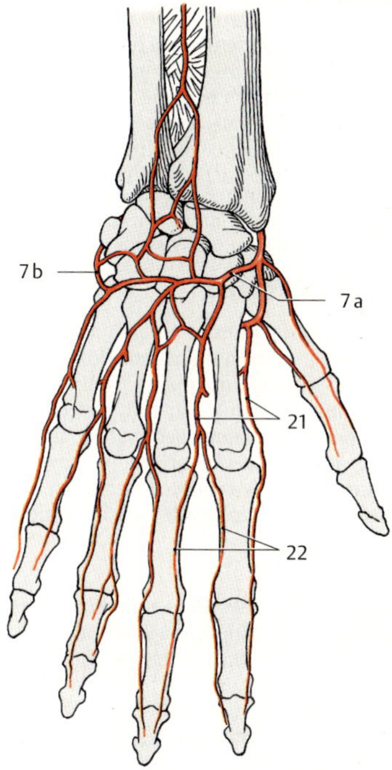

B Arterien der dorsalen Handfläche

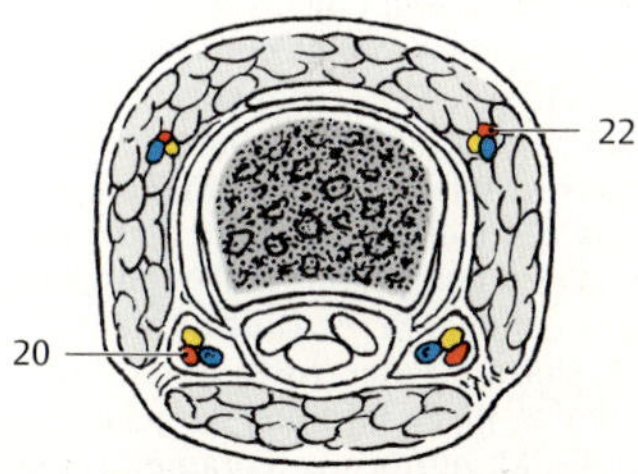

C Querschnitt durch einen Langfinger

Becken- und Beinarterien

Vor dem 4. Lendenwirbel teilt sich die Aorta (**A1**) in zwei große Stammgefäße, **Aa. iliacae communes** (**A2**), die beiderseits ohne wesentliche Astabgabe in Richtung der Beckeneingangsebene verlaufen und sich vor der Articulatio sacroiliaca in die **A. iliaca interna** (**AC3**) und die **A. iliaca externa** (**AC4**) teilen.

A. iliaca interna

Die A. iliaca interna gelangt in das kleine Becken und zweigt sich auf Höhe des Foramen ischiadicum majus meist in zwei Stammgefäße auf, die mit **parietalen Ästen** die *Wand des kleinen Beckens* und über **viszerale Äste** die *Beckenorgane* versorgen. Die Äste der A. iliaca variieren stark. Im wesentlichen werden folgende Äste beschrieben:

Parietale Äste

Die **A. iliolumbalis** (**A5**) zieht unter dem M. psoas major in die Fossa iliaca und geht über einen *Ramus iliacus* eine Anastomose mit der *A. circumflexa iliaca profunda* der A. iliaca externa ein.

Aa. sacrales laterales (**A6**) ziehen seitlich am Kreuzbein nach distal und geben *Rr. spinales* zum Sakralkanal ab.

Die **A. obturatoria** (**A7**) gelangt an der seitlichen Beckenwand nach vorn, verläßt das Becken durch den Canalis obturatorius und zieht mit einem *Ramus anterior* zu den Adduktoren des Oberschenkels. Über einen *Ramus pubicus* anastomosiert sie mit der *A. epigastrica inferior* (**A24**). Ein *Ramus acetabularis* zieht durch das Lig. capitis femoris zum Oberschenkelkopf, ein *Ramus posterior* zu den tiefen äußeren Hüftmuskeln.

Die **A. glutea superior** (**AB8**) ist der kräftigste Ast der A. iliaca interna. Sie gelangt oberhalb des M. piriformis (Foramen suprapiriforme) zur Gesäßmuskulatur, die sie mit einem *Ramus superficialis* und einem *Ramus profundus* versorgt.

Die **A. glutea inferior** (**AB9**) zieht unterhalb des M. piriformis (Foramen infrapiriforme) zu den umliegenden Muskeln. Sie gibt eine *A. comitans n. ischiadici* (**B10**) ab, die den N. ischiadicus begleitet. Dieses Gefäß ist phylogenetisch die Hauptarterie des Beines und kann in seltenen Fällen als solche fungieren.

Viszerale Äste

Die **A. umbilicalis** (**A11**) zieht im Fetalleben zur Plazenta (S. 8). Nachgeburtlich gliedert sie sich in einen proximalen durchgängigen Abschnitt, *Pars patens* (**A11 a**), und einen obliterierten, *Pars occlusa* (**A11 b**), der zur Chorda umbilicalis wird. Aus der Pars patens gehen die *Aa. vesicales superiores* (**A12**) zum oberen Teil der Harnblase, *Rr. ureterici*, und im männlichen Becken die *A. ductus deferentis* hervor.

Die **A. uterina** (**A13**) entspricht der *A. ductus deferentis*, entspringt aber meist direkt aus der *A. iliaca interna*. Sie versorgt den Uterus und über Äste die Vagina, das Ovar und die Tuba uterina.

Die **A. vesicalis inferior** (**A14**) zieht zum unteren Teil der Harnblase und gibt *Rr. vaginales* zur Vagina bzw. *Rr. prostatici* zur Prostata und zur Vesicula seminalis ab.

Die oft zwei- oder dreifach angelegte **A. vaginalis** (**A15**) verläuft zur Vagina.

Die variable **A. rectalis media** (**A16**) läuft auf dem Beckenboden zur Rektumwand und versorgt die Rektummuskulatur.

Die **A. pudenda interna** (**AB17**) entspringt meist aus der A. iliaca interna, in selteneren Fällen auch aus der *A. glutea inferior*. Sie verläuft zunächst durch das Foramen infrapiriforme, zieht um die Spina ischiadica und durch das Foramen ischiadicum minus und gelangt an die Seitenwand der Fossa ischioanalis. Ihre Äste sind die *A. rectalis inferior* (**A18**), die *A. perinealis* (**A19**), *Rr. labiales posteriores* bzw. *scrotales*, die *A. urethralis* (**A20**), die *A. bulbi vestibuli* bzw. *bulbi penis* (**A21**), die *A. profunda clitoridis* bzw. *penis* (**A22**) und die *A. dorsalis clitoridis* bzw. *bulbi penis* (**A23**).

Klinischer Hinweis (C). Wenn die Anastomose zwischen den Ästen der *A. obturatoria* (**AC7**) und der *A. epigastrica inferior* (**AC24**) stark ausgebildet ist oder die A. obturatoria aus der A. epigastrica inferior entspringt, kann es bei operativen Eingriffen in der Leistenregion zu Verletzungen dieser Anastomose mit tödlichem Ausgang kommen. Dies hat ihr den Namen **Corona mortis** (**C25**) eingebracht.

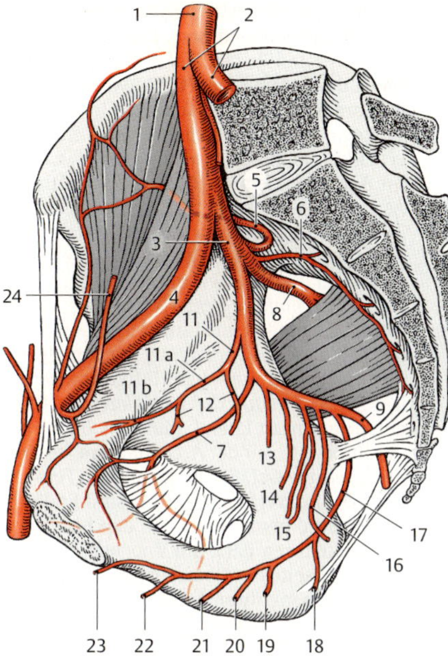

A Verlauf und Äste der A. iliaca interna

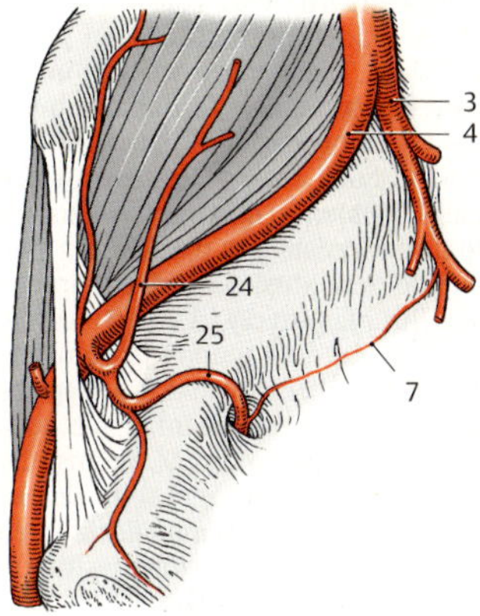

C Ursprungsvariante der A. obturatoria

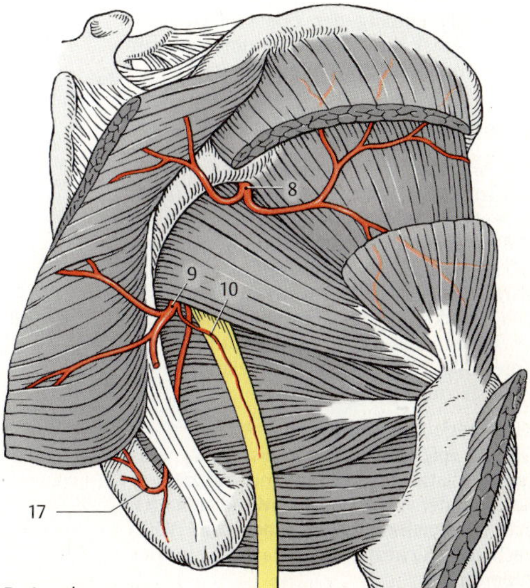

B Aa. gluteae

A. iliaca externa

Der *zweite Ast der A. iliaca communis* (**AC1**), die A. iliaca externa (**AC2**), ist großlumiger als die A. iliaca interna (**AC3**) und verläuft parallel zur Linea terminalis und medial vom M. iliopsoas zur Lacuna vasorum (Bd. 1 S. 424). Nach Passage dieses Kanals wird sie zur *A. femoralis* (**AC4**).
In ihrem **Verlauf** gibt die A. iliaca externa bis auf kleinere Muskelarterien keine Äste ab.
Aus ihrer **Endstrecke** (**A** und **B**), kurz vor dem Austritt aus der Lacuna vasorum, entspringt dorsal vom Leistenband die **A. epigastrica inferior** (**AB5**). Sie zieht im Bogen aufsteigend auf die Rückseite des M. rectus abdominis und wirft an der Innenseite der vorderen Bauchwand die *Plica umbilicalis lateralis* auf. Die A. epigastrica inferior anastomosiert auf Höhe des Nabels mit der A. epigastrica superior (S. 52). Sie entläßt den *R. pubicus*, der einen *R. obturatorius* abgibt. Dieser geht eine Anastomose mit dem *R. pubicus der A. obturatoria* ein. Die A. epigastrica inferior entläßt des weiteren die *A. cremasterica* bzw. die *A. ligamenti teretis uteri*.
Die **A. circumflexa iliacum profunda** (**AB6**) läuft nach Austritt aus der A. iliaca externa bogenförmig entlang der Crista iliaca nach hinten. Einer ihrer Äste anastomosiert mit dem *Stromgebiet der A. iliolumbalis*.

A. femoralis

Die *Fortsetzung der A. iliaca externa* wird distal vom Leistenband als A. femoralis (**AC4**) bezeichnet. Sie verläuft medial und vorn am Hüftgelenk vorbei zur Fossa iliopectinea, wo sie von der Oberschenkelfaszie bedeckt wird. Hinter dem M. sartorius zieht sie in den Adduktorenkanal, durch den sie an die Dorsalseite des Oberschenkels und in die Kniekehle, Fossa poplitea, gelangt. Hier wird sie zur *A. poplitea*.

Die A. femoralis gibt folgende Äste ab:
Die **A. epigastrica superficialis** (**AB7**) entspringt distal vom Leistenband und zieht in der Haut der vorderen Bauchwand aufwärts.
Die **A. circumflexa iliacum superficialis** (**AB8**) verläuft in Richtung der Spina iliaca anterior superior.
Die **Aa. pudendae externae** (**B9**) ziehen nach medial und geben *Rr. scrotales* bzw. *labiales anteriores* und *Rr. inguinales* ab.
Die **A. descendens genus** (**C10**) zweigt im Adduktorenkanal ab und teilt sich in einen *R. saphenus* zum Unterschenkel und einen *R. articularis* zum *Rete articulare genus* (s. u.).
Die **A. profunda femoris** (**C11**) ist der kräftigste Ast und geht nach lateral-dorsal etwa 3–6 cm unterhalb vom Leistenband ab. Ihre Äste und deren Abzweigungen sind sehr variabel. Im allgemeinen unterscheidet man: Die *A. circumflexa femoris medialis* (**C12**) zieht nach medial und hinten und ist mit ihren Ästen an der Versorgung der umliegenden Muskulatur und dem Hüftgelenk beteiligt. Die *A. circumflexa femoris lateralis* (**C13**) entspringt nach lateral. Meistens bildet einer ihrer Äste mit der *A. circumflexa femoris medialis* eine Gefäßschlinge um den Femurhals. Die *Aa. perforantes* (**C14**) sind Endäste (meist drei, bis zu fünf). Sie durchbrechen die Adduktoren nahe am Knochen, um auf die Dorsalseite des Oberschenkels zu gelangen, die sie mit ihren Ästen versorgt.

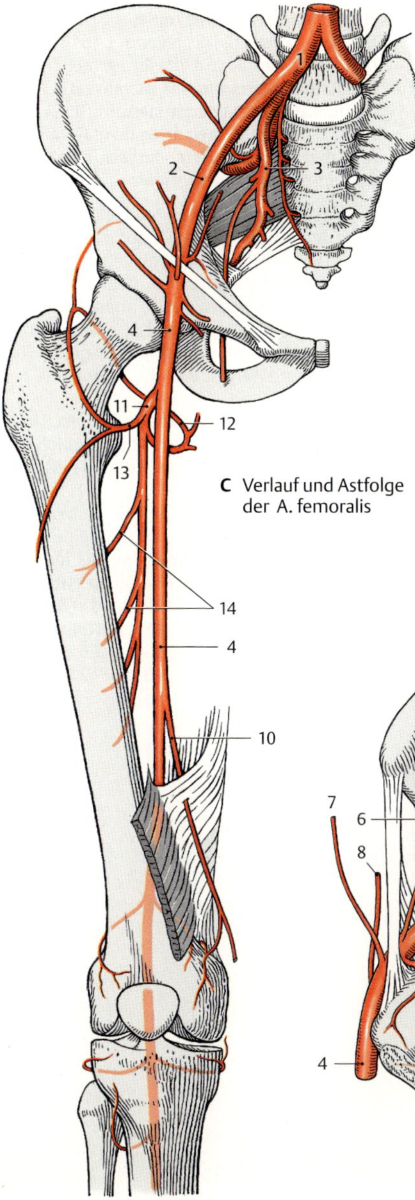

C Verlauf und Astfolge der A. femoralis

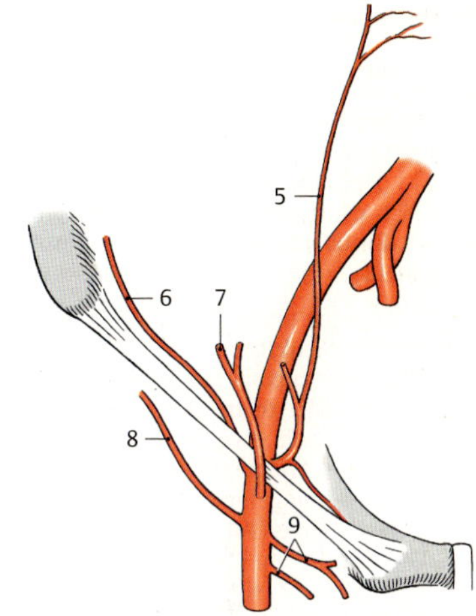

B Astfolge der A. iliaca externa und der A. femoralis

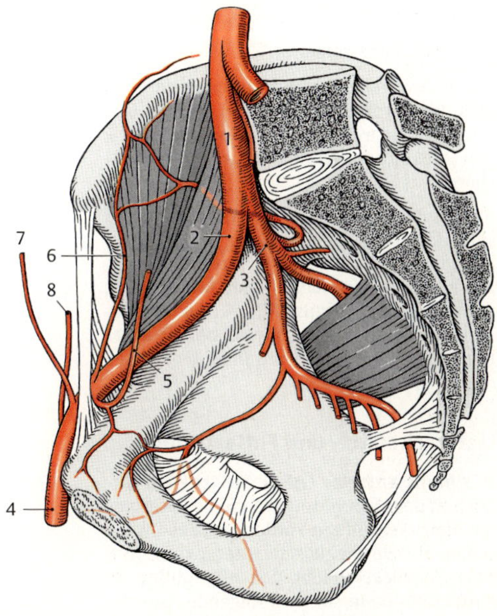

A Astfolge der A. iliaca externa

A. poplitea

Vom Ende des Adduktorenkanals bis zur Teilung am Unterrand des M. popliteus wird das Stammgefäß am Bein A. poplitea (**A1**) genannt. Sie liegt in der Tiefe der Fossa poplitea in der Nähe der Kniegelenkkapsel und teilt sich in die beiden Unterschenkelarterien, **A. tibialis anterior** (**AB2**) und **A. tibialis posterior** (**A3**).

Die A. poplitea entsendet folgende Äste an umliegende Strukturen:
Die **A. superior lateralis genus** (**A4**) und die **A. superior medialis genus** (**A5**) ziehen lateral und medial nach vorn zum *Rete articulare genus*, einem Arteriengeflecht an der Vorderseite des Kniegelenks.
Die **A. media genus** (**A6**) zieht dorsal zur Gelenkkapsel und den Kreuzbändern.
Die **Aa. surales** (**A7**) sind Äste zur Versorgung der Wadenmuskeln.
Die **A. inferior lateralis genus** (**A8**) und die **A. inferior medialis genus** (**A9**) gelangen unter dem lateralen bzw. medialen Ursprungskopf des M. gastrocnemius nach vorne zum *Rete articulare genus.*

Rete articulare genus

Dieses Arteriengeflecht besteht aus zahlreichen kleineren Zuflüssen (s.o), die bei Unterbindung der A. poplitea jedoch meist keinen ausreichenden Kollateralkreislauf sichern.

Absteigende Gefäße zum Rete articulare genus sind: *A. superior lateralis genus* (**A4**), *A. superior medialis genus* (**A5**), *R. saphenus* der *A. descendens genus.* **Aufsteigende Äste** sind: *A. inferior lateralis genus* (**A8**), *A. inferior medialis genus* (**A9**), *A. recurrens tibialis anterior* (**AB10**), *R. circumflexus fibularis* aus der *A. tibialis posterior* (S. 64)

Unterschenkel- und Fußarterien

A. tibialis anterior (AB2). Sie tritt am Unterrand des M. popliteus durch die Membrana interossea auf die Vorderseite des Unterschenkels, wo sie zwischen den Extensoren zum Fußrücken zieht. Sie gibt außer *Rr. musculares* hauptsächlich folgende Äste ab:
Die **A. recurrens tibialis posterior** ist ein inkonstantes Gefäß zur Kniekehle.
Die **A. recurrens tibialis anterior** (**AB10**) zieht rückläufig zum *Rete articulare genus.*
Die **A. malleolaris anterior lateralis** (**B11**) und die **A. malleolaris anterior medialis** (**B12**) sind Äste zu den jeweiligen arteriellen Gefäßnetzen der Knöchel, *Rete malleolare laterale* und *Rete malleolare mediale.*

A. dorsalis pedis (B13). Sie ist die *Fortsetzung der A. tibialis anterior* auf dem Fußrücken (Grenze: Gelenkspalt vom oberen Sprunggelenk). Das Gefäß liegt oberflächlich und ist zwischen den Sehnen des M. extensor hallucis longus und des M. extensor digitorum longus zu tasten (Fußpuls). Folgende Äste zweigen von der A. dorsalis pedis ab:
Die **A. tarsalis lateralis** (**B14**) und die **Aa. tarsales mediales** (**B15**) versorgen den Bereich der dorsolateralen und dorsomedialen Fußwurzel.
Auf den Basen der Mittelfußknochen verläuft in inkonstanter Ausbildung eine **A. arcuata** (**B16**), die mit der *A. tarsalis lateralis* anastomosiert. Aus der A. arcuata entspringen die *Aa. metatarsales dorsales* (**B17**) zu den Zwischenräumen der Mittelfußknochen. Diese teilen sich distal in die *Aa. digitales dorsales* (**B18**), die zu den Zehen ziehen.

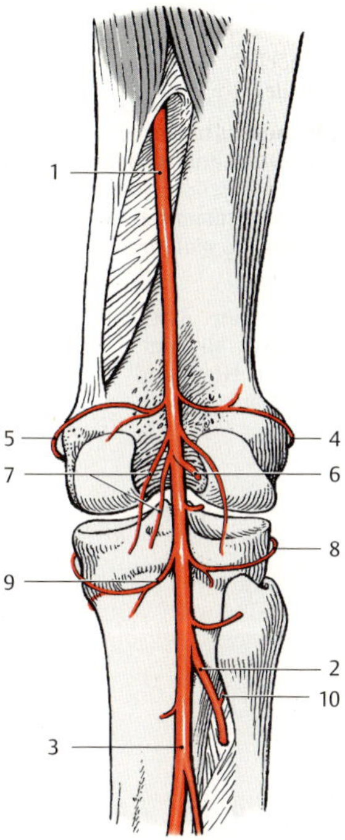

A A. poplitea

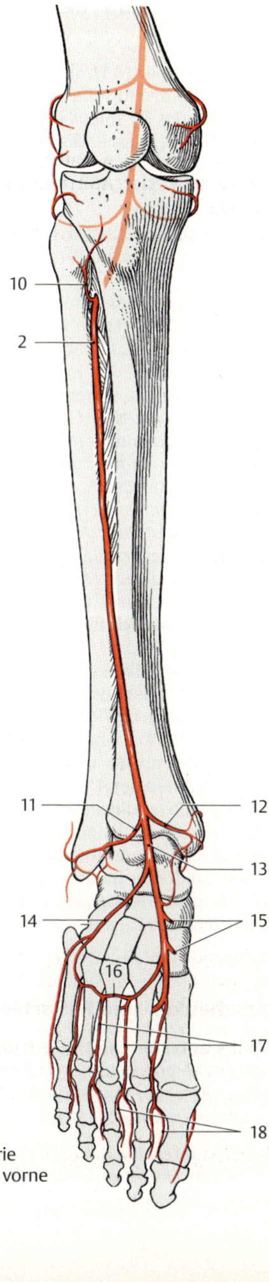

B Unterschenkelarterie
und Fußarterie von vorne

Unterschenkel- und Fußarterien, Fortsetzung

A. tibialis posterior (A1). Sie setzt die Richtung der A. poplitea fort und tritt unter dem Sehnenbogen des M. soleus unter die oberflächliche Beugergruppe. Distal verläuft sie hinter dem medialen Knöchel, wo ihr Puls getastet werden kann, zur Fußsohle. Sie entsendet folgende Äste:

Ein **Ramus circumflexus fibularis** (**A2**) zieht um die Fibula nach vorn zum *Rete articulare genus* (S. 62).

Die **A. fibularis** (**A3**) geht im spitzen Winkel aus der A. tibialis posterior hervor und verläuft bedeckt vom M. flexor hallucis longus nahe der Fibula über den lateralen Knöchel zum Fersenbein. Im wesentlichen entläßt sie eine *A. nutricia fibulae* (**A4**) an den Fibulaschaft, einen *Ramus perforans* (**A5**) zum Fußrücken, einen *Ramus communicans* (**A6**) als Verbindung mit der A. tibialis posterior und *Rami malleolares laterales* (**A7**) zum äußeren Knöchel. Mit ihren Ästen ist sie an der Ausbildung des *Rete malleolare laterale* (**A8**) und des *Rete calcaneum* (**A9**) beteiligt.

Distal und medial vom Abgang der A. fibularis zweigt die **A. nutricia tibialis** (**A10**) zum Tibiaschaft ab.

Rami malleolares mediales (**A11**) ziehen hinter den medialen Malleolus und speisen dort das *Rete malleolare mediale* (**A12**).

Rami calcanei (**A13**) ziehen an die mediale Fläche des Fersenbeins und bilden zusammen mit den Ästen der *A. fibularis* an dessen Rückseite das *Rete calcaneum*.

Nachdem sie den medialen Knöchel passiert hat, zweigt sich die A. tibialis posterior unter dem M. abductor hallucis in ihre beiden Endäste **A. plantaris medialis** (**B14**) und **A. plantaris lateralis** (**B15**) auf.

A. plantaris medialis. Der mediale, meist schwächere Endast verläuft an der medialen Seite der Fußsohle zwischen M. abductor hallucis und M. flexor digitorum brevis. Er teilt sich in einen **Ramus superficialis** (**B16**), der bis zur Großzehe zieht, und einen **Ramus profundus** (**B17**), der meist Anschluß an den *Arcus plantaris profundus* (**B18**) hat.

A. plantaris lateralis. Der kräftigere Endast der A. tibialis posterior zieht zwischen M. flexor digitorum brevis und M. quadratus plantae im Bogen an die laterale Seite der Fußsohle, wo er über den Mittelfußknochen den *Arcus plantaris profundus* (**B18**) bildet.

Gefäßbögen des Fußes

Arcus plantaris profundus. Der tiefe Sohlenbogen entspricht dem tiefen Hohlhandbogen. Er entläßt vier **Aa. metatarsales plantares** (**B19**) in die Zwischenräume der Mittelfußknochen. Diese entlassen *Rami perforantes* (**B20**) zum Fußrücken und gehen in **Aa. digitales plantares communes** (**B21**) über, die sich in *Aa. digitales plantares propriae* (**B22**) aufzweigen,

Ein oberflächlicher Arterienbogen, Arcus plantaris superficialis, der demjenigen der oberflächlichen Hohlhand entspricht, ist meistens nicht ausgebildet.

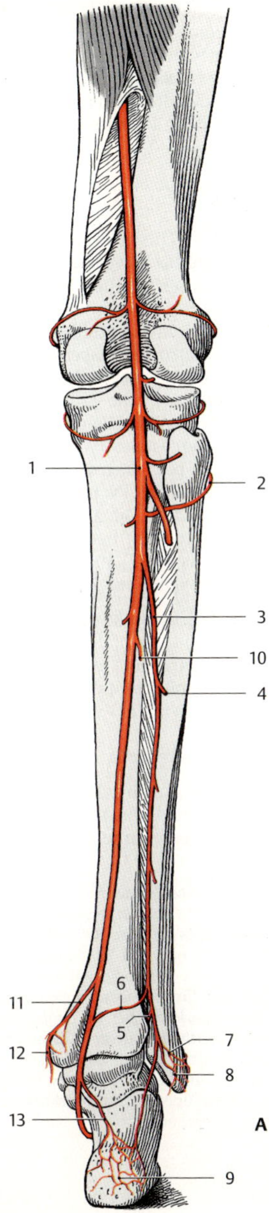

A Unterschenkelarterien von hinten

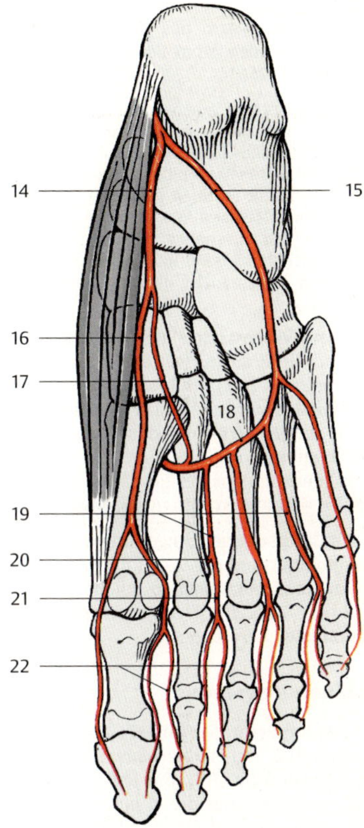

B Arterien der Fußsohle

Systematik der Venen

Das Venensystem gliedert sich in das **Pulmonalvenensystem** des kleinen Kreislaufs (S. 6), das **Hohlvenensystem** des großen Kreislaufs und das **Pfortadersystem**, Portalvenensystem, zur Leber (S. 216).

Die systematischen Venen des großen Kreislaufs verlaufen nicht immer parallel zu den Arterien. Ein oberflächliches **subkutanes Venennetz**, das zwischen Haut und Faszie (epifaszial) gelegen ist und ohne begleitende Arterien verläuft, wird von einem tiefen **subfaszialen Venennetz** unterschieden, das mit dem arteriellen Versorgungsschema meist identisch ist. Tiefes und oberflächliches Venensystem stehen meist über **Perforansvenen** in Verbindung.

Die **Hauptvenenstämme des Körperkreislaufs** (**A**) sind die *V. cava superior* (**A1**) und die *V. cava inferior* (**A2**) (**Hohlvenensystem**). Darüber hinaus wird die Aorta im Thorax von der *V. azygos* (**A3**) und der *V. hemiazygos* (**A4**) begleitet, die als Reste von paarigen Längsstämmen aus der Embryonalentwicklung zu betrachten sind (**Azygossystem**).

Verbindungen und Umgehungswege zwischen oberer und unterer Hohlvene werden als **kavokavale Anastomosen**, solche zwischen Pfortader und Hohlvenen als **portokavale Anastomosen** bezeichnet.

Hohlvenensystem

V. cava superior. Sie ensteht aus dem Zusammenfluß der **V. brachiocephalica dextra** (**A5**) und **sinistra** (**A6**), die jeweils Blut aus Kopf und Hals über die *V. jugularis interna* (**A7**) sowie aus den Armen über die *V. subclavia* (**A8**) zum Herzen leiten. An der Vereinigungsstelle zwischen V. subclavia und V. jugularis interna, dem *„Venenwinkel"*, münden die Hauptlymphstämme, rechts der *Ductus lymphaticus dexter* (**A9**), links der *Ductus thoracicus* (**A10**).

V. cava inferior. Sie entsteht aus dem Zusammenfluß der **Vv. iliacae communes** (**A11**), die beiderseits über die *V. iliaca interna (***A12***)* das Blut aus dem Becken und über die *V. iliaca externa* (**A13**) das Blut der Beine aufnehmen. **Weitere Zuflüsse** sind die unpaare *V. sacralis mediana* (**A14**), auf der rechten Seite die *V. testicularis* bzw. *ovarica* (**A15**), beiderseits *Vv. lumbales* (**A16**) sowie die *V. renalis* (**A17**) und wiederum rechts die *V. suprarenalis dextra* (**A18**). Kurz unterhalb des Zwerchfells münden die Lebervenen, *Vv. hepaticae* (**A19**), und die *Vv. phrenicae inferiores* (**A20**).

Azygossystem

V. azygos (A3). Die rechts gelegene V. azygos beginnt als **V. lumbalis ascendens** (**A21**) im Bauchraum und mündet in Höhe des 4. oder 5. Brustwirbels über den *Arcus venae azygos* (**A22**) in die obere Hohlvene. **Zuflüsse im Thorax** sind: die *V. intercostalis superior dextra* (**A23**) aus dem 2. und 3. Interkostalraum, die *V. hemiazygos* (**A4**) (s. u.), die variable *V. hemiazygos accessoria* (**A24**), die das Blut aus den linken Vv. intercostales IV - VIII (**A25**) sammelt, ferner *Vv. oesophageales, Vv. bronchiales, Vv. pericardiacae, Vv. mediastinales, Vv. phrenicae superiores*. Die als **Abdominalabschnitt** der V. azygos zu betrachtende V. lumbalis ascendens (**A21**) nimmt die *Vv. lumbales* (**A16**) und die *V. subcostalis* auf.

V. hemiazygos (A4). Die links verlaufende V. hemiazygos entsteht ebenfalls aus der **V. lumbalis ascendens** und hat entsprechende Zuflußgebiete. Sie mündet auf Höhe des 9. oder 10. Brustwirbels in die V. azygos.

Venae columnae vertebralis

Die Wirbelsäule besitzt mächtig ausgebildete Venengeflechte, die in zwei Gruppen, eine **äußere** und eine **innere,** gegliedert werden (**B**).

Der **Plexus venosus vertebralis externus anterior** (**B26**) umspinnt ventral die Wirbelkörper. Der **Plexus venosus vertebralis externus posterior** (**B27**) liegt dorsal um die Wirbelbögen und den Bandapparat. Die äußeren Wirbelplexus anastomosieren mit den inneren Plexus und fließen über *Vv. vertebrales, Vv. intercostales posteriores* oder *Vv. lumbales* ab. Die **Plexus venosi vertebrales interni** (**B28** anterior, **B29** posterior) liegen epidural und sind mächtiger ausgebildet als die äußeren. Die inneren Wirbelvenenplexus stehen über **Vv. basivertebrales** mit den äußeren in Verbindung.

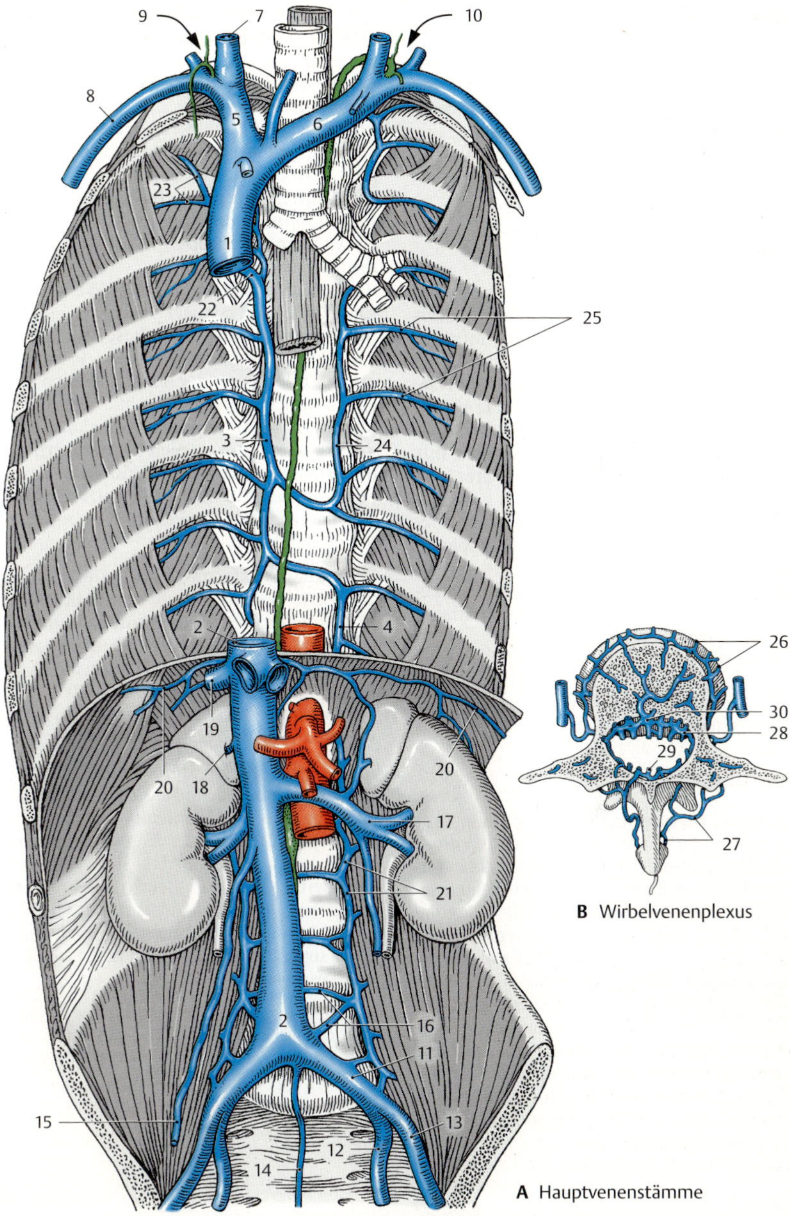

A Hauptvenenstämme

B Wirbelvenenplexus

Zuflußgebiet der oberen Hohlvene

Der Stamm der **V. cava superior** (**AB1**) entsteht durch Zusammenfluß der **V. brachiocephalica dextra** (**AB2**) und **sinistra** (**A3**). Die linke V. brachiocephalica ist länger als die rechte und verläuft schräg über den Aortenbogen (**A4**) und dessen Äste.

Vv. brachiocephalicae

Sie entstehen beiderseits durch Vereinigung von **V. jugularis interna** (**AB5**) und **V. subclavia** (**AB6**). In die V. brachiocephalica münden meist:
Die **Vv. thyroideae inferiores** (**A7**) über den **Plexus thyroideus impar** (**A8**) in die linke V. brachiocephalica,
kleine **Venen aus umliegenden Strukturen**, d.h. Thymus, Perikard, Bronchien Trachea und Ösophagus,
die **V. vertebralis** (**AB9**), die mit den Venen der Schädelhöhle und den Wirbelvenenplexus in Verbindung steht,
der **Plexus venosus suboccipitalis**, ein Venengeflecht zwischen Os occipitale und Atlas,
die **V. cervicalis profunda**,
die **Vv. thoracicae internae** (**A10**), die paarigen Begleitvenen der A. thoracica interna,
die **V. intercostalis suprema** und die **V. intercostalis sinistra**.

Vv. jugulares

V. jugularis interna. Sie ist die Hauptvene am Hals, die zusammen mit der *A. carotis communis* und dem *N. vagus* das *Gefäß-Nerven-Bündel* bildet, das in einer gemeinsamen Bindegewebshülle liegt. Die V. jugularis interna beginnt am Foramen jugulare mit einer Anschwellung, **Bulbus superior venae jugularis** (**B11**), und reicht bis zum *Venenwinkel*. Kurz vor ihrem Zusammenfluß mit der V. subclavia hat sie wiederum eine Anschwellung, **Bulbus inferior venae jugularis** (**B12**). Sie nimmt das Blut aus der Schädelhöhle, dem Kopf und großen Teilen des Halses auf. Ihre Zuflüsse von außerhalb der Schädelhöhle sind:
Die **Vv. pharyngeales** aus dem an der seitlichen Pharynxwand gelegenen *Plexus pharyngeus*,
die **Vv. meningeae**, kleine Venen der harten Hirnhaut,
die **V. lingualis** (**B13**), deren Verlauf und Versorgungsgebiet weitestgehend dem der gleichnamigen Arterie entspricht,
die **V. thyroidea superior** (**B14**), die die *V. laryngea superior* aufnimmt,
die **Vv. thyroideae mediae**,
die **V. sternocleidomastoidea**,
die Gesichtsvene, **V. facialis** (**B15**), die am medialen Augenwinkel als *V. angularis* (**B16**) beginnt und über diese mit der *V. ophthalmica* anastomosiert. Die V. facialis erhält Zuflüsse aus der oberflächlichen und tiefen Gesichtsregion. Als großes Stammgefäß nimmt sie die *V. retromandibularis* (**B17**) auf, der wiederum *Vv. temporales superficiales* (**B18**) vom Schädeldach und der *Plexus pterygoideus* (**B19**) zufließen. Letzterer liegt zwischen den Kaumuskeln im Versorgungsgebiet der A. maxillaris.

V. jugularis externa (AB20). Sie entsteht aus dem Zusammenfluß der **V. occipitalis** (**B21**) und der **V. auricularis posterior** und bildet einen der oberflächlichen, auf der Faszie gelegenen Venenstämme am Hals. Sie überkreuzt den M. sternocleidomastoideus und mündet im Bereich des Venenwinkels in die *V. jugularis interna* oder in die *V. subclavia*.

In die V. jugularis externa mündet häufig der zweite oberflächliche Venenstamm am Hals, die **V. jugularis anterior** (**AB22**). Diese beginnt auf Höhe des Zungenbeins und kann direkt oberhalb des Sternums eine Querverbindung zur gleichnamigen Vene der Gegenseite haben, *Arcus venosus jugularis* (**A23**). Auch die **Vv. transversae cervicis** und die **V. suprascapularis** münden meist in die V. jugularis externa.

B24 Sinus sagittalis superior, **B25** Sinus sagittalis inferior, **B26** Sinus rectus, **B27** Sinus transversus, **B28** Sinus sigmoideus, **B29** Sinus cavernosus

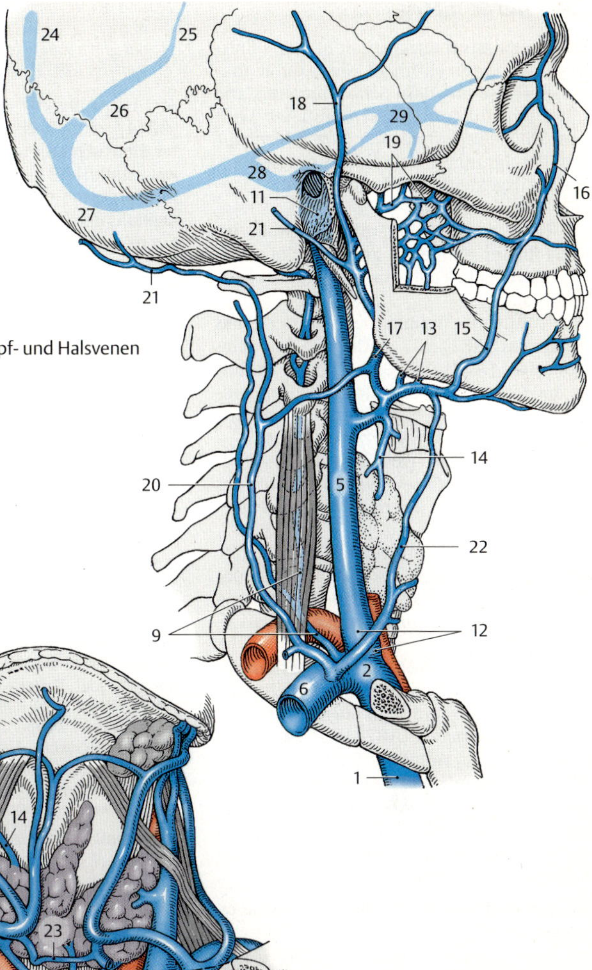

B Kopf- und Halsvenen

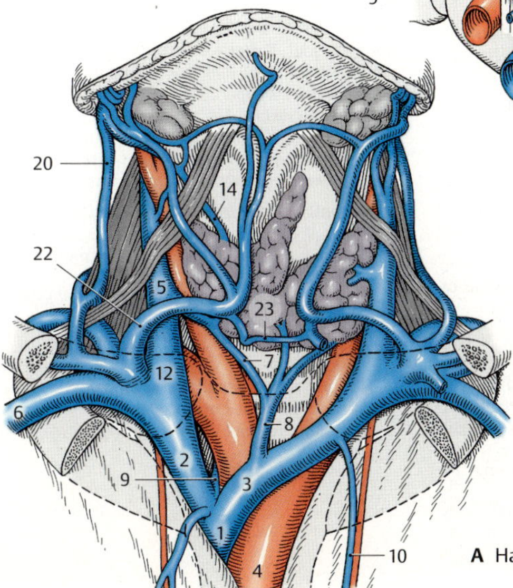

A Halsvenen

Sinus durae matris

Die V. jugularis interna erhält über die Blutleiter der harten Hirnhaut, Sinus durae matris, Zuflüsse aus dem Schädelinneren. Die *starre Wand* dieser venösen Blutleiter wird vom *Schädelperiost* und der *harten Hirnhaut* gebildet. Im Inneren sind die Sinus von *Endothel* ausgekleidet; sie besitzen keine Klappen.
Auf Höhe der Protuberantia occipitalis interna fließen einige der größeren Sinus durae matris zum **Confluens sinuum** (**AB1**) zusammen.
Am Confluens sinuum beginnt der **Sinus transversus** (**AB2**), der seitlich in den **Sinus sigmoideus** (**AB3**) übergeht. Dieser verläuft an der hinteren Unterkante der Felsenbeinpyramide S-förmig zum Foramen jugulare, wo die *Vena jugularis interna* entsteht.
Der **Sinus marginalis** (**AB4**) liegt um das Foramen magnum und stellt die Verbindung der Sinus durae matris mit den *Wirbelvenenplexus* her.
Am Foramen magnum beginnt der unpaare **Sinus occipitalis** (**AB5**), der in der Wurzel der Falx cerebelli verläuft und eine Verbindung zwischen *Sinus marginalis* und *Confluens sinuum* herstellt.
Als **Plexus basilaris** (**AB6**) bezeichnet man das auf dem Clivus gelegene Geflecht zwischen *Sinus marginalis* und *Sinus cavernosus*.
Der **Sinus cavernosus** (**AB7**) liegt zu beiden Seiten der Sella turcica und der Hypophyse (**B8**). Durch den Sinus cavernosus verlaufen die *A. carotis interna* und der *N. abducens*, in seiner lateralen Wand liegen der *N. oculomotorius*, der *N. trochlearis*, der *N. ophthalmicus* und der *N. maxillaris*.

In Verbindung mit dem Venenraum des **Sinus cavernosus** stehen:

- die *V. angularis (V. facialis)* über die *V. ophthalmica superior* (**A9**),
- der *Sinus sagittalis superior* über den *Sinus sphenoparietalis* (**AB10**), der beiderseits entlang der Kante des kleinen Keilbeinflügels verläuft,
- der *Sinus cavernosus der Gegenseite* über die *Sinus intercavernosi* (**AB11**),
- die *V. jugularis interna* über den *Sinus petrosus inferior* (**AB12**), der beiderseits an der Unterkante der Felsenbeinpyramide verläuft und die Vv. labyrinthi aus dem Innenohr aufnimmt,
- der *Sinus sigmoideus* über den *Sinus petrosus superior* (**AB13**).

Am Ursprung der Hirnsichel, Falx cerebri (**AB14**), verläuft ein großer venöser Blutleiter, **Sinus sagittalis superior** (**B15**), zum *Confluens sinuum* (**AB1**).
Im Unterrand der Hirnsichel liegt der **Sinus sagittalis inferior** (**B16**). Er endet über den **Sinus rectus** (**B17**) im *Confluens sinuum*. Der Sinus rectus liegt in der Verbindung der Falx cerebri mit dem Kleinhirnzelt, Tentorium cerebelli (**B18**), und nimmt die große Hirnvene, *V. magna cerebri* (**B19**), auf.

Weitere intra- und extrakranielle Abflußwege

Venae cerebri. Bei den Hirnvenen unterscheidet man oberflächliche Gefäße, **Vv. superficiales cerebri**, die sich direkt in die *Sinus durae matris* entleeren, von tiefen, **Vv. profundae cerebri**, die über die *V. magna cerebri* in die *Sinus durae matris* abfließen (Bezeichnungen und Abflußgebiete der Hirnvenen s. Bd. 3 S. 276 ff.).
Venae diploicae. Sie liegen *in der Diploe* (Spongiosa) des Schädelknochens und haben sowohl mit den *Sinus durae matris* als auch mit den *oberflächlichen Kopfvenen* Verbindungen. Sie nehmen das Blut der Dura und des Schädeldaches auf. Man unterscheidet: *V. diploica frontalis, V. diploica temporalis anterior, V. diploica temporalis posterior* und *V. diploica occipitalis.*
Venae emissariae. Sie verlaufen durch *präformierte Schädelöffnungen* und stellen direkte Verbindungen zwischen den *venösen Hirnsinus* und den *extrakraniellen Venen* her. Man unterscheidet:

- *V. emissaria parietalis* (Sinus sagittalis superior – V. temporalis superficialis),
- *V. emissaria mastoidea* (Sinus sigmoideus – V. occipitalis),
- *V. emissaria condylaris* (Sinus sigmoideus – Plexus venosus vertebralis externus),
- *V. emissaria occipitalis* (Confluens sinuum – V. occipitalis),
- *Plexus venosus canalis nervi hypoglossi, Plexus venosus foraminis ovalis, Plexus venosus caroticus internus und Vv. portales hypophysiales.*

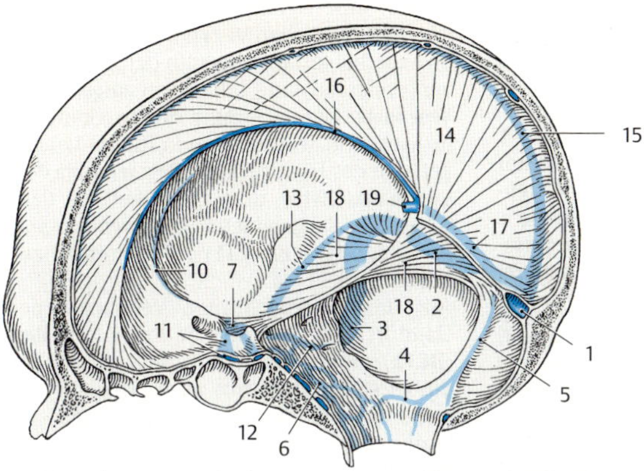

B Sinus durae matris in der rechten Schädelhälfte

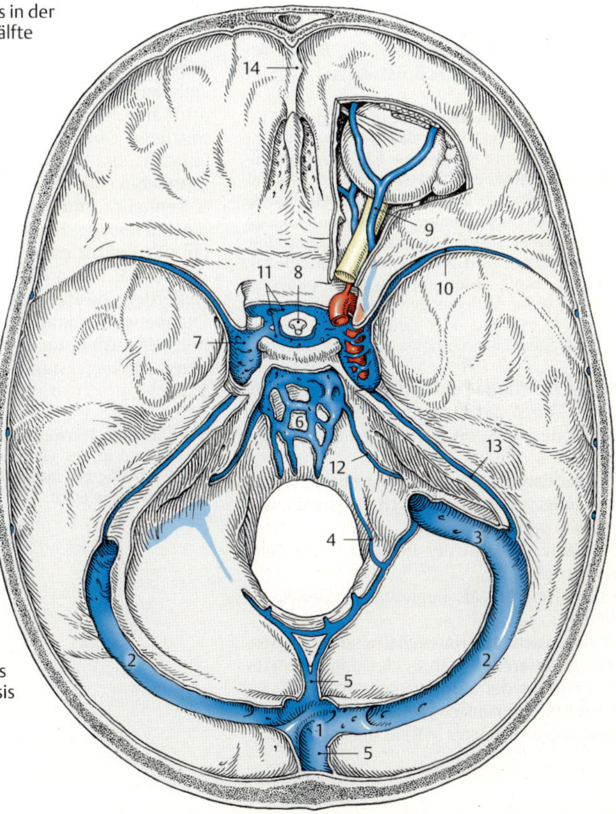

B Sinus durae matris an der Schädelbasis

Venen der oberen Extremität

V. subclavia (A1). Sie führt als *Fortsetzung der V. axillaris* (**A2**) das Blut der oberen Extremität zum *Venenwinkel*. Sie liegt zwischen M. sternocleidomastoideus und M. scalenus anterior und vereinigt sich hinter dem Sternoklavikulargelenk mit der *V. jugularis interna* zur *V. brachiocephalica*. In die V. subclavia münden **Vv. pectorales**, die **V. dorsalis scapulae** (gelegentlich) und die **V. thoracoacromialis** (gelegentlich).

V. axillaris (AC2). Sie verläuft in der Achselhöhle in Begleitung der *A. axillaris* und nimmt das Blut aus deren Versorgungsgebiet über folgende **Zuflüsse** auf: *V. subscapularis, V. circumflexa scapulae, V. thoracodorsalis, V. circumflexa posterior humeralis, V. circumflexa anterior humeralis, V. thoracica lateralis, Vv. thoracoepigastricae, Plexus venosus areolaris* um die Brustwarze.

Klinischer Hinweis. Da die tiefen Venen, V. jugularis interna und V. subclavia, relativ konstant in ihrer Lage sind, werden sie häufig zur **zentralvenösen Punktion** benutzt. Meistens wird die V. jugularis interna als Zugangsweg gewählt, da sie auch für den Ungeübten relativ leicht aufzufinden ist und daher selten Komplikationen auftreten. Die V. subclavia wird am zweithäufigsten benutzt. Sie kann supra- oder infraklavikulär punktiert werden, wobei Verletzungen des Plexus brachialis, der A. subclavia oder gar der Pleura mit anschließendem Pneumothorax auftreten können.

Venae profundae membri superioris. Die tiefen Venen am Arm sind *paarige* Begleitvenen der Arterien. Es werden unterschieden:

Vv. brachiales (**A3**), die in Begleitung der *A. brachialis* verlaufen und sich proximal zur *V. axillaris* vereinigen,

Vv. ulnares (**A4**) in der ulnaren Gefäß-Nerven-Straße,

Vv. radiales (**A5**) als Begleitvenen der *A. radialis*,

Vv. interosseae anteriores (**A6**) und **Vv. interosseae posteriores** (**A7**) in Begleitung der Arterien entlang der Membrana interossea,

Arcus venosus palmaris profundus (**A8**) und **Vv. metacarpeae palmares** (**A9**) in der Hohlhand.

Venae superficiales membri superioris. Die oberflächlichen Venen liegen in der Unterhaut (subkutan) oberhalb der Muskelfaszie (epifaszial) und bilden ein **ausgedehntes Venennetz**. Dieses nimmt seinen Ursprung im wesentlichen aus dem kräftigen Venengeflecht des Handrückens, **Rete venosum dorsale manus** (**B10**), dem auch Blut aus dem schwächer ausgebildeten *Arcus venosus palmaris superficialis* (**C11**) der Hohlhand zufließt.

Aus dem oberflächlichen Venennetz des Handrückens (**B**) entsteht die **V. cephalica** (**BC12**), die zur Beugeseite zieht, an der *Radialseite* des Unterarms nach proximal aufsteigt und am Oberarm im *Sulcus bicipitis lateralis* (**C**) verläuft. Im *Trigonum clavipectorale* durchbricht sie die Faszie und mündet in die *V. axillaris* (Bd. 1 S. 370).

Als **V. basilica** (**C13**) wird die epifasziale Vene bezeichnet, die über der distalen Ulna ensteht und an der *ulnaren Seite* des Unterarms aufsteigt. Sie durchbricht auf Höhe des mittleren Oberarms die Muskelfaszie, gelangt in den *Sulcus bicipitis medialis* und mündet in eine der beiden *Vv. brachiales*.

V. cephalica und V. basilica sind auf Höhe der Ellenbeuge, Fossa cubitalis, meist über eine **V. mediana cubiti** (**C14**) verbunden, die von lateral unten nach medial oben zieht. Außerdem besitzen die Hautvenen in der Ellenbeuge Verbindungen zu den tiefen Venen. Die Ausbildung der oberflächlichen Venen unterliegt starken Variationen (Bd. 1 S. 382).

Klinischer Hinweis. Die epifaszial am Handrücken und in der Ellenbeuge gelegenen Venen werden häufig zur **intravenösen Injektion** oder zur **Blutentnahme** benutzt.

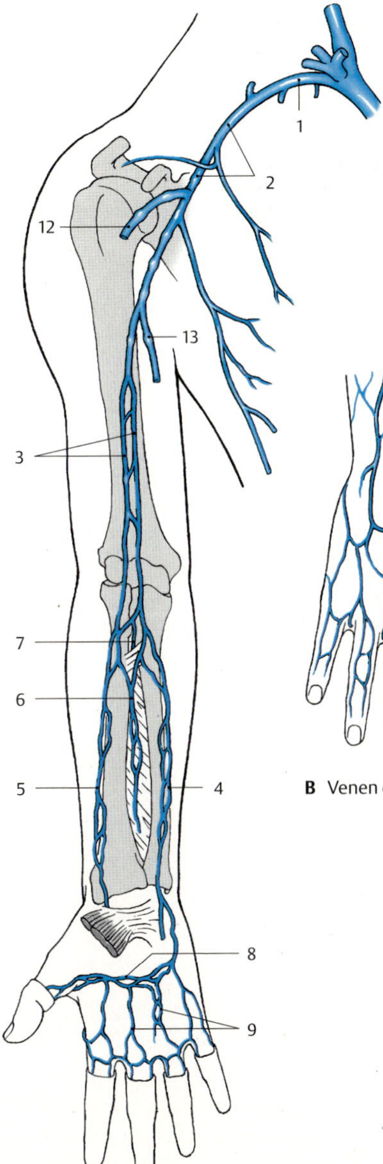

A Tiefe Venen der oberen Extremität

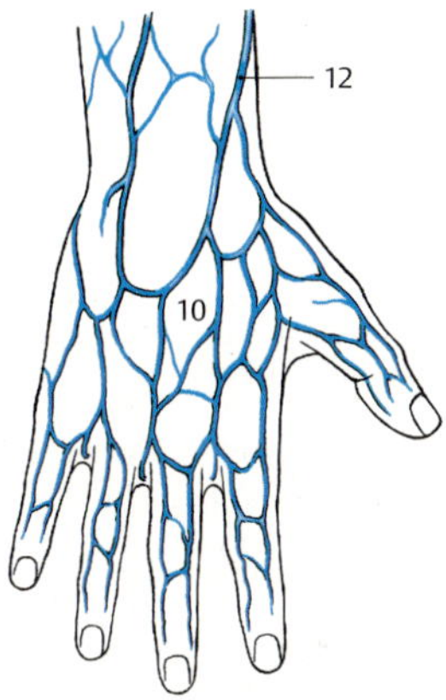

B Venen des Handrückens

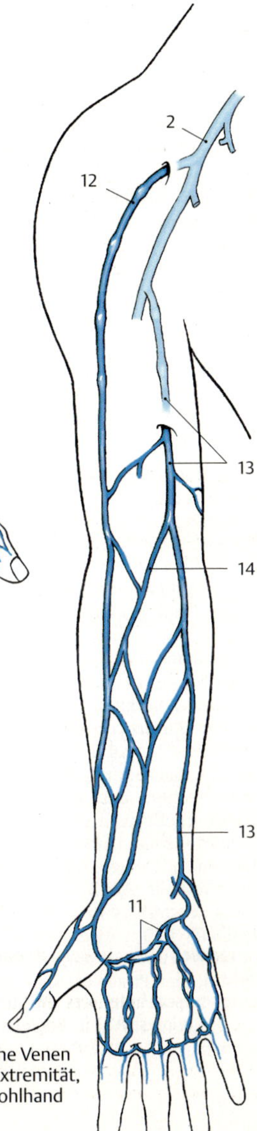

C Oberflächliche Venen der oberen Extremität, Venen der Hohlhand

Zuflußgebiet der unteren Hohlvene

Vv. iliacae

V. iliaca communis

Die V. cava inferior (**B1**) ensteht aus der Vereinigung der rechten und linken V. iliaca communis (**AB2**), die vom 4. Lendenwirbel bis zur Articulatio sacroiliaca reichen und ihrerseits aus dem Zusammenfluß von **V. iliaca interna** und **externa** hervorgehen. In die V. iliaca communis münden beiderseits die **V. iliolumbalis** und links die **V. sacralis mediana** (**AB3**).

V. iliaca interna

Die V. iliaca interna (**AB4**) ist ein kurzer Gefäßstamm, der die Venen der Beckeneingeweide, der Beckenwand und des Damms aufnimmt:

Vv. gluteae superiores (**AB5**) gelangen als Begleitvenen der *A. glutea superior* durch das Foramen suprapiriforme ins Becken und fließen zu einem Stamm zusammen, der in die V. iliaca interna mündet.
Vv. gluteae inferiores (**AB6**) verlaufen entsprechend der *A. glutea inferior* durch das Foramen infrapiriforme.
Vv. obturatoriae (**B7**) gelangen aus dem Foramen obturatum ins Becken.
Vv. sacrales laterales (**B8**) sammeln das Blut aus dem *Plexus venosus sacralis* (**B9**), einem Venengeflecht vor dem Os sacrum.
Um die Beckenorgane liegen größere Venengeflechte: der **Plexus venosus rectalis** (**AB10**) fließt weitestgehend über die *Vv. rectales mediae* (**AB11**) ab und hat Verbindungen zur *V. rectalis superior*. Der **Plexus venosus vesicalis** (**AB12**) nimmt den *Plexus venosus prostaticus* bzw. den *Plexus venosus vaginalis* (**B13**) sowie die *V. dorsalis profunda penis* bzw. die *V. dorsalis profunda clitoridis* auf. Der **Plexus venosus uterinus** (**AB14**) fließt über *Vv. uterinae* ab. Die Venenplexus der Urogenitalorgane hängen untereinander zusammen.

Das Venenblut von der Beckenbodenregion und vom Damm wird von der **V. pudenda interna** (**B15**) gesammelt. Im einzelnen fließen ihr folgende Gefäße zu:
- *Vv. profundae penis* bzw. *Vv. profundae clitoridis* (**B16**),
- *Vv. rectales inferiores*,
- *Vv. scrotales posteriores* bzw. *Vv. labiales posteriores* und
- *V. bulbi penis* bzw. *V. bulbi vestibuli*.

V. iliaca externa

Die V. iliaca externa (**AB17**) ist die proximale *Fortsetzung der V. femoralis* (**AB18**). Sie nimmt in ihrem Verlauf von unterhalb des Leistenbandes bis zur Vereinigung mit der *V. iliaca interna* nur das Blut dreier Zuflußgebiete auf:

Die **V. epigastrica inferior** (**AB19**) verläuft auf der Rückseite der vorderen Bauchwand zusammen mit der *A. epigastrica inferior*.
Der **R. pubicus** (**B20**) stellt eine *Verbindung zur V. obturatoria* her und kann diese auch in seltenen Fällen ersetzen (*V. obturatoria accessoria*).
Die **V. circumflexa iliacum profunda** (**B21**) ensteht aus Begleitvenen der gleichnamigen Arterie.

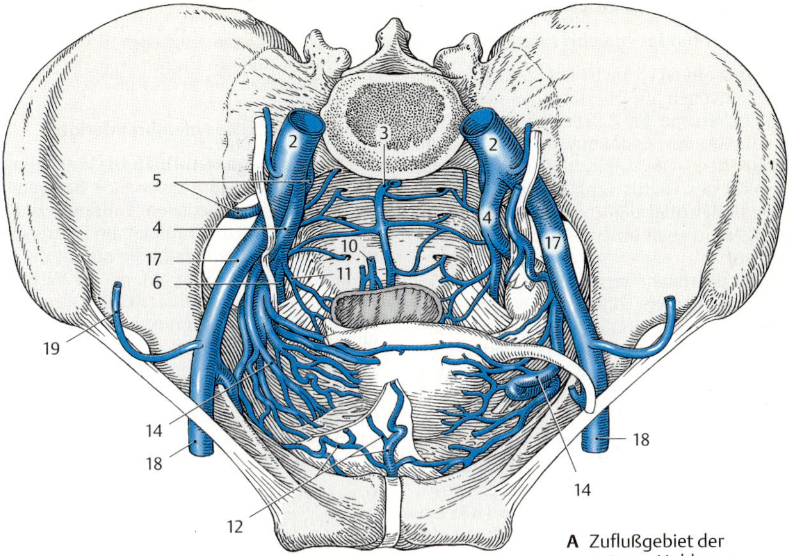

A Zuflußgebiet der unteren Hohlvene

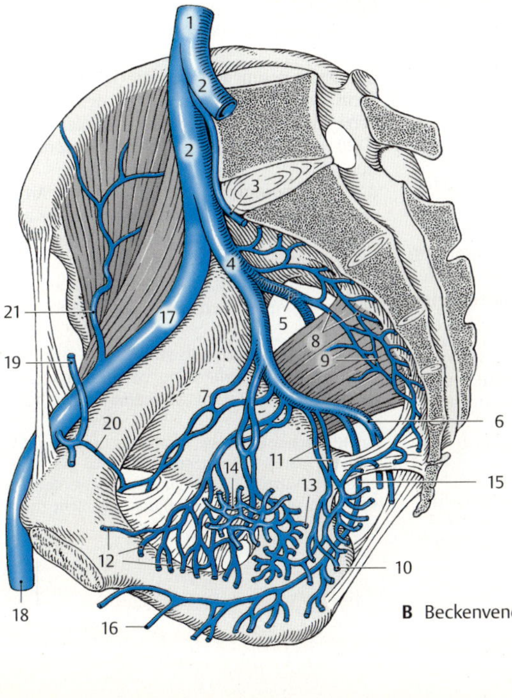

B Beckenvenen von innen

Venen der unteren Extremität

Venae profundae membri inferioris

V. femoralis (A1). Sie ist der Stamm der tiefen Beinvenen am Oberschenkel und reicht als Begleitvene der *A. femoralis* vom Hiatus tendineus des Adduktorenkanals bis zum Leistenband. Die V. femoralis nimmt in der Gegend des Hiatus saphenus (Bd. 1 S. 416) direkt oder über die *V. saphena magna* (**AB DE2**) Hautvenen aus verschiedenen Regionen auf:
Die **Vv. pudendae externae** (**AB3**) bringen Zuflüsse aus dem äußeren Genitale über *Vv.dorsales superficiales penis* bzw. *clitoridis* und *Vv. scrotales* bzw. *labiales anteriores.*
Die **V. circumflexa iliacum superficialis** (**AB4**) ist Begleitvene der gleichnamigen Arterie in der Leistenregion.
Die **V. epigastrica superficialis** (**AB5**) verläuft über die vordere Bauchwand (**B**) und geht Anastomosen mit der *V. thoracoepigastrica* (**B6**) und den *Vv. paraumbilicales* (**B7**) ein. Die V. epigastrica superficialis stellt auf diese Weise eine Verbindung des Stromgebietes der V. cava inferior mit dem der V. cava superior, also eine **kavokavale Anastomose**, her. Über die *Vv. paraumbilicales* besitzt sie eine Verbindung zum Pfortaderkreislauf (S. 216), eine **portokavale Anastomose**.
Ein weiteres großes Zuflußgebiet erhält die V. femoralis über die **V. profunda femoris** (**A8**), welche die gleichnamige Arterie begleitet und folgende Venen aufnimmt:

- *Vv. circumflexae mediales femorales* (**A9**) und *Vv. circumflexae laterales femorales* (**A10**) aus der Region des Hüftgelenks,
- *Vv. perforantes* von der dorsalen Seite des Oberschenkels.

V. poplitea (AC11). Sie ist die Begleitvene der *A. poplitea* und nimmt **Vv. surales** vom Unterschenkel und **Vv. geniculares** vom Knie auf.
Sie ensteht aus dem Zusammenfluß der paarigen **Vv. tibiales anteriores** (**AC12**) und **Vv. tibiales posteriores** (**AC13**), die die gleichnamigen Beinarterien begleiten. In die Vv. tibiales posteriores münden die *Vv. fibulares* (**AC14**).

Die tiefen Beinvenen am Unterschenkel stehen über *Perforansvenen* (**C15**) mit den Hauptstämmen der epifaszialen Hautvenen in Verbindung und erhalten Zuflüsse aus den venösen Geflechten am Fußrücken und an der Fußsohle.

Venae superficiales membri inferiores

V. saphena magna (ABDE2). Die V. saphena magna ist die größte epifasziale Beinvene. Sie beginnt am medialen Fußrand, zieht medial aufwärts und mündet am Hiatus saphenus in die *V. femoralis*. Sie nimmt die **V. saphena accessoria** (**A16**) auf, die als Verbindung zur *V. saphena parva* (**ACE17**) ausgebildet sein kann. Darüber hinaus steht sie über **Vv. perforantes** (**C15**) mit den tiefen Beinvenen in Verbindung und nimmt am Hiatus saphenus die **Vv. pudendae externae**, die **V. circumflexa iliacum superficialis** und die **V. epigastrica superficialis** auf, sofern diese nicht direkt in die V. femoralis münden (s.o).

V. saphena parva (ACE17). Sie entsteht am lateralen Fußrand und zieht über die Rückseite des Unterschenkels zur *V. poplitea*.
In die V. saphena parva (z.T. auch in die V. saphena magna oder die Vv. tibiales) münden:
das **Rete venosum dorsale pedis** (**D18**) und der **Arcus venosus dorsalis pedis** (**D19**) des Fußrückens, die aus *Vv. digitales dorsales pedis* (**D20**) und *Vv. metatarsales dorsales* entstehen;
das **Rete venosum plantare** (**E21**) und der **Arcus venosus plantaris** (**E22**) der Fußsohle, die aus *Vv. digitales plantares* (**E23**) und *Vv. metatarsales plantares* (**E24**) hervorgehen.
Über *Vv. intercapitulares* stehen die Venenbögen an Fußrücken und Fußsohle in Verbindung.
Die **V. marginalis lateralis** (**E25**) stellt die Verbindung zur *V. saphena parva*, die **V. marginalis medialis** (**E26**) zur *V. saphena magna* her.

Klinischer Hinweis. V. saphena magna und V. saphena parva können erweitert und geschlängelt sein, **Varizen**. Die Venenklappen werden insuffizient und lenken den Blutstrom nicht mehr herzwärts.

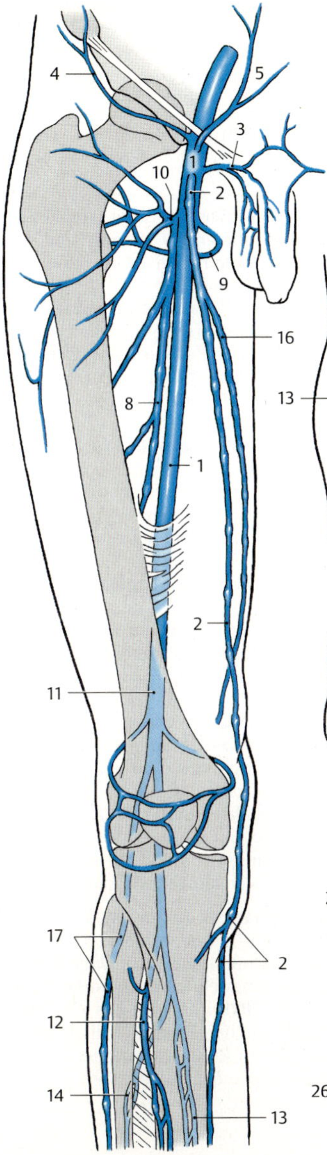

A Tiefe und oberflächliche Venen am Oberschenkel und Knie

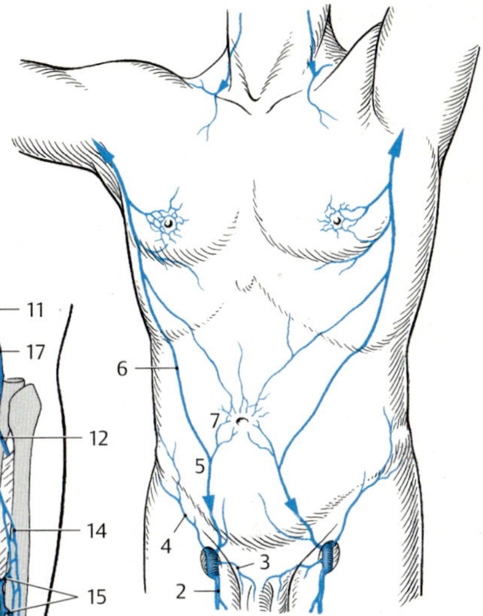

B Oberflächliche Venen der Rumpfwand

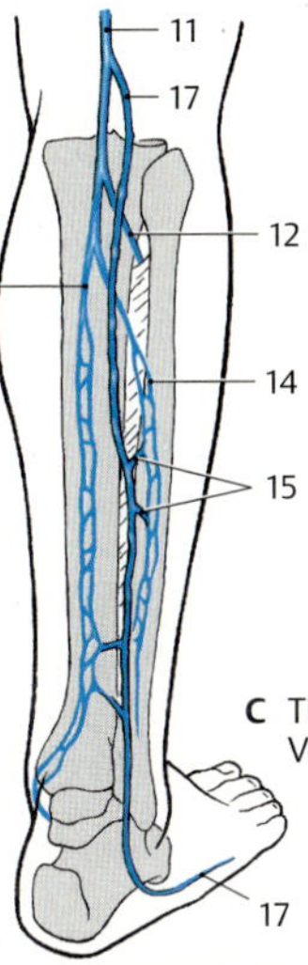

C Tiefe und oberflächliche Venen am Unterschenkel

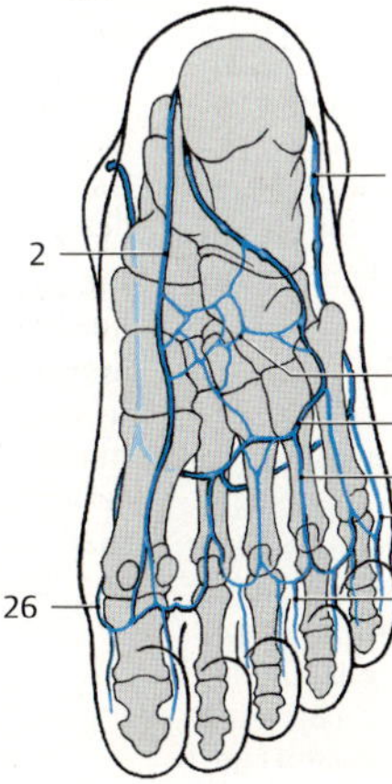

E Venen an der Fußsohle

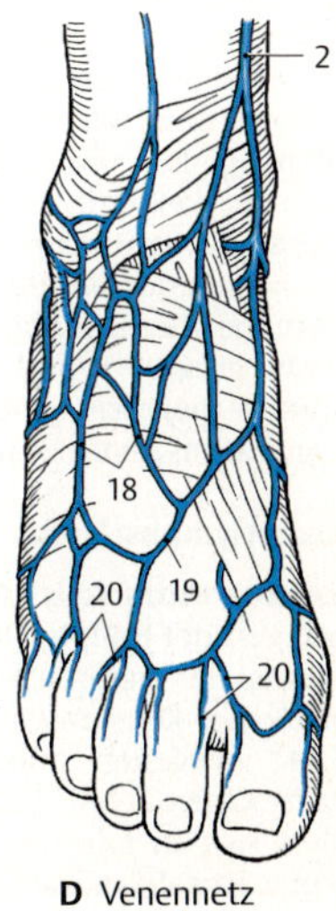

D Venennetz am Fußrücken

Systematik der Lymphgefäße und -knoten

Lymphgefäße

Die Lymphgefäße werden grundsätzlich in folgende Abschnitte gegliedert:

- Lymphkapillaren, Vasa lymphocapillaria,
- Lymphsammelgefäße oder Kollektoren, Vasa lymphatica und
- größere Lymphstämme, Trunci lymphatici.

Lymphgefäßsystem. Es beginnt in der Peripherie mit den blind beginnenden, klappenlosen **Lymphkapillaren**, von denen die Lymphe aufgenommen wird. Die **Lymphe** ist eine *klare Flüssigkeit*, die durch *Filtration des Blutes aus dem arteriellen Teil der Kapillaren ins Interstitium* entsteht und über das Lymphgefäßsystem dem Venenwinkel und damit wieder dem Blutgefäßsystem zugeführt wird. Nahe ihrem Beginn bilden die Lymphkapillaren einen netzförmigen Verband, **Rete lymphocapillare**. Aus dem Zusammenfluß der Lymphkapillaren entstehen die eigentlichen dünnwandigen **Lymphgefäße**, die untereinander vielfach anastomosieren. Sie besitzen *Klappen* und lenken den Lymphstrom zu **Lymphknoten**, die regelmäßig in den Verlauf der Lymphbahnen eingeschaltet sind. Bei den Lymphgefäßen wird in Abhängigkeit von ihrer Lage zur allgemeinen Muskelfaszie zwischen oberflächlichen *Vasa lymphatica superficialia* und tiefen *Vasa lymphatica profunda* unterschieden. Die Lymphe aller Lymphgefäße trifft letztlich in zwei großen Lymphstämmen, links dem **Ductus thoracicus** und rechts dem **Ductus lymphaticus dexter**, zusammen.

Hauptlymphstämme

Ductus thoracicus (AB1). Der Brustmilchgang ist der Hauptstamm des Lympgefäßsystems, der unterhalb des Zwerchfells (**A2**) aus einer konstanten, rechts von der Aorta (**A4**) gelegenen spindelförmigen Erweiterung, **Cisterna chyli** (**AB3**), hervorgeht. Er gliedert sich in folgende Abschnitte (**B**): eine kurze **Pars abdominalis (I)** vor dem ersten Lendenwirbel, eine lange **Pars thoracica (II)**, eine kurze **Pars cervicalis** (**III**) vor dem siebten Halswirbel und einen **Arcus ductus thoracici** (**IV**), der bogenförmige Abschnitt vor der ampullenartig erweiterten Einmündung in den *linken Venenwinkel* (**AB5**).

A6 V. azygos, **A7** Truncus sympathicus dexter, **A8** Truncus coeliacus, **A9** A. mesenterica superior, **A10** A. renalis dexter

Der Ductus thoracicus führt die *Lymphe aus der gesamten unteren Körperhälfte* und der *linken oberen Körperregion*. Im einzelnen erhält er folgende Zuflüsse:
Über die Hauptzuflüsse **Truncus lumbaris dexter** (**B11**) bzw. **sinister** (**B12**) wird die Lymphe aus den *Beinen*, den *Beckeneingeweiden*, der *Beckenwand*, *Teilen der Bauchorgane* und der *Bauchwand* zur Vereinigungsstelle an der *Cisterna chyli* transportiert.
Über die **Trunci intestinales** (**B13**) gelangt die Lymphe aus dem *Darm* und den übrigen *unpaaren Bauchorganen* zum Ductus thoracicus. Die Trunci intestinales vereinigen sich mit den Trunci lumbales zum Ductus thoracicus.
Der **Truncus bronchomediastinalis sinister** (**B14**) sammelt die Lymphe aus dem *Thoraxraum*. Er kann auf der linken Seite aus der Vereinigung mehrerer Lymphstämme entstehen und direkt in den Ductus thoracicus münden.
Der **Truncus subclavius sinister** (**B15**) führt dem Ductus thoracicus die Lymphe aus der *linken oberen Extremität* und den *Weichteilen der linken Thoraxhälfte* zu.
Der **Truncus jugularis sinister** (**B16**) führt die Lymphe aus *Kopf* und *Hals* entweder in den Ductus thoracius oder direkt in eine der beiden großen Venen am Venenwinkel.

Ductus lymphaticus dexter (B17). Er sammelt die Lymphe aus der *rechten oberen Körperregion* und mündet in den *rechten Venenwinkel*. Er nimmt den **Truncus bronchomediastinalis dexter** (**B18**), den **Truncus subclavius dexter** (**B19**) und den **Truncus jugularis dexter** (**B20**) auf, deren Zuflußgebiete denjenigen der linken Körperseite entsprechen.

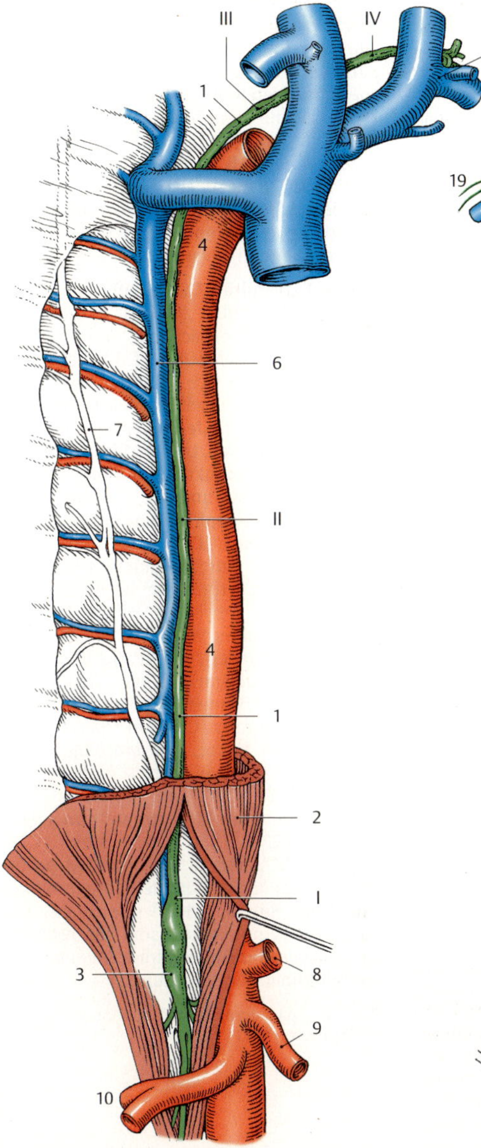

A Abschnitte und Verlauf des Ductus thoracicus

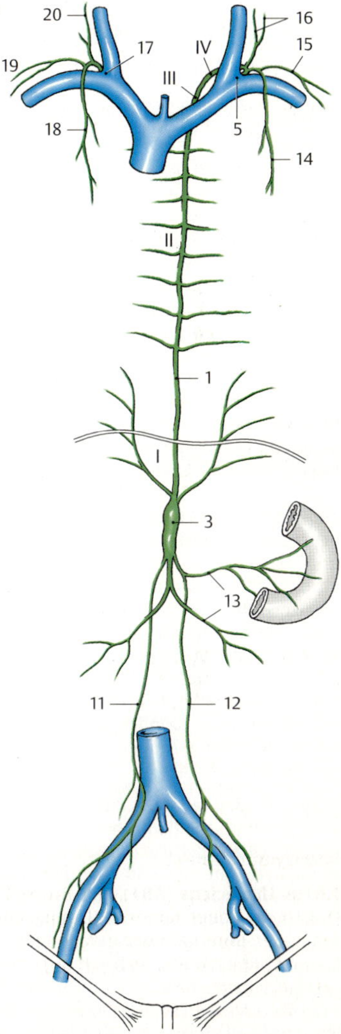

B Lymphgefäße des Rumpfes

Regionäre Lymphknoten von Kopf, Hals und Arm

Die einer definierten Körperregion oder einem Organ zugeteilte Gruppe von Lymphknoten, Nodi lymphatici (= Lnn.), sind die **regionären Lymphknoten**, denen **zentrale** oder **Sammel-Lymphknotenstationen** nachgeordnet sind.

Kopf. Die **Lnn. occipitales** (**A1**) am Trapeziusrand nehmen die Lymphe von *Hinterhaupt und Nacken* auf,
die **Lnn. mastoidei** (**A2**) auf dem Warzenfortsatz die Lymphe aus *Teilen des Ohrs* und der *Kopfschwarte*,
die **Lnn. parotidei superficiales** (**A3**) auf der Fascia parotidea und die **Lnn. parotidei profundi** (**A4**) unter der Fascia parotidea die Lymphe von der *Ohrspeicheldrüse*, von Teilen der *Augenlider*, vom *äußeren Gehörgang* und von der *äußeren Nase*. Gemeinsamer Abflußweg aller drei Lymphknotengruppen sind die *tiefen Halslymphknoten*.
Die **Lnn. faciales** (**A5**) sind inkonstant, sie nehmen die Lymphe von *Augenlidern*, *Nase*, *Gaumen* und *Schlund* auf. Die **Lnn. linguales** (**B6**) leiten zu großen Teilen die Lymphe aus der *Zunge* ab, die **Lnn. submentales** (**B7**) diejenige aus *Mundhöhlenboden*, *Zungenspitze* und *Unterlippe*. Alle drei Lymphknotengruppen fließen meist über die **Lnn. submandibulares** (**B8**) ab, die zwischen Unterkiefer und Unterkieferdrüse gelegen sind und als erste und zweite Filterstation fungieren. Direkte Lymphzuflüsse erhalten sie aus dem *inneren Augenwinkel*, der *Wange*, der *Nase*, den *Lippen*, dem *Zahnfleisch* und Teilen der *Zunge*. Sie fließen über die *tiefen Halslymphknoten* ab.

Hals. Die **Lnn. cervicales anteriores** gliedern sich in eine **oberflächliche** Lymphknotengruppe, *Lnn. superficiales* (**A9**), entlang der V. jugularis anterior und eine **tiefe** Gruppe, *Lnn. profundi* (**B10**), die entsprechend den Halseingeweiden in verschiedene Untergruppen eingeteilt werden. Alle vorderen Lymphknoten fließen letztlich über die *tiefen Halslymphknoten* ab.
Die **Lnn. cervicales laterales** liegen seitlich am Hals und gliedern sich ebenfalls in eine **oberflächliche** Gruppe, *Nodi lymphatici superficiales* (**A11**), entlang der V. jugularis externa, die die Lymphe aus der *Ohrmuschel* und dem unteren Teil der *Ohrspeicheldrüse* sammelt, und eine **tiefe** Gruppe. Diese ist meist zweigeteilt in *Lnn. profundi superiores* (**B12**), zweite Lymphknotenstation für nahezu alle Kopflymphknoten, und *Lnn. profundi inferiores* (**B13**), zweite Lymphknotenstation für nahezu alle Halslymphknoten und letzte Station für die Kopflymphknoten. Die tiefen Halslymphknoten fließen über den jeweiligen *Truncus jugularis* ab.

Obere Extremität. Die Lymphe von Hand und Unterarm fließt zunächst in die Ellenbeuge, in der oberflächliche und tiefe **Lnn. cubitales** (**C14**) gelegen sind. Medial der V. brachialis finden sich 1 – 2 **Lnn. supratrochleares** (**C15**). Vereinzelt können Lymphknoten entlang des weiteren Verlaufs der Vasa brachialia auftreten, **Lnn. brachiales** (**C16**).
Wesentliche Lymphknotenstationen für die obere Extremität und die vordere Brustwand sind die Lymphknoten der Achselhöhle, **Lnn. axillares** (**C17**). Sie sind durch Lymphgefäße untereinander verbunden und bilden im Fettgewebe der Achselhöhle ein Netz, **Plexus lymphaticus axillaris**. Die axillären Lymphknoten werden in verschiedene Gruppen gegliedert, deren Klassifizierung in der Literatur stark variiert. Gemäß der anatomischen Nomenklatur unterscheidet man: *Lnn. apicales* (**C18**) am Oberrand des M. pectoralis minor, *Lnn. brachiales* (**C16**) entlang der A. brachialis bzw. axillaris, *Lnn. subscapulares* (**C19**), *Lnn. pectorales* (**C20**) am Unterrand des M. pectoralis minor, *Lnn. centrales* (**C21**), *Lnn. interpectorales* (**C22**) zwischen M. pectoralis major und M. pectoralis minor und *Lnn. deltoideopectorales* (**C23**) im Sulcus deltoideopectoralis. Die axillären Lymphknoten sind als **regionäre Lymphknoten für die Brustdrüse**, *Mamma*, von großer klinischer Bedeutung.

C24 Lnn. parasternales auf der Innenseite der Thoraxwand (S. 82)

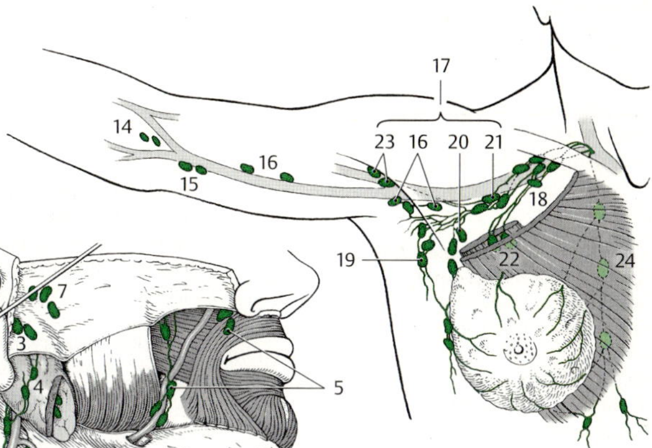

C Lymphknoten an Arm, Achsel und Thorax

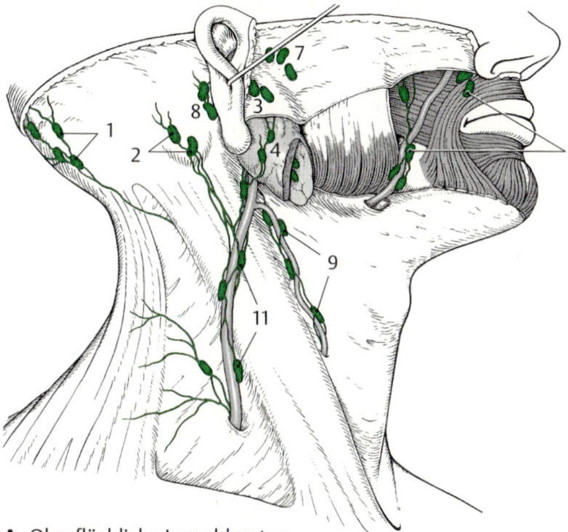

A Oberflächliche Lymphknoten an Hals und Kopf

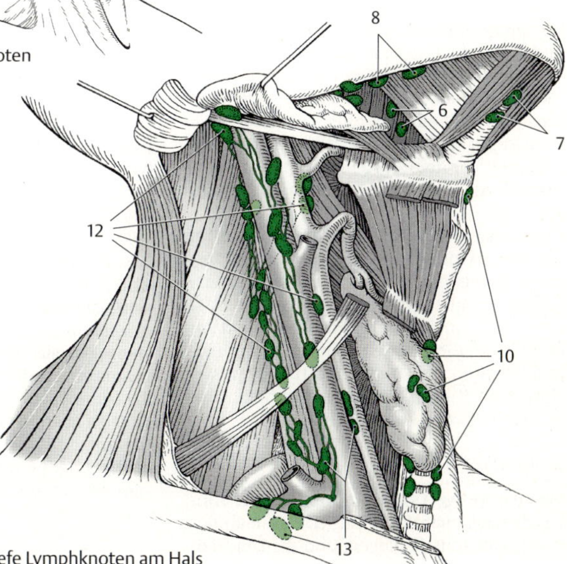

B Tiefe Lymphknoten am Hals

Regionäre Lymphknoten von Thorax und Abdomen

In den Leibeshöhlen kann grundsätzlich zwischen **wandständigen/parietalen** und **organnahen/viszeralen** Lymphknotengruppen unterschieden werden.

Thorax

Außerhalb des Thorax liegen am Seitenrand der Brustdrüse **Lnn. paramammarii.**
An der Innenseite der Thoraxwand liegen entlang der Vasa thoracica interna **Lnn. parasternales** (S. 80), die die Lymphe aus der *Brustdrüse*, den *Interkostalräumen*, der *Pleura* und von Teilen der *Leber* und des *Zwerchfells* aufnehmen.
Lnn. intercostales (**A1**) in den dorsalen Abschnitten der Interkostalräume nehmen die Lymphe der *Pleura* und aus den *Interkostalräumen* auf.
Lnn. prevertebrales (**AC2**) liegen zwischen Ösophagus und Wirbelsäule und nehmen die Lymphe aus der Umgebung auf.
Lnn. phrenici superiores (**A3**) liegen an den großen Zwerchfelldurchtritten und nehmen die Lymphe aus dem *Zwerchfell* und der *Leber* auf.
Lnn. prepericardiales (**B4**) zwischen Sternum und Perikard und **Lnn. pericardiaci laterales** (**B5**) zwischen Pleura mediastinalis und Perikard nehmen Lymphe aus der jeweiligen Nachbarschaft auf.
Die Gruppe der **Lnn. mediastinales anteriores** (**B6**) liegt vor dem Aortenbogen und nimmt Lymphe von den angrenzenden Strukturen auf.
Lnn. mediastinales posteriores (**C7**) liegen im hinteren Mediastinum. Sie werden entsprechend den benachbarten Organen in Untergruppen gegliedert, zu denen u. a. die *Nodi lymphatici tracheobronchiales* und *paratracheales* um die Trachea gehören. Lymphzufluß erhalten die Lnn. mediastinales posteriores von *Lungen, Bronchien, Trachea, Ösophagus, Perikard, Zwerchfell* und *Leber.*

Abdomen

Wandständige Lymphknoten. Hierzu zählen die **Lnn. lumbales sinistri** (**D8**), die an der Aorta abdominalis liegen, und die **Lnn. lumbales dextri** (**D9**) entlang der V. cava inferior. Diese Lymphknotengruppen werden jeweils in Untergruppen gegliedert und nehmen die Lymphe aus den *Nebennieren*, den *Nieren*, den *Harnleitern*, den *Hoden* und *Eierstöcken* sowie vom *Fundus uteri* und der *Bauchwand* auf. Zwischen diesen Lymphknotengruppen liegen **Lnn. lumbales intermedii** (**D10**), die die gleichen Zuflußgebiete haben.
Die **Lnn. phrenici inferiores** (**D11**) liegen an der Unterseite des Zwerchfells und nehmen von dort Lymphe auf.
Die **Lnn. epigastrici inferiores** liegen an der Innenseite der Bauchwand entlang der A. epigastrica inferior.

Viszerale Lymphknoten. Die **Lnn. coeliaci** (**DE12**) liegen um den Truncus coeliacus und bilden die zweite Filterstation für die Oberbauchorgane.
Die **Lnn. gastrici** (dextri/sinistri) (**E13**) liegen entlang der kleinen Magenkurvatur, die **Lnn. gastroomentales** (dextri/sinistri) (**E14**) entlang der großen. Die **Lnn. pylorici** (**E15**) sind meist hinter dem Pylorus lokalisiert.
Lnn. pancreatici (**DE16**) sind am Oberrand und Unterrand des Pankreas angeordnet. Die **Lnn. splenici** (**DE17**) liegen am Milzhilum.
Lnn. pancreaticoduodenales (**E18**) liegen zwischen Pankreas und Duodenum.
Lnn. hepatici (**E19**) sind im Bereich des Leberhilum angesiedelt.
Lnn. mesenterici (**EF20**) bilden mit 100 – 150 Knoten die große Gruppe der Mesenteriallymphknoten entlang der Mesenterialwurzel und fließen über *Lnn. coeliaci* ab.
Lnn. ileocolici (**F21**) begleiten die A. ileocolica.
Lnn. precaecales (**F22**) und **Lnn. retrocaecales** sind vor und hinter dem Blinddarm lokalisiert, **Lnn. appendiculares** (**F23**) liegen um die A. appendicularis.
Lnn. mesocolici (**F24**) sind entlang des Mesocolons angeordnet und nehmen in Gruppen die Lymphe aus dem Dickdarm auf. **Lnn. mesenterici inferiores** (**F25**) liegen entlang der A. mesenterica inferior und nehmen die Lymphe aus dem Colon descendens, dem Colon sigmoideum und dem Rektum auf.

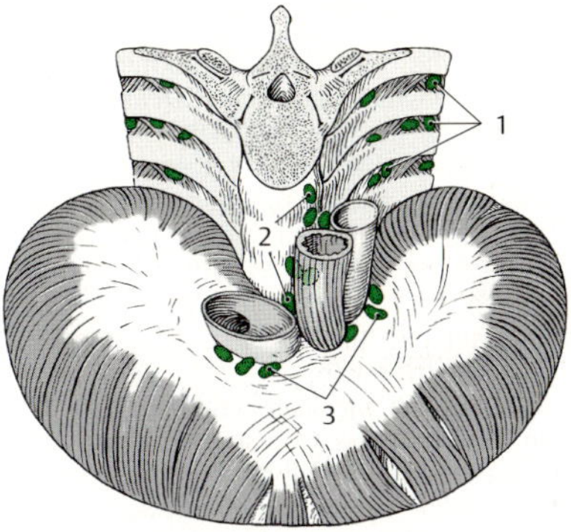

A Lymphknoten im Thorax

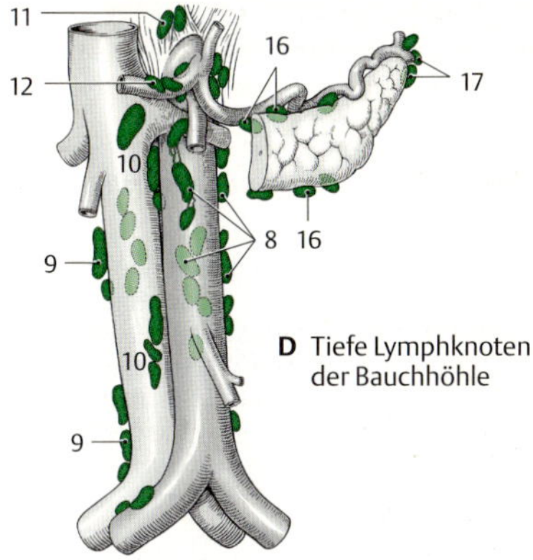

D Tiefe Lymphknoten der Bauchhöhle

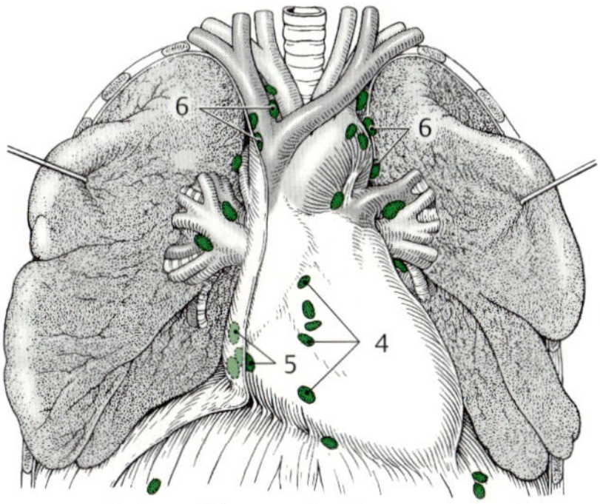

B Lymphknoten im Thorax

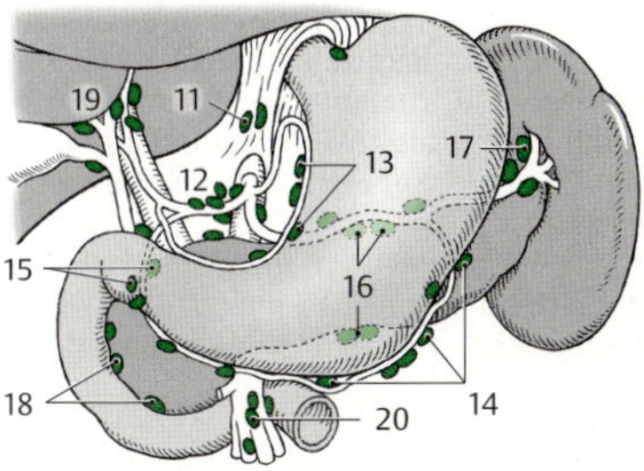

E Lymphknoten im Oberbauch

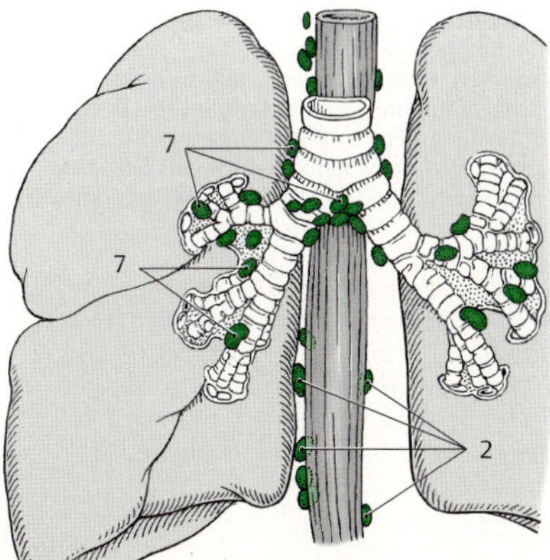

C Lymphknoten im Thorax

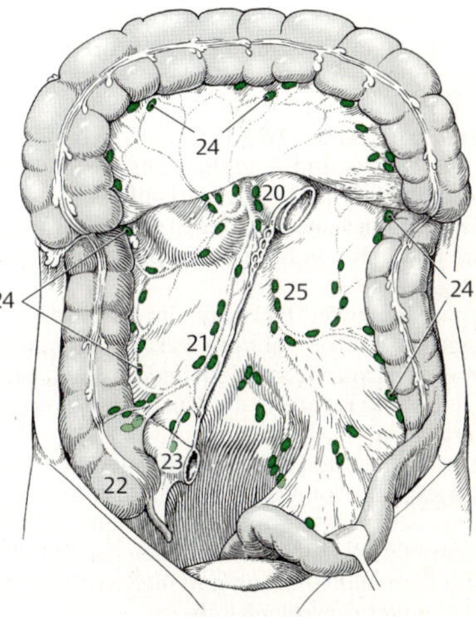

F Lymphknoten in der Bauchhöhle

Regionäre Lymphknoten von Becken und unterer Extremität

Becken

Auch im Becken (**A**) werden **parietale** Lymphknotengruppen von **viszeralen** unterschieden.

Parietale Gruppen. Entlang des Gefäßstrangs der Vasa iliaca communes liegen beiderseits mehrere parietale Lymphknotengruppen, die als **Lnn. iliaci communes** (**A1**) zusammengefaßt werden. Sie nehmen als zweite Filterstation die Lymphe der meisten *Beckenorgane*, der *inneren Bauchwand* und der *Hüft- und Gesäßmuskeln* auf. Sie fließen über die *Trunci lumbales* ab.
Um die Vasa iliaca externa liegen etliche Lymphknotengruppen, die in ihrer Gesamtheit als **Lnn. iliaci externi** (**A2**) bezeichnet werden. Sie dienen für die *inguinalen Lymphknoten* als zweite Lymphknotenstation, für Teile von *Harnblase* und *Vagina* als erste.
In Begleitung der Vasa iliaca interna liegen die parietalen **Lnn. iliaci interni** (**B3**), welche die Lymphe aus den *Beckenorganen*, der *Dammregion* und der *inneren* und *äußeren Beckenwand* aufnehmen.

Viszerale Gruppen. Sie liegen in Nachbarschaft zu den jeweiligen Beckenorganen:
Lnn. paravesicales (**B4**) sind in verschiedenen Gruppen um die *Harnblase* angeordnet und nehmen die Lymphe aus diesem Organ und der *Prostata* auf.
Lnn. parauterini (**B5**) befinden sich neben dem Uterus und nehmen überwiegend die Lymphe aus der *Cervix uteri* auf.
Lnn. paravaginales (**B6**) liegen neben der *Vagina* und nehmen z.T. die Lymphe aus diesem Organ auf.
Lnn. pararectales (**B7**) liegen im Bindegewebe seitlich und dorsal vom Rektum und nehmen die Lymphe aus dem *Enddarm* auf. Diese fließt in Richtung der *Lnn. mesenterici inferiores* ab.
Lnn. anorectales (**B8**) sind entgegen der anatomischen Nomenklatur nicht als Synonyma der letzteren anzusehen. Diese Lymphknoten nehmen nämlich die Lymphe aus dem *Analkanal* auf und fließen über *Lnn. inguinales superficiales* ab.

Untere Extremität

Wesentliche Lymphknotenstationen an der *Grenze zwischen unterer Extremität und Rumpf* sind die **Lnn. inguinales superficiales** (**C9**), die im subkutanen Fettgewebe der Inguinalregion gelegen und daher bei Vergrößerung leicht zu tasten sind. Sie nehmen die *oberflächliche* Lymphe vom *Bein* sowie die Lymphe von *Anus*, *Damm* und *äußerem Genitale* auf und fließen über die parietalen *Lnn. iliaci externi* ab.
Die tiefen **Lnn. inguinales profundi** (**C10**) liegen unterhalb der Oberschenkelfaszie und nehmen die *tiefe* Lymphe aus dem *Bein* auf. Der oberste Lymphknoten dieser Gruppe kann sehr groß sein und im Canalis femoralis gefunden werden, *Rosenmüller-Lymphknoten*.

Im Bereich der *unteren Extremität* finden sich regelmäßig Lymphknoten in der Kniekehle, wo **Lnn. popliteales superficiales** (**D11**) am proximalen Ende der V. saphena parva und **Lnn. popliteales profundi** (**D12**) an der A. poplitea unterschieden werden. Sie sind Filterstation für die Lymphe aus *Fuß* und *Unterschenkel*, an dem gelegentlich ein *Nodus tibialis anterior*, ein *Nodus tibialis posterior* oder ein *Nodus fibularis* gefunden wird.

Klinischer Hinweis. Die exakte Kenntnis der regionalen Lymphknoten eines Organs ist in der **Tumorchirurgie** von enorm großer Bedeutung. Meist werden nicht nur das von einem bösartigen Tumor befallene Organ, sondern auch seine Lymphknoten entfernt, da sie bereits von einer Tochtergeschwulst (Metastase) befallen sein könnten. Es metastasieren jedoch nicht alle bösartigen Tumore über die Lymphwege. Bei der Besprechung der einzelnen Organe wird aufgrund der klinischen Bedeutung nochmals Bezug auf die jeweiligen regionalen Lymphknoten genommen.

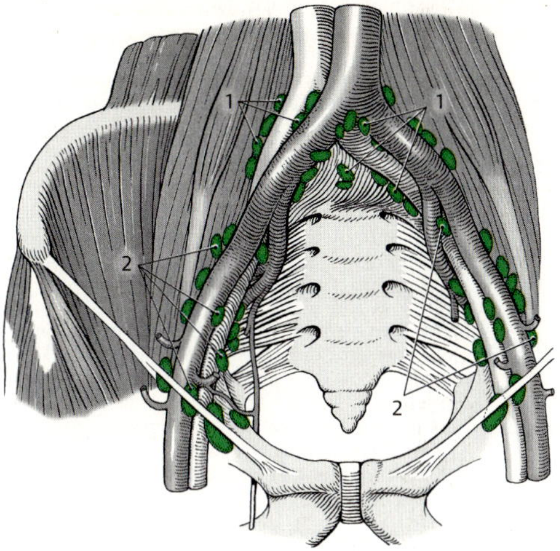

A Lymphknoten an den Beckengefäßen

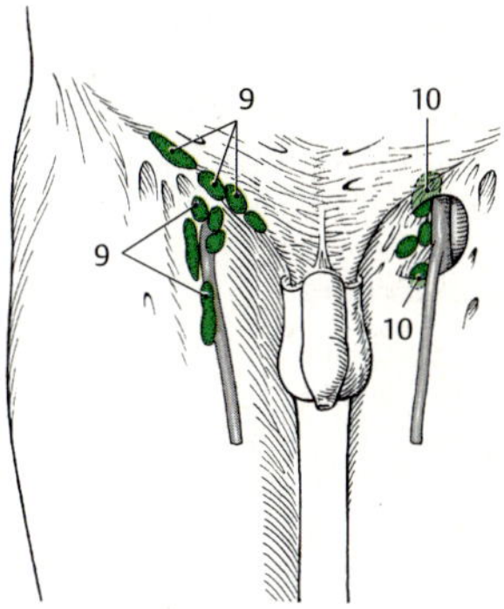

C Lymphknoten der Leistengegend

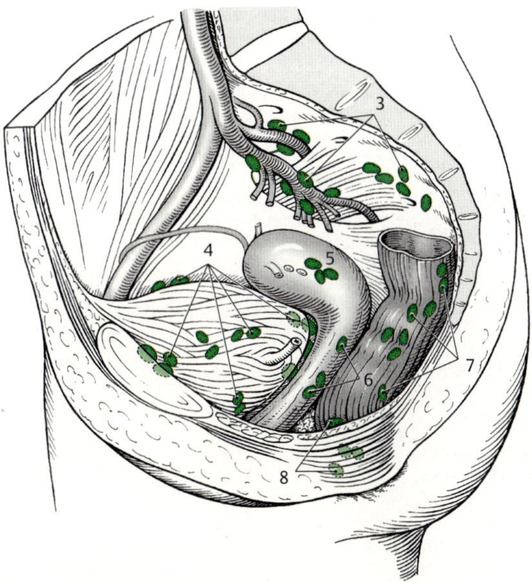

B Lymphknoten im weiblichen Becken

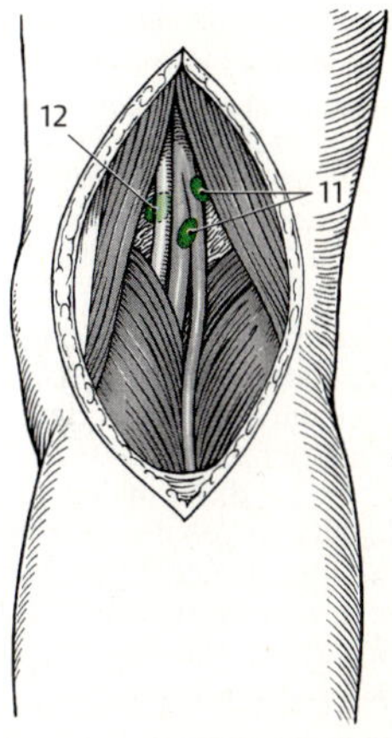

D Lymphknoten der Kniekehle

Aufbau und Funktion von Blut- und Lymphgefäßen

In der Wand von Blut und Lymphgefäßen wird grundsätzlich ein gemeinsamer Bauplan gefunden. Je nach Abschnitt der Gefäßstrecke, d.h. je nach Beanspruchung und Funktion, weist die Gefäßwand charakteristische Modifikationen auf.

Gefäßwand

Grundsätzlich werden **drei Schichten** unterschieden:
Tunica interna (**A1**) oder Intima, Tunica media (**A2**) oder Media und Tunica externa (**A3**) oder Adventitia.

Tunica interna. Sie besteht aus einer Lage niedriger, in der Längsachse des Gefäßes ausgerichteter **Endothelzellen** (**A1 a**), die meist auf einer *Basalmembran* ruhen und von wenig Bindegewebe, **Stratum subendotheliale** (**A1 b**), unterlagert werden. In Arterien tritt eine gefensterte elastische Membran hinzu, **Membrana elastica interna** (**A1 c**). Die Tunica interna dient dem *Stoff-, Flüssigkeits- und Gasaustausch* durch die Gefäßwand und steht direkt unter der Schubwirkung des vorbeiströmenden Blutes.
Die Endothelzellen aller Blutgefäße sind durch **Zellkontakte** (Näheres s. Lehrbücher der Histologie) miteinander verbunden. Diese sind je nach Gefäßabschnitt und Organ unterschiedlich zahlreich und unterschiedlich dicht. In den Arterien sind die Zwischenzellkontakte der Endothelzellen in der Regel dicht, in den Kapillaren und postkapillären Venulen durchlässiger. In den Kapillaren einiger Organe bilden sie wiederum eine besonders dichte Schranke (*Blut-Hirn-Schranke, Blut-Thymus-Schranke, Blut-Hoden-Schranke*, etc.).

Tunica media. Sie besteht aus annähernd ringförmig, d.h. in flachen Schraubentouren angeordneten **glatten Muskelzellen** (**A2 a**) und **elastischen Netzen**. In den Arterien ist die Tunica media besonders gut ausgebildet, in den meisten Venen ist sie weniger stark. Die Tunica media muß der blutdruckbedingten Dehnung der Gefäßwand entgegenwirken und kann durch den Spannungszustand ihrer glatten Muskelzellen das Gefäßlumen verändern.

Tunica externa (A3). Sie besteht aus **Bindegewebe** (**A3 b**), das in der Wand von Venen mit **glatten Muskelzellen** vergesellschaftet ist. Die Zellen und Fasernetze der Tunica externa sind in Richtung der Gefäßachse ausgerichtet. In Arterien kann gegen die Media eine schwache **Membrana elastica externa** (**A3 a**) ausgebildet sein.

Die Tunica externa dient dem **Einbau des Gefäßes in die Umgebung** und muß äußeren Krafteinwirkungen, wie z.B. der Längsdehnung, entgegenwirken. Die Tunica externa ist daher in Venen meist besonders stark ausgebildet. In Regionen, in denen eine Längsdehnung nicht auftritt, wie z.B. im Gehirn, ist die Tunica externa der Gefäße nicht oder nur schwach ausgebildet.

Bei großen Gefäßen treten durch die Tunica externa Vasa privata, sog. **Vasa vasorum** (**A3 c**), an die äußeren Wandschichten des Gefäßrohres heran. Die inneren Schichten werden vom Blutstrom versorgt. Auch die **vegetativen Nervenfasern**, die die Gefäßmuskulatur innervieren, treten durch die Tunica externa in die Gefäßwand ein.

Einbau der Gefäße in den Bewegungsapparat. Die Arterien verlaufen in der Regel in Begleitung von Venen über die **Beugeseite der Gelenke** (**B**). Sie werden bei der Beugung des Gelenks nicht gedehnt, aber auch nicht abgedrückt. Der Gefahr der Abknickung ist dadurch begegnet, daß die Gefäße gemeinsam mit den begleitenden Nerven in einen verformbaren Fettkörper eingebaut sind. Dieser ermöglicht den Gefäßen, bei starker Beugung (**C**) ihre Längsspannung und damit auch ihre absolute Länge zu verringern und sich aus der Gefahrenzone zurückzuziehen.

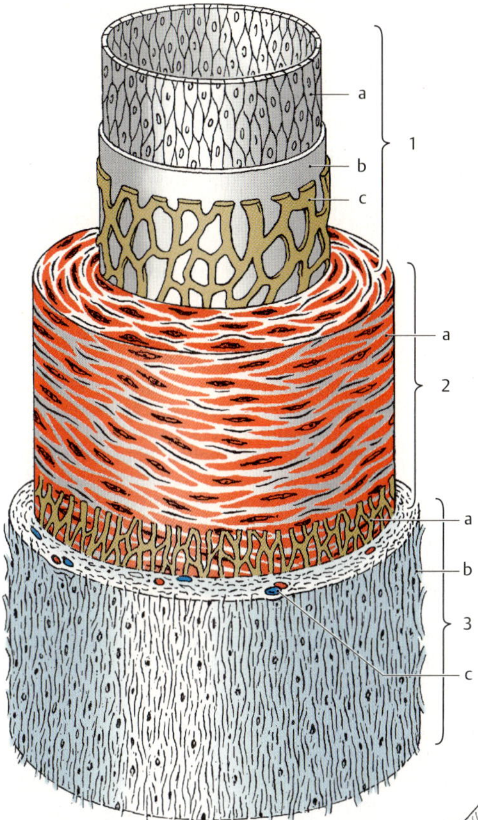

A Wandschichten einer Arterie

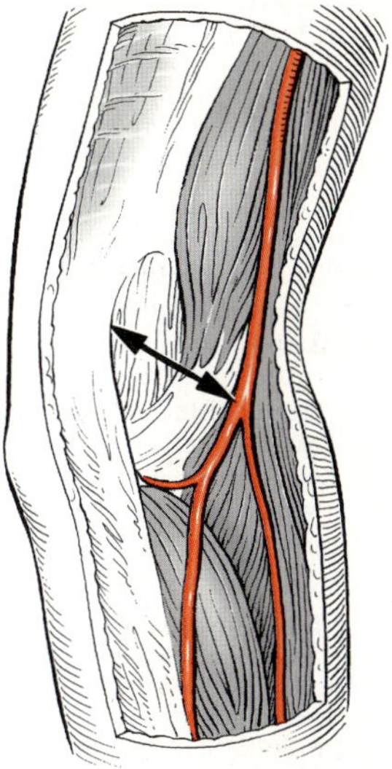

B Arterie auf der Beugeseite eines Gelenks in gestrecktem Zustand

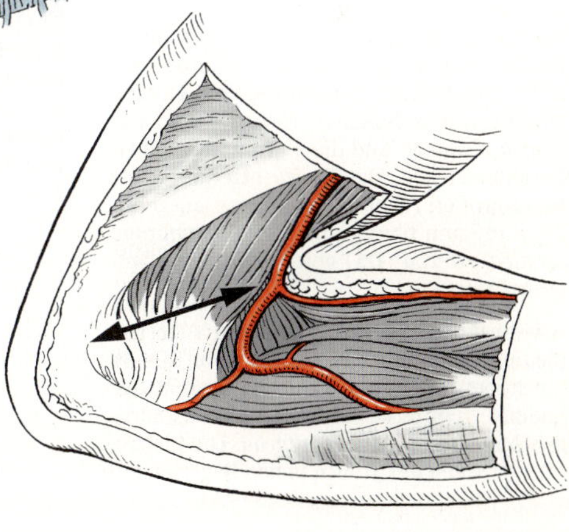

C Arterie auf der Beugeseite eines Gelenks in gebeugtem Zustand (nach von Hayek)

Regionale Unterschiede im Wandaufbau – arterieller Schenkel

Der Wandaufbau arterieller Gefäße varriiert in Abhängigkeit von ihrer Funktion und ihrer Entfernung zum Herzen:

Aorta und große herznahe Arterien sind Arterien vom **elastischen Typ**. Sie haben einen deutlichen **dreischichtigen Bau**. Die *Tunica interna* (**A1**) ist aufgrund ihres gut ausgebildeten Stratum subendotheliale dick. In der *Tunica media* (**A2**) überwiegen dichte elastische, gefensterte Membranen. Die glatten Muskelzellen der Media inserieren an diesen Membranen und können deren Spannung einstellen und regulieren. Die *Tunica externa* (**A3**) beherbergt in ihrem Bindegewebe Vasa vasorum und vegetative Nerven.

Funktionelle Anatomie. Die Aorta und die herznahen Arterien sind dem diskontinuierlichen Blutausstoß des Herzens unmittelbar ausgesetzt. Ein Teil des Schlagvolumens wird während der Systole (**B**) durch Dehnung der elastischen Membranen in der Gefäßwand gespeichert. In der Diastole (**C**) geben sie dann die gespeicherte Energie an das Blut ab und bewegen es peripheriewärts fort, **„Windkessel"**.

Herzferne Arterien sind die großen Arterien in der Peripherie (**D**) sowie alle mittleren und kleineren Arterien des großen Kreislaufs (**E**). Sie zählen zu den Arterien vom **muskulären Typ**. Die *Tunica interna* besteht häufig nur noch aus Endothel und wenig subendothelialem Bindegwebe. Eine *Membrana elastica interna* (**D4**) zwischen Intima und Media, die aus elastischen Fasernetzen besteht, ist deutlich auszumachen. Mit zunehmender Entfernung vom Herzen nehmen die elastischen Fasernetze in der *Tunica media* ab und die glatten Muskelzellen überwiegen. Die *Tunica externa* ist bei mittelgroßen Arterien am besten ausgebildet und kann häufig durch eine *Membrana elastica externa* (**D5**) von der Media abgegrenzt sein.

Arteriolen (F) sind präkapilläre Arterien, die nurmehr einen Durchmesser von 20 – 40 µm haben. Ihre *Tunica interna* besteht aus Endothel und einer teilweise unvollständigen *Membrana elastica interna*. Die glatten Muskelzellen der *Tunica media* liegen in ein bis zwei Lagen und sind *ringförmig* angeordnet. Hierdurch wirken die Arteriolen als **präkapilläre Sphinkteren:** durch Änderung ihres Lumens regeln sie den Blutdruck und gleichzeitig die Durchblutung des nachgeschalteten Kapillargebietes.

Kapillaren (G). Durch Aufteilung unter Verlust der Muskulatur gehen die Arteriolen in Kapillaren über, deren Durchmesser meist bei 5 – 15 µm liegt. Kapillaren bilden häufig **Netze**, die aus mehreren Arterien gespeist werden. Die Kapillarwand ist als ein Endothelzellrohr anzusehen (**H**). Die *Endothelzellen* (**H6**) werden durch eine elektronenmikroskopisch sichtbare *Basalmembran* (**H7**) und außen aufliegende *Perizyten* ergänzt. In Abhängigkeit von der Funktion eines Organs werden **unterschiedliche Bautypen** der Kapillarwand unterschieden: Es gibt geschlossene Endothelien ohne Fensterung mit kontinuierlicher Basalmembran (**I**), Endothelien mit intrazellulärer Fenestrierung durch ein Diaphragma (**II**) oder mit intrazellulären Poren (**III**) und jeweils kontinuierlicher Basalmembran sowie Endothelien mit interzellulären Lücken und unterbrochener Basalmembran (**IV**) (Vorkommen: **I** z. B. Skelettmuskulatur, **II** z. B. Magen-Darm-Trakt, **III** z. B. Nierenglomerulus, **IV** z. B. Lebersinus).
Für einige Organe, wie z. B. Leber, Knochenmark, Milz und einige endokrine Organe, sind besonders weite Kapillaren charakteristisch. Sie werden als sinusoide Kapillaren oder **Sinusoide** bezeichnet.

Zwischen Arteriolen und postkapillären Venulen (S. 90) können Kurzschlußverbindungen existieren, die als **arteriovenöse Anastomosen** bezeichnet werden und vor allem an den *Akren* (Nase, Fingerspitzen etc.) und in *Schwellkörpern* zu finden sind.

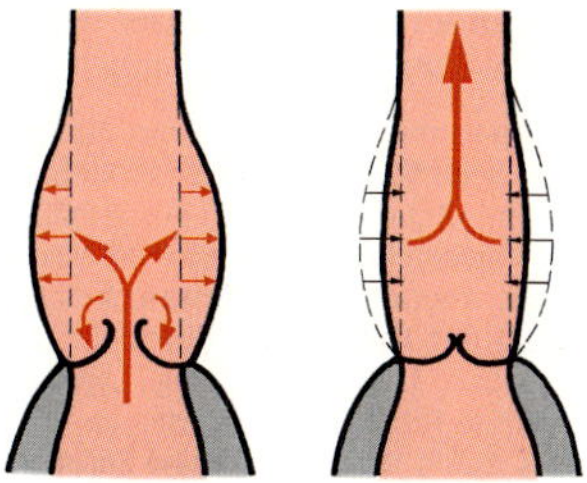

B, C Windkesselfunktion, Systole, Diastole

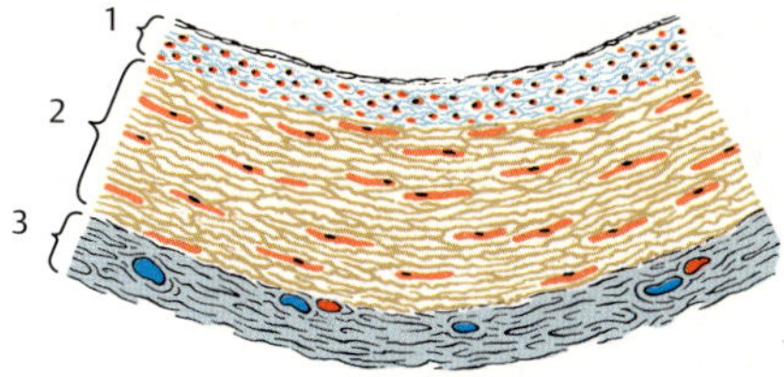

A Aorta

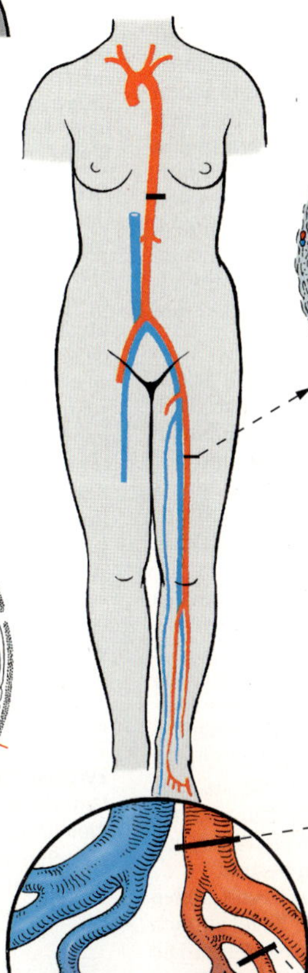

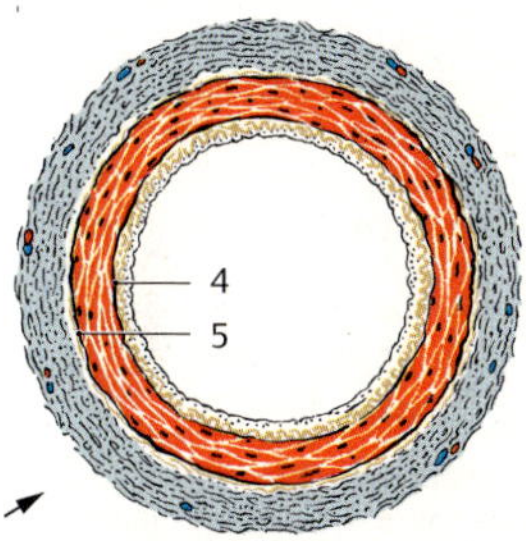

D Große, herzferne Arterie

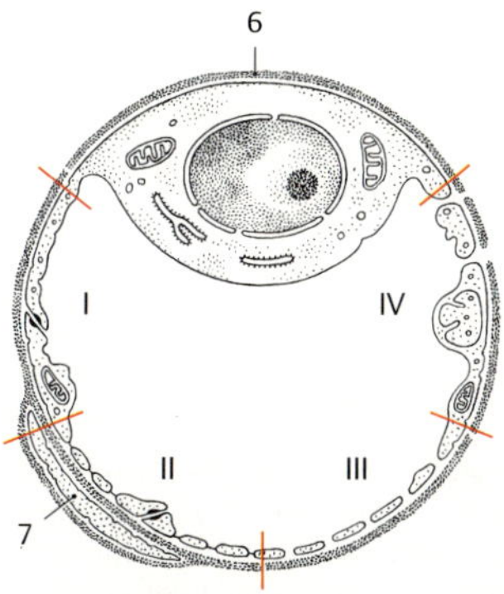

H Endothelformen, elektronenmikroskopisch

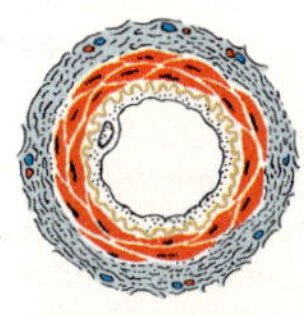

E Kleine, herzferne Arterie

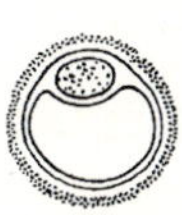

G Kapillare

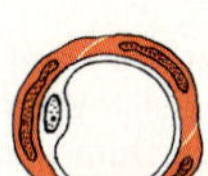

F Arteriole

Regionale Unterschiede im Wandaufbau - venöser Schenkel

Venulen (B). Der venöse Schenkel des Kapillarbetts geht zunächst in Venulen über, bei denen prinzipiell drei verschiedene Abschnitte unterschieden werden: **Postkapilläre Venulen** haben einen Durchmesser bis zu 30 µm und besitzen noch keine glatten Muskelzellen in ihrer Wand. **Sammelvenulen** haben einen Durchmesser bis zu 50 µm und weisen bereits eine *Tunica media* aus Fibrozyten und kontraktilen Zellen auf. Sie gehen in **muskuläre Venulen** (**B**) über, die einen Durchmesser bis zu 100 µm besitzen und in der *Tunica media* ihrer dünnen Wand unregelmäßig angeordnete glatte Muskelzellen aufweisen. Diese erlauben es den Venulen, das Gefäßlumen zu verändern. In manchen Organen sind die Venulen seenartig erweiterte Blutspeicher, sog. sinusoide Venen oder **venöse Sinus**.

Herzferne Venen (C). Die Venulen leiten das Blut in **kleine herzferne Venen** über. Grundsätzlich variiert deren Wandaufbau in Abhängigkeit von der Gefäßgröße und der jeweiligen Körperregion. Im allgemeinen ist die Venenwand dünner als die Wand der entsprechenden Arterie und es fehlt häufig die klare Dreischichtung.
In den kleinen Venen ist die *Tunica interna* (**C1**) auf Kosten des subendothelialen Bindegewebes nur schwach ausgebildet, die dünne *Tunica media* (**C2**) besteht aus glatten Muskelzellen, die in flachen Schraubentouren verlaufen und von Bindegewebe begleitet werden. Die Tunica media geht fließend in die *Tunica externa* (**C3**) über, die aus kollagenen Fasern, elastischen Netzen und mit zunehmendem Kaliber der Vene auch aus Bündeln glatter Muskelzellen besteht.
Kleine Venen bilden die Wurzeln von **großen herzfernen Venen** (**D**), die in der Regel ähnlich aufgebaut sind wie die kleineren Venen. Die Menge an glatten Muskelzellen der *Tunica externa* vergrößert sich mit zunehmendem Kaliber der venösen Blutgefäße. Im Inneren der Venen von Rumpfwand und Extremitäten finden sich **Venenklappen** (**DE**). Sie werden von der *Tunica interna* gebildet, d.h. sie bestehen aus Bindegewebe und werden allseits von Endothel überzogen. Der Form nach sind sie *zweiteilige Taschenklappen.*

Funktionelle Anatomie. Während es in einigen Organen keine Venenklappen gibt (z.B. Gehirn, Niere, Leber), sind sie in der unteren Körperhälfte häufig: An der unteren Extremität wird die Wand der Venen bei Kontraktion der Skelettmuskulatur eingedrückt und der Veneninhalt durch die Taschenklappen herzwärts gelenkt, sog. **„Muskelpumpe"**. Der venöse Rückstrom zum Herzen wird darüber hinaus durch die **arterio-venöse Kopplung** (**F**) gefördert: Die meist zwei Begleitvenen der mittleren und kleineren Arterien sind durch Bindegewebe so an die Arterienwand gekoppelt, daß deren Pulswelle das Venenlumen einengt und das Blutvolumen in der Vene herzwärts schiebt.

Große herznahe Venen. In der oberen Körperhälfte haben ihre Wände wenig glatte Muskelzellbündel. Hingegen weist das Stammgefäß der unteren Körperhälfte, *V. cava inferior* (**G**), eine große Menge glatter Muskelzellen auf: Im subendothelialen Bindegewebe der *Tunica interna* (**G1**) finden sich längsgerichtete Muskelbündel, die schmale *Tunica media* (**G2**) beherbergt einige zirkulär gerichtete Bündel und die enorm breite *Tunica externa* (**G3**) ist reich an Bündeln von längsgerichteten Muskelzellen.
Insgesamt nehmen Venen große Blutmengen bei geringen Druckänderungen auf, es sind **„Kapazitätsgefäße"**.

Klinischer Hinweis. Durch übermäßige Erweiterung der Venen (meist an der unteren Extremität) können die Venenklappen insuffizient werden, es kommt zu Aussackungen der Venenwand, **Varizen** bzw. **Krampfadern**.

Lymphgefäße. Der Wandaufbau der Lymphgefäße und der Lymphstämme gleicht dem der Venen. Lymphkapillaren bestehen aus einer Lage von Endothelzellen und haben oft keine Basalmembran.

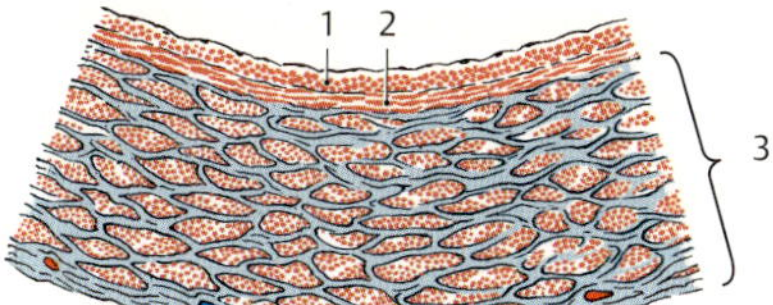

G Vena cava inferior

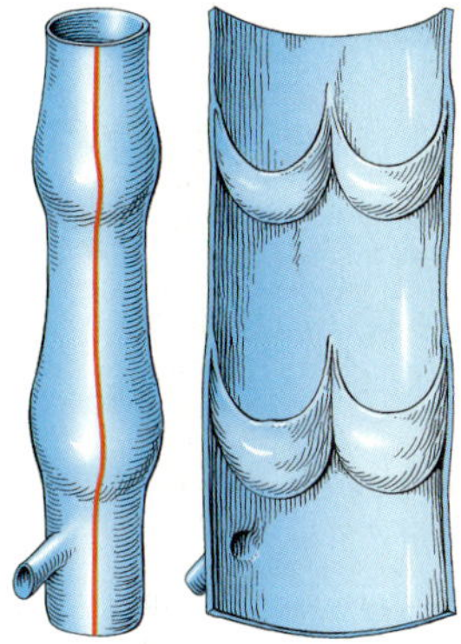

E Venenklappen

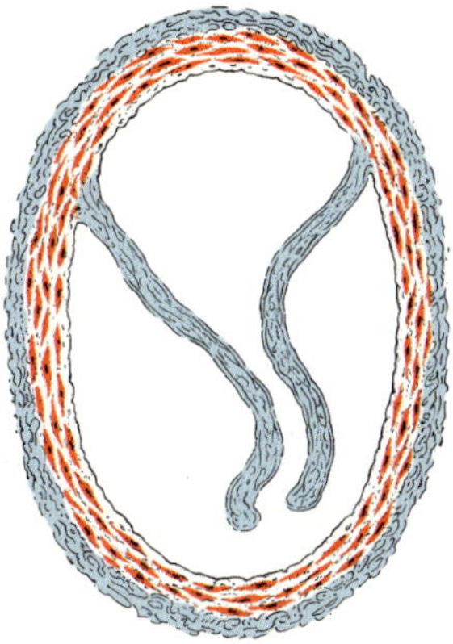

D Große, herzferne Venen

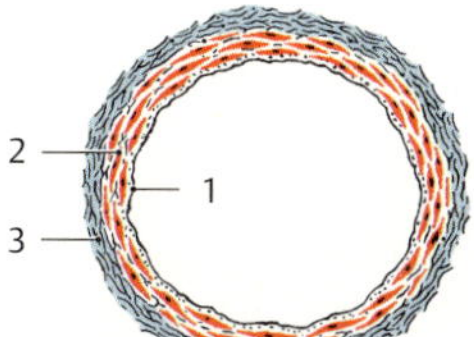

C Kleine, herzferne Venen

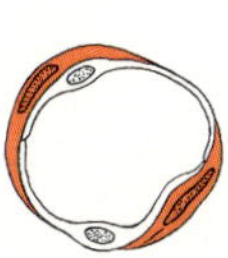

B Venule

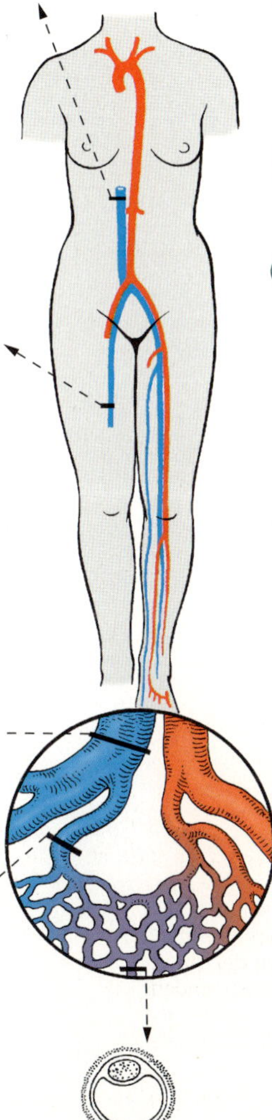

A Kapillare

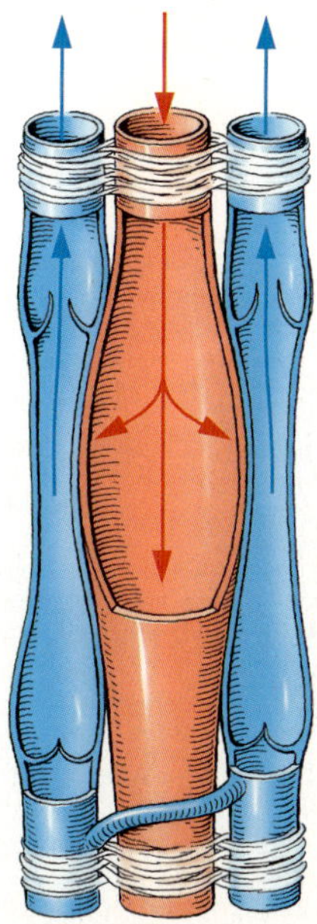

F Arteriovenöse Koppelung

Atmungssystem

Übersicht

Anatomische Gliederung

Die primäre Aufgabe der Organe des Atmungssystems, **Apparatus respiratorius**, besteht in der **„äußeren Atmung"**: Über die Atmungsorgane wird Sauerstoff aus der Luft aufgenommen und Kohlendioxid aus dem Blut abgegeben. Das Atmungssystem besteht zu diesem Zweck aus gasaustauschenden Flächen und luftleitenden Wegen. Die **gasaustauschenden Flächen** sind mit einer Gesamtoberfläche von ca. 200 m^2 sehr groß und setzen sich aus den blind endenden Lungenbläschen, *Alveoli pulmonis*, zusammen, die einen großen Teil der Lungen, *Pulmones* (**A1**), ausmachen. Über die **luftleitenden Wege** *Nase/Nasus* und *Nasenhöhle/Cavitas nasi* (**A2**), *Rachen/Pharynx* (**A3**), *Kehlkopf/Larynx* (**A4**), *Luftröhre/Trachea* (**A5**) und einen in vielen Teilungsgenerationen aufgespaltenen *Bronchialbaum* (**A6**) gelangt die Atemluft in die Lungenalveolen. Während die Hauptbronchien außerhalb der Lunge gelegen sind, befindet sich der größte Teil des sich aufteilenden Bronchialbaums in der Lunge. Die eingeatmete Luft wird auf ihrem Weg durch die luftleitenden Organe bis in die Lungenalveolen auf mehrfache Weise gereinigt, befeuchtet und erwärmt.

Die Atmungsorgane besitzen neben der Aufgabe des **Gasaustausches** noch weitere Funktionen. Hierzu zählen die **Reinigungs- und Schutzfunktion** durch den gesamten luftleitenden Atemapparat, die **Laut- und Stimmbildung** durch den Kehlkopf und die benachbarten Strukturen sowie die **Geruchswahrnehmung** durch das in der Nase angesiedelte Geruchsorgan.

Klinisch orientierte Gliederung

Neben der funktionellen Gliederung können die Atmungsorgane aus klinischen Erwägungen in die oberen und unteren Luftwege gegliedert werden. Die **oberen Luftwege** liegen vornehmlich im *Kopf*. Zu ihnen werden alle Strukuren gerechnet, die oberhalb des Kehlkopfes gelegen sind. Das sind die **Nasenhöhlen** mit den angeschlossenen Nasennebenhöhlen, **Sinus paranasales**, und der **Rachen**. Die Nasennebenhöhlen sind *pneumatische Räume* in jenen Schädelknochen, die Verbindung zur Nasenhöhle haben. Im Rachen kreuzen sich Atemweg und Nahrungsweg. Die **unteren Luftwege** liegen in *Hals* und *Thorax* und bestehen aus dem **Kehlkopf**, der **Luftröhre** und der gesamten Aufzweigung des **Brochialbaums** bis hin zu den gasaustauschenden Flächen der **Alveolen**. Die Lungen sind im Thorax in den serösen *Pleurahöhlen* (**A7**) untergebracht, die nach medial an das *Mediastinum* grenzen.

Die Atmungsorgane gehen als Derivate des Kopfdarms aus dem inneren Keimblatt, **Entoderm**, hervor (s. Taschenatlas der Embryologie).

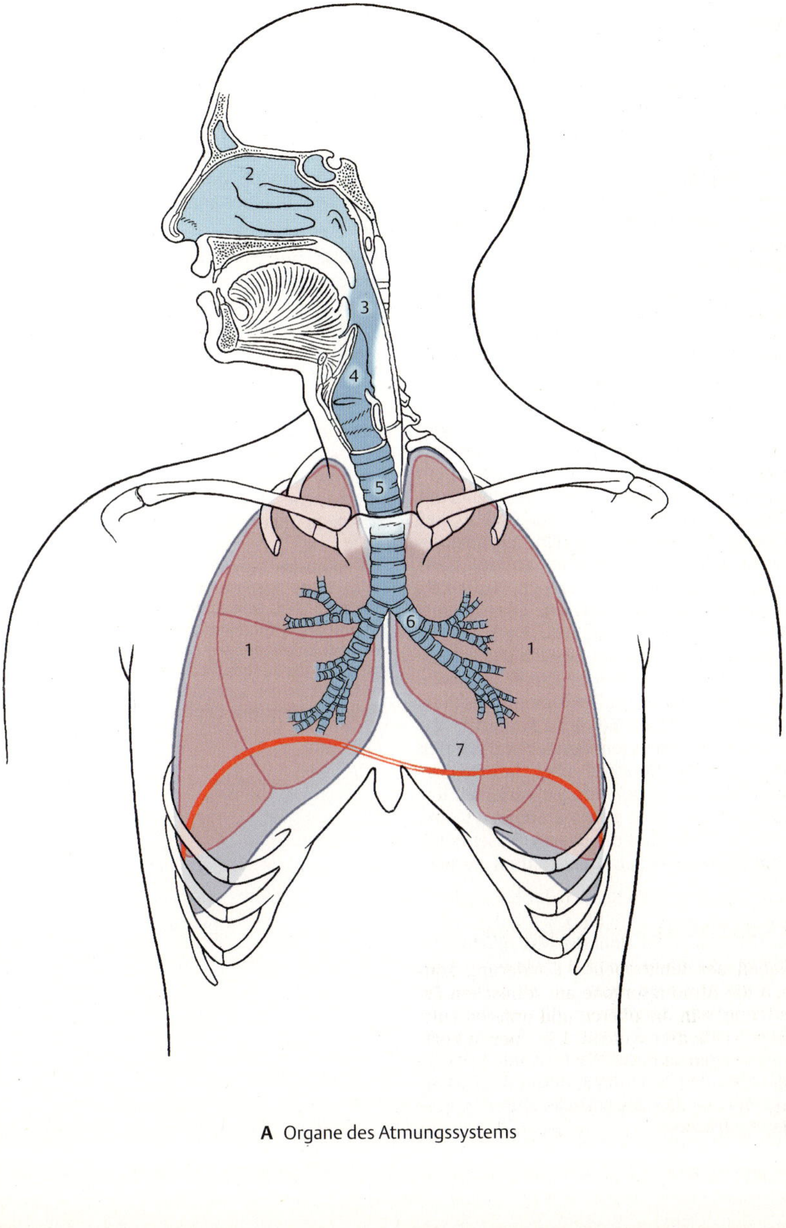

A Organe des Atmungssystems

Nase

Äußere Nase

Die frei aus dem Gesicht vorspringende äußere Nase, **Nasus externus** (**A**), mit ihrem Knochen- und Knorpelgerüst ist nur dem Menschen eigen. Im Bereich der Nasenwurzel, **Radix nasi** (**A1**), ist das Gerüst der Nase knöchern (**B**). Es besteht aus den beiden Nasenbeinen, *Ossa nasalia* (**B2**), und den *Processus frontales der Maxilla* (**B3**) (Bd. 1 S. 292), die vorne die Nasenöffnung, *Apertura piriformis* (**B4**), umrahmen. Letztere wird durch Platten und Spangen aus hyalinem Knorpel, *Cartilagines nasi*, ergänzt (**C**): Die paarige, dreieckige Knorpelplatte des *Processus lateralis* (**C5**) bildet die Grundlage für die **seitliche Nasenwand** und den Nasenrükken, **Dorsum nasi** (**AC6**), und biegt nach medial in den Knorpel der *Nasenscheidewand* um (S. 100). Das Stützgerüst des Nasenflügels, **Ala nasi** (**AC7**), wird jeweils von einem großen gebogenen Nasenflügelknorpel, *Cartilago alaris major* (**C8**), und drei bis vier kleinen Nasenflügelknorpeln, *Cartilagines alares minores*, gebildet. Die Cartilago alaris major umrahmt das Nasenloch, **Naris** (**C9**), mit einem lateral gelegenen *Crus laterale* (**C8a**) und einem septumwärts gerichteten *Crus mediale* (**C8b**). Im Bereich der Nasenspitze, **Apex nasi** (**AD10**), entsteht zwischen den umbiegenden großen Nasenflügelknorpeln beider Seiten eine kleine Rinne. Die Nasenknorpel sind untereinander und mit den benachbarten Knochen über faserreiches Bindegewebe verbunden. Sie verleihen der äußeren Nase eine gewisse Steifigkeit und gewährleisten, daß die paarige Nasenhöhle und die Nasenlöcher offengehalten werden.

Subkutan liegen im Bereich der Nase etliche **mimische Muskeln** (Bd. 1 S. 320), deren Fasern großenteils in der *Haut der Nasenflügel* und der *Nasolabialfurchen* (**A11**) inserieren. Diese Muskeln haben nicht nur Einfluß auf die *nasale Mimik*, sondern sie dienen auch der *Erweiterung und Verengung der Nasenlöcher*. Die **Haut** der äußeren Nase ist dünn, lediglich über den Nasenflügeln und der Nasenspitze ist sie dick. Sie enthält zahlreiche große *Talgdrüsen*.

Die meist ellipsoiden Nasenlöcher, **Nares** (**D**), bilden den Eingang zur rechten und linken Nasenhöhle, **Cavitas nasi**, denen jeweils ein Nasenhöhlenvorhof, *Vestibulum nasi* (**D12**), vorgelagert ist. Das Lumen des Vestibulum nasi wird von *Haut* ausgekleidet und ist mit kurzen, borstenartigen Haaren, *Vibrissae* (**D13**), besetzt, die reusenartig das Eindringen großer Partikel aus der eingeatmeten Luft verhindern. Die Öffnung der Nasenlöcher liegt in einer annähernd transversalen Ebene.

Gefäße- und Nervenverorgung. Die äußere Nase wird von der **A. angularis** aus der *A. facialis*, der **A. dorsalis nasi** aus der *A. ophthalmica* und der **A. infraorbitalis** aus der *A. maxillaris* versorgt; der venöse Abfluß erfolgt über die **V. facialis** und die **V. ophthalmica superior** (Bd. 1 S. 336).

Die sensible Innervation der Haut der äußeren Nase erfolgt durch Äste des **N. ophthalmicus** und des **N. maxillaris** (Bd. 1 S. 336), die motorische Innervation der mimischen Muskeln um die Nase durch den **N. facialis.**

Klinischer Hinweis. Zwischen medialem Lidwinkel und Nasenwurzel bestehen venöse Anastomosen zwischen dem Stromgebiet der V. facialis und der V. ophthalmica. Auf diesem Wege können bei Entzündungen der seitlichen Gesichtsregion und der äußeren Nase Keime in die tiefen venösen Sinus der Schädelhöhle gelangen und zur **Sinusvenenthrombose** führen.

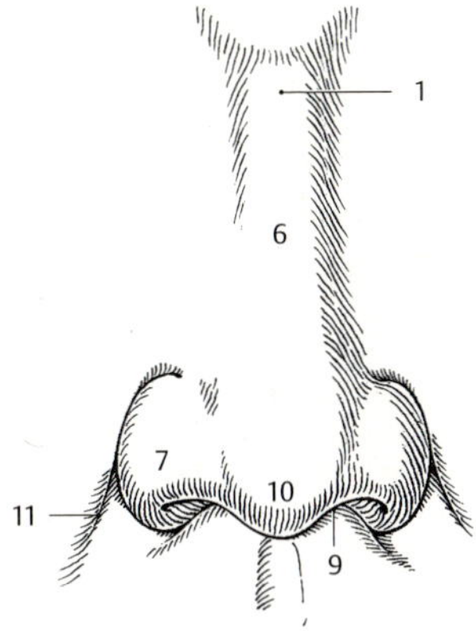

A Äußere Nase

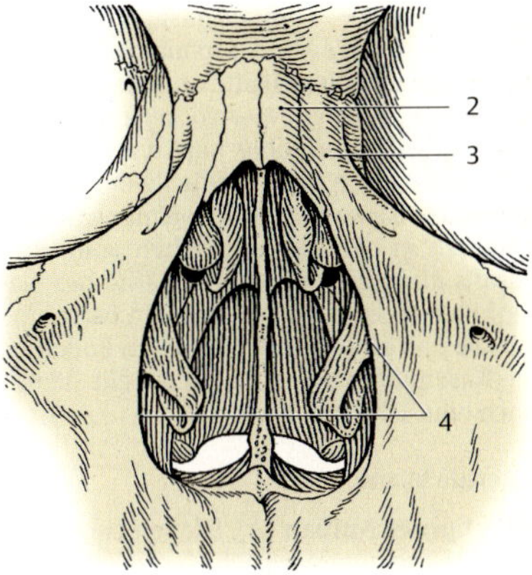

B Knöchernes Nasenskelett

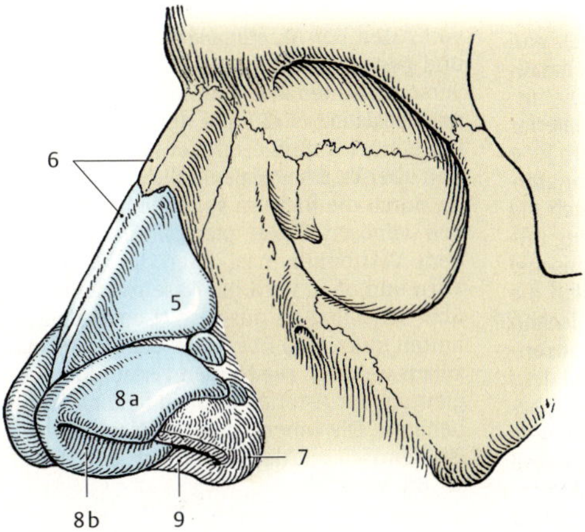

C Nasenknorpel

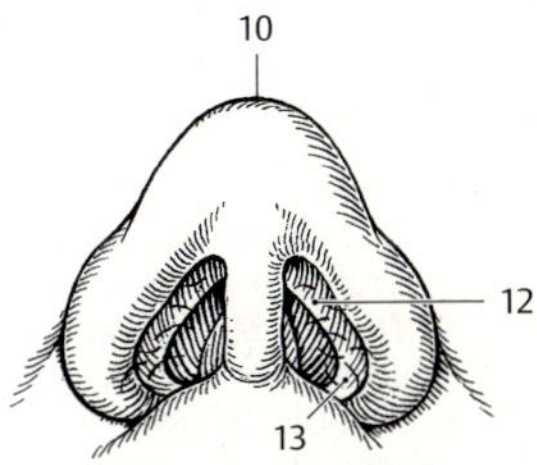

D Nasenlöcher

Nasenhöhle

Die Nasenhöhle, **Cavitas nasi**, wird durch die Nasenscheidewand, **Septum nasi**, in eine **rechte** und eine **linke Hälfte** unterteilt. Durch die beiden *äußeren Nasenlöcher* öffnet sich die paarige Nasenhöhle nach vorne unten und außen, nach hinten geht sie beiderseits über das innere Nasenloch, *Choana*, kontinuierlich in den oberen Rachenraum, *Pars nasalis pharyngis*, über. Jede Hälfte der Nasenhöhle besitzt einen **Boden**, ein **Dach**, eine **laterale** und eine **mediale Wand**. Am Boden ist die Nasenhöhle breit, am Dach stellt sie nur noch eine schmale Rinne dar.

Laterale Wand

Knöcherner Aufbau (A). Die knöcherne laterale Wand der Nasenhöhle wird vorne von der **Maxilla** (**A1**), hinten von der **Lamina perpendicularis ossis palatini** (**A2**) und oben vom **Os ethmoidale** (**A3**) gebildet. Das Os ethmoidale enthält zahlreiche unterschiedlich große Siebbeinzellen, *Cellulae ethmoidales*, und bildet die knöcherne Grenze zwischen Nasenhöhle und Orbita. Auch die beiden dünnen Knochenlamellen der oberen Nasenmuschel, **Concha nasalis superior** (**AB4**), und der mittleren Nasenmuschel, **Concha nasalis media** (**AB5**), gehören zum Siebbein. Die untere Nasenmuschel, **Concha nasalis inferior** (**AB6**), ist ein eigenständiger Knochen. Jede Nasenmuschel bedeckt einen gleichnamigen Nasengang, **Meatus nasi**, in den sich die *Nasennebenhöhlen* und der *Tränengang* öffnen (S. 104). Die kleine obere Nasenmuschel bedeckt den **Meatus nasi superior**, in den die *hinteren Siebbeinzellen* münden. Zwischen der oberen Nasenmuschel, dem angrenzenden Corpus ossis sphenoidalis (**A7**) und dem Septum nasi liegt der schmale **Recessus sphenoethmoidalis** (**A8**), in den die *Keilbeinhöhle* mündet. Etwas kaudal hiervon findet sich die **Incisura sphenopalatina** (**A9**), die Verbindung zur *Fossa pterygopalatina*. Die mittlere Nasenmuschel ist groß und bedeckt den **Meatus nasi medius**, in den die *Stirnhöhle*, die *Kieferhöhle* und die *vorderen Siebbeinzellen* münden. In den Meatus nasi medius ragt der untere Teil des Siebbeins, *Processus uncinatus*, und bedeckt die Mündung der Kieferhöhle. Oberhalb dieses Fortsatzes wölbt sich die große vordere Siebbeinzelle, *Bulla ethmoidalis*, vor (S. 104). Die dünne untere Nasenmuschel bedeckt den **Meatus nasi inferior**, in den der *Tränennasengang* mündet.

Schleimhautrelief (B). Es können drei Abschnitte unterschieden werden: das vorn gelegene Vestibulum nasi, die Pars respiratoria und die Pars olfactoria. Das **Vestibulum nasi** bildet den Eingang in die Nasenhöhle. Es liegt innerhalb der Nasenlöcher und wird von *äußerer Haut* ausgekleidet. Gegen die **Pars respiratoria** ist das Vestibulum nasi durch eine bogenförmige Schwelle, *Limen nasi* (**B10**), abgegrenzt. Die Pars respiratoria spiegelt das knöcherne Relief der lateralen Nasenwand, insbesondere der vorspringenden Nasenmuscheln, wider. Ihre Schleimhaut wird von *zweireihigem Flimmerepithel* bedeckt und enthält zahlreiche gemischte Drüsen, *Glandulae nasales*. Die **Pars olfactoria** beschränkt sich an der lateralen Nasenwand auf die Region über der oberen Nasenmuschel.

Gefäß- und Nervenversorgung (C). Die seitliche Nasenwand wird vorn und oben von Ästen der **Aa. ethmoidalis anterior** (**C11**) und **posterior** (**C12**) aus der *A. ophthalmica* versorgt, hinten und unten von Ästen der **A. sphenopalatina** (**C13**) aus der *A. maxillaris*. Der venöse Abfluß erfolgt entlang der Arterien über **Vv. ethmoidales** in die *V. ophthalmica*, durch die Incisura sphenopalatina über den venösen **Plexus pterygoideus** und aus dem Vestibulum nasi über die **V. facialis**. Vorn und oben wird die Nasenschleimhaut über sensible Äste aus dem **N. ophthalmicus**, hinten und unten über Äste aus dem **N. maxillaris** versorgt. Die Nerven verlaufen in Begleitung der Arterien und sind gleichnamig benannt. Die Innervation der Nasendrüsen ist identisch mit derjenigen der Tränendrüse (Bd. 3 S. 128).

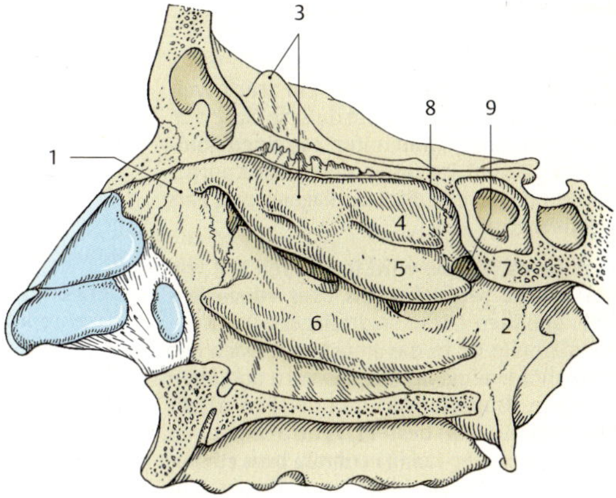

A Seitliche Nasenwand, knöchern

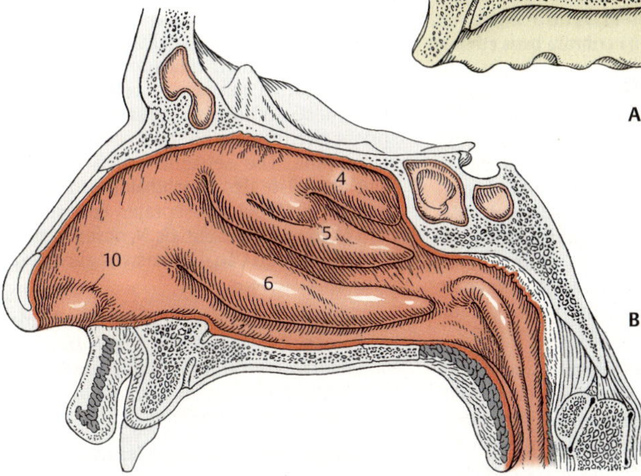

B Seitliche Nasenwand, Schleimhaut

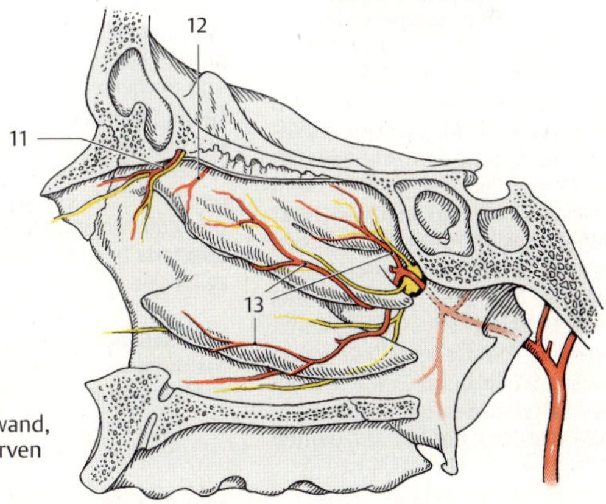

C Seitliche Nasenwand, Arterien und Nerven

Nasenhöhle, Fortsetzung

Mediale Wand

Das **Septum nasi** (**A**) reicht ein Stück weit aus der Nasenhöhle in die äußere Nase vor. Es besteht hinten und unten aus einem knöchernen Anteil, **Pars ossea**, vorne aus Knorpel und Bindegewebe, **Pars cartilaginea** und **Pars membranacea**.

Pars ossea (A). Sie wird im oberen Teil von der **Lamina perpendicularis ossis ethmoidalis** (**A1**) gebildet. Diese sagittal gestellte Knochenlamelle ist in das knöcherne Dach der Nasenhöhle eingelassen, das vorn und oben aus dem **Os nasale** (**A2**) und der **Pars nasalis ossis frontalis** (**A3**) besteht, zentral und oben wird es von der **Lamina cribrosa ossis ethmoidalis** (**A4**) gebildet, hinten vom **Corpus ossis sphenoidalis** (**A5**). An die Lamina perpendicularis des Siebbeins schließt sich nach vorn und unten das Pflugscharbein, **Vomer** (**A6**), an. Dieser unpaare Knochen ist kaudal in den knöchernen Boden der Nasenhöhle eingelassen, der aus dem **Proc. palatinus der Maxilla** (**A7**) und der **Lamina horizontalis ossis palatini** (**A8**) besteht. Nach hinten oben schließt der Vomer an das Os sphenoidale an. Der freie hintere Rand des Vomers bildet die mediale Begrenzung der *Choane* (**A9**).

Pars cartilaginea und membranacea (A). Zwischen den beiden dünnen Knochenlamellen des Nasenseptums bleibt vorne eine Lücke frei, in welche der knorpelige Teil der Nasenscheidewand eingelassen ist, **Cartilago septi nasi** (**A10**). Mit einem dünnen, variabel ausgebildeten *Processus posterior* (**A11**) schiebt sich der Nasenscheidewandknorpel zwischen die beiden Knochenlamellen. Am Nasenrücken setzt sich der Nasenscheidewandknorpel T-förmig in den *Processus lateralis* der äußeren Nase fort (S. 96). Nach unten schließt sich das *Crus mediale* (**A12**) des Nasenflügelknorpels dem knorpeligen Nasenseptum an. Zwischen knorpeligem und knöchernem Teil des Nasenseptums liegt eine verdickte knorpelige Leiste, *Cartilago vomeronasalis*. Die Nasenscheidewand weicht an dieser Stelle beim Erwachsenen meist zu einer Seite ab, *Septumdeviation*, so daß die Größe der Nasenhöhle auf beiden Seiten meist recht unterschiedlich ist.

Schleimhaut (B). Der gegenüber der unteren und mittleren Nasenmuschel gelegene Schleimhautabschnitt gehört zur **Pars respiratoria.** Er enthält gut entwickelte kavernöse Schwellkörper, deren vorderster Teil oft als Schleimhautverdickung zu erkennen und häufigster Ort des Nasenblutens ist (früher *Kiesselbach'scher Wulst*). Die **Pars olfactoria** liegt im oberen, an die *Lamina cribrosa* grenzenden Teil des Septums.

Gefäß- und Nervenversorgung (C). Das Nasenseptum wird wie die laterale Nasenwand vorn und oben von Ästen der **Aa. ethmoidales anterior** (**C13 a**) et **posterior** (**C13 b**) aus der *A. ophthalmica* versorgt, hinten von Ästen der **A. sphenopalatina** (**C14**) aus der *A. maxillaris*. Durch den Canalis incisivus (**C15**) im harten Gaumen anastomosiert die A. sphenopalatina mit der *A. palatina major*. Der venöse Abfluß des Nasenseptums entspricht weitestgehend dem der lateralen Nasenwand. Die sensible Innervation erfolgt über Äste des **N. ophthalmicus** und des **N. maxillaris.** Einer der septalen Endäste aus dem N. maxillaris zieht als *N. nasopalatinus* (**C16**) durch den Canalis incisivus zur Unterseite des Gaumens.

Lymphabfluß. Die Lymphe aus dem **vorderen** Bereich der Nase fließt zu den *Lnn. submandibulares et cervicales superficiales*, aus dem **hinteren** Bereich zu den *Lnn. retropharyngei et cervicales profundi.*

Histologie der Nasenschleimhaut. Die Schleimhaut der **Pars respiratoria** wird von einem **zweireihigen Flimmerepithel** bedeckt, dessen *Zilien* rachenwärts schlagen und den von *Becherzellen* und kleinen Nasendrüsen, *Glandulae nasales*, produzierten Schleim auf der Oberfläche verteilen. In der Schleimhaut liegen Venen, die insbesondere in der Wand der Muscheln Schwellkörper, *Plexus cavernosi concharum*, bilden. Das Epithel der **Pars olfactoria** besteht aus **Riech-, Stütz- und Basalzellen** (Bd. 3 S. 330).

Klinischer Hinweis. Bei starker **Deviation des Nasenseptums** zu einer Seite kann die Nasenatmung auf dieser Seite erheblich behindert sein.

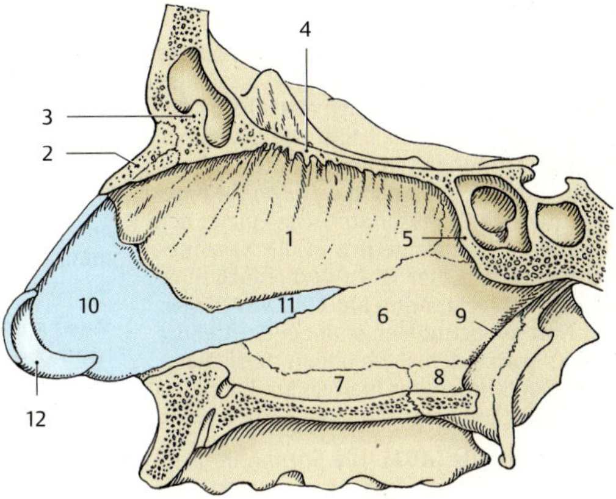

A Nasenscheidewand, knöchern und knorpelig

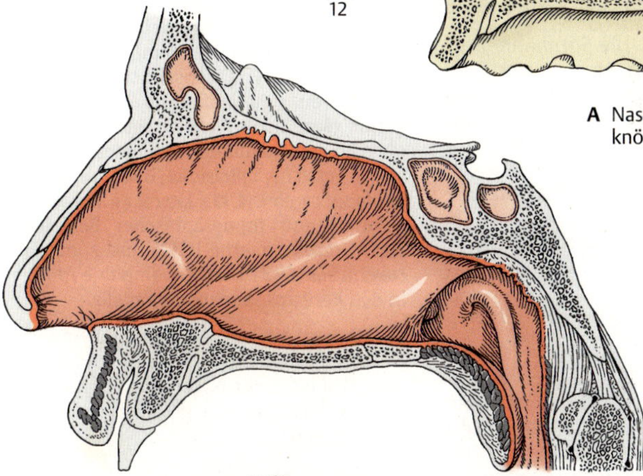

B Nasenscheidewand, Schleimhautbild

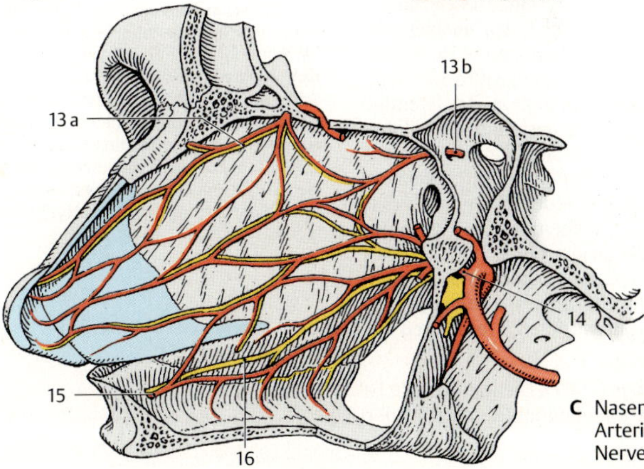

C Nasenscheidewand, Arterien- und Nervenversorgung

Nasennebenhöhlen

Die **Sinus paranasales** (**A–C**) sind *paarig* angelegte und von Schleimhaut ausgekleidete *Hohlräume in den der Nasenhöhle benachbarten Knochen*. Sie stehen über schmale Öffnungen in der lateralen Nasenwand mit der Nasenhöhle in Verbindung, über die sich das *respiratorische Epithel* der Nasenhöhle kontinuierlich in die Nasennebenhöhlen fortsetzt. Es ist dort jedoch dünner und schlechter durchblutet. Die Anlagen der Nasennebenhöhlen sind bei der Geburt bereits vorhanden, doch bilden sie sich erst nach Durchbruch der bleibenden Zähne zu ihrer vollständigen Größe und Form aus.

Sinus frontalis (AB1). Die Stirnhöhle liegt beiderseits hinter dem *Arcus superciliaris* (**AB2**) des Stirnbeins. Zwischen rechter und linker Stirnhöhle liegt ein **Septum** (**A3**), das die variabel ausgebildeten und meist asymmetrischen Höhlen trennt und häufig von der Mittellinie abweicht. Das **Dach** und die **hintere Wand** der Stirnhöhle grenzen an die *vordere Schädelgrube*, am **Boden** trennt eine häufig nur dünne Knochenlamelle die Stirnhöhle von der *Orbita* (**A4**). Der Abfluß des Stirnhöhlensekretes erfolgt in den *mittleren Nasengang*.

Sinus ethmoidales (AB5). Die Siebbeinzellen sind zahlreiche, unvollständig getrennte dünnwandige Kammern im Os ethmoidale, die zusammen das Siebbeinlabyrinth bilden. Auf jeder Seite wird eine **vordere**, **mittlere** und **hintere Gruppe von Siebbeinhöhlen oder -zellen** unterschieden. Sie sind in ihrer Ausbildung sehr variabel. Die größte Siebbeinzelle, **Bulla ethmoidalis**, liegt an der lateralen Nasenwand oberhalb des *Hiatus semilunaris*. **Medial** grenzen die Siebbeinzellen an den oberen Teil der *Nasenhöhle* (**A6**), **lateral** an die *Orbita*, von der sie lediglich durch eine papierdünne Knochenlamelle getrennt werden. **Kranial** liegen sie benachbart zur *vorderen Schädelgrube*, **kaudal** zur *Kieferhöhle*. Die Siebbeinzellgruppen münden je nach ihrer Lage in den *mittleren* oder *oberen Nasengang*.

Sinus maxillaris (A-C7). Die Kieferhöhle ist die größte Nasennebenhöhle und füllt den *Körper der Maxilla* aus. Das **Dach** ist gleichzeitig *Boden der Orbita*. **Ventral** und seitlich wird die Kieferhöhle von der *Gesichtsfläche der Maxilla* begrenzt, nach **dorsal** wölbt sie das *Tuber maxillae* (**B8**) vor, **medial** grenzt sie an die *Nasenhöhle*. Der **Boden** der Kieferhöhle reicht in den *Zahnbogen der Maxilla*, der tiefste Punkt liegt zwischen den Mahlzähnen und dem ersten Backenzahn. Die Öffnung der Kieferhöhle liegt an ihrem Dach und führt in den *mittleren Nasengang*.

Sinus sphenoidalis (BC9). Die paarige Keilbeinhöhle liegt im Corpus ossis sphenoidalis hinter der Nasenhöhle, aus deren hinterem Teil sie ursprünglich hervorgegangen ist. Zwischen der variabel ausgebildeten rechten und linken Keilbeinhöhle liegt ein **Septum**, das asymmetrisch zu einer Seite verschoben sein kann. Die Keilbeinhöhle grenzt **vorne** an die *Siebbeinzellen*, vorne und oben an den *Canalis opticus*, **hinten** und oben an die *Fossa hypophysialis* (**B10**) mit der *Hypophysis cerebri* (**C11**), **lateral** an den *Sulcus caroticus* mit topographischer Beziehung zur *A. carotis interna* (**C12**) und zum *Sinus cavernosus* (**C13**). Die Keilbeinhöhle mündet in den *Recessus sphenoethmoidalis*.

Gefäß- und Nervenversorgung, Lymphabfluß. Die arterielle Versorgung und die venöse Drainage der Nasennebenhöhlen und ihr Lymphabfluß entsprechen denen der Nasenhöhle.

Klinischer Hinweis. Durch die offene Verbindung zwischen Nasenhöhle und Nasennebenhöhlen können sich Infektionen der Nasenschleimhaut auch auf die Nasennebenhöhlen ausbreiten. Schlechtere Durchblutung und ungünstig gelegene Öffnungen sind Ursachen dafür, daß das Sekret aus den Nasennebenhöhlen häufig nur erschwert abfließt und dadurch **chronische Entzündungen** entstehen. Nasenhöhle und Keilbeinhöhle werden als operativer Zugangsweg zur Hypophyse genutzt (**C**).

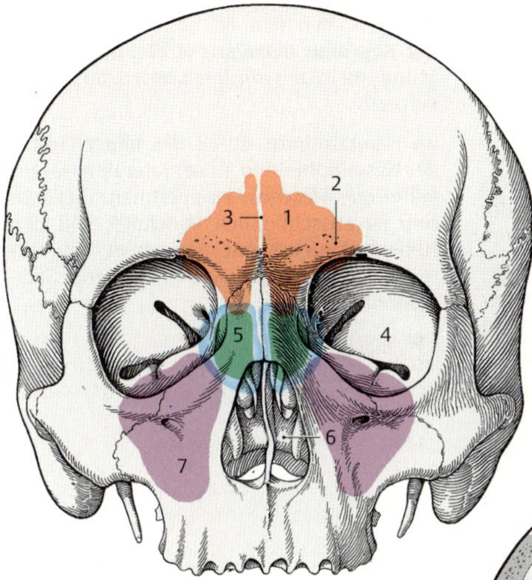

2	Stirnbeinhöhlen
9	Keilbeinhöhlen
5	Siebbeinhöhlen
7	Kieferhöhlen

A Nasennebenhöhlen, Projektion von vorne

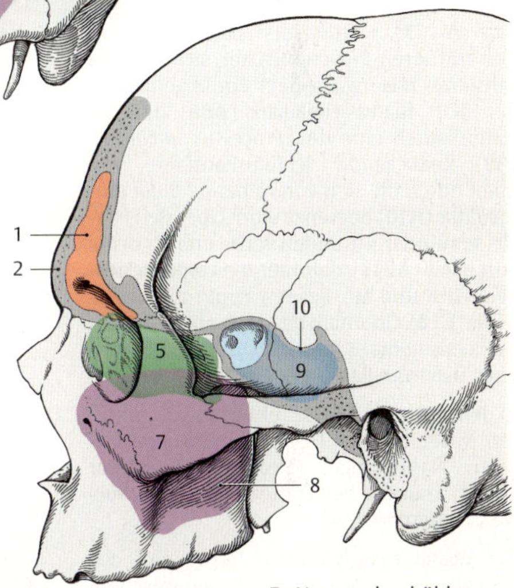

B Nasennebenhöhlen, Projektion von der Seite

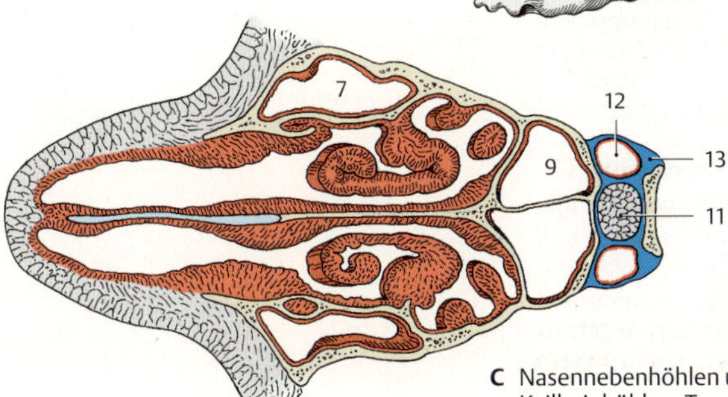

C Nasennebenhöhlen und Keilbeinhöhlen, Transversalschnitt

Mündungen der Nasennebenhöhlen, Nasengänge

Zwischen dem Hinterrand der oberen Nasenmuschel (**A-C1**) und dem Vorderrand des Keilbeinkörpers liegt der **Recessus sphenoethmoidalis** (**A2**), in den der **Sinus sphenoidalis** (**AB3**) mündet. Die Wölbung der *hinteren Siebbeinzellen* (**A4**) verdeckt diese häufig nur schwer zugängliche Öffnung.

In den unter der oberen Nasenmuschel gelegenen oberen Nasengang, **Meatus nasi superior** (**AC5**), münden mit 1–2 Öffnungen die **hinteren Siebbeinzellen.**

Die komplizierten Verhältnisse des unter der mittleren Nasenmuschel (**BC6**) gelegenen mittleren Nasenganges, **Meatus nasi medius** (**A–C7**), werden erst nach Entfernen der mittleren Nasenmuschel sichtbar. Im mittleren Nasengang liegt ein bogenförmiger Spalt, **Hiatus semilunaris** (**AB8**), der von unten durch eine den *Processus uncinatus* (**A9**) bedeckende Schleimhautfalte, von oben durch die sich vorwölbende *Bulla ethmoidalis* (**A10**) begrenzt wird. Über den Hiatus semilunaris münden vorne und oben die **Stirnhöhle** (**AB11**), dahinter die **vorderen Siebbeinzellen** und am tiefsten Punkt die **Kieferhöhle** (**C12**). Oberhalb der nach oben offenen Bulla ethmoidalis liegt die Öffnung der **mittleren Siebbeinzellen.**

In den vorderen Teil des unterhalb der unteren Nasenmuschel (**A–C13**) gelegenen unteren Nasenganges, **Meatus nasi inferior** (**AC14**), mündet der Tränennasengang, **Ductus nasolacrimalis** (**A15**).

Als **Meatus nasopharyngeus** (**A16**) wird das Gebiet vom Hinterrand der Nasenmuscheln bis zu den Choanen bezeichnet. Hier liegt auf Höhe der mittleren Nasenmuschel das **Foramen sphenopalatinum** (**A17**).

Frontalschnitte durch die Nasenhöhle (C)

Im Frontalschnitt **zwischen vorderem und mittlerem Drittel** der Nasenhöhle sind von der lateralen Nasenwand lediglich die *untere* (**C13**) und die *mittlere* (**C6**) *Nasenmuschel* und der *Processus uncinatus* (**C9**) angetroffen. Das *Septum nasi* (**C18**) besteht in diesem Bereich aus knorpeligen und knöchernen Anteilen. Von den Nasennebenhöhlen ist nur der *Sinus maxillaris* (**C12**) und dessen Mündung in den *mittleren Nasengang* zu erkennen.

Im Frontalschnitt durch das **hintere Drittel** der Nasenhöhle sind an der lateralen Nasenwand *alle Muscheln* zu erkennen. Das *Septum* ist ausschließlich knöchern, von den Nebenhöhlen erkennt man neben dem hinteren Teil der *Kieferhöhle* die *hinteren Siebbeinzellen.*

C19 Sinus ethmoidalis

A Seitliche knöcherne Nasenwand nach Wegnahme der Muscheln

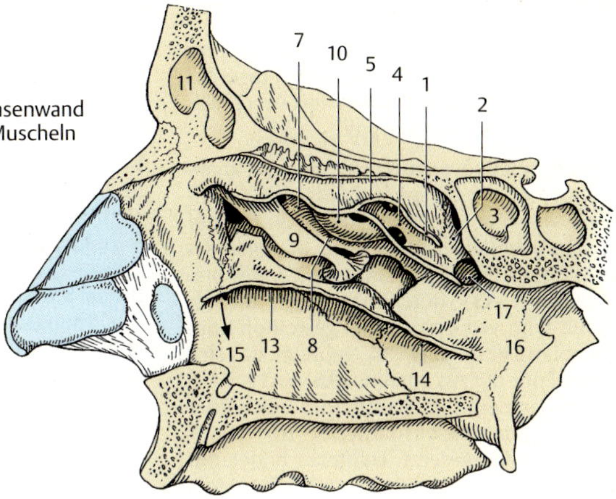

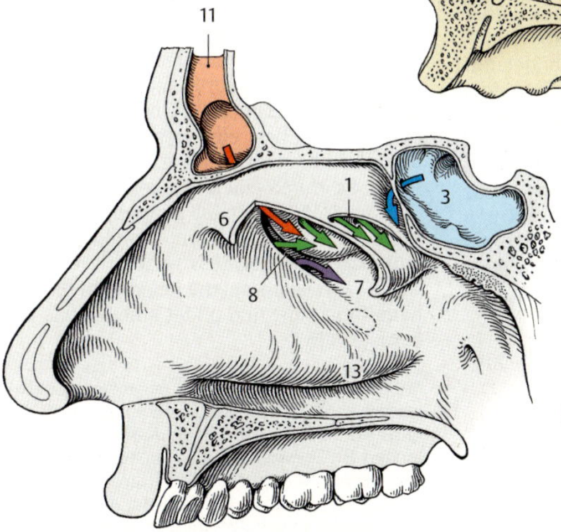

B Ausmündungen der Nasennebenhöhlen

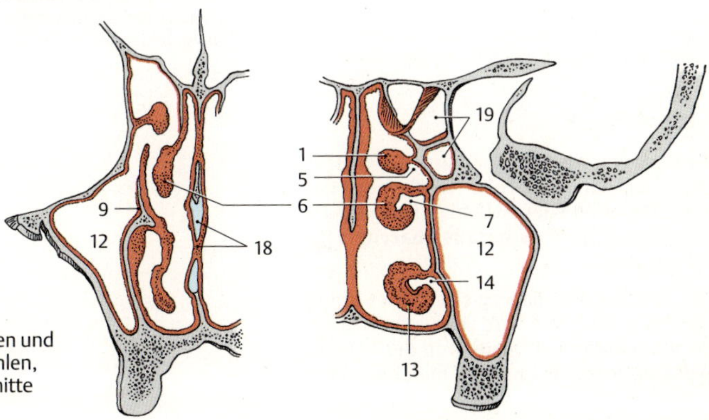

C Nasenhöhlen und Keilbeinhöhlen, Frontalschnitte

Hintere Nasenlöcher

Jede Nasenhöhle mündet über ein hinteres Nasenloch, **Choana**, in die obere Etage des Schlunds, *Pars nasalis pharyngis* (auch Nasopharynx oder Epipharynx).

Knöcherne Begrenzung (A). Sie wird **kranial** vom *Corpus ossis sphenoidalis* (**AC1**) gebildet, das kranial und lateral in die Wurzel der *Lamina medialis des Processus pterygoideus* (**A2**) übergeht. Diese wird vom *Canalis pterygoideus* (**A3**) durchbohrt. Die **mediale** Wand wird von der sagittal gestellten Knochenplatte des *Vomer* (**A4**) gebildet, das sich kranial mit der *Ala vomeris* (**A5**) in das Dach der Choane einfügt. **Kaudal** wird der Vomer von der *Spina nasalis posterior* (**A6**) des *Os palatinum* fortgesetzt. Letzteres bildet mit seiner *Lamina horizontalis* (**A7**) die untere Begrenzung der Choane. Die **laterale** Umrandung wird von der *Lamina perpendicularis ossis palatini* gebildet, der sich weiter außen die *Lamina medialis des Proc. pterygoideus* anschließt. Bei Betrachtung der Choanen von hinten kann man die *untere* (**A8**) und *mittlere* (**A9**) *Nasenmuschel* sowie die *Bulla ethmoidalis* (**A10**) und den *Processus uncinatus* (**A11**) überblicken.

A12 Pars basilaris ossis occipitalis, **A13** Pars petrosa ossis temporalis

Schleimhautrelief (B). Dieses wird durch die knöchernen Strukturen sowie die Muskeln und Sehnen des weichen Gaumens geprägt, welche die hinteren Nasenlöcher umrahmen.

BC14 Schnittkante der Pharynxhinterwand, **BC15** Uvula, **B16** Zungengrund, **B17** weicher Gaumen

Nasopharynx

Der Pharynx wird bei den Verdauungsorganen abgehandelt. Hier wird nur das Schleimhautbild der ausschließlich als Luftweg dienenden **Pars nasalis pharyngis (C)** besprochen.

Die Pars nasalis pharyngis schließt sich an die Choanen an und wird **oben** von der *Schädelbasis*, **seitlich** und **hinten** von der *Rachenwand* begrenzt. Nach **unten** bildet der weiche Gaumen, *Palatum molle* (**BC17**) (S. 146), die Grenze zur mittleren Etage des Pharynx, Pars oralis pharyngis. In der Kuppel des Rachengewölbes, **Fornix pharyngis** (**C18**), sowie in der oberen Rück-und Seitenwand des Nasopharynx liegt *lymphatisches Gewebe*, das in seiner Gesamtheit als *Tonsilla pharyngealis* (**C19**) (S. 366) bezeichnet wird. In der seitlichen Wand liegt in etwa 1 – 1,5 cm Entfernung zum hinteren Rand der unteren Nasenmuschel die Mündung der Ohrtrompete, **Ostium pharyngeum tubae auditiva** (**C20**). Diese Öffnung führt in die Ohrtrompete, *Tuba auditiva*, die den Nasopharynx mit dem Mittelohrraum verbindet. Die Tubenmündung wird vom *Tubenknorpel* umrahmt, der vor, oberhalb und hinter der Öffnung die Schleimhaut als *Torus tubarius* (**C21**) vorwölbt. Hinter dem Torus tubarius liegt der **Recessus pharyngeus** (**C22**). Unterhalb der Tubenmündung liegt eine weniger prominente Schleimhautvorwölbung, **Torus levatorius** (**C23**), die durch einen Muskel des weichen Gaumens, *M. levator veli palatini*, hervorgerufen wird. Bei starker Ausbildung des lymphatischen Gewebes setzt sich die Tonsilla pharyngealis auf die Region um die Tubenöffnung fort und bildet eine *Tonsilla tubaria* (S. 366).

Klinischer Hinweis. Eine **vergrößerte Rachenmandel** kann bei Kindern vorkommen und die Choanen verlegen, so daß die Nasenatmung behindert ist. Ebenso kann die Tubenmündung verlegt werden, was zu einer Belüftungsstörung der Tuba auditiva führt. Die Tubenmündung kann durch einen entlang dem unteren Nasengang eingeführten Katheter sondiert werden. Als Orientierungshilfe dienen die Tubenwülste.

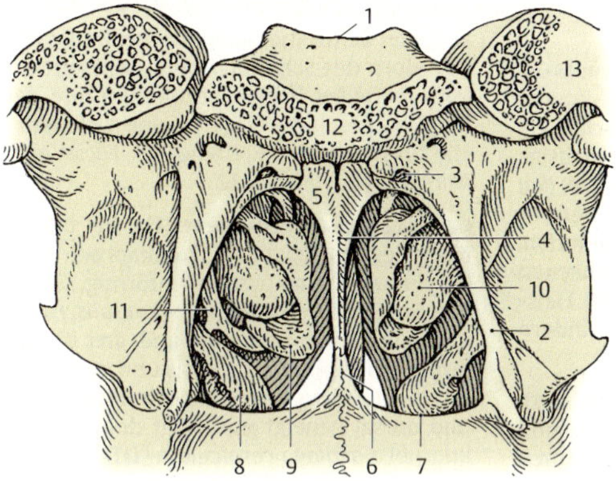

A Knöcherne Begrenzung der hinteren Nasenlöcher

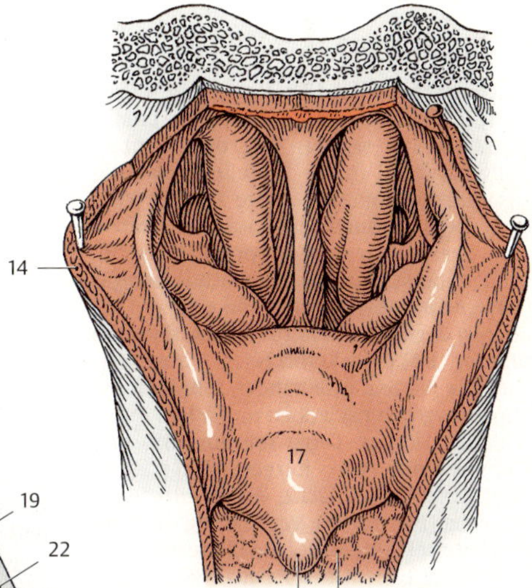

B Schleimhautbild der hinteren Nasenlöcher

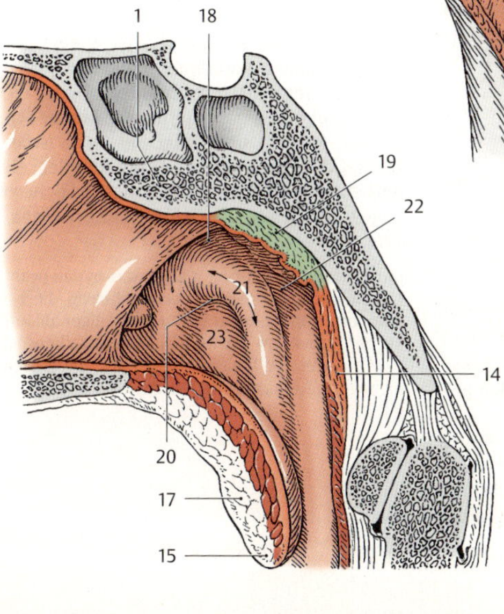

C Schleimhaut des Nasenrachens, Mediansagittalschnitt

Kehlkopf

Der Kehlkopf, **Larynx**, ist ein **luftleitendes Organ**, das sich vom unteren Pharynxraum, *Pars laryngea pharyngis*, bis zur *Trachea* erstreckt (**A**). Der Kehlkopf hat die wichtige Aufgabe, die *unteren Atemwege gegen den Pharynx zu verschließen*. Außerdem wird er zur regulierbaren Stimmbildung, *Phonation*, eingesetzt. Beim männlichen Erwachsenen ist der Kehlkopf gegenüber dem 3.–6. Halswirbel lokalisiert, bei Frauen und Kindern liegt er höher.

Das Gerüst des Kehlkopfs, **Kehlkopfskelett**, besteht aus Knorpeln, die durch Bänder und Membranen verbunden sind und durch Muskeln bewegt werden können.

Kehlkopfskelett

Cartilago thyroidea (B). Der hyaline Schildknorpel hat zwei vierseitige Platten, **Lamina dextra** (**B1**) et **sinistra** (**B2**), deren untere Hälften ventral in der Mittellinie kielartig zusammenstoßen. Der obere Teil des Kiels steht, bedingt durch die Form der Platten, am weitesten nach außen vor und ist insbesondere beim Mann als **Prominentia laryngea** (**B3**), „Adamsapfel", sicht- und tastbar. Darüber ist der obere Rand zur **Incisura thyroidea superior** (**B4**) eingekerbt. Nach hinten weichen die Platten auseinander. Ihre hinteren Kanten werden nach oben und unten durch schlanke Hörner, **Cornu superius** (**B5**) und **Cornu inferius** (**B6**), fortgesetzt. Letzteres trägt eine Gelenkfläche, *Facies articularis cricoidea* (**B7**), für die Verbindung mit dem Ringknorpel. Außen ist jede Platte durch eine schräge Linie, **Linea obliqua** (**B8**), in eine vordere und hintere Facette geteilt. An der *vorderen* entspringt der *M. thyrohyoideus*, an der *hinteren* sind *M. sternothyroideus* und *M. constrictor pharyngis inferior* befestigt.

Cartilago cricoidea (C). Der hyaline Ringknorpel bildet einen geschlossenen Ring um den Luftweg. Er besitzt die Form eines Siegelrings mit einer dorsal gelegenen Platte, **Lamina cartilaginis cricoideae** (**C9**), und einem ventral lokalisierten Bogen, **Arcus cartilaginis cricoideae** (**C10**). An der Verbindung zwischen Lamina und Arcus findet sich kaudal auf jeder Seite eine Gelenkfläche für das untere Horn des Schildknorpels, *Facies articularis thyroidea* (**C11**). Die obere Kante der Ringknorpelplatte trägt je eine Gelenkfläche für die beiden Stellknorpel, *Facies articularis arytenoidea* (**C12**).

Cartilagines arytenoideae (D). Die beiden überwiegend hyalinen Stellknorpel oder „Aryknorpel" sind pyramidenförmig. Sie haben **drei Flächen**, *Facies anterolateralis*, *Facies medialis*, *Facies posterior*, und **drei Kanten**, ferner eine Spitze, eine Basis und zwei Fortsätze. Die Spitze, **Apex** (**D13**), ist nach medial und dorsal geneigt und trägt den Spitzenknorpel, *Cartilago corniculata* (**D14**). Die **Basis** (**D15**) eines jeden Aryknorpels trägt die überknorpelte Gelenkfläche, *Facies articularis* (**D16**), für das Gelenk mit der Ringknorpelplatte. Die Basis läuft in **zwei Fortsätze** aus: Der *Processus muscularis* (**D17**) ist nach lateral und hinten gerichtet und dient dem Ansatz von zwei *Kehlkopfmuskeln*. An dem nach vorn gerichteten *Processus vocalis* (**D18**) ist das *Stimmband* befestigt.

Cartilago epiglottica (E). Der elastische Kehldeckelknorpel, Epiglottis, ist blattförmig und über einen Stiel, **Petiolus** (**E19**), an der Innenseite des Schildknorpels befestigt (vgl. **A**). Die rachenwärts gerichtete **vordere Fläche** (**E20**) des Kehldeckels ist konvex gewölbt und wird von einem *mehrschichtigen unverhornten Plattenepithel* überzogen, die zum Kehlkopfeingang gerichtete **hintere Fläche** ist konkav und trägt *respiratorisches Epithel*. Die Knorpelplatte des Kehldeckels ist siebartig durchlöchert. In diesen Löchern liegen durchtretende *Gefäße* und *Drüsenpakete*.

Mit Abschluß der Pubertät kommt es in den hyalinen Kehlkopfknorpeln zur **Verknöcherung**, die bei Männern früher eintritt und vollständiger abläuft als bei Frauen. Im elastischen Kehldeckelknorpel treten regressive Veränderungen auf, die jedoch nicht zur Verknöcherung führen.

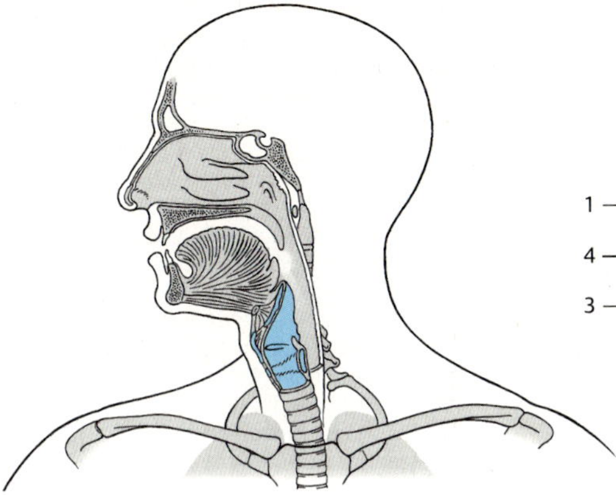

A Lage des Kehlkopfes

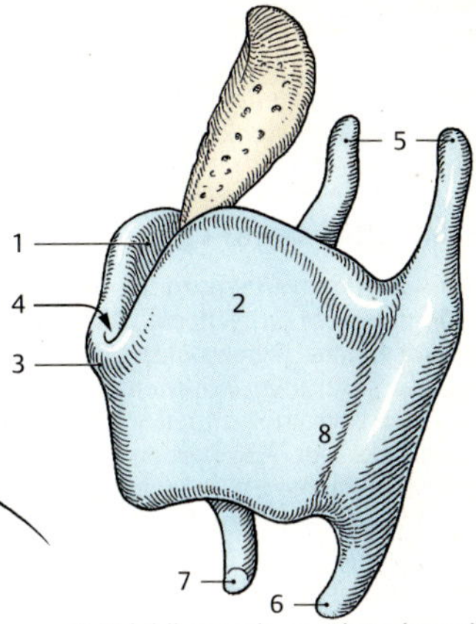

B Schildknorpel von schräg lateral

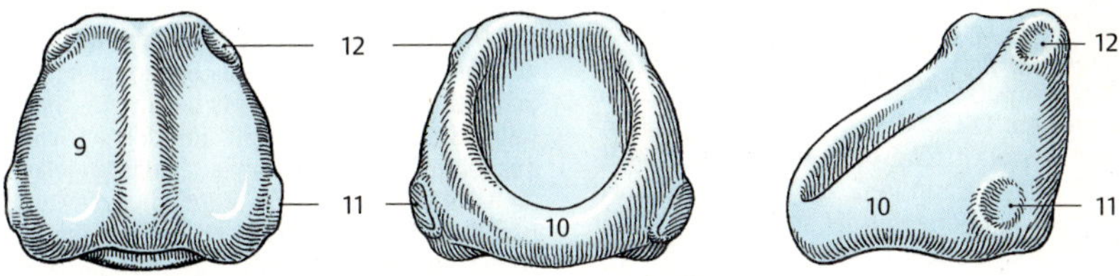

C Ringknorpel von dorsal, ventral und lateral

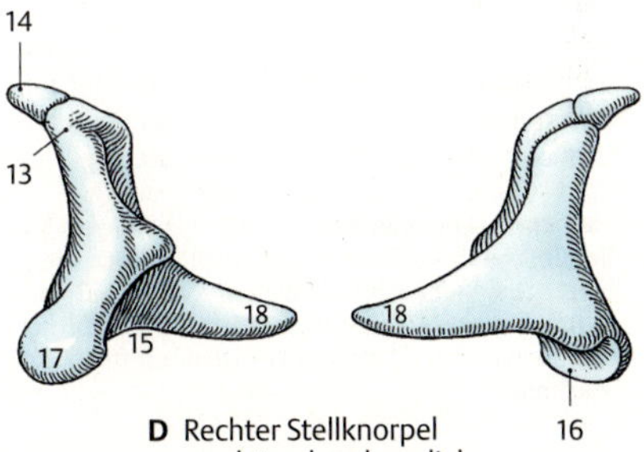

D Rechter Stellknorpel von lateral und medial

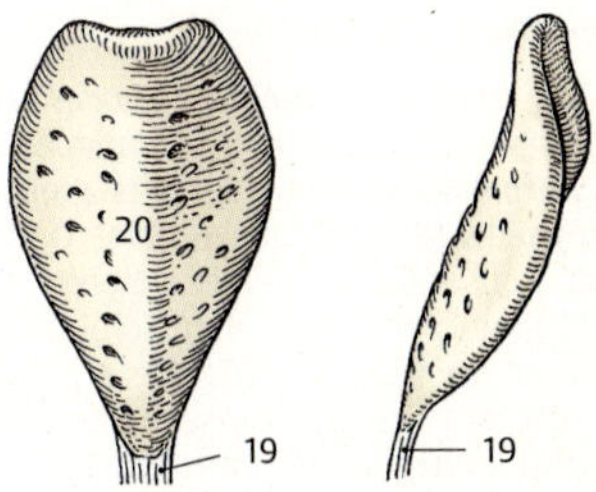

E Kehldeckelknorpel von ventral und lateral

Verbindungen der Kehlkopfknorpel

Die Kehlkopfknorpel sind untereinander, mit dem Zungenbein und der Luftröhre über Bänder, Gelenke und Membranen verbunden.

Kehlkopfbänder (A–C)

Zwischen dem *Oberrand des Schildknorpels* (**A1**) und dem *Zungenbein* (**A2**) spannt sich die **Membrana thyrohyoidea** (**AB3**) aus. Verstärkte Faserzüge der Membran zwischen Incisura thyroidea superior (**A4**) und Zungenbeinkörper (**A5**) werden als **Lig. thyrohyoideum medianum** (**A6**) bezeichnet. Der lateral hiervon gelegene Teil der Membran ist dünner und hat Durchtrittslöcher für die *Vasa laryngea superiora* und den *R. internus des N. laryngeus superior* (**A7**). Zwischen dem oberen Horn des Schildknorpels (**A8**) und dem hinteren Ende des großen Zungenbeinhorns (**AB9**) ist die Membran ebenfalls verstärkt, **Lig. thyrohyoideum laterale** (**A–C10**). In dieses Band ist ein kleiner Knorpel, *Cartilago triticea* (**A–C11**), eingelassen. Der *Unterrand des Schildknorpels* ist vorn mit dem *Arcus des Ringknorpels* durch das **Lig. cricothyroideum medianum** (**AC12**) verbunden, das großenteils aus elastischen Fasern besteht. Dieses Band ist Bestandteil des **Conus elasticus** (**AC13**). Der *Ringknorpel* steht kaudal über das **Lig. cricotracheale** (**AC14**) mit der *obersten Trachealspange* in Verbindung. Über das **Lig. thyroepiglotticum** (**BC15**) ist der *Stiel der Epiglottis* an der *Innenseite des Schildknorpelbugs* angeheftet. Vorne oben ist der *Kehldeckel* über das **Lig. hyoepiglotticum** (**C16**) mit dem *Zungenbeinkörper* verbunden.

Kehlkopfgelenke (A–C)

Zwischen dem *unteren Horn des Schildknorpels* und der *hinteren Seitenfläche der Ringknorpelplatte* ist beiderseits eine **Art. cricothyroidea** (**A–C17**) ausgebildet. Um eine quere Achse durch beide Gelenke kann der Ringknorpel gegen den Schildknorpel gekippt werden. Durch diese **Kippbewegung** wird der Abstand zwischen Innenseite des Schildknorpelbugs und den Procc. vocales verändert.

Zwischen den Gelenkflächen an der *Basis der Aryknorpel* und der *Oberkante der Ringknorpelplatte* liegt beiderseits eine **Art. cricoarytenoidea** (**BC18**). Das Gelenk wird von einer lockeren Kapsel umgeben, die dorsal vom *Lig. cricoarytenoideum* (**C19**) gesichert wird. In diesen Gelenken sind zwei verschiedene Bewegungen möglich. Die Aryknorpel führen eine **Dreh- und Schiebebewegung** aus, wodurch der Proc. vocalis nach medial oder lateral gleitet. Bei der Drehbewegung führen die Stellknorpel gleichzeitig eine **Kippbewegung** aus. Durch eine **Gleitbewegung** können die Aryknorpel einander genähert oder wieder voneinander entfernt werden. Die Einzelbewegungen werden miteinander kombiniert, so daß die Procc. vocales einen großen Bewegungsradius haben.

Kehlkopfmembranen (C–D)

Das unter der Schleimhaut des Kehlkopfs gelegene Bindegewebe ist reich an elastischen Fasern und wird in seiner Gesamtheit als **Membrana fibroelastica laryngis** bezeichnet. Der **obere Teil** unterlagert die Schleimhaut des Kehlkopfs bis zur Taschenfalte (S. 114) und besteht aus der schwach ausgebildeten **Membrana quadrangularis** (**D20**). Der freie untere Rand dieser Membran bildet das Taschenband, *Lig. vestibulare* (**D21**). Der **untere Teil** der Membrana fibroelastica laryngis ist kräftiger und wird als **Conus elasticus** (**D13**) bezeichnet. Er entspringt an der *Innenseite des Ringknorpels* und setzt sich in die *Stimmfalte* fort, wo er beiderseits mit seinem verdickten Ende das *Lig. vocale* (**CD22**) bildet. Der vordere Teil des Conus elasticus ist derb und bildet das zwischen Ring- und Schildknorpel gelegene *Lig. cricothyroideum medianum* (**AC12**).

Klinischer Hinweis. Da das Lig. cricothyroideum medianum unterhalb der Stimmritze liegt, kann bei lebensbedrohlichem Verschluß der Stimmritze ein Einschnitt oder Einstich durch dieses Band den Luftweg künstlich eröffnen, **Koniotomie**.

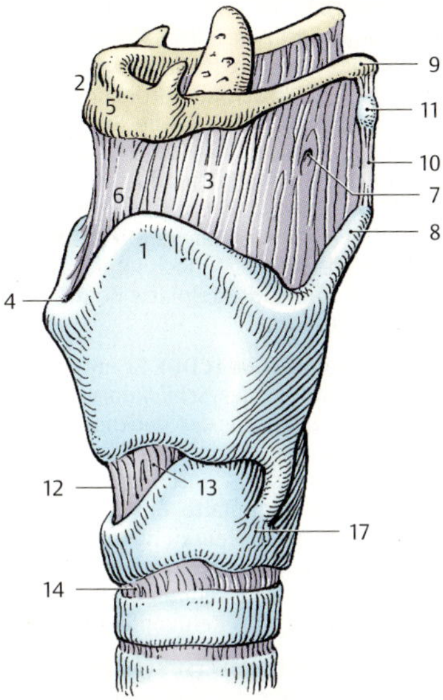

A Kehlkopfknorpel und Kehlkopfbänder von schräg lateral

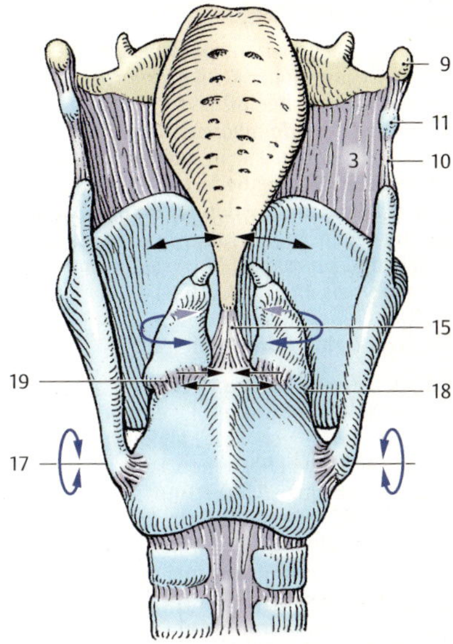

B Kehlkopfknorpel und Kehlkopfbänder von dorsal

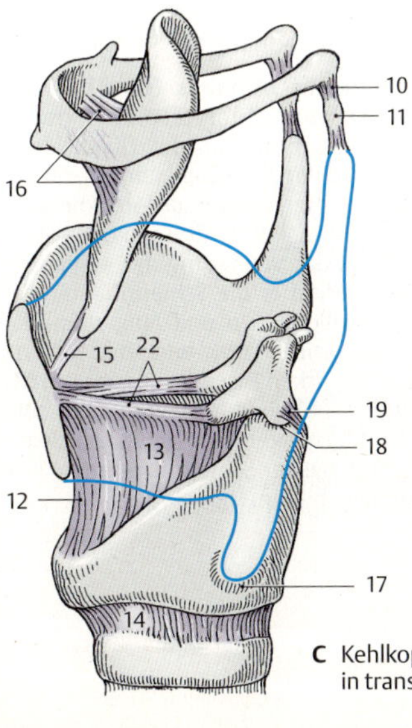

C Kehlkopfknorpel und Kehlkopfbänder in transparenter Ansicht von schräg lateral

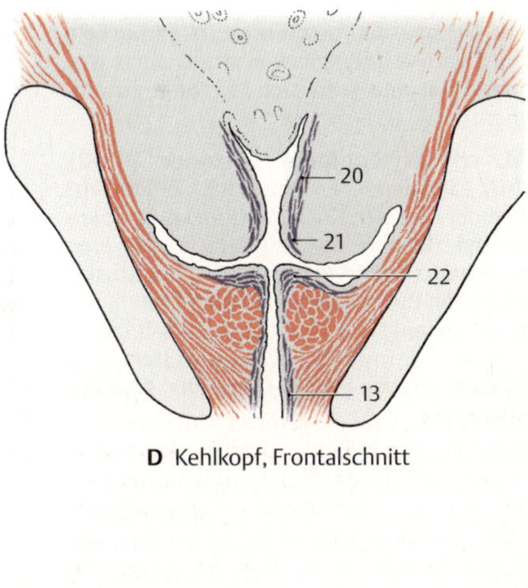

D Kehlkopf, Frontalschnitt

Kehlkopfmuskeln

Die eigentlichen Kehlkopfmuskeln dienen den *Bewegungen der Kehlkopfknorpel gegeneinander* und beeinflussen *Stellung und Spannung der Stimmbänder*. Nach Lage und Herkunft werden sie in **äußere** und **innere Kehlkopfmuskeln** gegliedert. Darüber hinaus gibt es Muskeln, die den Kehlkopf als Ganzes bewegen (*infrahyale Muskeln*, s. Bd 1 S. 326, und *suprahyale Muskeln*; *M. constrictor pharyngis inferior* s. S. 168).

Äußerer Kehlkopfmuskel

Der **M. cricothyroideus** (**A1**) ist der einzige äußere Kehlkopfmuskel. Er entspringt beiderseits vorne von der *Ringknorpelspange* und zieht in zwei Portionen, **Pars recta** (**A1 a**) und **Pars obliqua** (**A1 b**), zum *unteren Rand des Schildknorpels* und zur *Innenseite des Schildknorpelhorns*. Der Muskel kippt bei festgestelltem Schildknorpel den Ringknorpel gegen den Schildknorpel nach hinten und spannt das Stimmband.
Der M. cricothyroideus wird als einziger Kehlkopfmuskel vom *R. externus des N. laryngeus superior* innerviert.

Innere Kehlkopfmuskeln

Die Gruppe der inneren Kehlkopfmuskeln wird vom *N. laryngeus recurrens nervi vagi* innerviert und setzt sich wie folgt zusammen:

M. cricoarytenoideus posterior (B-D2), kurz „Posticus". Er entspringt beiderseits von der *dorsalen Fläche der Ringknorpelplatte* und zieht an die Seitenfläche des *Proc. muscularis des Aryknorpels* (**B3**). Der Muskel zieht den Proc. muscularis nach hinten. Dadurch gelangt der Proc. vocalis nach lateral und die Stimmritze wird erweitert. Der Muskel ist der **einzige Öffner der gesamten Stimmritze**.

M. cricoarytenoideus lateralis (BD4), kurz „Lateralis". Er kommt vom *Oberrand* und der *Außenfläche des Ringknorpelbogens* und zieht zum *Proc. muscularis des Stellknorpels*, den er nach vorn zieht. Dadurch gelangt der Proc. vocalis zur Mitte und die Stimmritze wird verschlossen.

M. vocalis (B5). Er entspringt beiderseits von der *Rückfläche des Schildknorpels* und zieht zum *Proc. vocalis des Stellknorpels*. Der Muskel nähert den Schildknorpel dem Proc. vocalis an und verschließt die Stimmritze vollständig, indem er sich bei der Kontraktion verdickt. Die weitgehend isometrische Kontraktion des Muskels dient der Spannung und Feineinstellung der Stimmfalte. Der M. vocalis setzt sich nach lateral in die breite, aber dünne Muskelplatte des *M. thyroarytenoideus* fort.

M. thyroarytenoideus (CD6). Er entspringt an der *Innenfläche des Schildknorpels* und setzt an der *Seitenfläche des Stellknorpels* an. Er verschließt den vorderen größeren Teil der Stimmritze, *Pars intermembranacea*, und spannt die Stimmfalte. Ein Teil der Faserbündel dieses Muskels zieht zur Epiglottis und wird als **Pars thyroepiglottica** (**D6 a**) bezeichnet. Diese Muskelbündel unterstützen die Verengung des Kehlkopfeingangs.

M. arytenoideus transversus (C7). Er ist ein einzelner, unpaarer Muskel, der von der *Stellknorpelhinterfläche einer Seite* entspringt und zur *Gegenseite* zieht. Der Muskel nähert die Stellknorpel einander an und verschließt den hinteren Teil der Stimmritze, *Pars intercartilaginea*. Darüber hinaus dient er der Anspannung des Stimmbandes.

M. arytenoideus obliquus (C8). Er liegt oberflächlich vom M. arytenoideus transversus und entspringt an der *Hinterfläche des Proc. muscularis des Stellknorpels der einen Seite* und setzt am *Apex des Stellknorpels der Gegenseite* an. Der M. arytenoideus obliquus hilft bei der Verengung des Kehlkopfeinganges, indem er die Schleimhautfalten zwischen Stellknorpeln und Epiglottis, *Plicae ary-epiglotticae* (**D9**), einander nähert. Gleichsinnig wirken Fasern, die sich vom M. arytenoideus obliquus abspalten und, seinen Verlauf fortsetzend, als **Pars aryepiglottica** die Grundlage der Schleimhautfalte, *Plica aryepiglottica*, bilden.

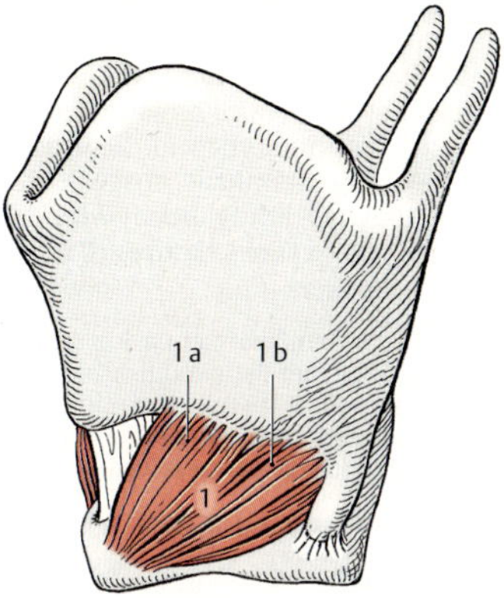

A M. cricothyroidus

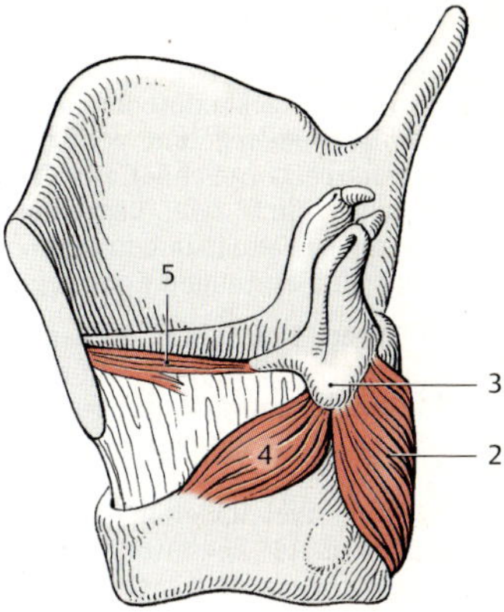

B Mm. cricoarytenoidei posterior et lateralis

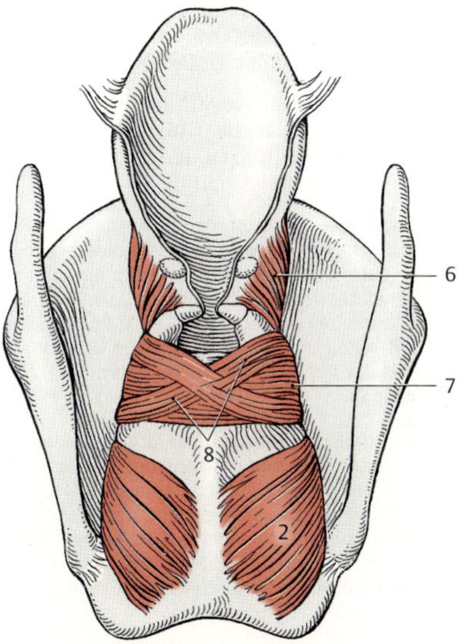

C Kehlkopfmuskeln von hinten

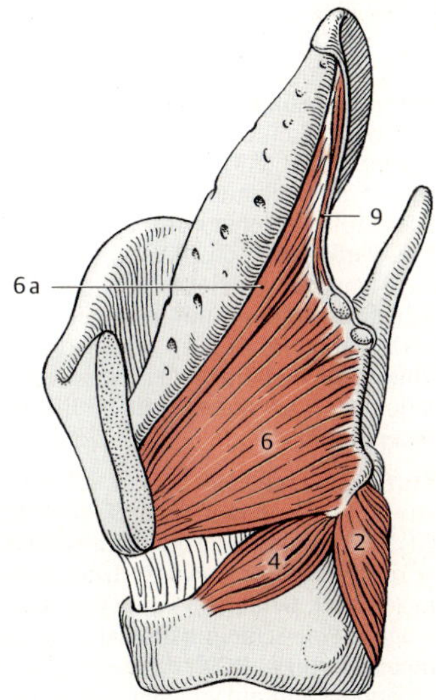

D Kehlkopfmuskeln von der Seite

Kehlkopfinnenraum

Als **Cavitas laryngis** (**A–B**) wird der von Schleimhaut ausgekleidete Raum zwischen dem *Kehlkopfeingang* und dem *Unterrand des Ringknorpels* bezeichnet. Die Cavitas laryngis wird durch zwei übereinanderliegende seitliche Faltenpaare in eine **obere**, eine **mittlere** und eine **untere Etage** gegliedert.

Obere Etage. Der schräg stehende Kehlkopfeingang, **Aditus laryngis** (**A1**), führt in das **Vestibulum laryngis (I)**, das bis zu den Taschenfalten, **Plicae vestibulares** (**AB2**), reicht. Der Kehlkopfeingang wird durch die **Epiglottis** (**A3**) und zwei Schleimhautfalten, **Plicae aryepiglotticae** (**A4**), begrenzt, die jeweils von den Seitenrändern der Epiglottis bis zu den auf der Spitze der Aryknorpel sitzenden *Cartilagines corniculatae* ziehen. In der Plica aryepiglottica liegt beiderseits noch ein weiterer kleiner Knorpel, *Cartilago cuneiformis*. Die Knorpel werfen in der Plica aryepiglottica das *Tuberculum corniculatum* (**A5**) und das *Tuberculum cuneiforme* (**A6**) auf. Zwischen den beiden Aryknorpeln liegt dorsal eine Rinne in der Schleimhaut, *Incisura interarytenoidea*. Zu beiden Seiten des Kehlkopfeingangs, d.h. der Plicae aryepiglotticae, befindet sich die untere Etage des *Pharynx* mit einer Schleimhautrinne, *Recessus piriformis* (**A7**) (S. 168), durch die Flüssigkeit am Kehlkopfeingang vorbei in die Speiseröhre gelenkt wird.
Die **Vorderwand** des Vestibulum laryngis wird von der Epiglottis gebildet, die über Schleimhautfalten mit dem Zungengrund verbunden und 4–5 cm hoch ist. Die flache **Hinterwand** im Bereich der Incisura interarytenoidea liegt nahezu auf Höhe der Taschenfalten.

Mittlere Etage. Sie ist am kleinsten, erstreckt sich von den **Taschenfalten** (**AB2**) bis zu den Stimmfalten, **Plicae vocales** (**AB8**), und wird als **Cavitas laryngis intermedia (II)** bezeichnet. Beiderseits erweitert sich diese Etage in eine Schleimhautausbuchtung, **Ventriculus laryngis** (**BC9**), die oben von der Taschenfalte, unten von der Stimmfalte begrenzt wird und nach vorn und oben als Blindsack, *Sacculus laryngis* (**C10**), endet.

Untere Etage. Sie reicht von den **Stimmfalten** bis zum **unteren Rand des Ringknorpels** und heißt **Cavitas infraglottica (III)**. Dieser Raum erweitert sich von kranial nach kaudal und geht kontinuierlich in die *Trachea* über. Die von Schleimhaut ausgekleidete Wand der Cavitas infraglottica wird fast ausschließlich vom **Conus elasticus** (**C11**) gebildet.

Histologie. Die Schleimhaut der Cavitas laryngis wird mit Ausnahme der Plica vocalis von **respiratorischem Flimmerepithel** ausgekleidet und enthält im Bereich des Vestibulum laryngis und der Taschenfalten zahlreiche **gemischte Drüsen**.

Taschenfalten, Stimmfalten (C)

Plicae vestibulares (**A2**) (Taschenfalten, falsche Stimmbänder). Sie enthalten das **Taschenband**, das dem freien unteren Rand der *Membrana quadrangularis* (**C12**) entspricht, sowie zahlreiche **Drüsen** (**C13**). Die Taschenfalten ragen nicht so weit in die Cavitas laryngis vor wie die Stimmfalten, so daß der Spalt zwischen den Taschenfalten beider Seiten, *Rima vestibuli* (**C14**), weiter ist als der daruntergelegene Spalt zwischen den Stimmfalten, *Rima glottidis* (**C15**).

Plicae vocales. Die Stimmfalten (**AB8**) enthalten das **Lig. vocale** (**C16**) und den **M. vocalis** (**C17**) und begrenzen den vorderen Teil der Stimmritze, *Rima glottidis*.

Histologie. Die Stimmfalten werden von einem **mehrschichtigen unverhornten Plattenepithel** überzogen, das unverschieblich mit dem darunter gelegenen Lig. vocale verbunden ist. Da im Bereich der Stimmfalten eine Submukosa und Blutgefäße fehlen, sehen sie **weiß** aus und heben sich auffallend von der übrigen rötlich schimmernden Schleimhaut ab.

Klinischer Hinweis. Das lockere Bindegewebe in der Schleimhaut des Kehlkopfeingangs läßt erhebliche Flüssigkeitseinlagerungen aus dem Gefäßsystem zu, so daß es bei Entzündungen oder Insektenstichen zu einer u.U. lebensbedrohlichen Schwellung dieser Schleimhaut kommen kann, **Larynxödem**, meist fälschlich als Glottisödem bezeichnet.

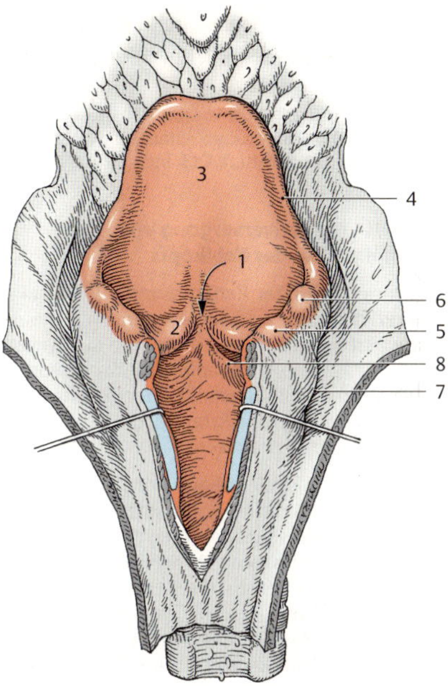

A Kehlkopfinnenraum von dorsal

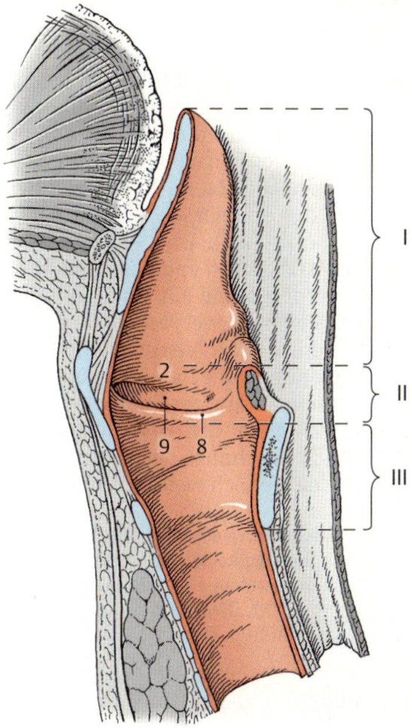

B Kehlkopfinnenraum, Mediansagittalschnitt

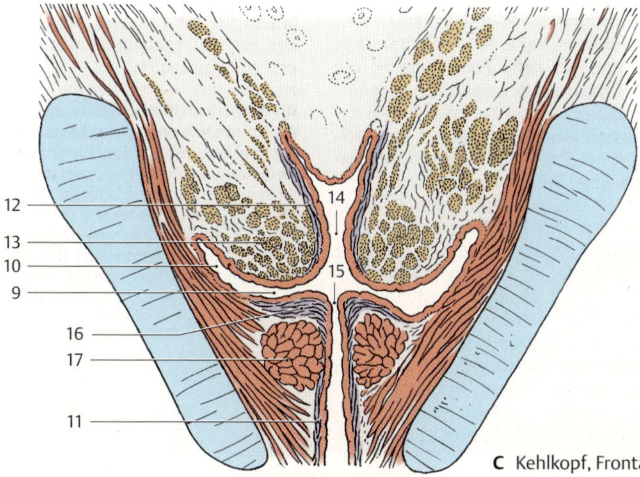

C Kehlkopf, Frontalschnitt

Glottis

Als Glottis (**A**) wird der aus den beiden **Plicae vocales** und ihren **Wandstrukturen** bestehende **stimmbildende Teil des Kehlkopfs** bezeichnet. Jede Stimmfalte enthält in ihrem langen vorderen Teil das *Lig. vocale* (**A1**) und den *M. vocalis* (**A2**). Im hinteren kürzeren Teil liegt der *Aryknorpel* (**A3**) mit dem *Processus vocalis* (**A4**). Die Stimmritze, **Rima glottidis** (**AD5**), kann entsprechend in einen langen vorderen und einen kürzeren hinteren Teil gegliedert werden. Der vordere Abschnitt wird als *Pars intermembranacea* (**A6**) bezeichnet und vom Lig. vocale unterlagert. Der zwischen den Aryknorpeln gelegene hintere Teil bildet die *Pars intercartilaginea* (**A7**). Beide Abschnitte der Stimmritze können unterschiedlich weit geöffnet werden.

Klinischer Hinweis. Zur Untersuchung des Kehlkopfs, **Laryngoskopie** (**B**), wird ein Kehlkopfspiegel in den Rachen eingeführt. Man erhält ein umgekehrtes Bild. Oben liegen die vorderen und unten die hinteren Bereiche des Kehlkopfeingangs.

Funktionelle Anatomie

Die **Form der Stimmritze** wechselt in Abhängigkeit von der Funktion. Bei *ruhiger Atmung* und bei *Flüstersprache* ist die Pars intermembranacea geschlossen und die Pars intercartilaginea zu einem Dreieck geöffnet (**C**). Bei *zunehmender Atemtiefe* öffnen sich auch die vorderen Teile, mittlere Atemstellung (**D**), und bei *tiefer Einatmung* ist die Stimmritze maximal erweitert (**E**). Eine solche Öffnung der Stimmritze erfolgt auch explosionsartig beim Husten durch stoßartiges Ausatmen. Zur Tonerzeugung, **Phonation**, wird die Stimmritze zunächst geschlossen (**F**) und die Stimmbänder angespannt. Die Stimmritze wird dann durch einen exspiratorischen Luftstrom geöffnet und die Stimmfalten in Schwingung versetzt, wodurch Schallwellen entstehen. Die *Lautstärke* dieser Schallwellen hängt von der *Stärke des Luftstroms* ab, die *Tonhöhe* von der *Schwingungsfrequenz*, die ihrerseits abhängig ist von der Länge, Dicke und Spannung der Stimmbänder. Auch beim Eindringen von Fremdkörpern kommt es zunächst zu einem reflektorischen Verschluß der Stimmritze, die dann durch ein reflektorisches Husten wieder explosionsartig geöffnet wird.

D8 Epiglottis, **D9** Plica vocalis, **D10** Plica aryepiglottica, **D11** Tuberculum cuneiforme, **D12** Tuberculum corniculatum, **C13** Incisura interarytenoidea

Gefäß-, Nervenversorgung und Lymphabfluß des Kehlkopfs

Arteriell wird der Kehlkopf mit allen Strukturen durch die **A. laryngea superior** aus der *A. thyroidea superior* und durch die **A. laryngea inferior** aus der *A. thyroidea inferior* versorgt. Der venöse Abfluß erfolgt über gleichnamige Begleitvenen der Arterien, die in die *V. jugularis interna* drainieren.

Die Kehlkopfschleimhaut wird bis zu den Stimmfalten vom rein sensiblen *R. internus* des **N. laryngeus superior** innerviert, darunter vom **N. laryngeus recurrens nervi vagi**. Die *inneren* Kehlkopfmuskeln werden alle vom **N. laryngeus recurrens** (inferior) versorgt. Der einzige äußere Kehlkopfmuskel, *M. cricothyroideus*, wird vom *R. externus* des N. laryngeus superior innerviert.

Der Lymphabfluß aus dem *oberen* Kehlkopf bis zu den Stimmfalten erfolgt zur **oberen** Gruppe der *Lnn. cervicales profundi*, aus der *unteren* Kehlkopfhälfte von den Stimmfalten an zur **mittleren** und **unteren** Gruppe der *Lnn. cervicales profundi* und zu den *Lnn. pre- und paratracheales.*

Klinischer Hinweis. Bei einseitiger **Schädigung des N. laryngeus recurrens** sind alle inneren Kehlkopfmuskeln gelähmt und die Stimmfalte der betroffenen Seite liegt in adduzierter, paramedianer Stellung. Bei akuter bilateraler Schädigung der Nn. laryngei recurrentes kommt es durch das Zusammenliegen der gelähmten Stimmfalten in der Rima glottidis zu Stridor und Dyspnoe, die einen Luftröhrenschnitt erforderlich machen können (S. 120).

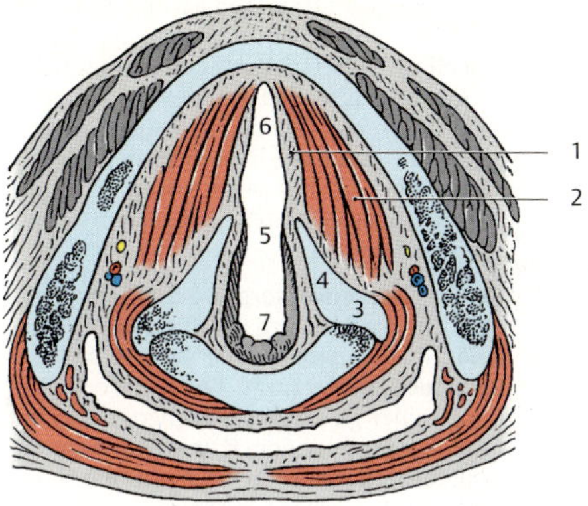

A Kehlkopf, Querschnitt in Höhe der Stimmbänder

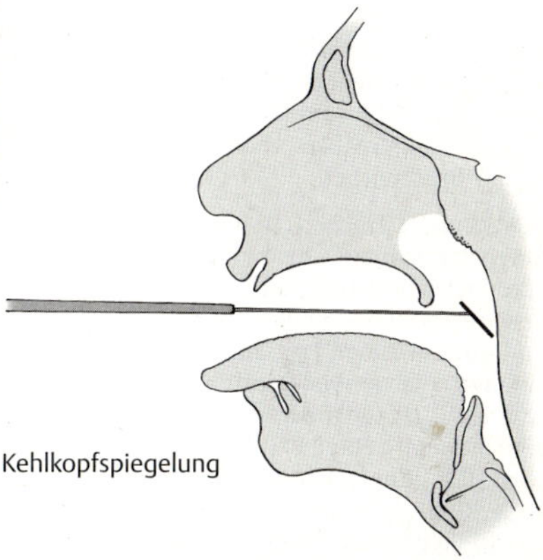

B Kehlkopfspiegelung

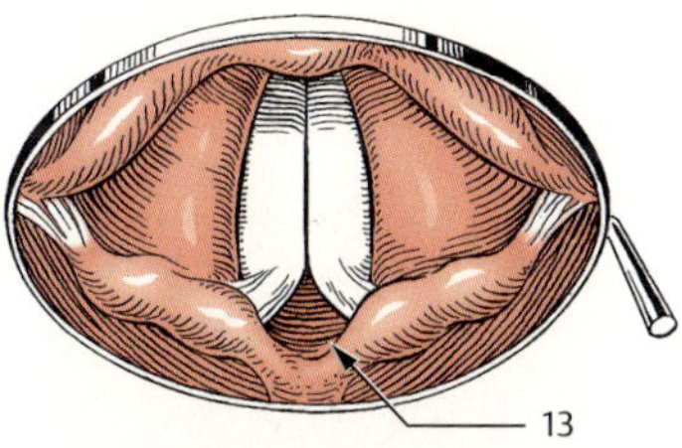

C Flüstersprache

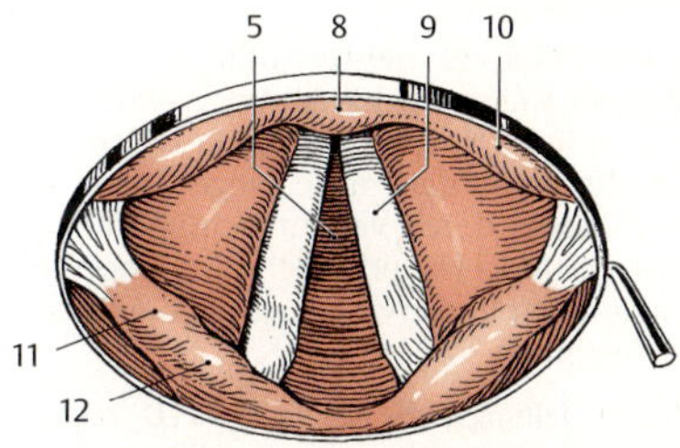

D Mittlere Atemstellung

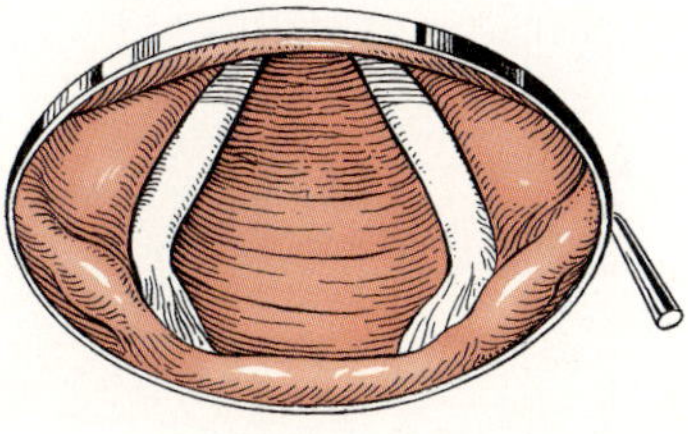

E Verstärkte Atmung

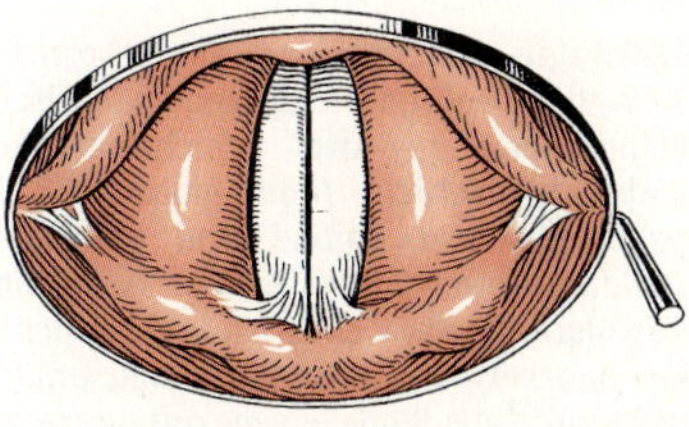

F Phonationsstellung

Trachea

Luftröhre und extrapulmonale Hauptbronchien

Die **Trachea** (**A**) ist ein 10–12 cm langes, biegsames Rohr, das sich vom *Ringknorpel* bis zur Luftröhrenteilung, *Bifurcatio tracheae*, erstreckt und sich in einen Halsabschnitt, **Pars cervicalis (I)**, und einen Brustabschnitt, **Pars thoracica (II)**, gliedert. Die Pars cervicalis reicht vom 6. bis zum 7. Halswirbel, die längere Pars thoracica vom 1. bis zum 4. Brustwirbel.

Die **Wand** der Trachea (**B**) besteht aus 16–20 hufeisenförmigen, hyalinen Knorpelspangen, **Cartilagines tracheales** (**B1**), die die Vorder- und Seitenwand der Trachea versteifen und durch Bänder, **Ligg. anularia** (**B2**), untereinander verbunden sind. An der Hinterwand (**C**) werden die Knorpelspangen durch eine bindegewebige Platte, **Paries membranaceus** (**C3**), die glatte Muskulatur enthält, zum Ring geschlossen. An der asymmetrisch gelegenen **Bifurcatio tracheae** (**BC4**) teilt sich die Luftröhre in den rechten und linken Hauptbronchus, **Bronchus principalis dexter** (**BC5**) et **sinister** (**BC6**). Der rechte Hauptbronchus ist kürzer und weitlumiger als der linke Hauptbronchus. Er ist lediglich um 20° gegen die Trachea abgewinkelt und setzt damit deren Verlaufsrichtung nahezu fort. Der linke Hauptbronchus ist länger und englumiger und etwa 35° gegen die Trachea abgewinkelt.

An der **Teilungsstelle** der Trachea (**D**) ragt ein knorpelunterlegter, sagittaler Sporn, **Carina tracheae** (**D7**), in das Lumen vor. Er teilt den Luftstrom bei der Einatmung. Der quere Durchmesser der Trachea ist größer als der sagittale.

Histologie. Trachea und Hauptbronchien (**E**) besitzen einen weitgehend identischen Wandaufbau aus drei Schichten: innere Schleimhautschicht, **Tunica mucosa** (**E8**) mit *respiratorischem Epithel* und gemischten *Glandulae tracheales*; mittlere **Tunica fibromusculocartilaginea**, die vorn und seitlich aus den *Knorpelspangen* und den *Ligg. anularia* und hinten aus *Bindegewebe* mit dem eingelagerten glattmuskulären *M. trachealis* (**E9**) besteht; äußere Verschiebeschicht, **Tunica adventitia** (**E10**). Das Bindegewebe der Kehlkopfwand, insbesondere der Ligg. anularia, ist reich an elastischen Fasernetzen. Kollagene und elastische Fasern sind so in der Wand der Trachea eingelassen, daß die Knorpelspangen unter Quer- und Längsspannung stehen.

Gefäß-, Nervenversorgung und Lymphabfluß. Die *Trachea* wird aus der **A. thyroidea inferior**, die *Hauptbronchien* werden aus den **Rr. bronchiales** versorgt. Der venöse Abfluß erfolgt über gleichnamige Venen. Der glatte *M. trachealis* wird vom **N. laryngeus recurrens nervi vagi** innerviert, der auch für die sensible und sekretorische Innervation zuständig ist. Der Lymphabfluß erfolgt über **Lnn. paratracheales** entlang der Trachea und **Lnn. tracheobronchiales superiores et inferiores** im Bereich der Bifurcatio tracheae.

Klinischer Hinweis. Bedingt durch die unterschiedliche Stellung der beiden Hauptbronchien gelangen **aspirierte Fremdkörper** häufiger in den steileren rechten Hauptbronchus und damit in die rechte Lunge.

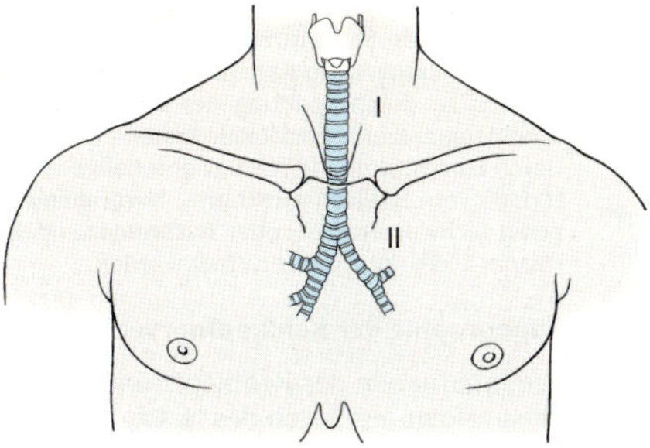

A Lage der Luftröhre

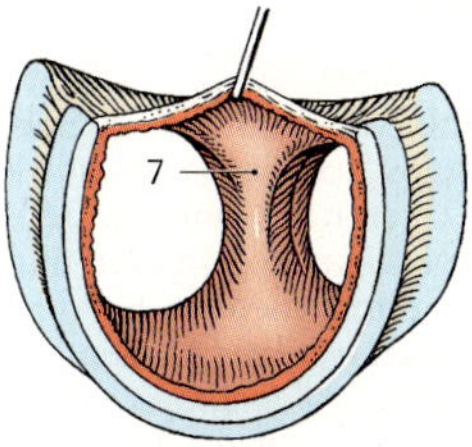

D Luftröhrenteilung, Blick von oben

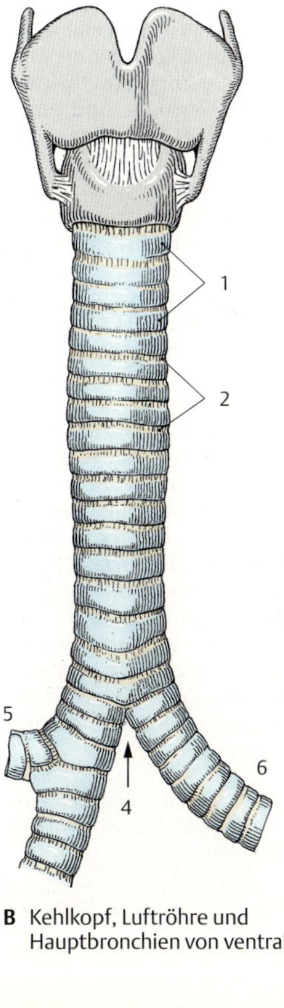

B Kehlkopf, Luftröhre und Hauptbronchien von ventral

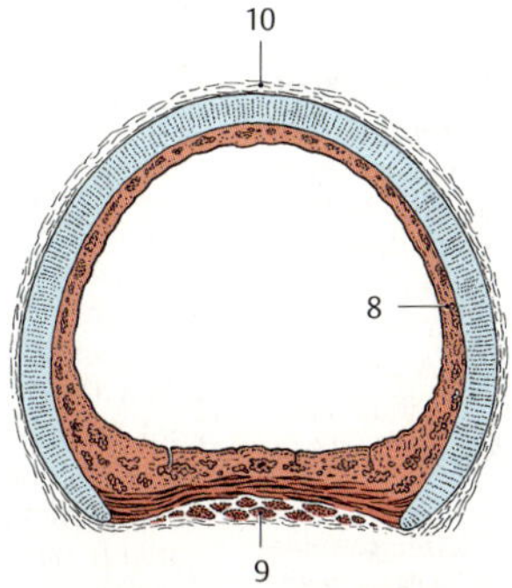

E Luftröhre, Querschnitt

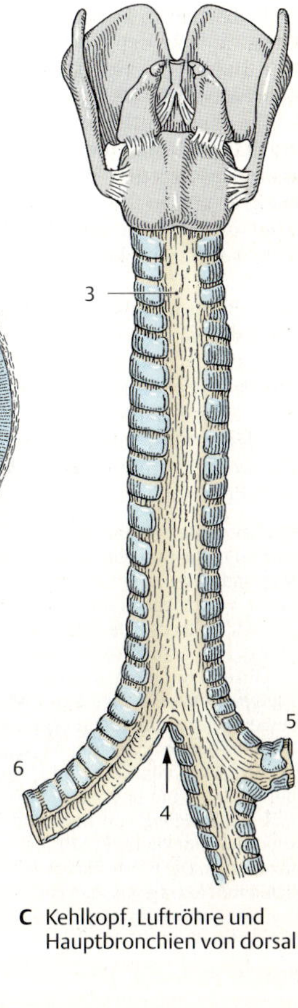

C Kehlkopf, Luftröhre und Hauptbronchien von dorsal

Topographie von Trachea und Kehlkopf

Der **Kehlkopf** und die **Pars cervicalis der Trachea** sind Bestandteile des **Halseingeweidestranges** und liegen im mittleren Teil der Regio cervicalis anterior (**A**). Die äußere Kontur dieser Region wird durch die individuell unterschiedlich hervorstehende *Prominentia laryngea* (**A1**) geprägt, denn im Bereich des *Schildknorpels* (**A2**) liegt der Kehlkopf dicht unter der Haut. Prominentia laryngea, Schildknorpel und auch das *Lig. cricothyroideum* (**A3**) sind daher durch die Haut zu tasten. Distal, in Richtung auf die obere Thoraxapertur, entfernt sich der Halseingeweidestrang allmählich von der äußeren Oberfläche. Er paßt seinen Verlauf den Krümmungen der Wirbelsäule an.
Der Halseingeweidestrang ist im **Halseingeweideraum** (**B**) angesiedelt, der zwischen dem mittleren und tiefen Blatt der Halsfaszie, **Lamina pretrachealis** (**AB4**) und **Lamina prevertebralis** (**AB5**) der **Fascia cervicalis** liegt und in die Bindegewebsräume von *Kopf* und *Thorax* übergeht. Der Kehlkopf wird ventral direkt vom mittleren Blatt der Halsfaszie bedeckt, dem sich das oberflächliche Blatt, **Lamina superficialis** (**B6**), nahezu unmittelbar anlegt. Dorsal vom Kehlkopf liegt die *Pars laryngea pharyngis* (**A7**). Die *Trachea* wird durch die vor ihr gelegene Schilddrüse, *Glandula thyroidea* (**A-C8**), vom mittleren und oberflächlichen Blatt der Halsfaszie getrennt. Dorsal von der Trachea liegt der *Ösophagus*.

Funktionelle Anatomie. Die Halseingeweide sind so in die Umgebung eingebaut, daß sie gehoben und gesenkt werden können und gegeneinander verschieblich sind. Der Kehlkopf wird an der Schädelbasis befestigt und durch den Zug der elastischen Strukturen von Trachea und Bronchialbaum mit dem Brustkorb verspannt. **Kehlkopfbewegungen in der Längsachse des Körpers** entstehen beim *Schluckakt* (Hebung von ca. 2–3 cm), bei der *Stimmbildung* und bei *verstärkter Atmung*. Bei *Streckung* von Kopf und Halswirbelsäule tritt der Kehlkopf um über eine Wirbelhöhe nach kranial, bei *Beugung* von Kopf und Halswirbelsäule sinkt der Ringknorpel (**A10**) bis in die obere Thoraxapertur. Die Gesamtlänge der Exkursionsmöglichkeiten beträgt bis zu 4 cm.

Klinischer Hinweis. Bei lebensbedrohlichem Verschluß der Stimmritze, z. B. durch Schleimhautschwellung, kann der Luftweg unterhalb der Stimmritze durch Spaltung des Lig. cricothyroideum medianum, **Koniotomie** (roter Pfeil), oder durch Einschnitt in die Trachea oberhalb oder unterhalb vom Schildrüsenisthmus, **Tracheotomia superior** (schwarzer Pfeil) oder **Tracheotomia inferior** (blauer Pfeil), künstlich eröffnet werden.

Topographie der Kehlkopfnerven (C)

Die Innervation des Kehlkopfs und der Trachea erfolgt aus Ästen des **N. vagus** (**BC11**). Der **N. laryngeus superior** (**C12**) zweigt unterhalb des Ganglion inferius vom Stamm des N. vagus ab und verläuft medial von der *A. carotis interna* (**BC13**) und den Ästen der *A. carotis externa* (**C14**). Etwa auf Höhe des Zungenbeins (**AC9**) teilt er sich in einen **motorischen Ramus externus** (**C12 a**), der die Mm. cricothyroideus (**C15**) und constrictor pharyngis inferior (**C16**) versorgt, und einen **sensiblen Ramus internus** (**C12 b**), der durch die Membrana thyrohyoidea (**C17**) tritt und unter die Schleimhaut des Recessus piriformis gelangt, wo er eine Anastomose mit dem *N. laryngeus recurrens* (**C18**) eingehen kann. Der Ramus internus versorgt die Schleimhaut des Kehlkopfs bis zur Stimmritze. Der **N. laryngeus recurrens** (**C19**) zweigt im Thorax vom N. vagus ab. Er schlingt sich **links** um den *Aortenbogen* und zieht rückläufig unter Astabgabe in der Rinne zwischen Ösophagus und Trachea zum Kehlkopf. **Rechts** schlingt er sich um die *A. subclavia* (**C20**) und zieht seitlich von der Trachea nach kranial. Auf seinem Weg zum Kehlkopf verläuft der N. laryngeus recurrens hinter der Schilddrüse (**A–C8**). Sein **Endast** (**BC18**) gelangt am kaudalen Rand des M. constrictor pharyngis inferior (**C16**) in das *Kehlkopfinnere*. Er teilt sich in einen **vorderen und hinteren Ast** und innerviert *motorisch* alle Kehlkopfmuskeln mit Ausnahme des M. cricothyroideus und *sensibel* die Schleimhaut unterhalb der Stimmritze.

Klinischer Hinweis: Bei Operationen an der Schilddrüse kann der N. laryngeus recurrens gezerrt oder verletzt werden.

B21 A. vertebralis

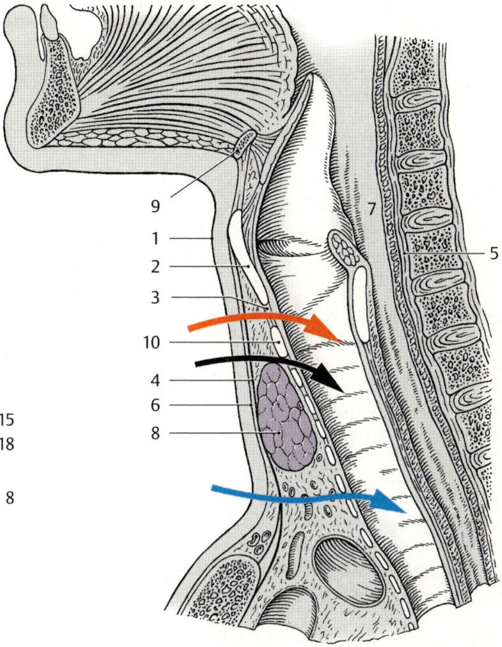

A Zugangswege zu Kehlkopf und Luftröhre, Mediansagittalschnitt

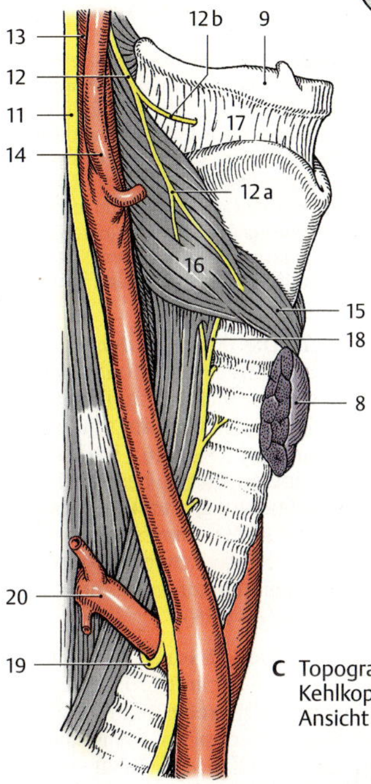

C Topographie der Kehlkopfnerven, Ansicht von rechts

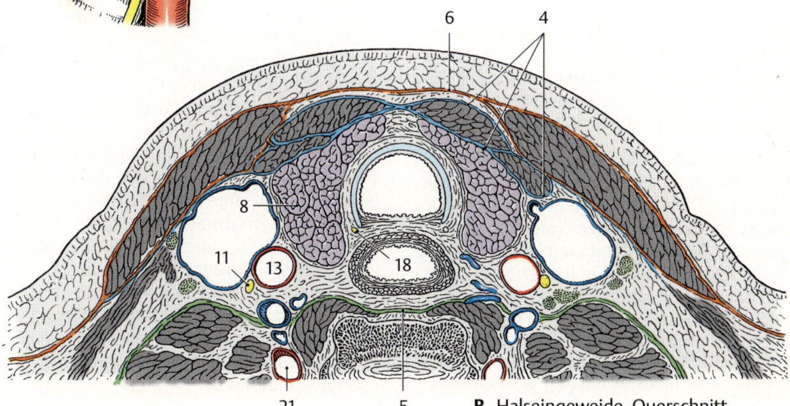

B Halseingeweide, Querschnitt

Lunge

Die paarigen Lungen, **Pulmones**, liegen im Thorax beiderseits des *Mediastinums* in einer serösen *Pleurahöhle* (zur Lage s. S. 94).

Lungenoberfläche

Die Form einer Lunge entspricht einem *Halbkegel*. Beim Kind ist die Lungenoberfläche blaßrosa, mit zunehmendem Alter wird sie durch Ablagerungen aus Verunreinigungen der Atemluft schiefergrau.

Äußere Oberfläche. Sie wird durch die umgebenden Strukturen von Thoraxwand, Zwerchfell und Mediastinum geprägt, was insbesondere an der in situ fixierten Lunge deutlich zu erkennen ist. Jede Lunge besitzt eine kuppelartige Spitze, **Apex pulmonis** (**AB1**), welche die *obere Thoraxapertur* um einige Zentimeter überragt. Die Lungenbasis, **Basis pulmonis** (**AC2**) bzw. **Facies diaphragmatica** (**AC3**), ist *konkav* und liegt dem Zwerchfell auf. Die äußere gegen die Rippen gerichtete Lungenfläche ist *konvex* und heißt **Facies costalis** (**A** und **B**). Die der Medianebene zugewandte Fläche, **Facies medialis** (**C** und **D**) wird durch die Lungenpforte, *Hilum pulmonis* (**CD4**), in eine vorne gelegene *Facies mediastinalis* (**CD5**) und eine hintere *Pars vertebralis* (**CD6**) gegliedert. Beide Facies mediastinales sind durch die angrenzende Oberfläche des Herzens zur *Impressio cardiaca* (**CD7**) vertieft. An der medialen Fläche der rechten Lunge sind darüber hinaus Impressionen durch *A. subclavia dextra* (**C8 a**), *V. azygos* und *Ösophagus* (**C9**) ausgebildet. Links hinterlassen *Aortenbogen* (**D10 a**), *Pars thoracica aortae* (**D10 b**) und *A. subclavia sinistra* (**D8 b**) sichtbare Rinnen.

Lungenpforte. Als **Radix pulmonis** wird die Gesamtheit aller im Zentrum der medialen Lungenfläche ein- und austretenden Gefäße und Bronchien bezeichnet, die die Verbindung zu Herz und Trachea herstellen und im wesentlichen auf beiden Seiten ähnlich angeordnet sind.

Die **Pulmonalvenen** liegen vorn, die **Bronchien** hinten und die **Pulmonalarterien** in der Mitte. In kranio-kaudaler Richtung unterscheidet sich die Anordnung jedoch: **Rechts** liegt der Querschnitt des **Oberlappenbronchus** (**C11**) bereits oberhalb vom Anschnitt der **A. pulmonalis** (**C12 a**) (*eparterielle Lage*), darunter folgen der Anschnitt des **rechten Hauptbronchus** (**C13 a**) (*hyparterielle Lage*) und die **unteren Pulmonalvenen** (**C14 a**). Auf der **linken** Seite liegt der Querschnitt der **Pulmonalarterie** (**D12 b**) am weitesten kranial, es folgen der Anschnitt des **linken Hauptbronchus** (**D13 b**) (*hyparterielle Lage*) und Querschnitte durch die **unteren Pulmonalvenen** (**D14 b**).

Die an der Lungenpforte ein- bzw. austretenden Gebilde werden rundherum von einer **Umschlagfalte der Pleura** umgeben, die sich vor der Impressio cardiaca nach kaudal ausdehnt, so daß die vordere und hintere Umschlagfalte nahezu aneinanderliegen, **Lig. pulmonale** (**CD15**). Durch die Umschlagfalte werden die Gebilde der Lungenpforte aus der Pleurahöhle ausgegrenzt. Die extrapleural gelegene Lungenpforte und ihre Leitungsstrukturen sind direkt mit dem mediastinalen Bindegewebe verbunden.

Lungenränder. Die Flächen der Lungen werden vorn und unten durch dünne, scharfe Ränder begrenzt. *Facies costalis* und *Facies mediastinalis* gehen vorn am scharfkantigen **Margo anterior** (**A – D16**) ineinander über. An der linken Lunge besitzt dieser Rand eine Ausbuchtung, *Incisura cardiaca* (**BD17**), die durch die *Impressio cardiaca* hervorgerufen wird. Zwischen *Facies costalis* und *Facies diaphragmatica* befindet sich der **Margo inferior** (**A – D18**).

Lungenlappen und -fissuren. Jede Lunge wird durch tiefe Einschnitte, Fissuren, in Lappen unterteilt. Die **rechte Lunge** hat in der Regel einen Oberlappen, **Lobus superior** (**A19**), einen Mittellappen, **Lobus medius** (**A20**), und einen Unterlappen, **Lobus inferior** (**A21**). *Oberlappen* und *Unterlappen* werden durch eine schräg von hinten oben nach vorne unten ziehende **Fissura obliqua** (**A22**) getrennt, *Oberlappen* und *Mittellappen* durch eine vorn und seitlich liegende **Fissura horizontalis** (**A23**). Die kleinere **linke Lunge** ist lediglich aus **Oberlappen** (**B19**) und **Unterlappen** (**B21**) zusammengesetzt, die wie auf der rechten Seite durch eine **Fissura obliqua** (**B22**) geteilt werden. Das ventro-kaudale Ende des linken Oberlappens ist meist zungenförmig zur *Lingula* (**B24**) ausgezogen. Die zwischen den Lungenlappen einander gegenüberliegenden Flächen werden als *Facies interlobulares* bezeichnet.

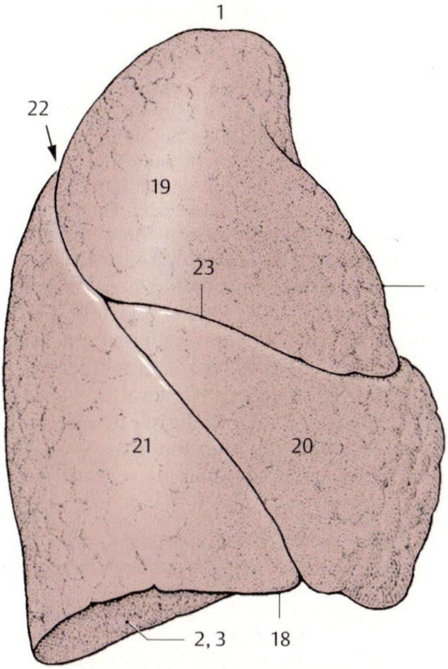

A Rechte Lunge von lateral

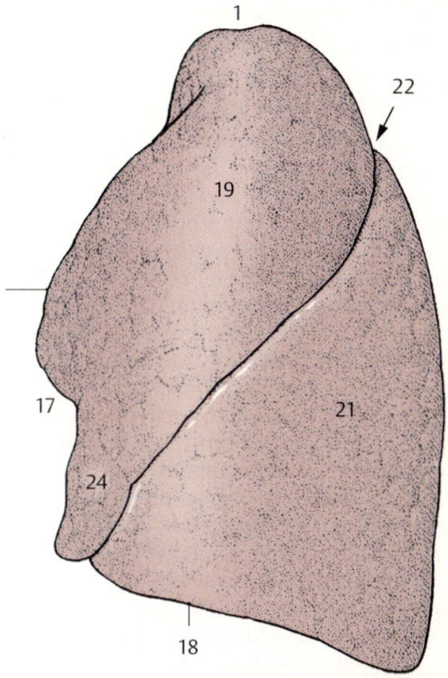

B Linke Lunge von lateral

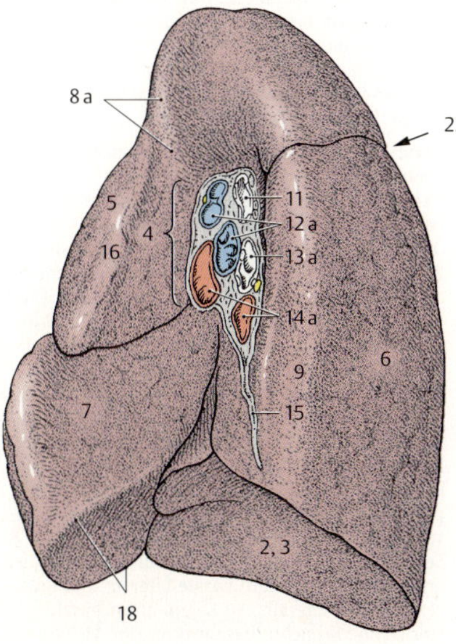

C Rechte Lunge von medial

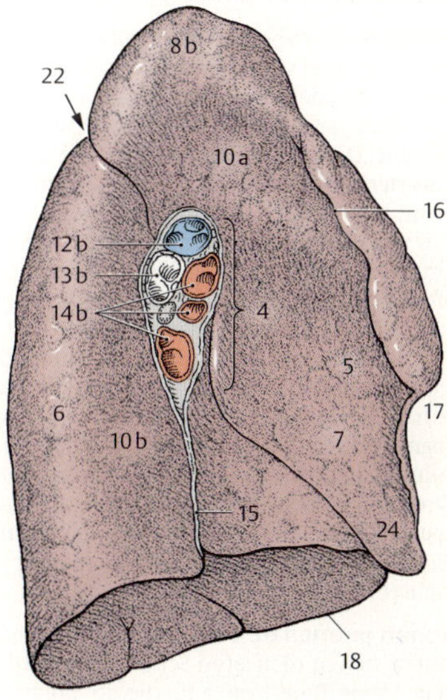

D Linke Lunge von medial

Bronchienaufteilung und bronchopulmonale Segmente

Rechter und linker **Hauptbronchus** teilen sich (entsprechend der Anzahl der Lungenlappen) *rechts in drei, links in zwei* Lappenbronchien, **Bronchi lobares** (s.u.), deren Durchmesser zwischen 8 und 12 mm liegt. Ihre Abzweigung vom Hauptbronchus ist **rechts** für den *Oberlappenbronchus* 1 – 2,5 cm von der Bifurcatio tracheae entfernt, für den *Mittel- und Unterlappenbronchus* etwa 5 cm. **Links** teilt sich der Hauptbronchus ebenfalls in etwa 5 cm Entfernung zur Bifurkation in *Oberlappen- und Unterlappenbronchus.* Die Lappenbronchien teilen sich *rechts in 10, links in 9* Segmentbronchien, **Bronchi segmentales**, auf. Vom **rechten** Oberlappenbronchus zweigen die *Segmentbronchien 1 – 3*, vom Mittellappenbronchus die *Segmentbronchien 4 – 5* und vom Unterlappenbronchus die *Segmentbronchien 6 – 10* ab. Auf der **linken** Seite teilt sich der Oberlappenbronchus in die *Segmentbronchien 1* und *2* sowie *3 – 5*, der Unterlappenbronchus in die *Segmentbronchien 6 – 10*.

Lungensegmente und Lungenläppchen

Segmenta bronchopulmonalia. Die Lungensegmente sind *Untereinheiten der Lungenlappen*, deren Gliederungsprinzip dem Aufteilungsmodus des Bronchialbaums entspricht. Die Lungensegmente sind als **bronchoarterielle Einheiten** anzusehen, da im Zentrum eines Segmentes (also *intra*segmental) ein **Segmentbronchus** gemeinsam mit einem **Ast der A. pulmonalis** verläuft. Die weitere Verzweigung eines Segmentbronchus bleibt auf das entsprechende Segment begrenzt.

Die **Äste der Lungenvenen** verlaufen im Bindegewebe an der Oberfläche eines Segmentes, d.h. *inter*segmental, und markieren die **Segmentgrenzen.** Die Venenäste sammeln sich hilumwärts zu den großen *Lungenvenen.* Dreidimensional betrachtet sind die Lungensegmente *keil- bzw. pyramidenförmige Baueinheiten*, deren Spitzen *hilumwärts* gerichtet sind.

Lobuli pulmonales. Die Segmentbronchien teilen sich in mehreren Schritten in **mittlere und kleine Bronchien** auf, die in **Bronchioli** übergehen. Jeder Bronchiolus versorgt ein Lungenläppchen, **Lobulus pulmonalis.** Die Lungenläppchen sind die *Untereinheiten der Lungensegmente.*

Die Lobuli pulmones sind nicht überall in der Lunge ausgebildet, sondern liegen hauptsächlich im Bereich der *Lungenoberfläche.* Sie sind hier als *polygonale Felder* mit einer Kantenlänge von 0,5 bis zu 3 cm zu erkennen, da sie von Bindegewebe begrenzt werden, in dem sich eingeatmete Schwebestoffe ablagern können. Diese lassen die Läppchengrenzen blau bis schwarz erscheinen.

Der Bronchiolus innerhalb eines Lungenläppchens teilt sich 3 – 4 mal und geht letztendlich in die alveolentragenden Endaufzweigungen des Bronchialbaums über. Diese umfassen mehrere Generationen von **Bronchioli respiratorii** und **Ductuli alveolares**, in deren Wänden die für den Gasaustausch eingerichteten Lungenbläschen, **Alveoli pulmonis**, liegen.

Das Bindegewebe der Lunge besteht aus zwei unterschiedlichen Systemen. Das **peribronchiale** oder **periarterielle Bindegewebe** begleitet die *Aufzweigungen des Bronchialbaums und der A. pulmonalis* bis hin zu den Bronchioli respiratorii und dient der Verschieblichkeit dieser Strukturen gegenüber dem umgebenden Austauschgewebe der Lunge. Das zweite, äußere System besteht aus **subpleuralem Bindegewebe**, das die *Oberfläche der Lungenlappen* bekleidet und von dem aus *Septen* zwischen die Lungensegmente und -läppchen ziehen. Dieses Bindegewebssystem dient als Verschiebeschicht, aber auch als Schutz vor Überdehnung.

Blau: Lobus superior, **Grün:** Lobus medius, **Rot:** Lobus inferior

I Bronchus lobaris superior dexter, **II** Bronchus lobaris medius dexter, **III** Bronchus lobaris inferior dexter, **IV** Bronchus lobaris superior sinister, **V** Bronchus lobaris inferior sinister, **1** Segmentum apicale und Bronchus segmentalis apicalis (nur rechte Lunge), **2** Segmentum posterius und Bronchus segmentalis posterior (nur rechte Lunge), **1 + 2** Segmentum apicoposterius und Bronchus segmentalis apicoposterior (nur linke Lunge), **3** Segmentum anterius und Bronchus segmentalis anterior, **4** Segmentum laterale und Bronchus segmentalis lateralis, **5** Segmentum mediale und Bronchus segmentalis medialis, **6** Segmentum superius und Bronchus superior, **7** Segmentum basale mediale und Bronchus basalis medialis, **8** Segmentum basale anterius und Bronchus basalis anterior, **9** Segmentum basale laterale und Bronchus basalis lateralis, **10** Segmentum basale posterius und Bronchus basalis posterior, **11** Bifurcatio tracheae, **12** Bronchus principalis dexter, **13** Bronchus principalis sinister

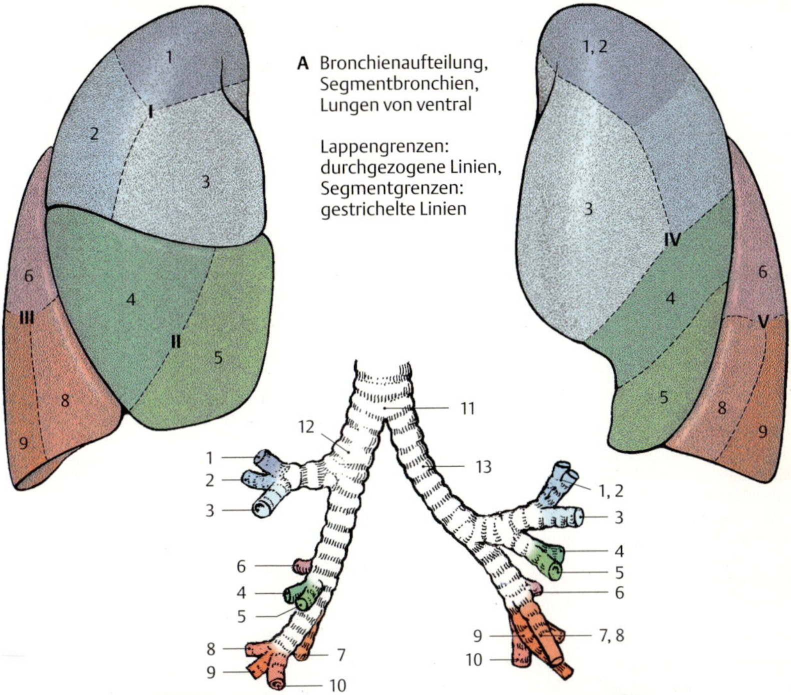

A Bronchienaufteilung, Segmentbronchien, Lungen von ventral

Lappengrenzen: durchgezogene Linien, Segmentgrenzen: gestrichelte Linien

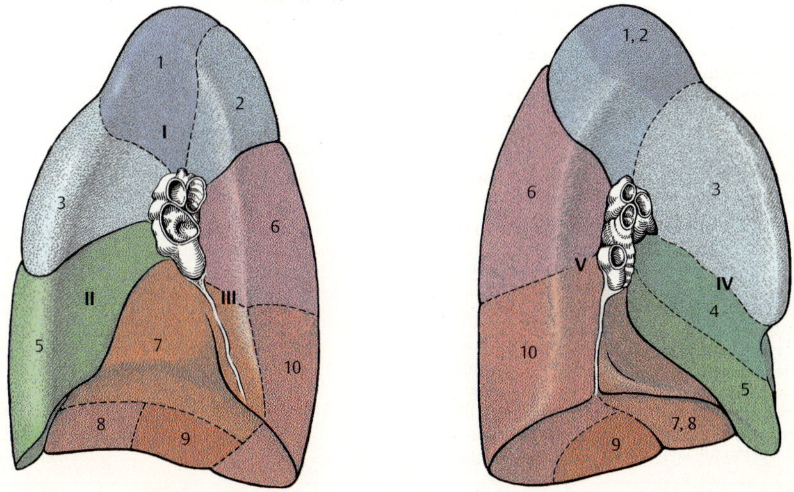

B Bronchienaufteilung, Segmentbronchien, Lungen von medial

Feinbau

Das **Lungengewebe** besteht aus dem *luftleitenden* (konduktiven) und dem *gasaustauschenden Teil des Bronchialbaums*, den *Lungengefäßen*, *Bindegewebe* und *glatter Muskulatur*. Mit der Aufteilung von Bronchialbaum und Gefäßen ändert sich deren Feinbau. Der Gesamtquerschnitt des Bronchialbaums wird mit jeder Aufteilung vergrößert.

Luftleitender Teil

Intrapulmonale Bronchien (A). Die Wand der **Bronchi lobares et segmentales** ist dreischichtig und besteht aus Tunica mucosa (**A1**), Tunica musculocartilaginea (**A2**) und Tunica adventitia (**A3**). Die **Tunica mucosa** wird von *respiratorischem Flimmerepithel* (**A1 a**) ausgekleidet, das auf einer bindegewebigen, an elastischen Fasern reichen *Lamina propria* (**A1 b**) sitzt. In der **Tunica musculocartilaginea** schließt sich im Gegensatz zu den extrapulmonalen Bronchien zunächst eine nahezu geschlossene Schicht aus spiralig verlaufenden glatten Muskelzellen, *Musculus spiralis* (**A2 a**), an. Die Knorpelstücke der Bronchialwand, *Cartilagines bronchiales* (**A2 b**), sind unregelmäßig geformt. Sie bilden Platten oder Spangen und bestehen in den größeren Bronchien aus *hyalinem Knorpel*, der in den kleineren Bronchien zunehmend durch *elastischen* ersetzt wird. Zwischen den Knorpelstücken liegen die gemischten, seromukösen *Glandulae bronchiales* (**A2 c**). Darüber hinaus liegt im Bindegewebe der Tunica musculocartilaginea ein *Venenplexus*. Eine schmale, bindegewebige **Tunica adventitia** (**A3**) stellt die Verbindung der Bronchialwand zur Umgebung her und bringt die ernährenden *Rr. bonchiales* (**A3 a**) an den Bronchus heran. Im Bereich der Teilungsstellen der Bronchien liegen häufig Lymphknoten, *Lnn. bronchopulmonales* (**A3 b**). In Begleitung eines Bronchus liegt immer ein *Ast der A. pulmonalis*.

Bronchiolen (B). Die aus den kleinen Bronchien durch Teilung hervorgegangenen Bronchioli haben einen Durchmesser von 0,3 – 0,5 mm. Ihre Wand ist *knorpelfrei* und besteht aus **Tunica mucosa**, **Tunica muscularis** und **Tunica adventitia**. Die Wand der Bronchiolen besitzt ein reichhaltiges System aus *elastischen Fasern*, das ein Kollabieren der knorpelfreien Bronchialwand bei Erschlaffung der Muskulatur verhindert (**B**). Durch Endaufzweigungen gehen die Bronchioli in die **Bronchioli terminales** (**B4**) über. In Begleitung der Bronchiolen verlaufen kleinere *Äste der A. pulmonalis*.

Bis hin zu den kleinsten Bronchiolen dient der Bronchialbaum der Lunge nur als Luftleitungsweg und ist damit Teil des sogenannten **anatomischen Totraums**. Seine Aufgabe liegt in der Reinigung, Wasserdampfsättigung und Erwärmung der Atemluft.

Gasaustauschender Teil

Bronchioli respiratorii und Ductus alveolares (B). Aus den Bronchioli terminales gehen durch Aufzweigung die **Bronchioli respiratorii** (**B5**) hervor, die als Verbindungsstücke zwischen dem konduktiven Teil und dem gasaustauschenden Teil der Lunge anzusehen sind. Ihr mittlerer Durchmesser beträgt 0,4 mm, ihre Wand wird von *kubischem Epithel* ausgekleidet und enthält noch *glatte Muskulatur*. Stellenweise wird die Wand von dünnwandigen Aussackungen, *Alveoli pulmonales*, unterbrochen. Die Bronchioli respiratorii werden von *Arteriolen aus der A. pulmonalis* begleitet und teilen sich 3 – 6 mal. Sie gehen kontinuierlich in **Ductus alveolares** (**B6**) über, deren Wände nur aus *Alveolen* (**B7**) bestehen und die nach Aufteilung in blind endende *Sacculi alveolares* übergehen. In Begleitung der Ductus alveolares liegen die *Präkapillaren*, um die Alveolen die *Kapillaren*.

Alveolen. In ihnen findet der Gasaustausch statt. Ihre Anzahl innerhalb einer Lunge beträgt etwa 300 Millionen mit einer Gesamtoberfläche von 140 m^2. Zwei benachbarte Alveolen besitzen jeweils eine gemeinsame dünne Wand, das **Septum interalveolare**, das *Bindegewebe* und *Kapillaren* enthält und auf jeder Seite von einem flachen Epithel ausgekleidet wird. Das **Alveolarepithel** setzt sich aus zwei Zelltypen zusammen, Die *Pneumozyten Typ I* machen über 90% der Epithelzellen aus und sind die *Deckzellen* der Alveolen. Die übrigen 10% gehören zur Gruppe der *Pneumozyten Typ II*, die Produzenten des *Surfactant* (Oberflächenspannung-herabsetzender Faktor) und *Stammzellen der Typ I-Zellen* sind. Als **Blut-Luft-Schranke** wird die Strecke bezeichnet, die Gase zwischen dem Alveolarlumen und dem Kapillarlumen zurücklegen müssen. Sie ist 0,3 – 0,7 μm dick und besteht aus dem *Alveolarepithel*, den miteinander *verschmolzenen Basalmembranen* und dem *Kapillarendothel*.

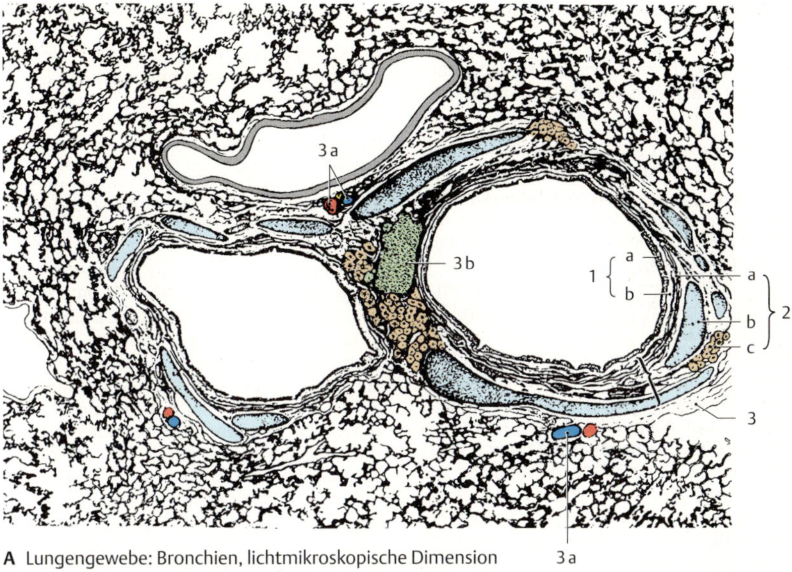

A Lungengewebe: Bronchien, lichtmikroskopische Dimension

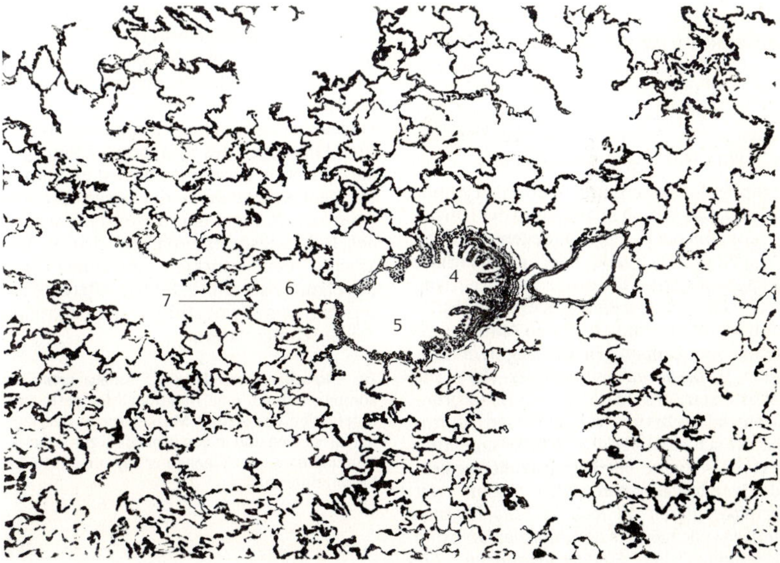

B Lungengewebe: Bronchiolus und Alveolen, lichtmikroskopische Dimension

Gefäßsystem und Innervation

Die Lungen besitzen funktionelle Gefäße, **Vasa publica**, die zum *kleinen Kreislauf* gehören, und ernährende Gefäße, **Vasa privata**, die dem *großen Kreislauf* entspringen.

Vasa publica (A). Etwas unterhalb der Bifurcatio tracheae (**A1**) teilt sich der **Truncus pulmonalis** (**A2**) in die beiden **Aa. pulmonales**, die das desoxygenierte Blut zu den Lungenalveolen transportieren. Die *A. pulmonalis dextra* (**A3**) ist länger und weiter als die *A. pulmonalis sinistra* (**A4**). Beide Aa. pulmonales liegen ventral der Hauptbronchien (**A5**) und teilen sich vor Erreichen der Lungenpforte in ihre Äste auf, die sich parallel zum Bronchialbaum weiter verzweigen. Die **Äste der Aa. pulmonales** liegen in enger Nachbarschaft, meist dorso-lateral, zum jeweiligen Ast des Bronchialbaums im Zentrum eines Lungensegmentes. Die Aa. pulmonales und ihre großen Äste sind Arterien vom *elastischen Bautyp*. Die in Begleitung der kleineren Bronchien und Bronchioli gelegenen kleineren Arterienäste sind Gefäße vom *muskulären Typ*.
Der Abtransport des oxygenierten Blutes aus den Lungen erfolgt über **interlobulär** und **intersegmental verlaufende Venen**, die hilumwärts ziehen und sich zu den **Vv. pulmonales dextrae et sinistrae** (**A6** und **A7**) vereinigen. Die Pulmonalvenen liegen im Bereich der Lungenpforte ventral und kaudal von den Arterien. Sie besitzen keine Klappen.

Lymphgefäßsystem und regionale Lymphknoten. Das Lymphgefäßsystem der Lungen ist entsprechend dem Bindegewebsgerüst zweigeteilt: Das **tiefe** oder **peribronchiale Lymphgefäßsystem** (**B8**) erstreckt sich entlang des *peribronchialen Bindegewebes*. Es besitzt Lymphknotenstationen an den Aufteilungsstellen der Lappen- in die Segmentbronchien, *Lnn. bronchopulmonales* (**B9**). Die nächste Station sind die an den Hauptbronchien und der Bifurkation gelegenen *Lnn. tracheobronchiales inferiores* (**A10**) et *superiores* (**A11**). Das zweite, **oberflächliche oder segmentale Lymphgefäßsystem** (**B12**) beginnt mit *Lymphkapillaren im lockeren, subpleuralen Bindegewebe* sowie in den *interlobulären* und *intersegmentalen Bindegewebssepten*, die sich zu Lymphsträngen um die Pulmonalvenen vereinigen. Erste Lymphknotenstationen sind die *Lnn. tracheobronchiales*, die mit den *Lnn. paratracheales* entlang der Trachea zusammenhängen.

Klinischer Hinweis. Als sog. **Hilumknoten** werden die Lymphknoten im Bereich des Hilumkraters bezeichnet. Es handelt sich großenteils um die Lnn. bronchopulmonales an den Verzweigungen von Bronchien und Gefäßen.

Vasa privata (C). Die Blutversorgung des Lungengewebes erfolgt über **Rr. bronchiales** aus der *Pars thoracica aortae* (**C13**). Für die linke Lunge entspringen meistens zwei Rr. bronchiales (**C14**) direkt aus der Aorta, für die rechte Lunge entspringt ein R. bronchialis (**C15**) aus der 3. oder 4. *A. intercostalis posterior*. Die Rr. bronchiales verlaufen im peribronchialen Bindegewebe und versorgen die Wände des Bronchialbaums und diejenigen der begleitenden Arterien. Über **Vv. bronchiales**, die in die *V. azygos*, *V. hemiazygos* und z.T. auch in die *Vv. pulmonales* münden, erfolgt der venöse Abfluß.

Innervation. *N. vagus* und *Truncus sympathicus* bilden auf den Hauptbronchien ein Geflecht, **Plexus pulmonalis** (Bd. 3 S. 116), das den Bronchien und Gefäßen folgt und sowohl diese Gebilde als auch die Pleura visceralis versorgt.
Efferenzen des N. vagus führen zur Kontraktion, Efferenzen des Sympathicus hingegen zur Dilatation der Bronchialmuskulatur und zur Gefäßverengung in der Lunge. **Afferente** Fasern des N. vagus übertragen die Erregung aus Dehnungsrezeptoren, die sich an der Trachea, den Bronchien, Bronchiolen und der Pleura visceralis befinden. Afferente Fasern aus dem Sympathicus sind zu großen Teilen Schmerzfasern.

Klinischer Hinweis. Beim **Asthma bronchiale** kommt es durch eine funktionell fehlgesteuerte Innervation der glatten Muskulatur in den kleinen Bronchien und in den Bronchioli zur Kontraktion und damit zur Einengung des Lumens in der Exspirationsphase.

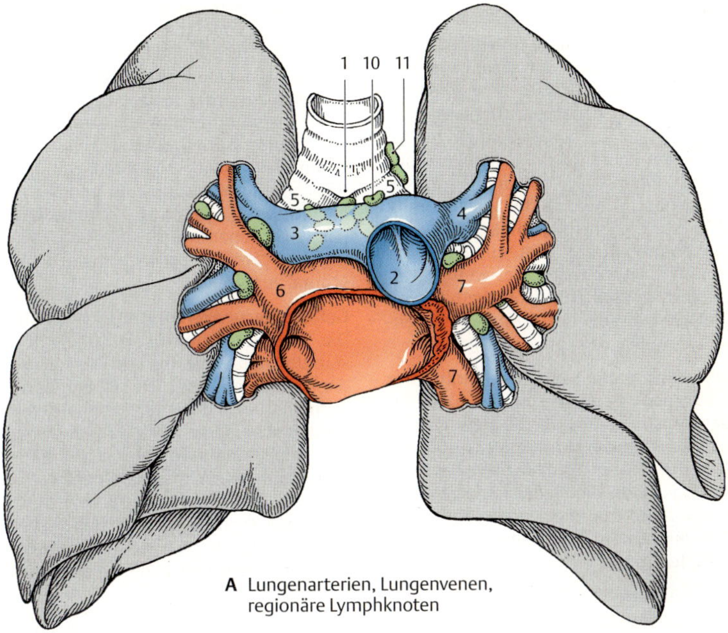

A Lungenarterien, Lungenvenen, regionäre Lymphknoten

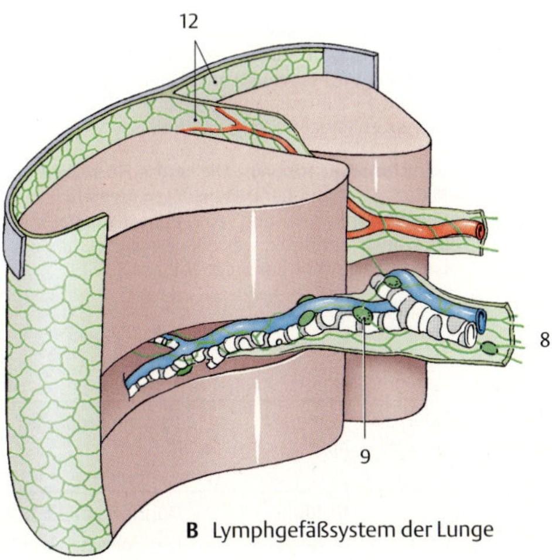

B Lymphgefäßsystem der Lunge

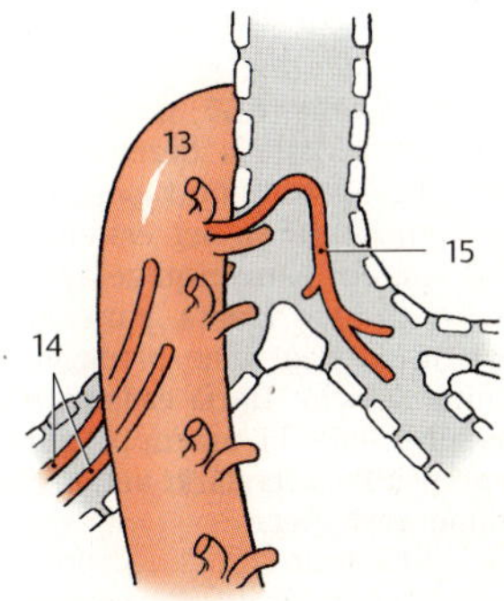

C Ursprung der Rr. bronchiales

Pleura

Die Serosa der Lunge heißt Brustfell, **Pleura** (**AB**). Sie besteht aus der **Pleura visceralis** (auch **Pleura pulmonalis** bzw. Lungenfell genannt) (**A1**) und der **Pleura parietalis** (Rippenfell) (**A2**), die auf beiden Seiten der Thoraxhöhle den Raum für die jeweilige Lunge auskleidet. Pleura visceralis und Pleura parietalis gehen im Bereich des Lungenhilum kontinuierlich ineinander über. Zwischen beiden Pleurablättern liegt ein kapillärer Spaltraum, **Cavitas pleuralis**, der wenige Milliliter einer *serösen Flüssigkeit* enthält und als *Gleitspalt* die bei der Atmung erfolgenden Bewegungen der Lunge ermöglicht.

Pleura pulmonalis. Sie ist untrennbar mit der *Lungenoberfläche* verbunden und bekleidet sie nahezu überall. Sie zieht auch in die *Interlobularspalten*, spart aber die Regionen aus, die von der Umschlagfalte der Pleura pulmonalis auf die Pleura parietalis umgeben werden, d.h. die Lungenpforte und den zwischen dem Lig. pulmonale gelegenen Teil der Lunge.

Pleura parietalis. Sie bildet die periphere Wand der Pleurahöhle und wird regional unterschiedlich bezeichnet. Als **Pleura costalis** (**AB3**) grenzt sie an die *knöcherne Thoraxwand*, als **Pleura diaphragmatica** (**AB4**) an das *Zwerchfell* und als **Pleura mediastinalis** (**AB5**) an den *mediastinalen Bindegewebsraum*. Als *Cupula pleurae* (**AB6**) wird die Fortsetzung der Pleura costalis bezeichnet, die vorne über die obere Thoraxapertur ragt, dorsal bis zum Köpfchen der ersten Rippe reicht und von der Lungenspitze ausgefüllt wird. Zwischen der Pleura parietalis und der Brustwand liegt eine bindegewebige Verschiebeschicht, **Fascia endothoracica**. Sie ist im Bereich der Pleurakuppel zur *Membrana suprapleuralis* verstärkt und mit der Pleurakuppel verhaftet.

Recessus pleurales. Zwischen abfallender Zwerchfellkuppel und Thoraxwand begrenzen *Pleura costalis* und *Pleura diaphragmatica* beidseits einen Spalt, **Recessus costodiaphragmaticus** (**AB7**), in den sich die Lunge bei tiefer Inspiration entfalten kann. Eine weitere Pleuratasche findet sich ventral zwischen Brustwand und Mediastinum. Sie wird von der *Pleura costalis* und der *Pleura mediastinalis*, **Recessus costomediastinalis** (**AB8**), begrenzt und ist links auf Höhe der Incisura cardiaca breit, rechts jedoch nur schmal ausgebildet.

Gefäß-, Nervenversorgung, Lymphabfluß. Die Pleura pulmonalis ist integraler Bestandteil der Lunge und wird als solcher wie die Lunge versorgt. Die Pleura parietalis wird von benachbart liegenden **Arterien der Brustwand** versorgt, und zwar von Ästen der *Aa. intercostales posteriores*, der *A. thoracica interna* und der *A. musculophrenica*. Der venöse Abfluß erfolgt entsprechend über die **Venen der Thoraxwand**. Die stark schmerzempfindliche Pleura parietalis wird sensibel über **Nn. intercostales** und über den **N. phrenicus** versorgt.

Pleura und Lungengrenzen. Für die klinische Untersuchung ist die Kenntnis der auf die Brustwand projizierten Begrenzungslinien von Lungen und Pleurahöhlen (**A**) von großer Bedeutung. Während die Pleuragrenzen unverschieblich sind, ändern sich die Lungengrenzen in Abhängigkeit zur jeweiligen Atmungsphase. Bei mittlerer Atemstellung verlaufen die Unterränder beider Lungen 1–2 Interkostalräume oberhalb der Pleuragrenzen (siehe Tabelle unten).

Klinischer Hinweis. Die seröse Flüssigkeit im Pleuraspalt kann bei **Entzündungen** vermehrt sein, Eiweiß enthalten und zu Verwachsungen der Pleurablätter führen, was eine Einschränkung der Lungenentfaltung zur Folge hat.

	Sternallinie	Medioklavikularlinie	Axillarlinie	Skapularlinie	Paravertebrallinie
Lungengrenzen	6.	6.	8.	10. Rippe	Dornfortsatz Th 10
Pleuragrenzen	6.	7.	9.	11. Rippe	Dornfortsatz Th 11

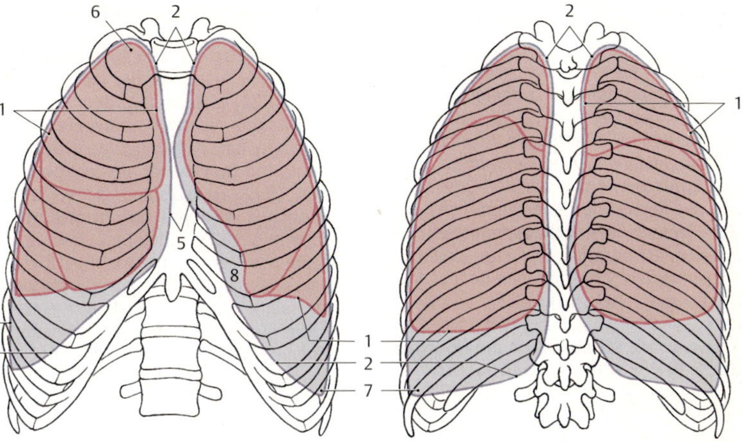

A Lungen und Pleuragrenzen

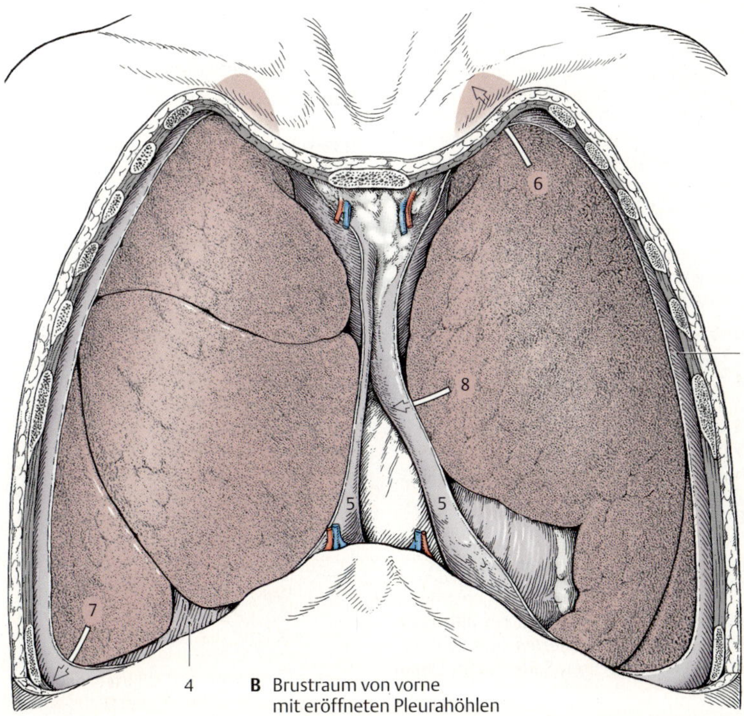

B Brustraum von vorne
mit eröffneten Pleurahöhlen

Schnittanatomie

In Schnittbildern moderner bildgebender Verfahren und in anatomischen Schnittpräparaten kann man im Lungengewebe ohne weiteres den Verlauf und die Aufzweigung der großen und mittleren Bronchien und Gefäße verfolgen. Zum Verständnis der topographischen Anatomie sind Schnittbilder aus der Region der **Pleurakuppel** (**A**) und in **Höhe der Aufteilung der Hauptbronchien und der Arterien** (**B**) hilfreich. Die Lage der nahezu transversalen Schnittebenen ist im Lagebild der Lungen (s. u.) markiert.

Transversale Schnittebene am Übergang des 2. in den 1. Thorakalwirbel (A):

Die Schnittebene trifft den *Apex pulmonis* (**A1**) und die *Cupula pleurae* (**A2**). Lateral von der Pleurakuppel ist die *1. Rippe* (**A3**) angeschnitten. Ventrolateral hiervon erkennt man den *M. scalenus medius* (**A4**). Zwischen diesem Muskel und dem weiter vorn gelegenen *M. scalenus anterior* (**A5**) befindet sich die *Skalenuslücke* (Bd. 1 S. 366), durch welche die *A. subclavia* (**A6**) und der *Plexus brachialis* (**A7**) ziehen. Die enge Lagebeziehung zwischen A. subclavia und Lungenspitze erklärt, daß die Arterie auf der fixierten Lungenoberfläche ventromedial einen Abdruck hinterläßt. Die *V. subclavia* (**A8**) liegt ventral von der Arterie und liegt der Pleura und der Lungenspitze auf. Dorsomedial vom Lungenanschnitt liegt der *Truncus sympathicus* (**A9**).

A10 Trachea,
A11 Ösophagus,
A12 Truncus brachiocephalicus,
A13 V. jugularis interna,
A14 Gl. thyroidea,
A15 N. vagus,
A16 A. carotis communis,
A17 Ductus thoracicus,
A18 N. laryngeus recurrens

Transversale Schnittebene in Höhe des 5. Thorakalwirbels (B):

Die Schnittebene liegt kaudal der Bifurcatio tracheae. *Beide Lungenpforten* sind zu überblicken. Auf der rechten Seite erkennt man den Verlauf der *A. pulmonalis dextra* (**B19**) zum rechten Lungenhilum. Vor der Arterie liegt ein Anschnitt einer *V. pulmonalis* (**B20**). Dorsal der Arterie ist der *rechte Hauptbronchus* (**B21**) angetroffen, der weiter kranial bereits den *rechten Oberlappenbronchus* abgegeben hat. Aufzweigungen dieses Bronchus sind im Gewebe des *rechten Oberlappens* (**B22**) zu erkennen. Der rechte Hauptbronchus wird von *Lnn. tracheobronchiales inferiores* (**B23**) umgeben. Auf der linken Seite ist der in Teilung begriffene *linke Hauptbronchus* (**B24**) zu überblicken. Ventral sieht man den Anschnitt einer *linken Lungenvene* (**B25**), deren Zuflüsse bis in den *linken Oberlappen* (**B26**) verfolgt werden können. Dorsal, in Begleitung des Bronchus, ist die *A. pulmonalis sinistra* (**B27**) angeschnitten, die sich in ihre Äste aufzweigt. Die größeren, im Bereich des linken Lungenhilum gelegenen Lymphknoten sind *Lnn. tracheobronchiales inferiores* (**B23**), der kleinere, dorsomedial von der Arterie am *linken Unterlappen* (**B28**) lokalisierte Lymphknoten ist ein *Ln. bronchopulmonalis* (**B29**).

B30 V. cava superior,
B31 Aorta ascendens,
B32 subepikardiales Fettgewebe,
B33 Truncus pulmonalis
B34 Aorta descendens,
B35 V. azygos,
B11 Ösophagus

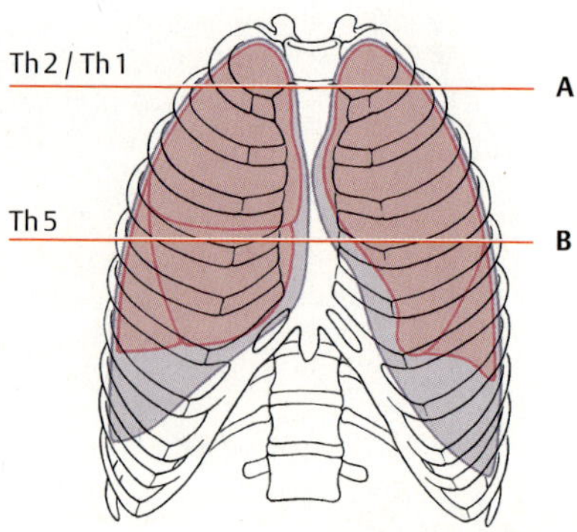

Lage der Schnittebenen

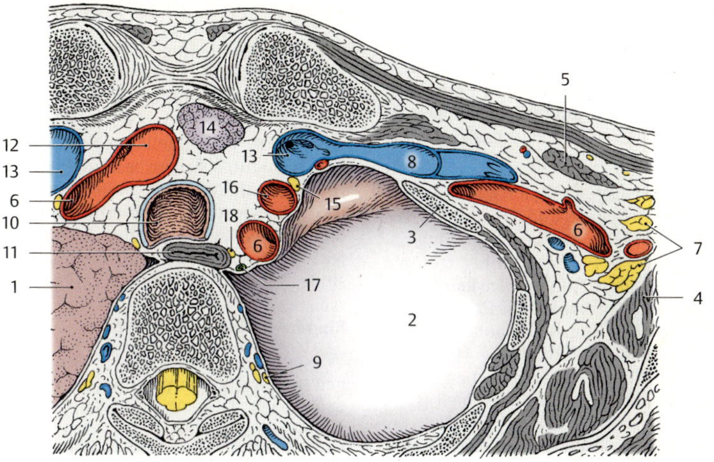

A Transversale Schnittebene in Höhe von Th 2

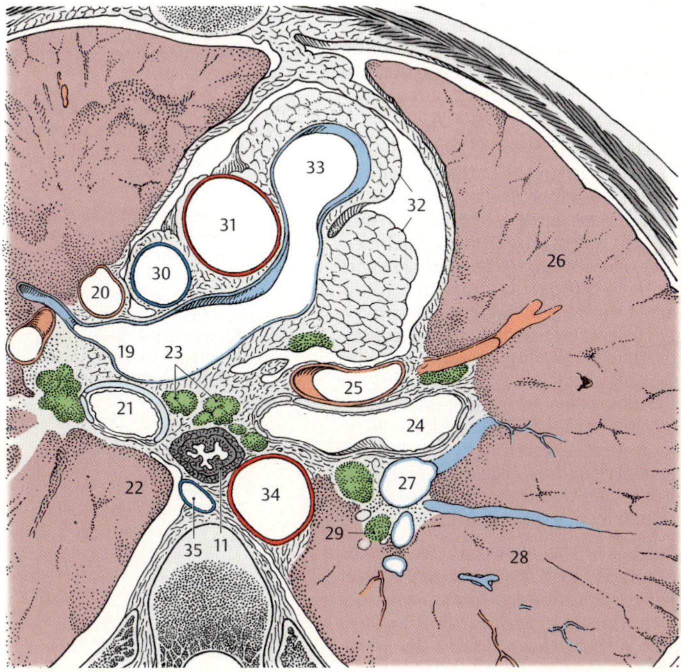

B Transversale Schnittebene in Höhe von Th 5

Atemmechanik

Voraussetzung für den Gasaustausch zwischen den Lungenalveolen und der Umwelt, also für eine optimale Be- und Entlüftung der Alveolen, sind **Druckveränderungen im Thorax**, die durch *aktive* und *passive* Kräfte zustande kommen.

Knöcherne Grundlage der Thoraxwand sind die *Rippen*, die *Brustwirbel* und das *Sternum*. Die Rippen sind in Form, Länge und Stellung unterschiedlich (Bd. 1 S. 64) und besitzen ein hohes Maß an Elastizität. Die **den knöchernen Thorax bewegenden Muskeln** sind vor allem die zwischen den Rippen verlaufenden *Mm. intercostales* (Bd. 1 S. 82) und die *Mm. scaleni* (Bd. 1 S. 80). Auch das zwischen Brust- und Bauchhöhle gelegene *Zwerchfell* (Bd. 1 S. 102) ist ein wichtiger Atemmuskel. Bei der Ein- und Ausatmung wird das Lungenvolumen in Korrelation zur Erweiterung oder Verengung des Thoraxraumes vergrößert oder verkleinert (s. u.). Dabei folgt die Lungenoberfläche durch Adhäsion zwangsweise den Thoraxexkursionen, obwohl die Lunge aufgrund ihrer Eigenelastizität das Bestreben hat, sich hilumwärts zusammenzuziehen.

Inspiration (A). In dieser Phase werden die Cavitas thoracis und das Lungenvolumen vergrößert. Die Rippen heben sich, dadurch weitet sich der Thorax sowohl im transversalen (**A1**) als auch im sagittalen Durchmesser (**A2**), und der epigastrische Winkel wird vergrößert (**A3**). Hierzu ist die Muskeltätigkeit der *Mm. scaleni* und/oder der *Mm. intercostales externi* erforderlich. Die **Kontraktion des Zwerchfells** (**A4**) führt zum *Tiefertreten des Centrum tendineum*, zur *Abflachung der Zwerchfellkuppeln* und zu einer *Erweiterung des Thorax nach kaudal* (**A5**). Je tiefer die Inspiration, desto stärker wird der *Recessus costodiaphragmaticus abgeflacht* und desto tiefer steigt der Unterrand der Lunge in diesen Komplementärraum hinab.

Exspiration (B). In dieser Phase werden Cavitas thoracis und Lungenvolumen wieder verkleinert. Bei ruhiger Atmung kehrt der elastische Brustkorb *passiv* in die Ausgangslage, die *Atemruhelage*, zurück. Der transversale (**B1**) und der sagittale (**B2**) Durchmesser verringern sich, was konsekutiv zu einer Verkleinerung des epigastrischen Winkels (**B3**) führt. Unterstützend kann hier vor allem eine Kontraktion der exspiratorisch wirkenden *Mm. intercostales interni* wirken. Die Zwerchfellkuppeln (**B4**) treten höher, wodurch sich insbesondere der untere Abschnitt der Brusthöhle verkleinert (**B5**). Eine verstärkte Exspiration wird durch die *Bauchpresse* unterstützt, an der vor allem die *Mm. transversi abdominis* beteiligt sind.

Rippen- und Bauchatmung

Wie aus den vorangehenden Beschreibungen hervorgeht, werden beim gesunden Erwachsenen zwei Atemmechanismen miteinander kombiniert.
Beim **kostalen Atemmechanismus** wird das Thoraxvolumen durch die Bewegung der Rippen verändert (**1–3**). Beim **diaphragmalen Atemmechanismus** variiert das Thoraxvolumen in Abhängigkeit von Verschiebungen des Bodens der Cavitas thoracis (**4–5**).

Säuglinge sind aufgrund der Horizontalstellung ihrer Rippen überwiegend auf die Bauchatmung angewiesen, ebenso ältere Menschen, bei denen die Thoraxbeweglichkeit durch Elastizitätsverlust schwindet.

Klinischer Hinweis. Die Unversehrtheit des Pleuraspaltes ist Voraussetzung für eine normale Atmung. Dringt Luft von außen oder innen in den Pleuraspalt, so wird der bestehende Unterdruck aufgehoben und es kommt zum **Pneumothorax**. Aufgrund fehlender Kapillarkräfte folgen die Lungen nicht mehr den Bewegungen der Thoraxwand. Die elastische Lunge kollabiert ihrer Retraktionskraft folgend auf 1/3 ihres ursprünglichen Volumens.

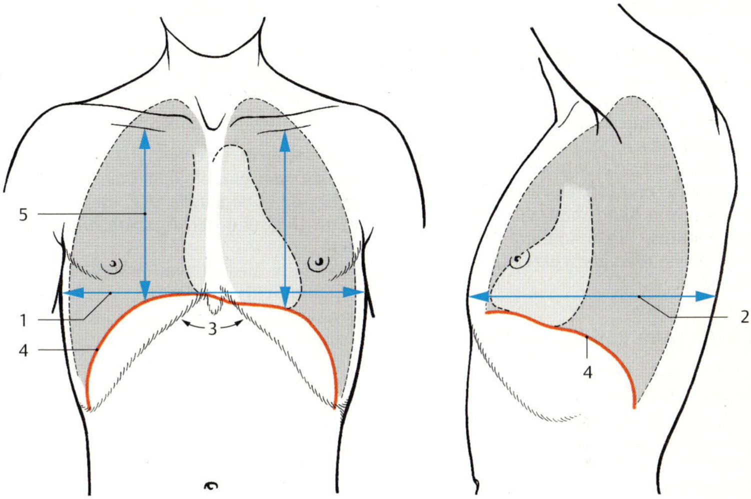

A Inspirationsstellung

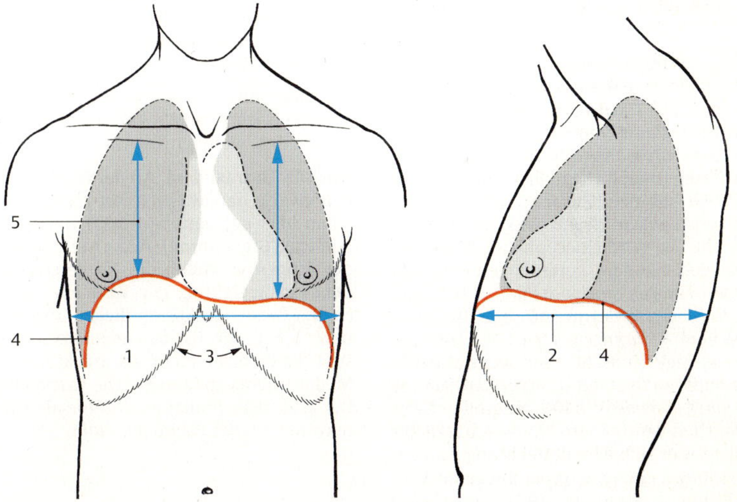

B Exspirationsstellung

A, B Atemstellungen von Brustkorb und Zwerchfell, Photogramme und Röntgenbilder übereinandergezeichnet

Mediastinum

Das Mediastinum ist der **mittelständige Bindegewebsraum im Thorax**, der zwischen den beiden *Pleurahöhlen* liegt (Gliederung S. 32). Die laterale Wand des Mediastinums wird also beidseits von der *Pleura mediastinalis* gebildet. Entfernt man die Lunge einer Thoraxhälfte und löst die Pleura mediastinalis ab, dann kann man alle Gebilde des Mediastinums, insbesondere auch die Strukturen der Lungenwurzel, in situ überblicken.

Mediastinum von der rechten Seite

Betrachtet man das Mediastinum nach Herausnahme der rechten Lunge in der Ansicht von rechts, so fällt auf, daß das Mediastinum ein von kranial nach kaudal durchgehender, zusammenhängender Raum ist. Die Grenzen (S. 32) zwischen Mediastinum superius und inferius sowie die zwischen den Anteilen des Mediastinum inferius sind rein deskriptiv. Dennoch dienen sie als Leitfaden zur folgenden Beschreibung der Topographie des Mediastinums.

Mediastinum superius. Im oberen Mediastinum kommen dorsal die Organe *Ösophagus* (**A1**) und *Trachea* (**A2**) zur Ansicht. Sie werden begleitet vom *N. vagus dexter* (**A3**) und von *Lnn. paratracheales* (**A4**). Ventral von diesen Organen liegt die *V. cava superior* (**A5**), die aus dem Zusammenfluß der *Vv. brachiocephalicae dextra* (**A6**) *et sinistra* entsteht. Die V. brachiocephalica dextra bedeckt den aus dem Aortenbogen entspringenden *Truncus brachiocephalicus* (**A7**), der die *A. subclavia dextra* (**A8**) entläßt. Diese wird vom *N. laryngeus recurrens* (**A9**) aus dem N. vagus umschlungen. Ventral der V. cava superior liegt der intraperikardiale Teil der *Aorta ascendens* (**A10**). Die großen Gefäße werden ventral vom *Thymus-Restkörper* bedeckt, der sich dem Betrachtungsfeld der Abbildung **A** entzieht, da die ihn verdeckende *Pleura mediastinalis* (**A11**) nicht ganz wegpräpariert wurde.

Die Grenze zwischen Mediastinum superius und Mediastinum inferius wird bei der Betrachtung des Mediastinums von rechts in etwa durch den Verlauf der *V. azygos* (**A12**) markiert. Sie zieht im Bogen über die Strukturen der rechten Lungenwurzel hinweg.

Mediastinum inferius. Das **untere hintere Mediastinum** enthält den *Ductus thoracicus* (**A13**), den *Ösophagus* (**A1**), den *rechten N. vagus* (**A3**) und den *N. splanchnicus major* (**A14**).

Das breite **Mediastinum medius** enthält das *Perikard* (**A15**) und das *Herz* sowie die intraperikardial gelegenen Anteile der *großen Gefäße*. Zwischen Perikard und entfernter Pleura mediastinalis verläuft der *N. phrenicus* (**A16**) in Begleitung der *Vasa pericardiacophrenica* (**A17**). Das mittlere Mediastinum beherbergt außerdem den *rechten Hauptbronchus* und dessen Aufzweigung (**A18**), die *A. pulmonalis dextra* (**A19**) und die *Vv. pulmonales dextrae* (**A20**) sowie die *Lnn. tracheobronchiales* (**A21**).

In dem zwischen Sternum und Perikard gelegenen vorderen Abschnitt, **Mediastinum anterius**, finden sich nur *lockeres Bindegewebe*, einige *Lymphknoten* und Äste der *Vasa thoracica interna*.

Die Facies medialis der rechten Lunge liegt in enger Nachbarschaft zum Ösophagus und den ihn begleitenden Vagusästen.

Dorsale Thoraxwand. An der in Abbildung **A** teilweise dargestellten dorsalen Thoraxwand liegt paravertebral der *Truncus sympathicus (Grenzstrang)* (**A22**). Am Unterrand der Rippen verlaufen die *Nn. intercostales* (**A23**) in Begleitung der *Vasa intercostalia* (**A24**). Diese Strukturen liegen innerhalb bzw. unter der *Fascia endothoracica* und sind daher nicht mehr als Strukturen des Mediastinums anzusehen. Die Fascia endothoracica verschmilzt an der dorsalen Thoraxwand mit der *Pleura parietalis*.

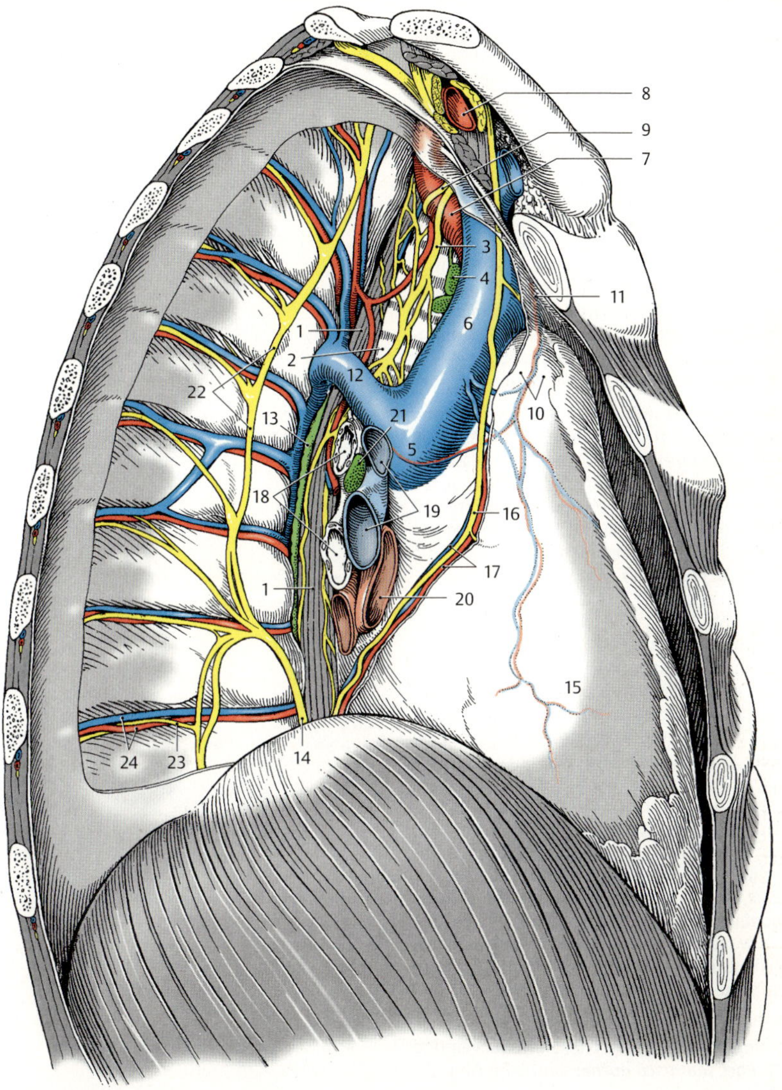

A Mediastinum von der rechten Seite

Mediastinum von der linken Seite

Mediastinum superius. Nach Herausnahme der linken Lunge sieht man prominent den *Aortenbogen* (**A1**), der die *A. carotis communis sinistra* (**A2**) und die *A. subclavia sinistra* (**A3**) entläßt. Ventral vom Aortenbogen liegen die oberflächlichen Teile des vegetativen *Plexus cardiacus* (**A4**) und der *N. vagus sinister* (**A5**), von dem der *N. laryngeus recurrens sinister* (**A6**) abzweigt. Dieser Nerv schlingt sich nach dorsal um den Aortenbogen und das *Lig. arteriosum* (**A7**). Ventral vom Aortenbogen sieht man noch die aus der Bildebene verschwindende *V. brachiocephalica sinistra* (**A8**). Dorsal vom Aortenbogen kommen der *Ösophagus* (**A9**) und der *Ductus thoracicus* (**A10**) zur Ansicht.

Mediastinum inferius. Im **unteren hinteren Mediastinum** wird der *Ösophagus* (**A9**) von der *Pars descendens aortae* (**A11**) begleitet. Zwischen ihnen verläuft das Geflecht des *N. vagus sinister* nach kaudal. Am weitesten dorsal liegen im hinteren Mediastinum der linken Seite die *V. hemiazygos* (**A12**) und die *V. hemiazygos accessoria* (**A13**).
Das **untere mittlere Mediastinum** wird weitgehend vom *Perikard* (**A14**) und vom *Herz* ausgefüllt. Auf dem Perikard verläuft der *N. phrenicus sinister* (**A15**) in Begleitung der *Vasa pericardiacophrenica* (**A16**). Die Strukturen der *Lungenwurzel*, die im oberen Teil des mittleren Mediastinums liegen, werden vom *Arcus aortae* und der *Pars thoracica aortae* umrahmt. In die Biegung des Aortenbogens schmiegt sich die *A. pulmonalis sinistra* (**A17**), von der das *Lig. arteriosum* (**A7**) zur Unterseite des Aortenbogens zieht. Unterhalb von der Pulmonalarterie liegen der *linke Hauptbronchus* (**A18**) und die *Vv. pulmonales sinistrae* (**A19**).
Die wenigen Strukturen des **unteren vorderen Mediastinums** sind auf Abbildung **A** nicht im einzelnen zu differenzieren.

Auf der *medialen Fläche* der *linken Lunge* hinterlassen vor allem der *Aortenbogen* und die *Pars thoracica aortae* deutliche Abdrükke.

Klinischer Hinweis. Entzündungen in den Bindegewebsräumen des Halses können sich ungehindert in das Mediastinum ausbreiten. Durch die modernen bildgebenden Verfahren, Computertomographie und Kernspintomographie, ist die Diagnostik von **mediastinalen Prozessen** gegenüber der konventionellen Röntgentechnik erheblich erweitert und verbessert worden.

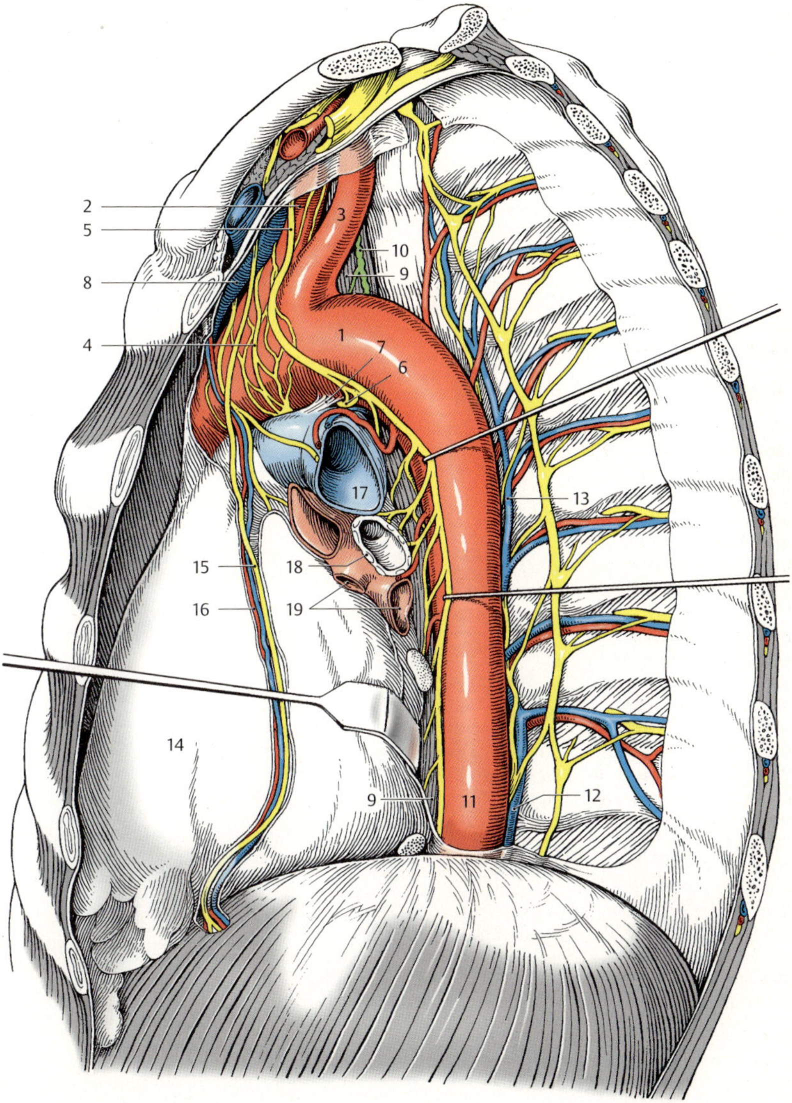

A Mediastinum von der linken Seite

Verdauungssystem

Übersicht

Allgemeiner Aufbau und Funktionen

Das Verdauungssystem, **Systema digestorium**, dient in erster Linie der Aufnahme von Nahrung, deren Zerlegung, enzymatischer Aufschlüsselung und Verwertung. Dem Organismus wird mit der Nahrung Energie zugeführt, die hauptsächlich aus Eiweiß, Fett und Kohlenhydraten gewonnen wird. Darüber hinaus enthält sie lebenswichtige Spurenstoffe wie z. B. Vitamine.

Entsprechend seiner Aufgaben kann das menschliche Verdauungssystem in zwei Abschnitte unterteilt werden, den **Kopfteil**, der Einrichtungen zur Nahrungsaufnahme und Zerkleinerung besitzt, und den **Rumpfteil**, in dem die Nährstoffe durch Enzyme aus der Nahrung freigesetzt, chemisch in Bruchstücke zerlegt und resorbiert werden. Nicht verwertbare Nahrungsbestandteile werden wieder ausgeschieden.

Kopfteil (A). Hierzu gehören die **Mundhöhle** (**A1**) mit den angeschlossenen großen und kleinen **Speicheldrüsen** und der sog. Kiemendarm, die **mittleren und unteren Pharynxabschnitte** (**A2**). Im Kopfdarm wird die Nahrung mit Hilfe der *Lippen* (**A3**), *Zähne* (**A4**) und *Zunge* (**A5**) aufgenommen und zerkleinert. Durch den Speichel wird sie gleitfähig gemacht und in einzelnen Bissen verschluckt, d. h. in den Pharynx transportiert.

Rumpfteil. Er beginnt mit dem **Ösophagus** (**A6**) und setzt sich in den Magen-Darm-Kanal fort, an den die großen Verdauungsdrüsen, **Leber** (**A7**) und **Bauchspeicheldrüse** (**A8**), angeschlossen sind. In der Speiseröhre wird der Speisebrei in Richtung **Magen** (**A9**) transportiert. Im Magen beginnt die enzymatische Zerlegung in die Nahrungsbestandteile, die im **Dünndarm** (**A10**) beendet wird. Dort werden auch die Bausteine der Nährstoffe resorbiert, was durch die Sekrete mehrerer Drüsen vorbereitet wird. Hauptaufgabe des **Dickdarms** (**A11**) ist die Resorption von Wasser und Elektrolyten aus dem Darminhalt, der durch Gärung und Fäulnis in Kot umgewandelt und zum **Darmausgang** (**A12**) transportiert wird.

Wandaufbau der Verdauungsorgane

Das Verdauungssystem stellt zum größten Teil einen **von Epithel ausgekleideten muskulären Schlauch** dar, dessen Aufbau den regional unterschiedlichen Funktionen angepaßt ist. Der überwiegende Anteil dieses Epithelrohrs geht aus dem inneren Keimblatt, Entoderm (s. Taschenatlas der Embryologie), hervor.

Organe des Kopfdarms. Sie haben jeweils unterschiedliche Funktionen und sind entsprechend aufgebaut. So besteht die Zunge überwiegend aus quergestreifter Muskulatur, die von einem sehr differenzierten Epithel überzogen wird. Die ebenfalls in der Mundhöhle untergebrachten Zähne bestehen aus verschiedenen Hartsubstanzen.

Organe des Rumpfdarms. Sie sind großenteils *resorptiv* tätig und weisen einen im Prinzip gleichartigen **mehrschichtigen Wandaufbau** (**B**) aus Tuncia mucosa (**B13**), Tela submucosa (**B14**), Tunica muscularis (**B15**) und Tunica serosa mit Tela subserosa bzw. Tunica adventitia (**B16**) auf. Die **Tunica mucosa** ist dreischichtig. Sie setzt sich aus einer regional unterschiedlichen, für die Funktion charakteristischen *Lamina epithelialis*, einer bindegewebigen *Lamina propria* und einer schleimhauteigenen Muskelschicht, *Lamina muscularis mucosae*, zusammen. Die **Tela submucosa** ist eine bindegewebige Verschiebeschicht, die **Tunica muscularis** besteht aus zwei Schichten glatter Muskulatur, einer ringförmig, *Stratum circulare*, und einer longitudinal angeordneten Schicht, *Stratum longitudinale*. Nach außen besitzt das Darmrohr entweder einen Bauchfellüberzug durch die **Tuncia serosa**, oder es wird über Bindegewebe der **Tunica adventitia** in die Umgebung eingebaut.

Das gesamte Darmrohr wird **vegetativ** innerviert. In der Tela submucosa und zwischen den Schichten der Tunica muscularis liegen die intramuralen Plexus, **Plexus submucosus** (Meißner-Plexus) und **Plexus myentericus** (Auerbach-Plexus) (Bd. 3 S. 300). Sie bilden das **intrinsische** enterische Nervensystem und stehen mit dem außerhalb des Darmrohrs gelegenen **extrinsischen** vegetativen Nervensystem in direkter Verbindung.

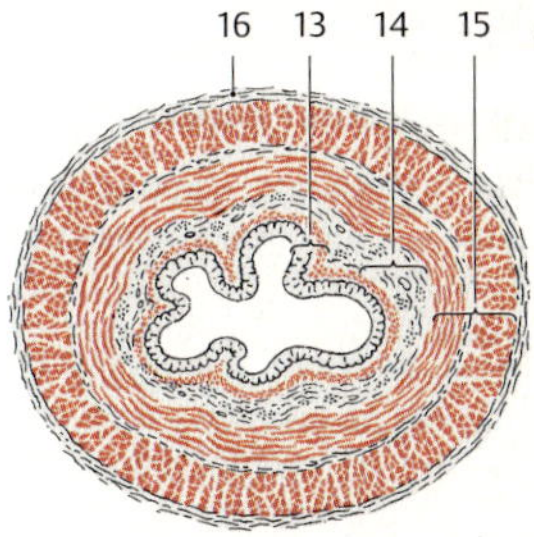

B Wandaufbau im Rumpfdarm

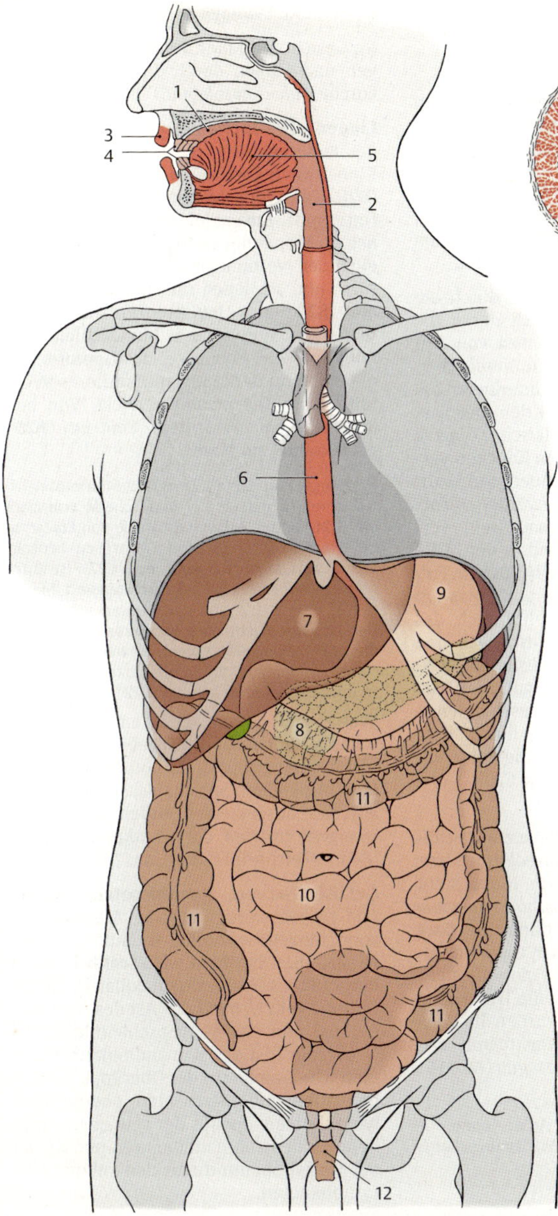

A Organe des Verdauungssystems

Mundhöhle

Allgemeiner Aufbau

Die Mundhöhle, **Cavitas oris**, ist ein von Schleimhaut, **Tunica mucosa oris**, ausgekleideter Raum. Man unterscheidet drei hintereinander gelegene Abschnitte: Vorhof, **Vestibulum oris** (**A1**), eigentliche Mundhöhle, **Cavitas oris propria** (**A2**), sowie Schlund, **Fauces**, der mit der Schlundenge, **Isthmus faucium** (**A3**), den Übergang zum Rachen bildet.

Vestibulum oris. Es wird **vorne** durch die Lippen, *Labia oris* (**A4**), **seitlich** durch die Wangen, *Buccae* (**A5**), und **innen** von den Zähnen, *Dentes* (**A6**), und den *Alveolarfortsätzen* (**A7**) von Ober- und Unterkiefer begrenzt. Die Schleimhaut über den Alveolarfortsätzen ist das Zahnfleisch, *Gingiva* (**CD8**). Es ist hier fest mit dem Knochen verwachsen und schlägt auf Lippen und Wangen unter Bildung eines Gewölbes, *Fornix* (**C9**), um, wo die Schleimhaut sehr verschieblich ist. Die Lippen sind in der Mitte jeweils über ein Schleimhautbändchen, *Frenulum labii superioris* (**A10**) und *Frenulum labii inferioris* (**A11**), am Zahnfleisch des Ober- bzw. Unterkiefers befestigt. In den Vorhof münden zahlreiche *kleine Speicheldrüsen* sowie der Ausführungsgang der *Ohrspeicheldrüse* (S. 154). Bei geschlossenen Zahnreihen gibt es lediglich hinter dem dritten Mahlzahn und durch die Zahnzwischenräume Verbindungen zur Cavitas oris propria.

Eigentliche Mundhöhle. Vordere und seitliche Begrenzung sind die *Alveolarfortsätze*, die *Zähne* und das *Zahnfleisch*. **Hinten** steht die Mundhöhle über den *Isthmus faucium* mit dem Rachen in Verbindung. Das **Dach** wird vom harten und weichen Gaumen, *Palatum durum* (**A12**) und *Palatum molle* (**A13**), gebildet und markiert die Trennwand zur Nasenhöhle. Den **Boden** formen die Muskeln des Mundbodens, *Diaphragma oris* (S. 152), auf dem die Zunge, *Lingua* (**ACD14**), liegt.

A15 Arcus palatoglossus, **A16** Arcus palatopharyngeus, **A17** Tonsilla palatina, **A18** Uvula palatina

Lippen und Wangen

Im Gesicht wird die Grenze zwischen Wangen und Lippen durch die Nasen-Lippen-Furche, *Sulcus nasolabialis* (**B19**), markiert.

Lippen. Die Oberlippe reicht bis zur Basis der äußeren Nase, die Unterlippe bis zur Kinn-Lippen-Furche, *Sulcus mentolabialis* (**B20**). Oberlippe, **Labium superius** (**B21**), und Unterlippe, **Labium inferius** (**B22**), sind seitlich im Mundwinkel, **Angulus oris** (**B23**), miteinander verbunden (Commissura labiorum) und schließen die Mundspalte, **Rima oris** (**B24**), ein. Hier grenzen äußere Gesichtshaut und innere Mundschleimhaut über eine Zwischenzone, das **Lippenrot**, aneinander. An der Oberlippe ist dieses in der Mitte zum *Tuberculum* verdickt. Von hier aus zieht eine Hautrinne, *Philtrum* (**B25**), nach kranial zur Nase.

Histologie. Die Lippen sind **Haut-Schleimhaut-Falten**, deren Grundlage der mimische **M. orbicularis oris** (**C26**) bildet. **Außen** werden sie von *Epidermis* mit Haaren, Schweiß- und Talgdrüsen bedeckt. Die **Übergangszone**, das *Lippenrot* (**C27**), ist durch *schwach verhorntes Epithel* charakterisiert, hier ist der M. orbicularis oris nach außen gekrempelt. Das Lippenrot geht nach **innen** kontinuierlich in die von *mehrschichtig unverhorntem Plattenepithel* ausgekleidete Mundschleimhaut über, die seromuköse *Glandulae labiales* (**C28**) enthält.

Wangen (**D**). Grundlage ist eine vom mimischen **M. buccinator** (**D29**) gebildete Muskelplatte. Innen wird diese von *Mundschleimhaut* mit kleinen Speicheldrüsen, *Glandulae buccales*, ausgekleidet. Außen liegt ihr der Wangenfettpfropf, *Corpus adiposum buccae* (Bichat-Fettpfropf) (**D30**), an.

Gefäße, Nerven, Lymphknoten. Wangen und Lippen werden aus der **A. facialis** versorgt, ihr venöser Abfluß verläuft über die **V. facialis**. Die Oberlippe wird **sensibel** vom *N. infraorbitalis* (Ast des N. maxillaris), die Unterlippe vom *N. mentalis* (Ast des N. mandibularis) und die Wangenschleimhaut vom *N. buccalis* (Ast des N. mandibularis) innerviert. Die **Lymphe** aus der Oberlippe fließt zu den submandibulären und oberen Halslymphknoten, die aus der seitlichen Unterlippe zu den submandibulären und die aus der Unterlippenmitte zu den submentalen Lymphknoten.

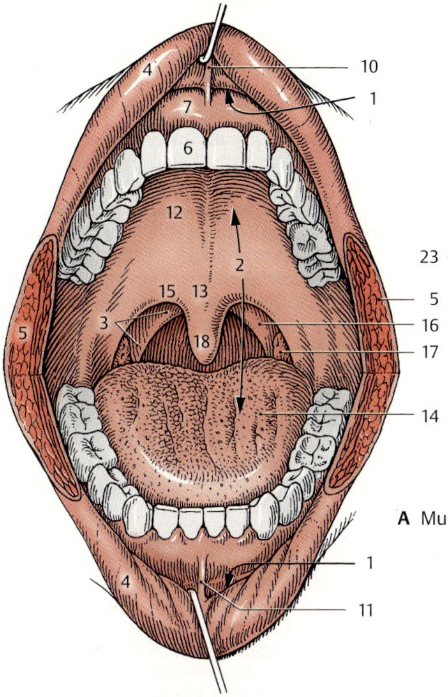

A Mundhöhle

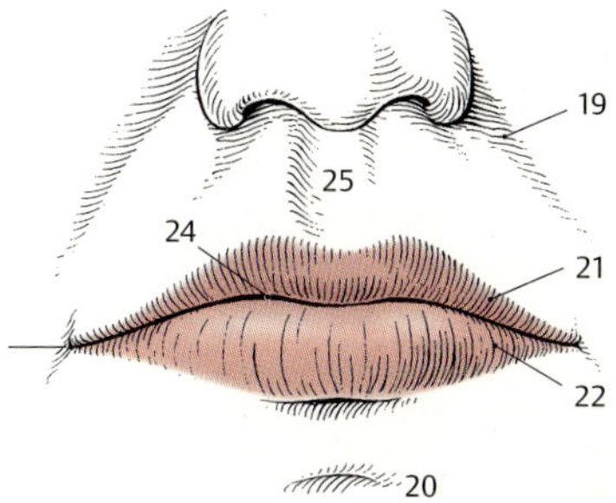

B Lippen, Lippenfurchen

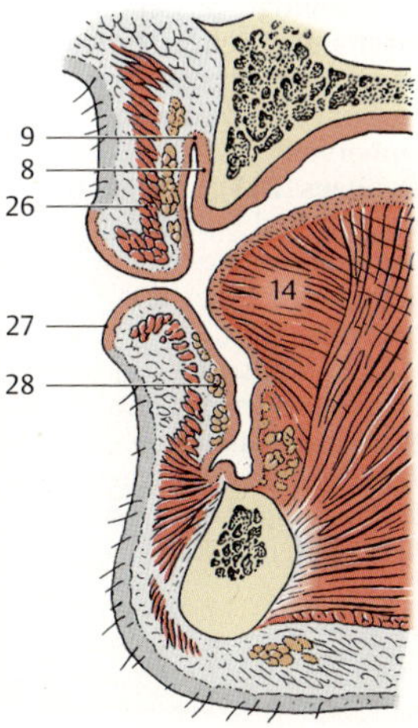

C Lippe, sagittal

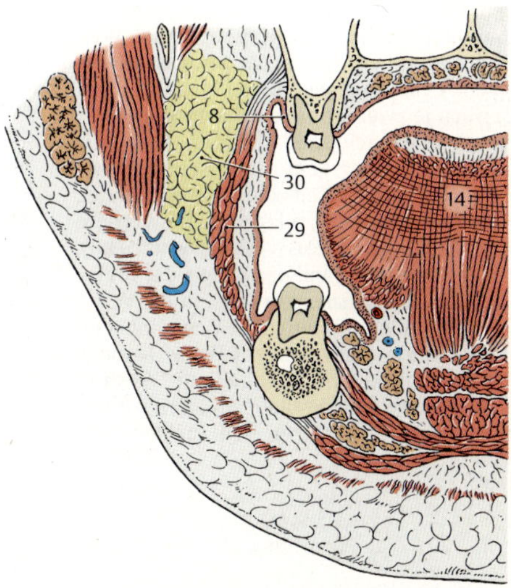

D Wange und Mundhöhle, frontal

Gaumen

Palatum durum (A). Der harte Gaumen bildet die vorderen zwei Drittel des Mundhöhlendachs. **Knöcherne** Grundlage sind die *Processus palatini der Maxilla* und die *Laminae horizontales der Ossa palatina* (Bd. 1 S. 294). Der Knochen wird von **Periost** und einer **dikken Schleimhaut** überzogen, die unverschieblich am Periost befestigt ist und sich nach vorn in das *Zahnfleisch* fortsetzt. In der Mitte wirft die Schleimhaut eine Leiste auf, **Raphe palati** (**A1**), die bindegewebig mit der knöchernen Gaumennaht zusammenhängt und vorn in einer kleinen Erhebung, *Papilla incisiva* (**A2**), endet. Zu beiden Seiten der Raphe bildet die Schleimhaut flache quere Gaumenleisten, **Plicae palatinae transversae** (**A3**). Gegen das Gebiet der Gaumenleisten und -rinnen drückt die Zunge die Nahrung. Rechts und links der Mittellinie liegen im hinteren Bereich der Schleimhaut des harten Gaumens Pakete von kleinen mukösen Gaumenspeicheldrüsen, **Glandulae palatinae**, die einen Gleitschleim für die Nahrung herstellen.

Palatum molle (B). Im hinteren Drittel wird das Dach der Mundhöhle vom weichen Gaumen bzw. Gaumensegel, **Velum palatini**, gebildet. Es hängt segelförmig vom harten Gaumen schräg nach hinten herab. Vom Hinterrand hebt sich in der Mitte das Zäpfchen, **Uvula palatina** (**ABC4**), ab, von dem seitlich je zwei Falten, die **Gaumenbögen**, divergierend nach kaudal ziehen. Die Gaumenbögen einer Seite umfassen eine Nische, in der beiderseits die Gaumenmandel, **Tonsilla palatina** (**B5**), gelegen ist. Der vordere Gaumenbogen, **Arcus palatoglossus** (**B6**), zieht zum Seitenrand der Zunge, der hintere, **Arcus palatopharyngeus** (**B7**), in die Wand des Schlundes. Die durch die Gaumenbögen entstehende Rachenenge, **Isthmus faucium**, ist der muskulär verschließbare Eingang zum Rachen. Schleimhaut und Drüsen des harten Gaumens setzen sich auf den weichen Gaumen fort.

Gaumenmuskeln

Die Gaumenmuskeln strahlen in eine derbe bindegewebige Aponeurose, **Aponeurosis palatina** (**C8**), ein, die die Grundlage des Gaumensegels bildet.

M. tensor veli palatini (C9). Der Spanner des Gaumensegels entspringt als dünne dreiseitige Platte von der *Schädelbasis* und von der *Wand der Tuba auditiva*. Er steigt abwärts und endet in einer Sehne, die um den Hamulus pterygoideus (**C10**) herumläuft und horizontal in die *Gaumenaponeurose* einstrahlt. Der Muskel hebt und spannt das Gaumensegel bis zur Horizontalen und öffnet dabei den Eingang in die Tuba auditiva. Er wird von einem Ast des *N. mandibularis* innerviert.

M. levator veli palatini (C11). Er entspringt an der *Schädelbasis* dorsal und medial vom M. tensor veli palatini und vom *Tubenwulst*, zieht schräg nach vorn, unten und medial und inseriert in der *Gaumenaponeurose*. Er hebt das Gaumensegel und zieht es nach hinten. Der Muskel wird über den *Plexus pharyngeus* innerviert.

In Ergänzung zum oberen Schlundschnürer sind der M. tensor veli palatini und der M. levator veli palatini am Aufbau der seitlichen Pharynxwand beteiligt.

M. palatoglossus (B12). Er liegt im *vorderen* Gaumenbogen, entspringt von der *Gaumenaponeurose* und strahlt in den *Seitenrand des Zungengrundes* ein. Er dient der Verengung des Isthmus faucium und wird vom *N. glossopharyngeus* innerviert.

M. palatopharyngeus (B13). Er liegt im *hinteren* Gaumenbogen und entspringt ebenfalls in der *Gaumenaponeurose*. Er wird zu den Schlundhebern gerechnet und vom *N. glossopharyngeus* innerviert.

M. uvulae (B14). Er entspringt paarig vom knöchernen *harten Gaumen* und strahlt hinter dem M. levator veli palatini in die *Aponeurose der Uvula* ein, wo er bis zur Spitze verläuft. Er verkürzt die Uvula und wird vom *Plexus pharyngeus* innerviert.

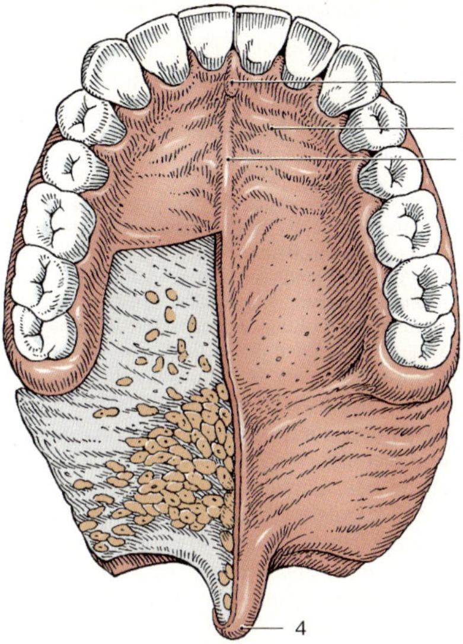

A Gaumen, Gaumendrüsen

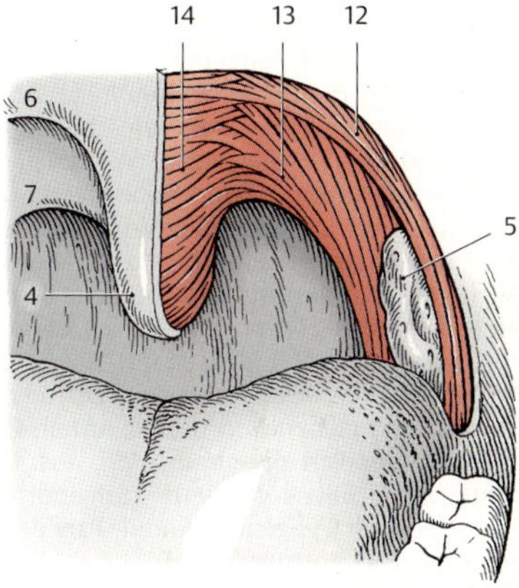

B Gaumenbögen, Gaumenmandel

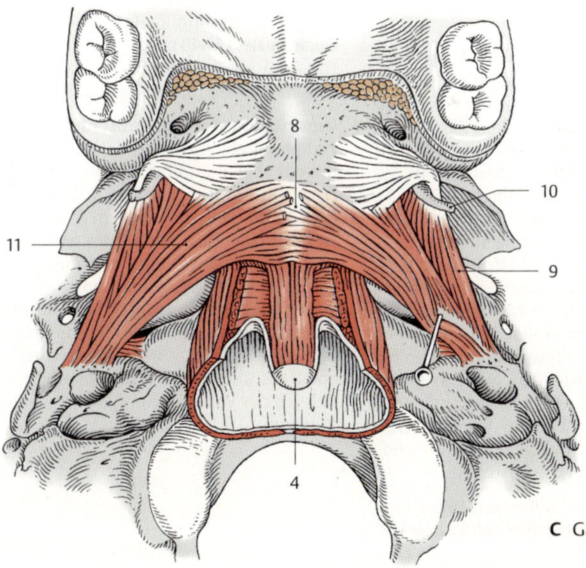

C Gaumensegel

Zunge

Grundlage der Zunge, **Lingua**, ist ein **kräftiger Muskelkörper**, der von einer sehr differenzierten Schleimhaut, **Tunica mucosa linguae**, überzogen wird.
Makroskopisch unterscheidet man Zungenkörper, **Corpus linguae**, Zungenspitze, **Apex linguae** (**A1**), und Zungenwurzel, **Radix linguae**, mit der die Zunge an den benachbarten knöchernen Strukturen befestigt ist. Als Zungenrücken, **Dorsum linguae** (**A2**), wird die konvex gekrümmte Zungenoberfläche bezeichnet. Sie wird durch eine V-förmige Furche, **Sulcus terminalis** (**A3**), in zwei Anteile gegliedert. An der Spitze des Sulcus terminalis liegt das *Foramen caecum* (**A4**), Ursprungsort der Schilddrüsenanlage.
Vor dem Sulcus liegen etwa zwei Drittel der Zunge. Sie machen den oralen Anteil, **Pars anterior** oder **Pars presulcalis** (**A5**), aus. Das hinter dem Sulcus gelegene Zungendrittel bildet den pharyngealen Anteil, **Pars posterior** oder **Pars postsulcalis** (**A6**). Er ist dorsal vom Arcus palatoglossus im Oropharynx lokalisiert und nahezu vertikal eingestellt. Die beiden Anteile der Zunge unterscheiden sich hinsichtlich des Aufbaus ihrer Schleimhaut, ihrer Innervation und ihrer embryonalen Herkunft.

Pars anterior. Der orale Teil der Zunge liegt auf dem Mundboden; sie stößt hier mit dem Rücken an den Gaumen, mit der Spitze an die Schneidezähne und mit dem Rand, *Margo linguae* (**A7**), an die Backenzähne. Am Zungenrand geht der Zungenrücken in die Unterseite, *Facies inferior linguae* (S. 152), über. Die **Schleimhaut** des Zungenrückens besteht aus einem *mehrschichtigen unverhornten Plattenepithel* und ist unverschieblich mit einer darunter liegenden bindegewebigen Platte, *Aponeurosis linguae*, verbunden. Sie weist im oralen Teil eine mehr oder minder ausgeprägte mediane Furche, **Sulcus medianus linguae** (**A8**), auf. Das Relief des Zungenrückens ist geprägt durch verschiedene Papillen, **Papillae linguales** (**A9, B-E**), die aus einem bindegewebigen Grundstock mit Epithelüberzug bestehen.

Papillae linguales. Die Papillen werden aufgrund unterschiedlicher Formen in **vier Typen** gegliedert: **Papillae filiformes** (**B10, C**) sind fadenförmig und haben an ihren Spitzen gespaltene, verhornte Epithelerhebungen. Sie bedecken den überwiegenden Teil des Zungenrückens und dienen v. a. der *Tastempfindung*. Sie besitzen keine Geschmacksknospen. **Papillae fungiformes** (**B11, D**) sind pilzähnliche Epithelerhebungen, die hauptsächlich am Zungenrand vorkommen und neben *Geschmacksknospen* auch *Mechano- und Thermorezeptoren* besitzen. **Papillae foliatae**, Blattpapillen (**A12**), liegen in Reihen angeordnet am hinteren Zungenrand und enthalten zahlreiche *Geschmacksknospen*. Als **Papillae vallatae** (**B13, E**) werden die größten, vor dem Sulcus terminalis gelegenen Papillen bezeichnet, die von einem Ringwall umgeben werden und sehr viele *Geschmacksknospen* (Bd. 3 S. 328) enthalten.

Pars posterior. Der postsulkale, pharyngeale Abschnitt der Zunge (auch als Zungengrund oder Zungenwurzel bezeichnet), bildet die *vordere Wand des Oropharynx*. Lateral geht der Zungengrund in die *Tonsilla palatina* (**A14**) und die *laterale Pharynxwand* über. Dorsal ziehen drei Schleimhautfalten zum Kehldeckel, in der Mitte eine **Plica glossoepiglottica mediana** (**A15**) und seitlich je eine **Plica glossoepiglottica lateralis** (**A16**). Zwischen den Falten entstehen zwei Gruben, **Valleculae epiglotticae** (**A17**). Die Oberfläche des Zungengrundes ist durch subepithelial gelegene Lymphfollikel/Zungenbälge, **Folliculi linguales** (**AB18**), unregelmäßig gestaltet. Die Gesamheit dieser Follikel wird auch als **Tonsilla lingualis** (S. 366) bezeichnet.

Innervation der Zungenschleimhaut. Die **Pars presulcalis** wird sensibel vom *N. lingualis* (aus dem N. mandibularis) versorgt, sensorisch (Ausnahme Papillae vallatae) durch die *Chorda tympani* (aus dem N. intermediofacialis). Die **Pars postsulcalis** wird sensibel vom *N. glossopharyngeus* innerviert mit Ausnahme der Valleculae epiglotticae, die vom *N. vagus* versorgt werden. Die sensorischen Afferenzen aus den Geschmacksknospen des hinteren Zungendrittels verlaufen ebenfalls über den *N. glossopharyngeus*, im Bereich der Valleculae epiglotticae über den *N. vagus*.

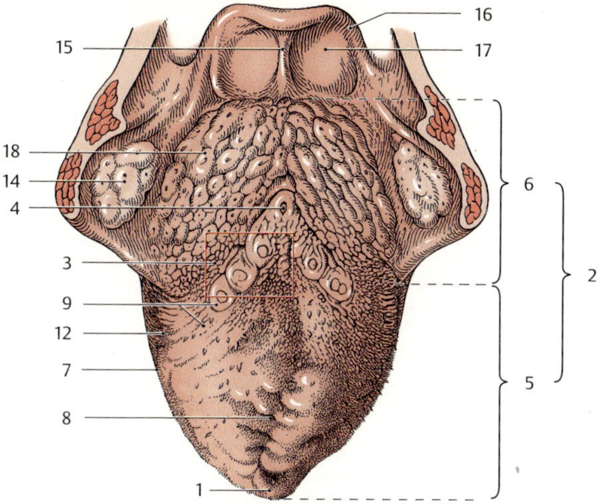

A Zungenschleimhaut und Zungenpapillen, Aufsicht

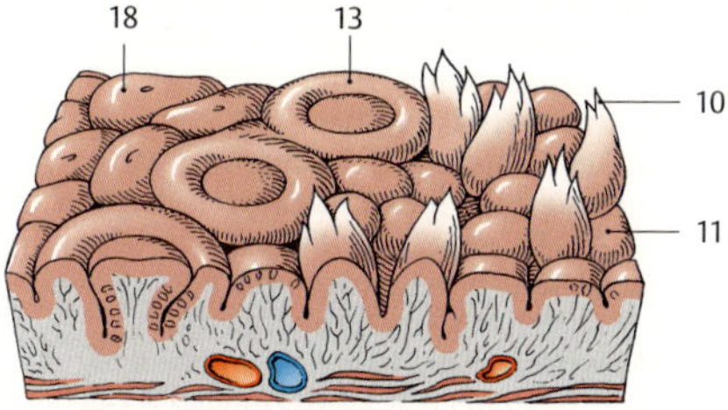

B Zungenpapillen, vergrößert

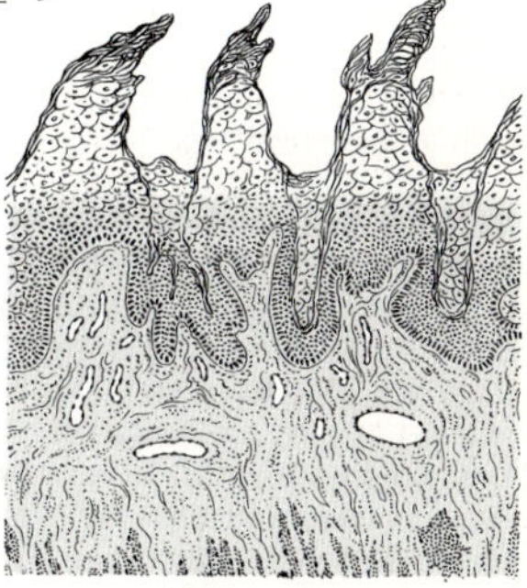

C Papillae filiformes

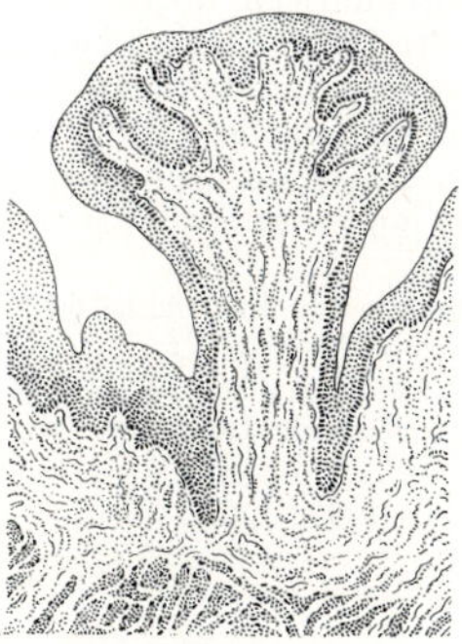

D Papilla fungiformis

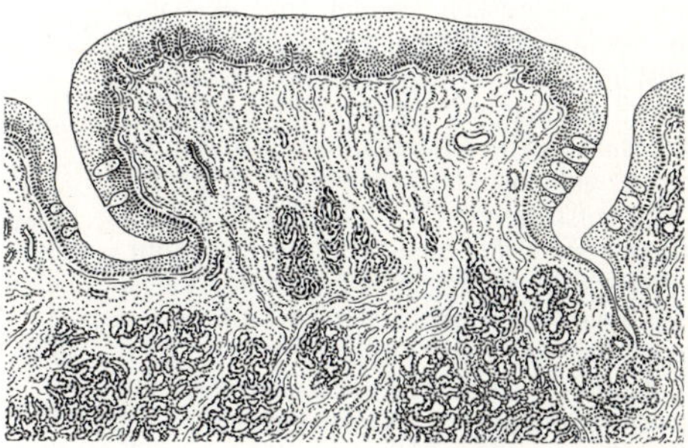

E Papilla vallata

Zungenmuskeln

Die Zungenmuskeln, **Mm. linguae**, werden gegliedert in die von Skeletteilen entspringende **äußere** Zungenmuskulatur und die ausschließlich in der Zunge lokalisierte, nicht an Skeletteilen befestigte **innere** Muskulatur.

Äußere Zungenmuskeln

Zu den äußeren Zungenmuskeln zählen der M. genioglossus, der M. hyoglossus, der M. styloglossus und der M. palatoglossus, der bereits bei den Muskeln des weichen Gaumens besprochen worden ist (S. 146).

M. genioglossus (AB1). Er entspringt paarig von der *Spina mentalis* oberhalb vom M. geniohyoideus und strahlt fächerförmig von der Zungenspitze nach hinten und oben in den *Zungenkörper* ein, wobei sich die Muskelfasern des M. genioglossus mit den inneren Zungenmuskeln vermischen. Der Muskel bewegt die Zunge nach vorn und zieht sie mundbodenwärts.

M. hyoglossus (A2). Er entspringt als dünne vierseitige Muskelplatte vom *Cornu majus des Zungenbeins* (**A3**) und vom *Zungenbeinkörper* (**A4**), verläuft nahezu vertikal und strahlt seitlich vom M. genioglossus in die *Zunge* ein. Bei festgestelltem Zungenbein zieht der Muskel die Zunge nach hinten.

M. styloglossus (A5). Er entspringt vom *Proc. styloideus* und zieht im Seitenrand der Zunge nach vorn in Richtung *Zungenspitze*. Der M. styloglossus zieht die Zunge nach hinten und oben.

Gefäß- und Nervenversorgung. Die äußeren Zungenmuskeln werden (mit Ausnahme des M. palatoglossus) vom **N. hypoglossus** (**A6**) innerviert. Er liegt dem M. hyoglossus außen auf und gibt am vorderen Rand dieses Muskels einen kleinen Ast nach vorn in den M. geniohyoideus ab, ferner einen kräftigen aufsteigenden Ast, der den M. genioglossus und die inneren Zungenmuskeln versorgt. Der aufsteigende Endast des N. hypoglossus unterkreuzt den Ausführungsgang der Glandula submandibularis (**A7**) und den N. lingualis (**A8**). Die arterielle Versorgung der Zungenmuskulatur erfolgt über die **A. lingualis** (**A9**), die von dorsal kommend unter den M. hyoglossus gelangt, wo sie sich in die Endäste, *A. profunda linguae* und *A. sublingualis*, verzweigt.

AB10 M. geniohyoideus, **A11** M. palatoglossus, **A12** M. palatopharyngeus, **A13** M. constrictor pharyngis superior

Innere Zungenmuskeln

Die inneren Zungenmuskeln bestehen aus Fasersystemen, die in allen drei Ebenen des Raumes verlaufen und am bindegewebigen Gerüst der Zunge verankert sind. Letzteres besteht aus einer median gelegenen, sagittal gestellten Bindegewebsplatte, *Septum linguae*, welche die Zunge in zwei Hälften unterteilt, und einer derben Bindegewebsplatte, die sich am Zungenrücken zwischen Schleimhaut und Muskulatur erstreckt, *Aponeurosis lingualis* (**C14**). Auf jeder Seite des Septum linguae unterscheidet man folgende Faserbündel:

Mm. longitudinales superior (**B15**) **et inferior** (**B16**). Sie ziehen nahe dem Zungenrükken bzw. nahe dem Mundboden als umschriebene Bündel von der *Zungenspitze* bis zum *Zungengrund*.

M. transversus linguae (**C17**). Er bildet ein starkes System querverlaufender Muskelfasern, die zum Teil in das *Septum linguae*, in die *Aponeurosis lingualis* und den *seitlichen Zungenrand* einstrahlen und zum kleinen Teil auch das Septum überqueren.

M. verticalis linguae (**C18**). Er besteht aus Faserbündeln, die vom *Zungenrücken* zur *Unterfläche* verlaufen.

Die inneren Zungenmuskeln dienen der **Formveränderung der Zunge**. Meist arbeiten zwei Systeme agonistisch zusammen und erzwingen die Erschlaffung des dritten Systems. Die inneren Zungenmuskeln werden vom **N. hypoglossus** innerviert.

Klinischer Hinweis. Wenn durch **Ausfall des N. hypoglossus** eine Zungenhälfte gelähmt ist, weicht die gesunde Seite nach der kranken aus und die Zungenspitze zeigt zur Seite der Lähmung.

BC19 M. mylohyoideus, **C20** Platysma

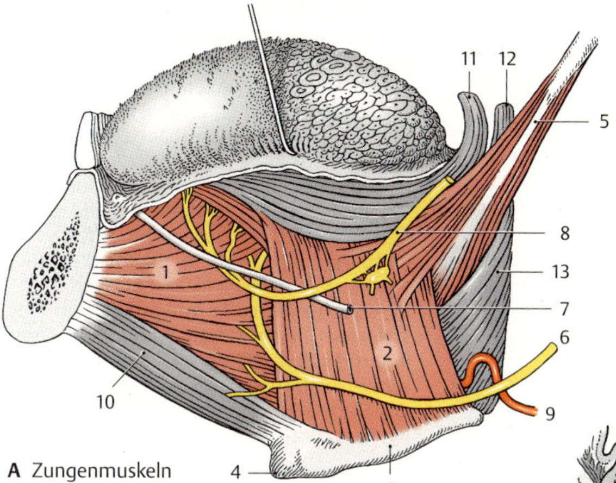

A Zungenmuskeln

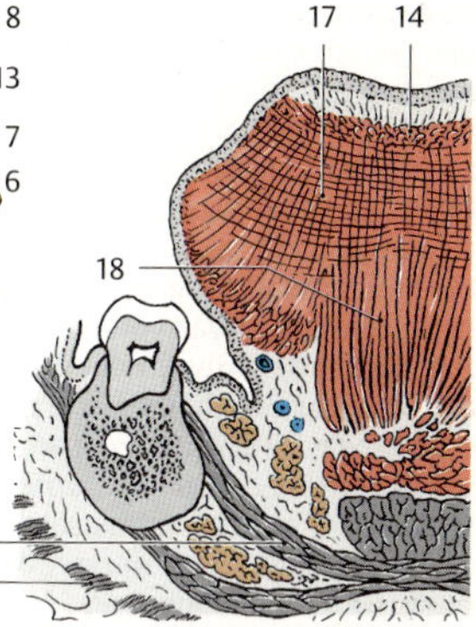

C Zungenmuskeln, frontal

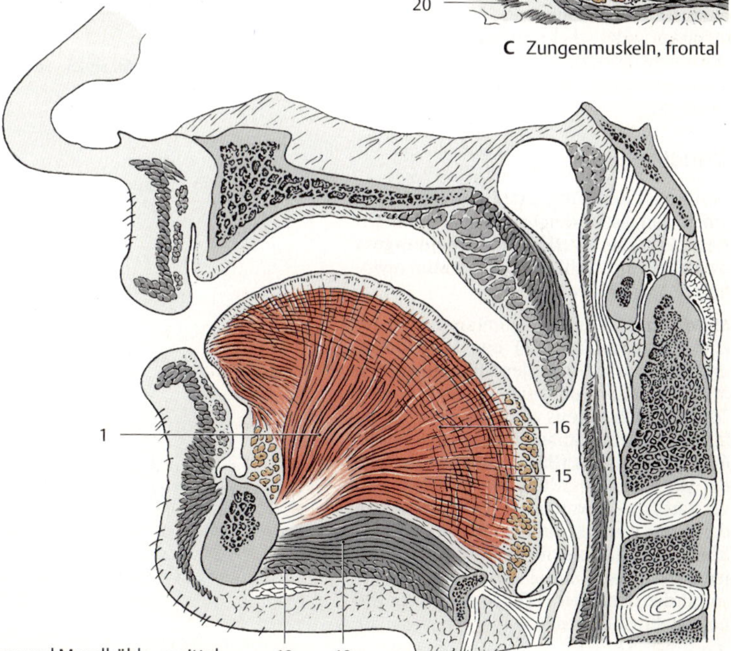

B Zunge und Mundhöhle, sagittal

Facies inferior linguae (A)

Die Unterfläche der Zunge liegt dem Mundboden auf; sie ist nur bei hochgehobener Zunge einsehbar. Die Schleimhaut der Zungenunterseite ist dünn, locker mit der Unterlage verbunden und bildet in der Mitte das Zungenbändchen, **Frenulum linguae** (**A1**), das zum Zahnfleisch des Unterkiefers zieht. Durch die Schleimhaut schimmert zu beiden Seiten des Zungenbändchens bläulich die kräftige **V. profunda linguae** (**A2**) hindurch. Weiter lateral liegt meist eine gezackte Falte, **Plica fimbriata** (**A3**), das Rudiment einer bei Tieren vorkommenden Unterzunge. Im Bereich der Zungenspitze kann die kleine Unterzungendrüse beiderseits eine Schleimhautvorwölbung hervorrufen. Am Boden der Mundhöhle wird das Relief der Mundschleimhaut beiderseits durch eine schmale Längsfalte, **Plica sublingualis** (**A4**), geprägt, unter der sich die Unterzungendrüse (S. 154) verbirgt. Am vorderen Ende dieser Falte liegt eine warzenförmige Erhebung, **Caruncula sublingualis** (**A5**), auf der gemeinsam oder dicht nebeneinander die Drüsenausführungsgänge der großen Unterzungendrüse und der Unterkieferdrüse münden.

Mundboden

Der Boden der Mundhöhle liegt vorn zwischen den Ästen des Unterkiefers und besteht aus einer Muskelplatte, **Diaphragma oris**, die hauptsächlich von den Mm. mylohyoidei gebildet wird.

M. mylohyoideus (**B6**). Er entspringt an der *Linea mylohyoidea* (**B7**) des Unterkiefers und zieht zu einer in der Mitte gelegenen medianen *Raphe* und zum *Zungenbein* (**B8**). Der M. mylohyoideus wird vom *N. mylohyoideus* (aus dem N. mandibularis) innerviert.
M geniohyoideus (B9). Er liegt beiderseits der Mittellinie des Mundhöhlenbodens und verstärkt diesen von innen. Er entspringt an der *Spina mentalis* und zieht zum *Zungenbein*. Der M. geniohyoideus wird von ventralen Ästen des *1. und 2. Zervikalnerven* versorgt, die über den N. hypoglossus an ihn herangebracht werden.

M. digastricus. Er ist ein zweibäuchiger Muskel; sein hinterer Bauch, **Venter posterior**, entspringt an der *Incisura mastoidea* und geht in Höhe des Zungenbeinkörpers in eine Zwischensehne über; er wird vom *N. facialis* innerviert. Der vordere Bauch, **Venter anterior**, entspringt in der *Fossa digastrica* des Unterkiefers und geht dann in die Zwischensehne über, die über eine bindegewebige Schlaufe am *Zungenbein* befestigt ist (S. 155 **A**). Der vordere Digastrikusbauch wird vom *N. mylohyoideus* innerviert.
M. stylohyoideus. Er entspringt vom *Proc. styloideus* und setzt an *Corpus und Cornu majus des Zungenbeins* an. Seine Insertionssehne spaltet sich, um die Zwischensehne des Digastrikus zu umfassen. Der M. stylohyoideus wird vom *N. facialis* innerviert.

Die genannten Muskeln liegen oberhalb des Zungenbeins und werden zur Gruppe der **suprahyalen Muskeln** zusammengefaßt. Die suprahyalen Muskeln sind an der aktiven Mundöffnung beteiligt und heben beim Schlucken das Zungenbein nach kranial ventral.

B10 M. hyoglossus, **B11** M. stylohyoideus, **B12** A. lingualis

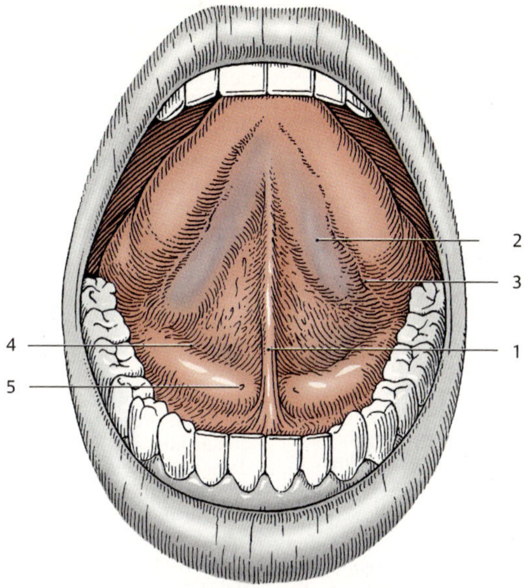

A Zungenschleimhaut von unten

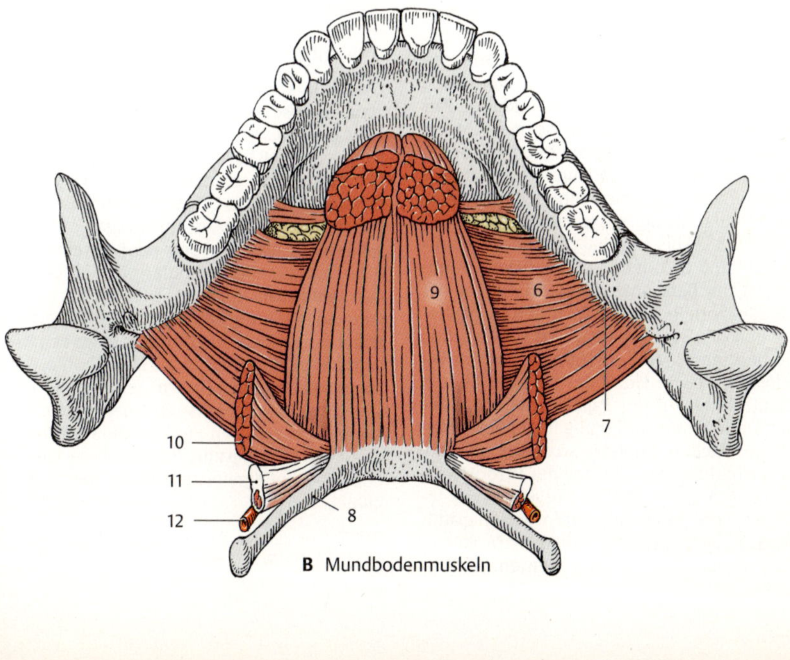

B Mundbodenmuskeln

Speicheldrüsen

In die Mundhöhle münden die Ausführungsgänge von zahlreichen kleinen Speicheldrüsen, **Glandulae salivariae minores**, und diejenigen der drei paarig angelegten großen Speicheldrüsen, **Glandulae salivariae majores**.

Kleine Speicheldrüsen

Zu ihnen zählen die in der *Schleimhaut von Lippen, Wangen, Zunge und Gaumen gelegenen Drüsenpakete* mit überwiegend mukösen Endstücken (S. 156), ferner die fakultativ unter der Zungenspitze gelegene *Glandula lingualis anterior*. An den Zungenpapillen sitzen kleine Drüsen mit ausschließlich serösen Endstücken (S. 156), sie werden als *Spüldrüsen* bezeichnet. Die Aufgabe der kleinen Speicheldrüsen liegt vor allem in der **Befeuchtung der Mundschleimhaut**.

Große Speicheldrüsen

Glandula parotidea (A1). Die **rein seröse** Ohrspeicheldrüse (kurz: Parotis) ist die größte Speicheldrüse. Sie wird von einer derben Faszie, **Fascia parotidea**, umhüllt und liegt *vor dem äußeren Gehörgang* auf dem hinteren Teil des M. masseter (**A2**). Sie bedeckt das Kiefergelenk und wird von den Ästen des *N. facialis* durchzogen, welche die Drüse in eine **Pars superficialis** und eine **Pars profunda** unterteilen. Nach oben reicht die Parotis bis zum *Jochbogen* (**A3**), nach unten bis zum *Angulus mandibulae* (**A4**), in der Tiefe erstreckt sie sich hinter dem Ramus mandibulae in der *Fossa retromandibularis* (Bd. 1 S. 352) bis zur Pharynxwand. Am vorderen Rand tritt der 3 – 4 mm dicke Ausführungsgang, **Ductus parotideus** (**A5**) hervor, der parallel zum Jochbogen über den M. masseter und den Wangenfettpfropf verläuft, den M. buccinator (**A6**) durchbricht und im *Vestibulum oris* in Höhe des zweiten oberen Mahlzahnes auf der **Papilla parotidea** mündet. Dem Ausführungsgang liegt häufig eine kleine **Glandula parotidea accessoria** (**A7**) an. Sekretbildung und -abgabe der Parotis werden durch das vegetative Nervensystem gesteuert. Die präganglionären **parasympathischen** Fasern verlaufen mit dem *N. glossopharyngeus* (Bd. 3, S. 130), werden im *Ganglion oticum* umgeschaltet und letztendlich mit den *Ästen des N. facialis* in der Drüse verteilt. **Sympathische** Fasern stammen aus dem *Plexus caroticus externus* und werden mit den Gefäßen an die Drüse herangebracht.

Glandula submandibularis (AB8). Die **überwiegend seröse** Unterkieferdrüse liegt im *Trigonum submandibulare* (Bd. 1 S. 350), das vom Unterkiefer sowie vorderem (**A9**) und hinterem Bauch (**A10**) des M. digastricus gebildet wird. Der von einer Organkapsel umhüllte Drüsenkörper liegt unterhalb vom *M. mylohyoideus* (**A11**) und reicht in der Tiefe bis zum *M. hyoglossus* (**B12**) und *M. styloglossus*. Der Ausführungsgang, **Ductus submandibularis** (**B13**), wird von einem hakenförmigen Drüsenfortsatz begleitet, zieht um den Hinterrand des M. mylohyoideus auf dessen Oberseite und verläuft dann medial der Glandula sublingualis (**B14**) nach vorn, um auf der **Caruncula sublingualis** (**B15**) zu münden. Die präganglionären **parasympathischen** Fasern zur Glandula submandibularis stammen aus der *Chorda tympani* des N. facialis (Bd. 3 S. 122), werden im *Ganglion submandibulare* umgeschaltet und gelangen von dort als postganglionäre Fasern zur Drüse. Die **sympathischen** Fasern erreichen die Drüse über die benachbarten Blutgefäße.

Glandula sublingualis (B14). Die **überwiegend muköse** Unterzungendrüse liegt *auf dem M. mylohyoideus* und wirft die *Plica sublingualis* (**B16**) auf. Lateral reicht sie bis zur *Mandibula*, medial bis zum *M. genioglossus* (**B17**). Die Drüse besteht aus einer **Hauptdrüse**, deren Ausführungsgang, **Ductus sublingualis major**, neben oder vereint mit dem Ductus submandibularis auf der **Caruncula sublingualis** mündet. Die Ausführungsgänge der zahlreichen **Glandulae sublinguales minores** sind kurz und münden längs der *Plica sublingualis* direkt in die Mundhöhle. Die **parasympathischen** Fasern erreichen die Glandula sublingualis auf dem gleichen Weg wie diejenigen zur Glandula submandibularis, die **sympathischen** Fasern verlaufen über das Gefäßgeflecht entlang der A. lingualis.

B18 N. hypoglossus, **B19** A. lingualis

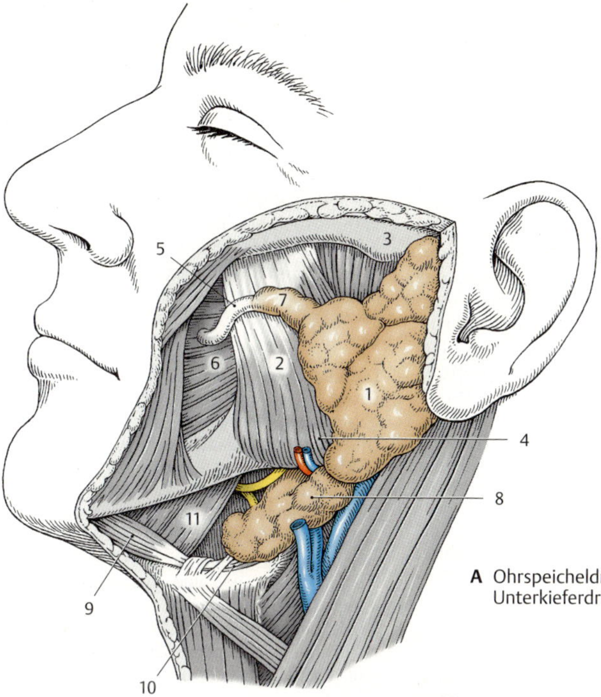

A Ohrspeicheldrüse, Unterkieferdrüse

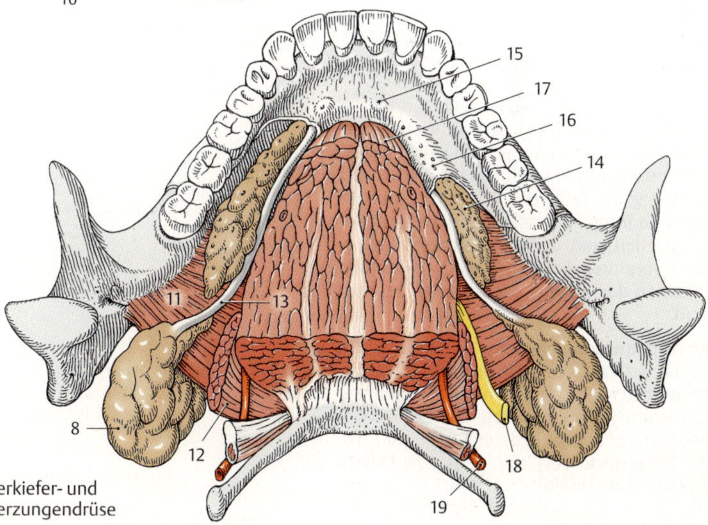

B Unterkiefer- und Unterzungendrüse

Feinbau der Speicheldrüsen

Die Speicheldrüsen sind **exokrine Drüsen**, die ihr Sekret, den Speichel, **Saliva**, über Ausführungsgänge in die Mundhöhle abgeben. Der Speichel erhöht die Gleitfähigkeit der zerkauten Nahrung, er ist bakterizid und enthält ein Kohlenhydrat-spaltendes Enzym. Insgesamt werden durch Reizung der Chemorezeptoren im Mund, durch Kaubewegungen und durch psychische Reize täglich 0,5–2,0 l Speichel sezerniert. Die **Zusammensetzung** des Speichels hängt ab von der jeweiligen Drüse und ihrem Funktionszustand. Man unterscheidet einen *dünnflüssigen, serösen Speichel*, der u.a. das Enzym α-Amylase enthält, und einen *zähflüssigen, mukösen Speichel*, der *Mukopolysaccharide* und *Glykoproteine* enthält.
Der Feinbau der einzelnen Speicheldrüsen ist entsprechend unterschiedlich. Sie bestehen aus ekkrin sezernierenden **Drüsenendstücken (I)**, die ausschließlich *seröse* (**A–C1**) oder nur *muköse* (**ACD2**) oder auch *seromuköse* Zellen in unterschiedlicher Verteilung (**D**) enthalten können, und aus einem **Ausführungsgangsystem (II)**.

Drüsenendstück. Das von **serösen** Drüsenzellen gebildete Drüsenendstück hat die Form einer Beere, **Azinus**, und besitzt eine kleine Lichtung (**A1**). Die Drüsenzellen sind hoch, haben ein dichtes, basophiles Zytoplasma und einen runden, zentral gelegenen Zellkern.
Das von **mukösen** Drüsenzellen gebildete Endstück hat die Form eines Röhrchens, **Tubulus**, und besitzt eine weite Lichtung (**A2**). Die Drüsenzellen sind hoch, ihr Zytoplasma ist wabig, die Zellkerne sind flach und nach basal gedrängt. Zwischen den Drüsenendstückzellen und deren Basalmembran liegen **Myoepithelzellen**, die durch ihre Kontraktilität an der Abgabe des Sekretes beteiligt sind.

Ausführungsgangsystem. Es schließt sich an die sezernierenden Drüsenendstücke an, besteht aus verschiedenen Abschnitten und ist nicht in jeder Drüse vollständig ausgebildet. Auf das Drüsenendstück folgt zunächst ein **Schaltstück** (**A3**) mit geringem Durchmesser und niedrigem Epithel. Hieran schließt sich das **Sekretrohr** (**ABC4**) oder **Streifenstück** an mit größerem Durchmesser und einem einschichtigen hochprismatischen Epithel mit basaler Streifung. Die Sekretrohre münden dann in größer werdende **Ausführungsgänge** (**A5**), die ein weites Lumen und ein einschichtiges bis zweireihiges hochprismatisches Epithel aufweisen.

Die Speicheldrüsen werden durch Bindegewebe in Lappen und Läppchen untergliedert. *Endstücke, Schaltstücke und Sekretrohre* liegen im Drüsenläppchen, **intralobulär**, die *Ausführungsgänge* liegen im Bindegewebe zwischen den Drüsenläppchen, **interlobulär**.

Die **Glandula parotidea** (**B**) ist eine **rein seröse** Drüse, die alle Anteile des Ausführungsgangsystems enthält.
Die **Glandula submandibularis** (**C**) ist eine **gemischte, überwiegend seröse** Drüse, deren Schaltstücke teilweise in schleimbildende Tubuli umgewandelt sind. Den Tubuli sitzen die serösen Endstücke halbmondförmig auf. Darüber hinaus sind in der Glandula submandibularis alle Teile des Ausführungsgangsystems zu finden.
Die **Glandula sublingualis** (**D**) ist eine **gemischte, überwiegend muköse** Drüse, der Schaltstücke und Sekretrohre nahezu gänzlich fehlen.

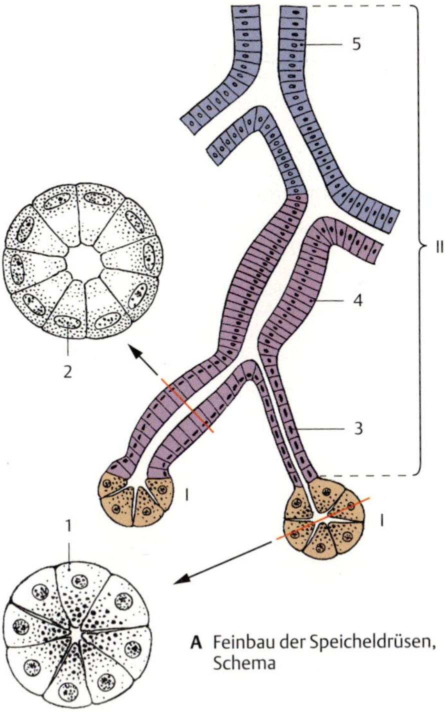

A Feinbau der Speicheldrüsen, Schema

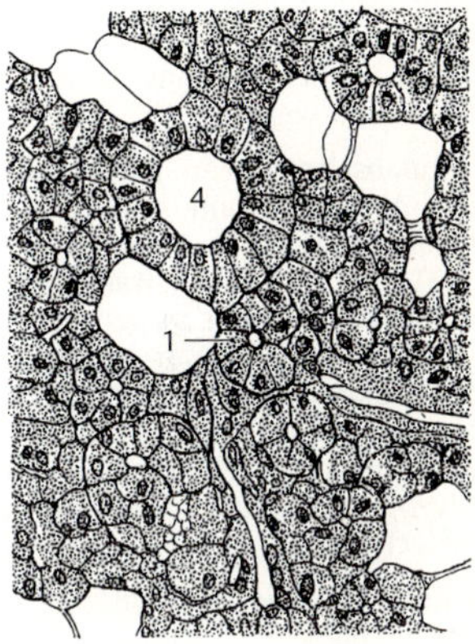

B Seröse Speicheldrüse

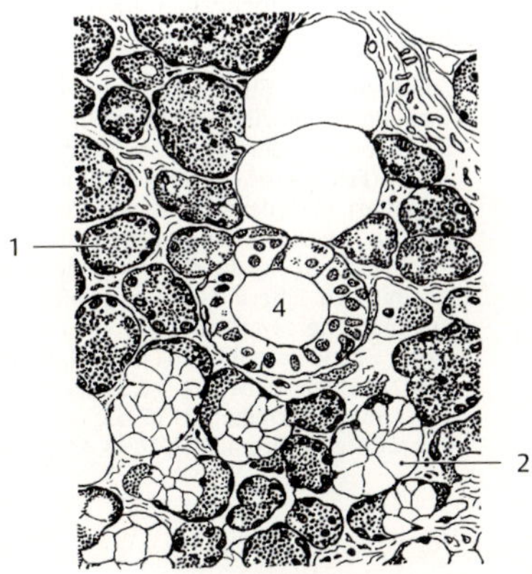

C Gemischte, überwiegend seröse Speicheldrüse

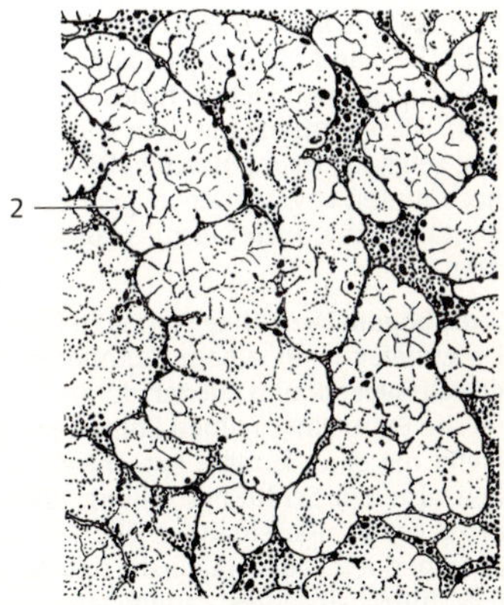

D Gemischte, überwiegend muköse Speicheldrüse

Zähne

Menschliche Zähne, **Dentes**, sind in den knöchernen Zahnfächern von Unter- und Oberkiefer untergebracht und schließen ohne Lücke, *Diastema*, aneinander. Das menschliche Gebiß ist **heterodont**, d.h. die Zähne sind in Abhängigkeit von ihrer funktionellen Spezialisierung unterschiedlich geformt. Im menschlichen Gebiß findet ein einmaliger Zahnwechsel statt, es ist **diphydont**. Zunächst treten die *Milchzähne* auf, die durch bleibende Zähne, *Dentes permanentes*, ersetzt werden.

Zahnabschnitte. An jedem Zahn werden drei Abschnitte unterschieden: Zahnkrone, **Corona dentis** (**A1**), Zahnhals, **Cervix dentis** (**A2**), und Zahnwurzel, **Radix dentis** (**A3**). Die Zahnwurzel ist der in der knöchernen Alveole gelegene und durch den Zahnhalteapparat fixierte Abschnitt. Als Zahnhals wird ein schmaler Übergangsbereich zwischen Krone und Wurzel bezeichnet, der aus der Alveole herausragt, aber von Zahnfleisch bedeckt wird.

Zahnkrone. Sie überragt das Zahnfleisch und ist damit der sichtbare Teil des Zahns. Es werden mehrere Flächen unterschieden: die Berührungsfläche zum Zahn des gegenüberliegenden Kiefers, **Facies occlusalis** (**B4**), die Außenfläche, **Facies vestibularis** (**B5**), die an Lippen, *Facies labialis* (**B5 a**), oder Wangen, *Facies buccalis*, grenzt (**B5 b**), die Innenfläche, **Facies lingualis** (**B6**) oder **Facies palatinalis** (**B7**), und die dem Nachbarzahn zugewandte Kronenfläche, **Facies approximalis** (**B8**). Diese wird in eine nach vorn bzw. medial zeigende *Facies mesialis* (**B8 a**) und eine nach hinten bzw. außen zeigende vertikale Kontaktfläche, *Facies distalis* (**B8 b**), gegliedert.

Zahnbögen. Die Zähne stehen in Ober- und Unterkiefer je in einem Zahnbogen, **Arcus dentalis superior** und **inferior**, der im Oberkiefer die Form einer halben Ellipse, im Unterkiefer die einer Parabel hat. Die Zähne stehen also bei Schlußbißstellung, **Okklusion**, nicht genau übereinander. Die Frontzähne des Oberkiefers überragen die des Unterkiefers. Innerhalb eines Zahnbogens sind die Zähne in zwei Gruppen spiegelbildlich um die Medianebene gruppiert. Im Gebiß des Erwachsenen sind die bleibenden Zähne von mesial nach distal ihren Aufgaben entsprechend folgendermaßen angeordnet: Auf 2 Schneidezähne, **Dentes incisivi** (**B9**), folgt 1 Eckzahn, **Dens caninus** (**B10**), hieran schließen sich 2 Backenzähne, **Dentes premolares** (**B11**) und letztendlich drei Mahlzähne, **Dentes molares** (**B12**), an ($4 \times 8 = 32$ Zähne).

Funktionelle Anatomie. Die **Schneidezähne** dienen dem *Abbeißen*, sie haben eine meißelförmige Krone mit einer horizontalen Schneidekante. Auf ihrer Innenseite befindet sich meist eine Erhebung, *Tuberculum dentis* (**B13**). Die einfache Wurzel ist lang und konisch. Die **Eckzähne** dienen dem *Reißen und Festhalten*. Sie haben zwei Schneidekanten, eine Kauspitze und eine sehr lange, einfache Wurzel. Die **Backenzähne** führen *Mahlbewegungen* durch. Ihre Kronen besitzen auf der Kaufläche je zwei Höckerchen, *Cuspes dentis* (**B14**), die mit einer Spitze, *Apex cuspidis*, enden. Die Wurzel der *oberen Prämolaren* ist gespalten, die *unteren Prämolaren* besitzen eine einfache Wurzel. Die **Mahlzähne** leisten den *größten Teil der Kauarbeit*, ihre Kauflächen besitzen vier Höcker. Im Oberkiefer besitzen sie drei, im Unterkiefer zwei Wurzeln.

Zahnalveolen, Alveoli dentales. Die Zähne sind in den knöchernen Zahnfächern der Alveolarfortsätze von Ober- und Unterkiefer untergebracht. Die einzelnen Alveolen sind durch keilförmige Septen, **Septa interalveolaria** (**B15**), voneinander getrennt. Bei Zähnen mit mehreren Wurzeln sind die Alveolen selbst durch Knochenlamellen, **Septa interradicularia** (**B16**), unterteilt.

Zahnformel. Es gibt verschiedene, auch international unterschiedliche Systeme zur Bezeichnung der Zähne. Von der **F**ederation **D**entaire **I**nternationale (**FDI**) wurde ein computerlesbares System eingeführt, nach dem die Gebißviertel von rechts oben nach rechts unten mit den Ziffern 1–4 (an erster Position) und die Zähne von mesial nach distal mit den Ziffern 1–8 (an zweiter Position) durchnumeriert werden.

Rechte Oberkieferreihe: 11, 12, 13, 14, 15, 16, 17, 18.
Linke Oberkieferreihe: 21, 22, 23, 24, 25, 26, 27, 28.
Linke Unterkieferreihe: 31, 32, 33, 34, 35, 36, 37, 38.
Rechte Unterkieferreihe: 41, 42, 43, 44, 45, 46, 47, 48.

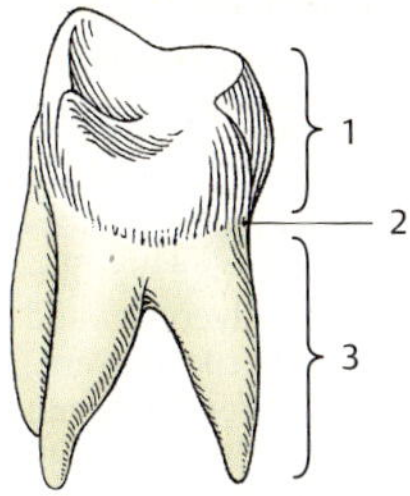

A Abschnitte des Zahns

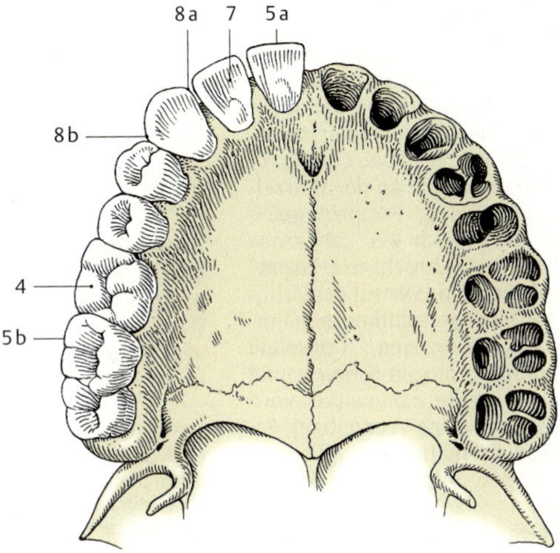

B Zähne und Zahnfächer
in Ober- und Unterkiefer

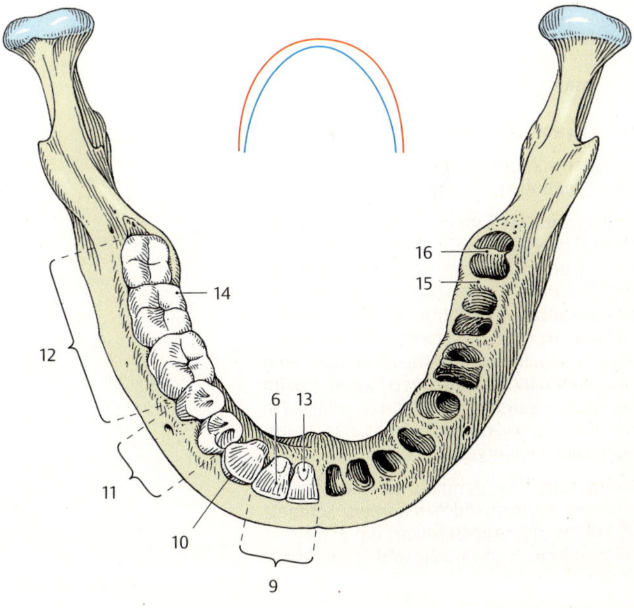

Bestandteile von Zahn und Zahnhalteapparat

Die Hauptmasse eines Zahns besteht aus Zahnbein, **Dentinum** (**AB1**), das eine Zahnhöhle, **Cavitas dentis** (**AB2**), umkleidet. Diese wird von lockerem Bindegewebe, der Zahnpulpa, **Pulpa dentis**, ausgefüllt. Die Zahnhöhle besitzt einen Kronenabschnitt, *Cavitas coronae* (**B2a**), einen Wurzelkanal, *Canalis radicis dentis* (**B2b**), und eine an der Wurzelspitze gelegene Öffnung, *Foramen apicis dentis* (**B2c**). Im Bereich der Zahnkrone wird das Dentin von Zahnschmelz, **Enamelum** (**AB3**), umgeben. Das Dentin der Zahnwurzel wird von einer geflechtknochenähnlichen Substanz überzogen, **Cementum** (**AB4**). Am Zahnhals grenzen Schmelz und Zement aneinander. Die Zahnwurzel wird durch eine bindegewebige Wurzelhaut, **Periodontium** (**B5**), federnd mit dem Alveolenknochen verbunden. *Wurzelhaut, Zement, Zahnfleisch und Alveolenwand* werden auch unter der Bezeichnung **Parodontium** zusammengefaßt. Das Zahnfleisch, **Gingiva** (**B6**), überragt den Alveolenrand so, daß eine dentale Epithelseite entsteht, *inneres Saumepithel* (**B7**). Dieses legt sich der Schmelz-Dentin-Grenze des Zahnhalses an und kleidet die Furche zwischen Zahn und Zahnfleischrand aus, *Sulcus gingivalis* (**B8**).

Feinbau von Zahn und Zahnhalteapparat

Zahnbein, Zahnschmelz und Zement sind knochenähnliche Hartsubstanzen.

Dentinum. Das Zahnbein wird von **Odontoblasten** gebildet. Diese Zellen liegen dem Dentin innen an, ihre Ausläufer, *Processus dentinoblasti* (*Tomes-Fasern*), stecken in **Dentin-Kanälchen** (**B9**), die bis zur Schmelz-Dentin- bzw. zur Zement-Dentin-Grenze (**B10**) reichen. Die Dentin-Kanälchen sind von **Grundsubstanz** ummauert, die wie beim Knochen aus *organischer Matrix*, *kollagenen Fibrillen* und *Kalksalzen* besteht. Das Dentin enthält keine Blutgefäße.

Enamelum. Der Schmelz ist die *härteste Substanz des menschlichen Körpers*. Schmelz ist **zellfrei**; die **Grundsubstanz**, die etwa 97% anorganische Substanzen und keine kollagenen Fibrillen enthält, besteht aus **Schmelzprismen**, die durch eine interprismatische, wenig verkalkte Matrix zusammengefügt werden.

Cementum. Zement ist **geflechtartiger, zellarmer Knochen**, der kollagenfaserige Verbindungen zum Dentin und zur Alveolenwand hat. Die Kollagenfasern (Sharpey-Fasern) des Periodontiums (**B5**) verlaufen zwischen Zement und dem Alveolarknochen und sind in beiden Hartsubstanzen verankert.

Zahnpulpa. Sie besteht aus **lockerem Bindegewebe**, ist reich vaskularisiert und enthält markhaltige und marklose Nerven. An der Dentingrenze liegen die pallisadenförmig angeordneten *Odontoblasten*, die auch mit fortschreitendem Alter noch Dentin bilden.

■ **Klinischer Hinweis.** Eine **Vertiefung des Sulcus gingivalis** führt zur Taschenbildung und zum Freiliegen des Zahnhalses.
Im klinischen Sprachgebrauch wird ungeachtet der anatomischen Definition der das Zahnfleisch überragende Teil des Zahnes als **Corona clinica** bezeichnet, der unterhalb des Zahnfleischrandes gelegene Teil als **Radix clinica**.

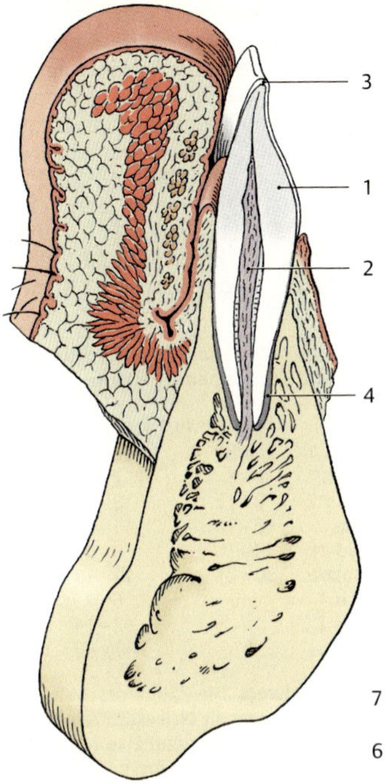

A Zahn mit Zahnhalteapparat

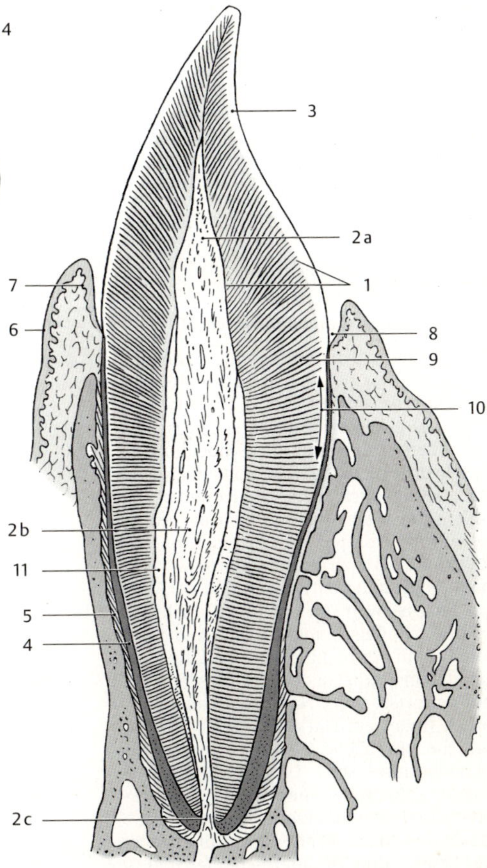

B Feinbau Zahn und Alveole

Milchzähne

Die Milchzähne, **Dentes decidui**, sind hell und bläulich und porzellanartig durchschimmernd. Bei den Milchzähnen unterscheidet man in jeder Hälfte eines Zahnbogens **2 Schneidezähne** (**A1**), **1 Eckzahn** (**A2**) und **2 Milchmolaren** (**A3**), insgesamt **20 Zähne**. Die Milchzähne gleichen in ihrer Form den bleibenden Zähnen. Milchzahndentin ist dünner und weniger widerstandsfähig als das der bleibenden Zähne.

Milchzähne und bleibende Zähne entstehen in zwei Schüben. Die Anlagen der Milchzähne im Bereich des zukünftigen Ober- und Unterkiefers beginnen sich bereits im zweiten Embryonalmonat zu entwickeln (S. 164 Zahnentwicklung).

Zahnformel des Milchgebisses. Nach der **FDI** (S. 158) werden die Zähne des Milchgebisses wie folgt beziffert: Die Gebißviertel erhalten von rechts oben nach rechts unten an erster Position die Ziffern 5–8 und von mesial nach distal an zweiter Stelle die Ziffern 1–5:

Rechte Oberkieferreihe:	51, 52, 53, 54, 55.
Linke Oberkieferreihe:	61, 62, 63, 64, 65.
Linke Unterkieferreihe:	71, 72, 73, 74, 75.
Rechte Unterkieferreihe:	81, 82, 83, 84, 85.

Zahndurchbruch und Zahnwechsel

Der Durchbruch der Milchzähne, **erste Dentition**, beginnt zwischen dem *6. und 8. postnatalen Lebensmonat* und ist etwa mit dem *Ende des zweiten Lebensjahres* abgeschlossen. Zuerst erscheinen die Schneidezähne. Es folgen der 1. Milchmolar und der Eckzahn und letztendlich der 2. Milchmolar. Ein Milchzahn bricht durch, wenn die Anlage der Krone komplett ausgebildet ist. Die Zahnwurzel ist zu diesem Zeitpunkt noch nicht vollständig entwickelt, und der Wurzelkanal ist weit. An der Durchbruchstelle ist das Zahnfleisch angeschwollen und verfärbt, dann erscheint die weiße Zahnspitze unter dem Epithel der Gingiva, das bald darauf perforiert wird. Nach dem Zahndurchbruch findet ein starkes Wurzelwachstum und die gewebliche Ausdifferenzierung des Periodontiums statt. Das die durchgebrochene Zahnkrone umgebende Schmelzoberhäutchen wird allmählich resorbiert.

Unter den Milchzähnen liegen die Kronen der **Ersatzzähne** (**B**). Im Oberkiefer sind sie großenteils dort lokalisiert, wo sich nach dem Durchbruch der bleibenden Zähne die Kieferhöhle entwickelt. Die Prämolaren liegen zwischen den Wurzeln der Milchmolaren. An die Milchmolaren schließen sich distal die Anlagen der 3 eigentlichen Molaren an, sie entstehen in zeitlichem Abstand zu den Milchzähnen, sind aber als „Zuwachszähne" (**B4**) eigentlich Zähne der 1. Dentition. Schneidezähne, Eckzähne und Milchmolaren erhalten dagegen in der 2. Dentition Ersatzzähne.

Reihenfolge und Zeit des Durchbruchs der Milchzähne und der bleibenden Zähne

Zahn	Monat (Milchgebiß)	Jahr (bleibendes Gebiß)
Dens incisivus 1	6–8	7–8
Dens incisivus 2	8–12	8–9
Dens caninus	16–20	11–13
Dens premolaris	12–16	9–11
Dens premolaris	20–24	11–13
Dens molaris 1		6–7
Dens molaris 2		12–14
Dens molaris 3		17–40

Klinischer Hinweis. Die Zähne des Milchgebisses sind **Platzhalter für die bleibenden Zähne** und sollten daher bei einer Schädigung so lange wie möglich erhalten bleiben, um eine gute Stellung der bleibenden Zähne zu gewährleisten.

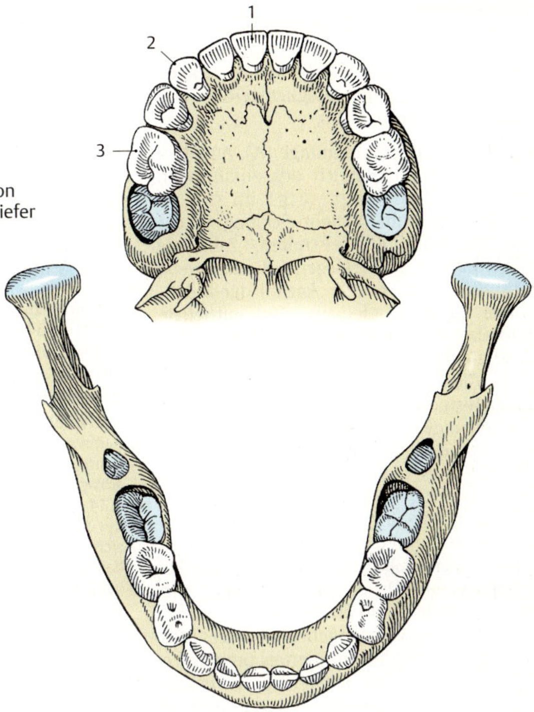

A Milchzahnreihe von Ober- und Unterkiefer

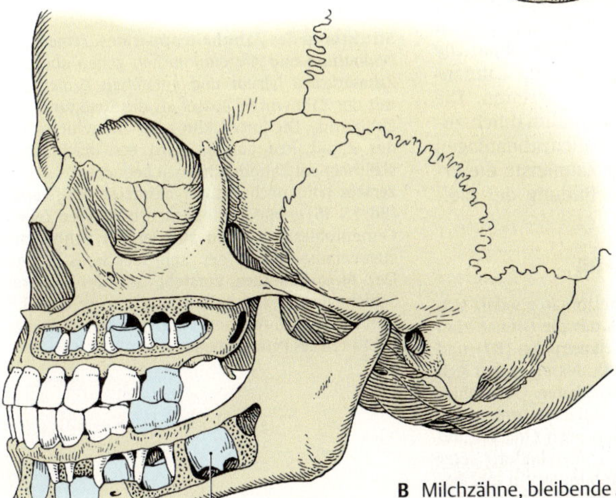

B Milchzähne, bleibende Zähne, Gesichtsschädel (Alter 4 – 5 Jahre)

Zahnentwicklung

Die Vorgänge für die Milchzahnbildung und für die Entwicklung der bleibenden Zähne sind gleich, sie laufen lediglich zeitlich versetzt in zwei Schüben ab.

Entstehung der Zahnanlage (A). Aus dem Epithel (**A1**) im Bereich des zukünftigen Ober- und Unterkiefers wächst im zweiten Monat der Embryonalentwicklung je ein bogenförmiger Epithelstreifen, **Zahnleiste** (**A2**), in das tiefergelegene Bindegewebe (**A3**). Entsprechend der Anzahl der Milchzähne sprossen jeweils 10 epitheliale **Schmelzorgane** aus der Zahnleiste. Die Schmelzorgane nehmen zunächst *Knospen-*, dann *Glockenform* an. Die **Zahnglocke** ist doppelwandig, ihre äußere Wand besteht aus dem *äußeren Schmelzepithel* (**A4**), die innere aus dem *inneren Schmelzepithel* (**A5, B8**), das quasi eine Negativform der Gestalt der zukünftigen Zahnkrone besitzt. Die Schmelzglocke umgibt einen Bereich aus verdichtetem *mesenchymalen Bindegewebe*, das die **Zahnpapille** bildet und Vorläufer der **Zahnpulpa** (**AB6**) ist. Schmelzorgan und Zahnpulpa werden von einem sehr *zellreichen Bindegewebe* umgeben, welches das **Zahnsäckchen** bildet. Im vierten pränatalen Entwicklungsmonat entstehen die ersten Hartsubstanzen. **Schmelz** wird vom *inneren Schmelzepithel* gebildet, **Dentin** und **Zement** von den *Odontoblasten der Zahnpulpa*. Die Verbindung von der Zahnleiste zur Zahnanlage geht im 4. Fetalmonat verloren. Die Zahnleiste selbst bildet sich allmählich zurück. Lingual von den Milchzahnanlagen entstehen aus Teilen der Zahnleiste die Ersatzzahnanlagen für die Bildung der bleibenden Zähne.

Feinbau der Zahnanlage (B)

Schmelzbildung. Das Schmelzorgan gliedert sich in das **äußere Schmelzepithel**, das die Grenze zum Zahnsäckchen bildet, die **Schmelzpulpa** (**B7**) und das **innere Schmelzepithel** (**B8**), dessen Zellen sich zu Schmelzbildnern, **Enameloblasten** (Ameloblasten) differenzieren, die zunächst *organische Schmelzmatrix* (**B9**) und dann auch *Calcium* und *Phosphat* sezernieren. Die Schmelzbildung setzt bald nach Beginn der Dentinbildung ein und beginnt an der Zahnkrone im Bereich der späteren Kaufläche. Das Schmelzorgan wird im Verlauf der weiteren Entwicklung fast vollständig zurückgebildet (s. u.).

Dentinbildung. Sie beginnt im Bereich der späteren Zahnkrone und geht von den **Odontoblasten** (**B10**) aus, die sich aus *Mesenchymzellen der Zahnpulpa* (**B6**) differenzieren. Die **Dentingrundsubstanz** wird am apikalen Zellpol der Odontoblasten ausgeschieden und bildet zusammen mit den ebenfalls von den Odontoblasten sezernierten kollagenen Fibrillen das **unverkalkte Prädentin** (**B11**). Dieses wird durch Mineralisation zu **Dentin** (**B12**). Mit zunehmender Verdickung der Prädentinschicht senden die Odontoblasten verlängerte, radiäre Fortsätze aus, die vom Prädentin eingemauert werden. So entstehen *radiäre Zahnbeinkanälchen*, in denen die Odontoblastenfortsätze als **Tomes-Fasern** (**B13**) liegen. Odontoblasten können während des ganzen Lebens unverkalktes Prädentin bilden.

Wurzelbildung und Zahndurchbruch (C). Die Zahnwurzeln entstehen nach Ausbildung der Zahnkrone. Zu diesem Zeitpunkt beginnt der **Umschlagrand des inneren zum äußeren Schmelzepithel** (**C14**) in die Tiefe zu wachsen und entsprechend der Anzahl der Wurzeln **Röhren** zu formen, an die sich von innen neue **Odontoblasten** anlagern, die das Dentin verlängern. Dem Zahndurchbruch geht die Rückbildung des Schmelzorgans voraus, das teilweise in die Bildung des Saumepithels (**C15**) einbezogen wird. Die Verlängerung der Zahnwurzel führt zum Zahndurchbruch, bei dem die noch über der Krone gelegenen Gewebe (Mundhöhlenepithel und Schmelzepithel) teilweise zugrunde gehen.

Strukturen des Zahnhalteapparates. *Zement, Periodontium* und *Alveolarknochen* gehen aus dem **Zahnsäckchen** hervor und entstehen gemeinsam mit der Zahnwurzel später als die Strukturen der Zahnkrone. Die Entwicklung der Zahnwurzel und des Zahnhalteapparates wird erst nach abgeschlossenem Zahndurchbruch beendet.

Zement wird nach Art der *desmalen Ossifikation* (Bd. 1 S. 16) gebildet. Die zementbildenden Zellen, Cementoblasten, gehen aus der der Zahnanlage zugewandten Seite des Zahnsäckchens hervor. Der **Alveolarknochen** entsteht aus der äußeren Schicht des Zahnsäckchens, auch seine Ossifikation ist desmal. Aus dem mittleren Teil entstehen die **Fasern des Periodontiums**.

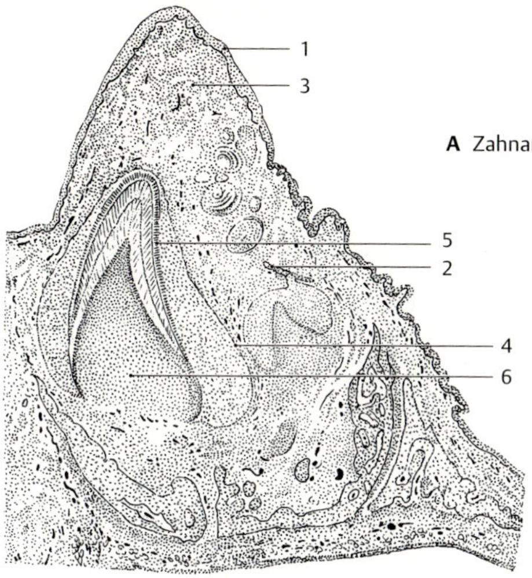

A Zahnanlage

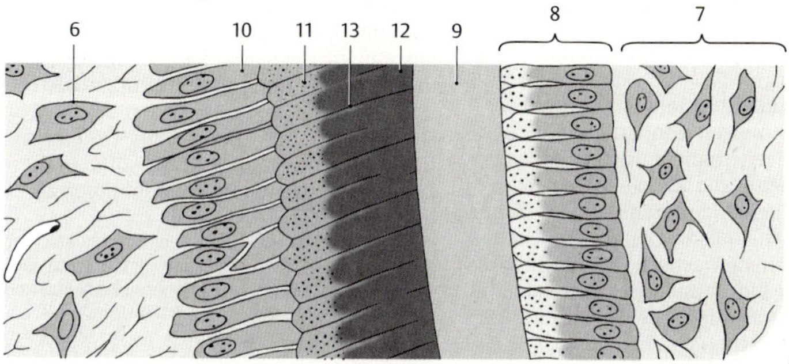

B Bildung von Dentin und Schmelz, Ausschnitt aus A

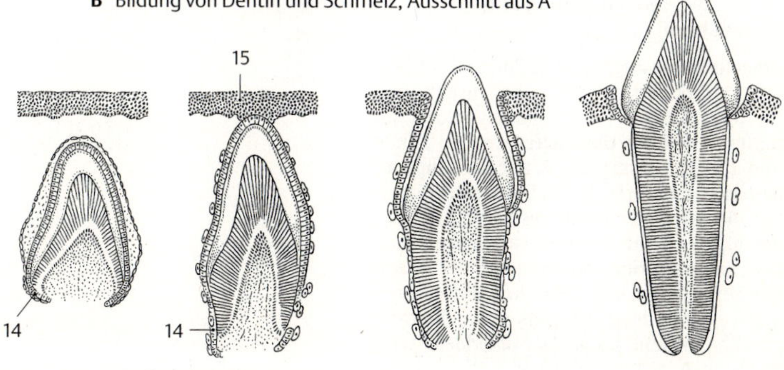

C Stadien der Zahnentwicklung und des Zahndurchbruchs

Stellung der Zähne im Gebiß

Im Normalfall, bei **Eugnathie**, sind die Zahnkronen der Frontzähne im Oberkiefer leicht schräg gegen das Vestibulum oris, die Kronen der Unterkieferzähne gegen die Zunge gerichtet (**A**). Hierdurch schneiden die Kaukanten der oberen und unteren Frontzähne wie die Branchen einer Schere aneinander vorbei und beim Schluß des Gebisses liegen die Kaukanten der oberen Schneidezähne vor denen der unteren, **Neutralbiß (Scherenbiß)**.

Bei den Backen- und Mahlzähnen verdeckt der äußere Kaurand der oberen Zähne den der unteren, während der innere Kaurand der unteren Zähne über den der oberen reicht (**B**). Dabei sind die entsprechenden Zähne von Ober-und Unterkiefer so gegeneinander versetzt, daß jeder Zahn mit zwei gegenüberliegenden Zähnen artikuliert, dem **Hauptantagonisten**, mit dem er die größte Berührungsfläche hat, und dem **Nebenantagonisten** (**C**). Der 1. untere Schneidezahn und der 3. obere Mahlzahn haben nur einen Antagonisten.

Unter **Artikulation** versteht man die Bewegung der Zahnbögen von Unterkiefer und Oberkiefer gegeneinander. In der Ruhelage, **Schlußbiß**, treffen die Zähne in der **Okklusionsebene** aufeinander. Fehlt einem Zahn der Antagonist, so kann er über die Okklusionsebene hinauswachsen. Während des Lebens findet ein physiologischer Abschliff der Zähne statt, der zur Erhaltung des Schlußbisses beiträgt.

Gefäß-, Nervenversorgung und Lymphabfluß

Arterielle Versorgung. Die Zähne des Ober- und Unterkiefers werden über direkte und indirekte Äste der A. maxillaris versorgt. Im hinteren Teil des **Oberkiefers** werden Zähne und Zahnfleisch aus der **A. alveolaris superior posterior** (**C1**) versorgt, im vorderen Teil aus den **Aa. alveolares superiores anteriores** (**C2**), die aus der A. infraorbitalis stammen. Beide Oberkieferarterien verlaufen in der Wand des Sinus maxillaris und haben untereinander Verbindungen, sie geben Rr. dentales und Rr. peridentales ab. Der **Unterkiefer** wird über die **A. alveolaris inferior** (**C3**) versorgt, die im Canalis mandibulae verläuft und dort *Rr. dentales* (**C4**) zu den Zähnen und *Rr. peridentales* zum Zahnfleisch und zum Periodontium abgibt. Der Endast der A. alveolaris inferior verläßt als *R. mentalis* das Foramen mentale und versorgt die Haut an Kinn und Unterlippe.

Venen. Das venöse Blut aus Ober- und Unterkiefer fließt über parallel zu den Arterien verlaufende kleine Venen ab und wird überwiegend im **Plexus pterygoideus** gesammelt.

Nervenversorgung. Diese teilen sich der 2. Ast, **N. maxillaris (V2)**, und der 3. Ast, **N. mandibularis (V3)**, des N. trigeminus (V). Der **N. infraorbitalis** (Ast aus V2) entläßt mehrere *Rr. alveolares superiores posteriores*, einen *R. alveolaris medius* und einige *Rr. alveolares superiores anteriores*, die am Boden der Kieferhöhle einen **Plexus dentalis superior** (**C5**) bilden und die Zähne und das Zahnfleisch des Oberkiefers versorgen. Die Zähne des Unterkiefers werden vom **N. alveolaris inferior** (**C6**) (Ast aus V3) versorgt, der zusammen mit den gleichnamigen Gefäßen durch den Canalis alveolaris zieht und am Eingang dieses Kanals durch eine Leitungsanästhesie betäubt werden kann.

Die **Lymphe** aus Ober- und Unterkiefer fließt über die submentalen, submandibulären und die tiefen Halslymphknoten ab.

Klinischer Hinweis. Die enge Nachbarschaft zwischen der Kieferhöhle, den Nerven und den Zahnwurzeln im Bereich der oberen Backenzähne sind von großer klinischer Bedeutung und bei **Entzündungen** zu beachten.

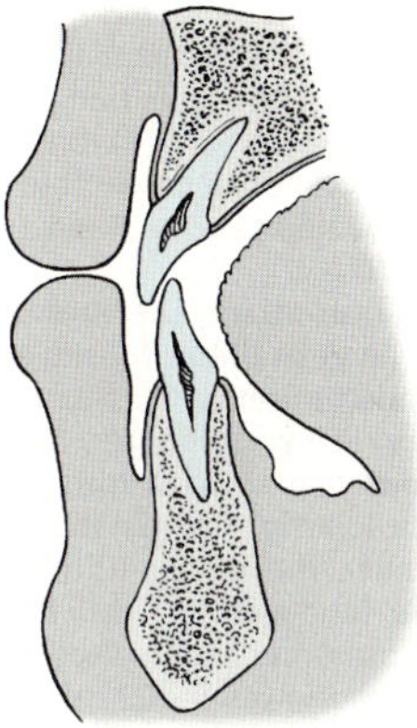

A Stellung der mittleren Schneidezähne (Antagonisten) im eugnathen Gebiß

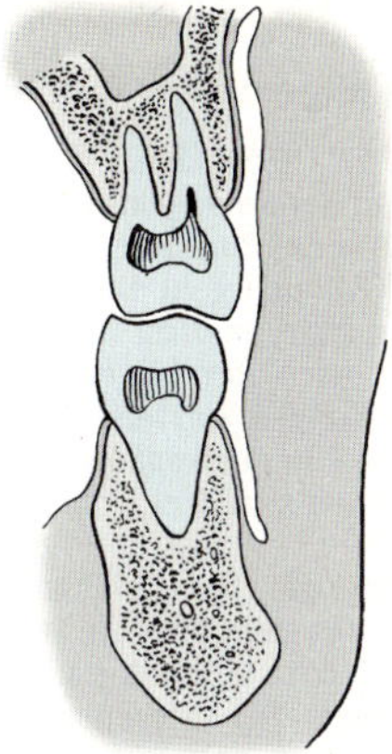

B Stellung der zweiten Mahlzähne (Antagonisten) im eugnathen Gebiß

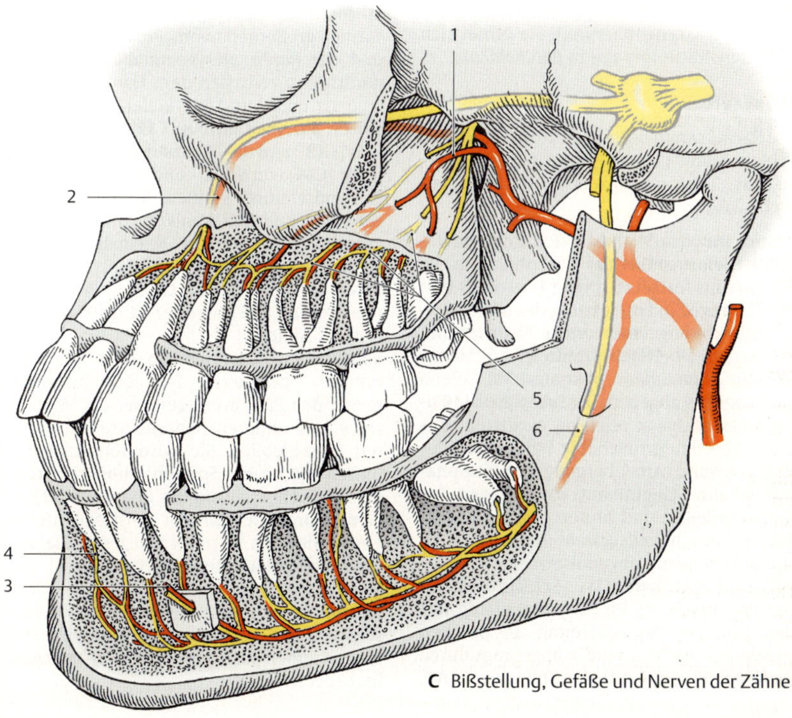

C Bißstellung, Gefäße und Nerven der Zähne

Pharynx

Gliederung und allgemeiner Aufbau

Der Rachen ist ein 12 – 15 cm langer **muskulärer Schlauch**, der an der *Schädelbasis* angeheftet ist und in Höhe des *Ringknorpels* (**A1**) in den Ösophagus (**A2**) übergeht. Die hintere und die seitliche Pharynxwand sind lückenlos geschlossen, nach vorn hat der Pharynx offene Verbindungen zur *Nasenhöhle*, zur *Mundhöhle* und zum *Kehlkopf*. Entsprechend wird der Pharynx in drei Höhenabschnitte gegliedert:

Pars nasalis pharyngis (I) (Epipharynx oder Nasopharynx). Sie steht über die *Choanen* mit der *Nasenhöhle* in Verbindung.

Pars oralis pharyngis (II) (Mesopharynx oder Oropharynx). Sie geht über den *Isthmus faucium* in die *Mundhöhle* über. Im Bereich der Pars oralis kreuzen sich Luft- und Speiseweg.

Pars laryngea pharyngis (III) (Hypopharynx oder Laryngopharynx). Sie öffnet sich über den *Aditus laryngis* in den *Kehlkopf*.

Wandaufbau

Die Rachenwand besteht aus drei Schichten: Schleimhaut (Tunica mucosa), Muskelschicht (Tunica muscularis) und bindegewebige Adventitia.

Tunica mucosa. Während sich das **respiratorische Flimmerepithel** der Nasenhöhle in die Pars nasalis fortsetzt, tragen Pars oralis und Pars laryngea in Fortsetzung der Mundhöhle **mehrschichtig unverhorntes Plattenepithel**, auf dessen Oberfläche zahlreiche Schleimdrüsen, *Glandulae pharyngeales*, einen Gleitspeichel abgeben. Die **subepitheliale Bindegewebsschicht** ist reich an *elastischen Fasern* und erlaubt reversible Dehnungen der Pharynxwand. Am Übergang zum Ösophagus ist die Schleimhaut vorne gegen das Kehlkopfskelett und hinten gegen die Wirbelsäule durch *Bindegewebe* und auch durch starke *Venennetze* abgepolstert.

Schleimhautrelief. Das Schleimhautbild der **Pars nasalis** ist im Zusammenhang mit der hinteren Nasenöffnung besprochen worden (S. 106). Es wird v. a. geprägt durch die *Tubenöffnung* (**A3**), den *Tubenwulst* (**A4**) und den *Levatorwulst*. Die **Pars oralis** wird vorn vom *Zungengrund* (**AB5**) begrenzt, seitlich von den *Gaumenbögen* und der *Tonsillarbucht* (**A6**), also den Strukturen des *Isthmus faucium* (S. 144). Die Pars laryngea beherbergt seitlich des weit in ihr hineinragenden Kehlkopfs eine Rinne, *Recessus piriformis* (**B7**).

Tunica muscularis. Die Muskelhaut besteht aus quergestreifter Muskulatur, zu der Schlundschnürer und Schlundheber zählen. Die drei Schlundschnürer, **Mm. constrictores pharyngis**, haben nach hinten ansteigende, dachziegelartig übereinanderliegende Faserbündel, die in der Mittellinie in einer derben Bindegewebsnaht, **Raphe pharyngis** (**C8**), zusammenlaufen. Diese ist am *Tuberculum pharyngeum* (**C9**) der Schädelbasis befestigt. Der obere quer verlaufende Rand der Schlundschnürer wird über eine derbe Bindegewebsmembran, *Fascia pharyngobasilaris* (**C10**), an der Schädelbasis fixiert. Der **M. constrictor pharyngis superior** (**C11**) entspringt großenteils vom *Proc. pterygoideus* und der *Raphe pterygomandibularis* (Sehnenstreifen zwischen dem Hamulus pterygoideus und dem Unterkiefer), der **M. constrictor pharyngis medius** (**C12**) vom *Zungenbein* (**C13**) und der **M. constrictor pharyngis inferior** (**C14**) von *Schild- und Ringknorpel*. Die Schlundschnürer können den Rachenraum einengen und den Kehlkopf und das Zungenbein anheben. Die **Schlundheber** sind schwach ausgebildete Muskeln, zu denen der *M. stylopharyngeus* (**C15**), der *M. palatopharyngeus* (**B16**) und der *M. salpingopharyngeus* zählen.

Spatium peripharyngeum. Diese peripharyngeal gelegene Bindegewebsschicht macht den Pharynx gegenüber der Wirbelsäule und anderen benachbarten Strukturen verschieblich. Sie wird rein topographisch u. a. in ein **Spatium retropharyngeum** zwischen Hinterwand des Pharynx und der Lamina prevertebralis der Halsfaszie und in ein seitlich des Pharynx gelegenes **Spatium parapharyngeum** untergliedert. Beide Bindegewebsräume stehen kaudal mit dem *Mediastinum* in Verbindung. Der Muskelschlauch des gesamten Pharynx wird von einer dünnen Faszie, **Fascia buccopharyngealis**, bedeckt.

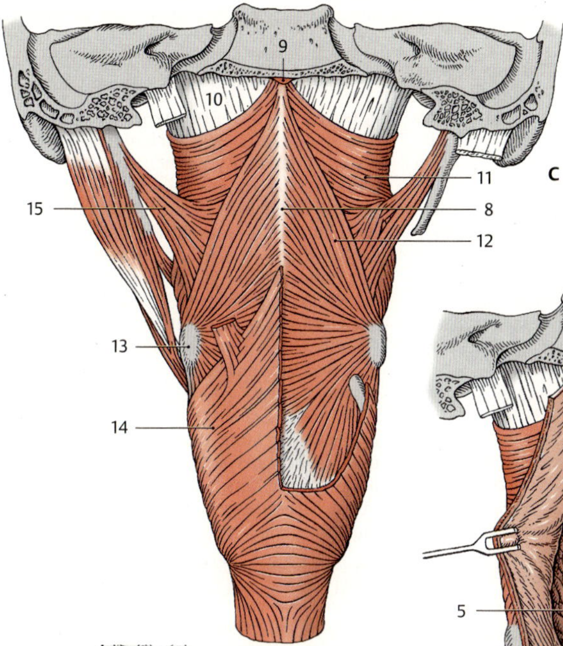

C Muskuläre Rachenwand

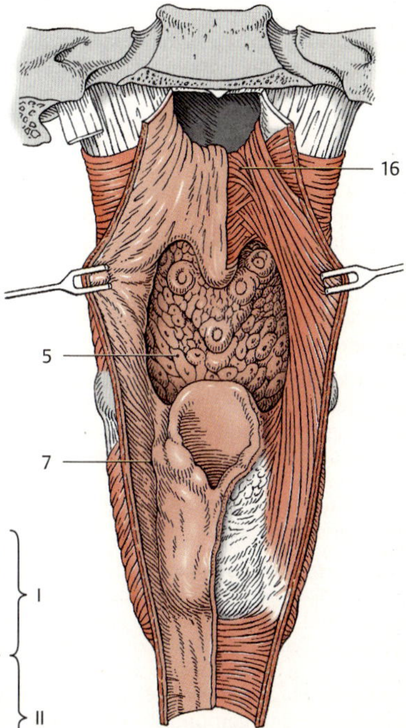

B Rachen, von hinten eröffnet

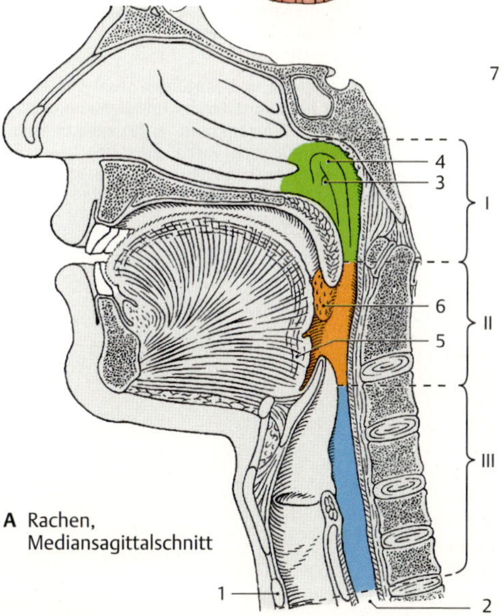

A Rachen, Mediansagittalschnitt

Gefäß-, Nervenversorgung und Lymphabfluß

Die **arterielle Versorgung** des Pharynx erfolgt im wesentlichen über die *A. pharyngea ascendens* aus der A. carotis externa und über *Rr. pharyngeales* aus den Aa. thyroideae superior et inferior. Das **venöse Blut** fließt über einen dorsal gelegenen *Plexus venosus pharyngeus* ab. Die **Innervation** von Pharynxmuskulatur und Pharynxschleimhaut erfolgt über Äste des *N. glossopharyngeus* (IX) und des *N. vagus* (X), die ein Nervengeflecht, **Plexus pharyngeus**, bilden. Regionale **Lymphknoten** sind die *Lnn. retropharyngeales*, von denen die Lymphe in die *Lnn. cervicales profundi* geleitet wird.

Schluckakt

Beim Erwachsenen liegt der Eingang zum Kehlkopf im Speiseweg (**A**). Um zu verhindern, daß beim Schluckakt (**B**) Speisen in den Kehlkopf bzw. den Atemweg gelangen, muß dieser kurzfristig verschlossen und abgesichert werden. Hierbei laufen folgende Phasen ab:

1. Willkürliche Einleitung. In dieser Phase wird der Mundboden (**AB1**) kontrahiert und die Zunge (**AB2**) mit dem Bissen gegen den weichen Gaumen (**AB3**) gedrängt. Über die Rezeptoren der sensiblen Nerven der Gaumenschleimhaut werden die weiteren Bewegungen ausgelöst.

2. Reflektorische Sicherung des Atemweges. Das Gaumensegel wird angehoben, gespannt und gegen die hintere Pharynxwand gedrängt. Der obere Schlundschnürer kontrahiert sich und buckelt sich als *Passavant'scher Ringwulst* vor (**B4**). Dabei werden der weiche Gaumen und die obere hintere Pharynxwand so aneinandergepreßt, daß die *oberen* Luftwege vom Speiseweg abgetrennt sind. Durch Kontraktion der Mundbodenmuskulatur (Mm. mylohyoidei und Mm. digastrici) werden unter Mithilfe der Mm. thyrohyoidei (**AB5**) (Bd. 1 S. 326) Zungenbein (**AB6**) und Kehlkopf (**AB7**) sicht- und tastbar gehoben. Der Kehlkopfeingang nähert sich dem Kehldeckel (**AB8**), der unter Mithilfe der Mm. aryepiglottici durch die Muskulatur des Zungengrunds (**AB9**) gesenkt wird. Gleichzeitig treten Verschluß der Stimmritze und kurzzeitiger Atemstillstand ein; die *unteren* Luftwege sind nun gleichfalls vom Speiseweg getrennt.

3. Transport des Bissens durch Pharynx und Ösophagus. Beim Heben des Kehlkopfes wird der Pharynx nach vorn und oben entfaltet. Die Zunge, die von den Mm. styloglossi und hyoglossi nach hinten gezogen wird, drängt den Nahrungsbrei über die Schlundenge in den entfalteten Pharynx. Der Nahrungsbrei gleitet großenteils durch die Recessus piriformes, z. T. auch über den Kehldeckel. Die Kontraktion der Schlundschnürer befördert den Nahrungsbrei durch den weit gestellten Ösophagus bis in den Mageneingang.
Flüssigkeiten gelangen in einer rinnenförmigen Abflachung der Zunge rachenwärts und werden bei aufrechter Körperhaltung durch rasche Kontraktion des Mundbodens in den Mageneingang gedrückt. Dabei wirkt die Zunge wie ein Spritzenstempel.

Der beschriebene **Schluckreflex** ist auch im Schlaf erhalten. Das Schluckzentrum liegt in der Medulla oblongata (Bd. 3 S. 142) oberhalb vom Atemzentrum. Die für den Schluckreflex nötigen efferenten und afferenten Nervenfasern verlaufen über mehrere Hirnnerven, so daß der Schluckreflex gut gesichert ist.

Bei **Neugeborenen** und **Säuglingen** steht der Kehlkopf noch hoch im Pharynx und der Kehldeckel überragt den Zungengrund. Nahrungsbrei kann daher am Kehldeckel vorbei über den Recessus piriformis in den Ösophagus gelangen, ohne den Luftweg zu gefährden. Der Säugling kann trinken und gleichzeitig atmen.

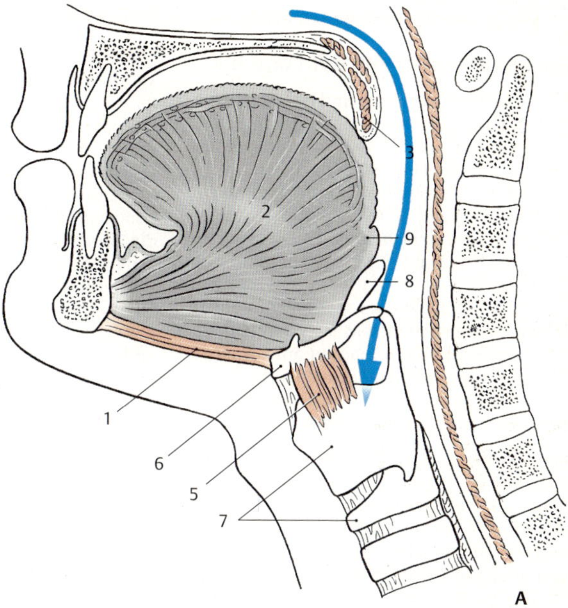

A, B Schluckakt

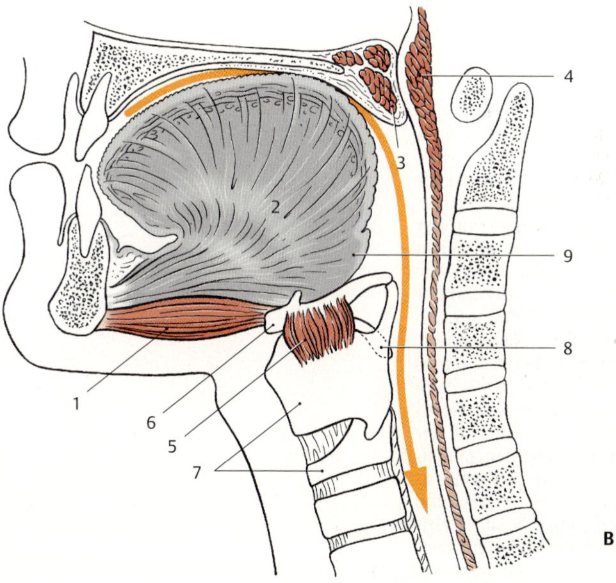

Topographische Anatomie I

Schnittanatomie von Kopf und Hals

Die Tatsache, daß in Kopf und Hals sehr viele einzelne Strukturen auf engem Raum untergebracht sind, macht die Schnittanatomie dieser Regionen äußerst kompliziert. Die im folgenden dargestellten Kopf- und Halsschnitte werden unabhängig von der Zugehörigkeit zu unterschiedlichen Organsystemen entsprechend ihrer Topographie besprochen.
In Abbildung (**A**) ist ein Frontalschnitt abgebildet, der die Schädelbasis (**B**) am Hinterrand der Foramina ovalia und am vorderen Rand der Kiefergelenksflächen trifft.

Gehirnschädel, Neurocranium

Im kranialen Teil der Abbildung ist beiderseits das *Os temporale* (**A1**) im Bereich der *Fossa cranii media* mit dem *Schläfenlappen des Gehirns* (**A2**) zu erkennen. In der Mitte ist der *Keilbeinkörper* mit dem hinteren Ende des *Sinus sphenoidalis* (**A3**) angetroffen. Der Keilbeinkörper nimmt in seiner Grube die *Hypophyse* (**A4**) auf. Beiderseits hiervon ist die *A. carotis interna* in ihrem Verlauf durch den *Canalis caroticus* (Bd. 3 S. 104) zu sehen.

Gesichtsschädel, Viscerocranium

Im Bereich des Gesichtsschädels ist jeweils der *Ramus mandibulae* (**A5**) mit dem vorderen Ende des *Caput mandibulae* (**A6**) und der *Kiefergelenkskapsel* (**A7**) angeschnitten. Lateral wird der Ramus mandibulae von der *Glandula parotidea* (**A8**) bedeckt. Zwischen der Drüse und dem Knochen liegen Anschnitte der *A. carotis externa* (**A9**) und der *V. retromandibularis* (**A10**). Medial am Unterkieferast inserieren die Kaumuskeln, *Mm. pterygoidei medialis* (**A11**) et *lateralis* (**A12**). In der Nische zwischen den beiden Muskeln sind mehrfach Venen des *Plexus pterygoideus* (**A13**) angeschnitten. Auf der linken Bildseite sieht man, wie der *N. mandibularis* (**A14**) medial vom M. pterygoideus lateralis das Foramen ovale verläßt und nach lateral den motorischen *N. massetericus* (**A15**) entläßt. Das in der Mitte angetroffene Lumen der *Pars nasalis des Pharynx* (**A16**) zeigt beiderseits in der seitlichen Wand die *Tubenöffnung* (**A17**), die oben vom *Tubenknorpel* (**A18**) und unten vom *M. levator veli palatini* (**A19**) umgeben wird. Unterhalb des Pharynxlumens erkennt man, wie der *M. levator veli palatini* und der *M. tensor veli palatini* (**A20**) beiderseits in das *Gaumensegel* (**A21**) einstrahlen. Unterhalb hiervon sieht man den *M. styloglossus* (**A22**) in die Zunge einstrahlen. Von den Binnenmuskeln der Zunge sind insbesondere die *Mm. transversus* (**A23**) et *verticalis linguae* (**A24**) zu überblicken. Unterhalb der Zunge liegt das *Os hyoideum* (**A25**), an dem seitlich der *M. mylohyoideus* (**A26**) und kaudal die *infrahyalen Muskeln* (**A27**) befestigt sind. Lateral vom M. mylohyoideus ist die *Glandula submandibularis* (**A28**) getroffen, die lateral von der *A. facialis* (**A29**) begleitet wird. Subkutan sind Anschnitte des *Platsymas* (**A30**), eines mimischen Muskels, zu erkennen. In der Gegend des hinteren Gaumenbogens und der Tonsillarbucht können die Strukturen nicht differenziert werden.

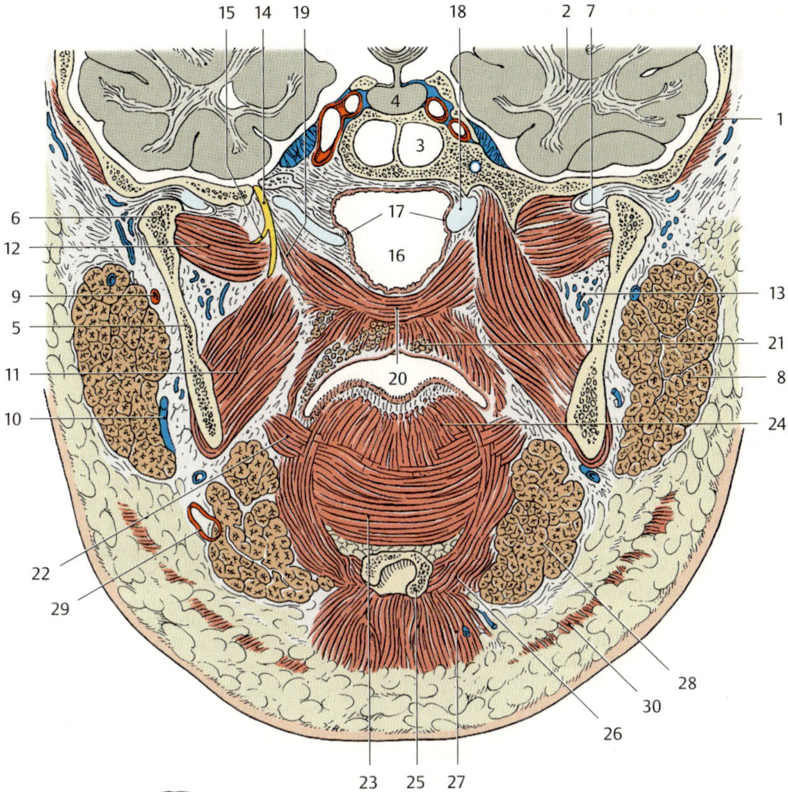

A Frontalschnitt des Kopfes

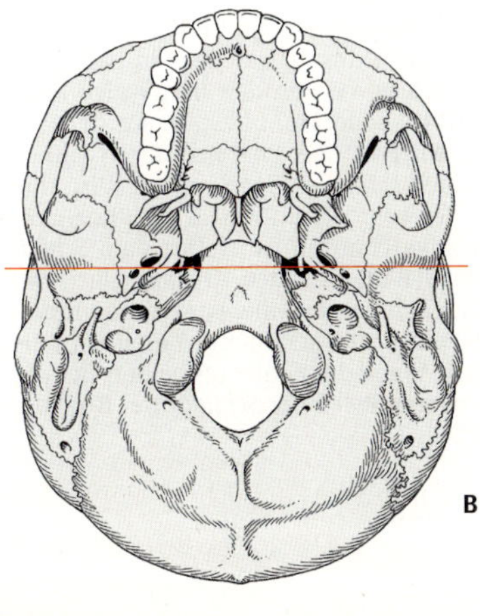

B Lage des Frontalschnitts aus A

Schnittanatomie von Kopf und Hals, Fortsetzung

Transversale Schnittebene in Höhe des Atlas (A)

Die Schnittebene trifft dorsal das *Atlanto-axialgelenk* (**A1**). Die Besprechung der Strukturen innerhalb der Schnittebene erfolgt von dorsal nach ventral.
Im *Foramen transversarium des Atlas* (**A2**) ist die *A. vertebralis* (**A3**) getroffen. Ventral von der Wirbelsäule liegen die *tiefen Halsmuskeln* (**A4**), die auf ihrer lateralen Seite vom Gefäß-Nerven-Strang des Halses, d. h. von *V. jugularis interna* (**A5**), *A. carotis interna* (**A6**) und *N. vagus* (**A7**), begleitet werden. Vor den tiefen Halsmuskeln ist das Lumen des *Pharynx* (**A8**) zu erkennen, der in Höhe der *Pars oralis* angetroffen ist. Seine dorsale Wand wird vom *M. constrictor pharyngis medius* (**A9**) gebildet. In der lateralen Wand liegt die *Tonsillarbucht* mit dem *M. palatopharyngeus* (**A10**), der *Tonsilla palatina* (**A11**) und dem *M. palatoglossus* (**A12**). Dorsolateral von der Tonsillarbucht erkennt man den quergetroffenen *Processus styloideus* (**A13**), der lateral von der *A. carotis externa* (**A14**) und der *V. retromandibularis* (**A15**) begleitet wird. Diese beiden Gefäße grenzen ihrerseits an die *Glandula parotidea* (**A16**), in derem Inneren das große Lumen des *Ductus parotideus* (**A17**) zu erkennen ist. Die Glandula parotidea umfaßt zangenartig die hintere Kante des *Ramus mandibulae* (**A18**), reicht also von ihrer oberflächlichen subkutanen Lage bis in die *Fossa retromandibularis*. Im Ramus mandibulae ist der *Canalis mandibulae* mit den dort verlaufenden Strukturen, *N. mandibularis* (**A19**) und *A. alveolaris inferior* (**A20**), angetroffen. Der Kieferast wird medial und lateral von der aus *M. pterygoideus medialis* (**A21**) und *M. masseter* (**A22**) gebildeten Muskelschlinge umfaßt. Vor dem M. pterygoideus medialis sind der *N. lingualis* (**A23**) und das ihm anliegende *Ganglion submandibulare* angeschnitten. Am Vorderrand des M. masseter sind Anschnitte durch die *V. facialis* (**A24**) und die *A. facialis* (**A25**) zu sehen. Das *Corpus mandibulae* ist auf Höhe des Unterrands des Alveolarfortsatzes angeschnitten, der noch die Wurzeln der *Eckzähne* (**A26**) beherbergt und außen von *mimischen Muskeln* (**A27**) bedeckt wird. Auf der Innenseite der Mandibula ist der schmale Spalt des *Vestibulum oris* (**A28**) zu sehen. Da die Schnittebene gerade oberhalb vom Mundboden gelegen ist, sind die *Glandula sublingualis* (**A29**) und die *Caruncula lingualis* mit der Mündung des *Ductus submandibularis* (**A30**) zu erkennen. Dorsal hiervon ist die kräftige *V. sublingualis* (**A31**) in ihrem geschlängelten Verlauf angetroffen. Von den Binnenmuskeln der Zunge erkennt man neben dem *M. genioglossus* (**A32**) insbesondere den *M. transversus linguae* (**A33**) und den *M. longitudinalis inferior*.

Transversale Schnittebene in Höhe des 5. Halswirbels (B)

Dorsal liegt die Schnittebene beiderseits in Höhe der *Foramina intervertebralia* (**B34**), welche die *Spinalnerven* (**B35**) entlassen. In enger Nachbarschaft hierzu finden sich ventral die *A. vertebralis* (**B3**) und die *V. vertebralis* (**B36**), die zwischen zwei benachbarten Wirbeln außerhalb der *Foramina transversaria* liegen. Vor der Wirbelsäule sind wie auf dem vorherigen Schnitt die *tiefen Halsmuskeln* (**B4**) zu überblicken, lateral die Muskeln der *Skalenus-Gruppe* (**B37**), an die sich ventral der Gefäß-Nerven-Strang des Halses mit *A. carotis communis* (**B38**), *V. jugularis interna* (**B5**) und *N. vagus* (**B7**) anlegen. In Begleitung des Gefäß-Nerven-Strangs, der vom *M. sternocleidomastoideus* (**B39**) bedeckt wird, liegen *Lymphknoten der tiefen zervikalen Gruppe* (**B40**). Der Eingeweidestrang des Halses liegt in der Mitte und wird vorne von den *infrahyalen Muskeln* (**B41**) bedeckt. Er besteht aus der *Pars laryngea* (**B42**) des Pharynx, deren Lumen auf einen schmalen Spalt reduziert ist, und dem *Kehlkopf*, der unterhalb der Rima glottidis angeschnitten ist. Neben dem *Schildknorpel* (**B43**) und den *Aryknorpeln* (**B44**) kommen Teile der *inneren Kehlkopfmuskulatur* (**B45**) zur Darstellung. Außen wird die laterale Wand des Kehlkopfs beiderseits von den oberen Polen der *Schilddrüse* (**B46**) bedeckt.

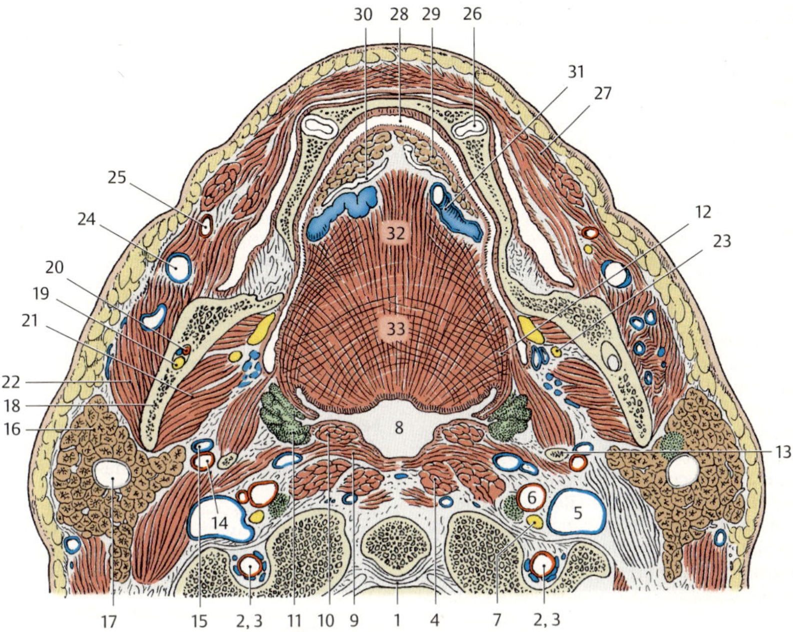

A Kopf in Höhe der Tonsillarbucht, Transversalschnitt

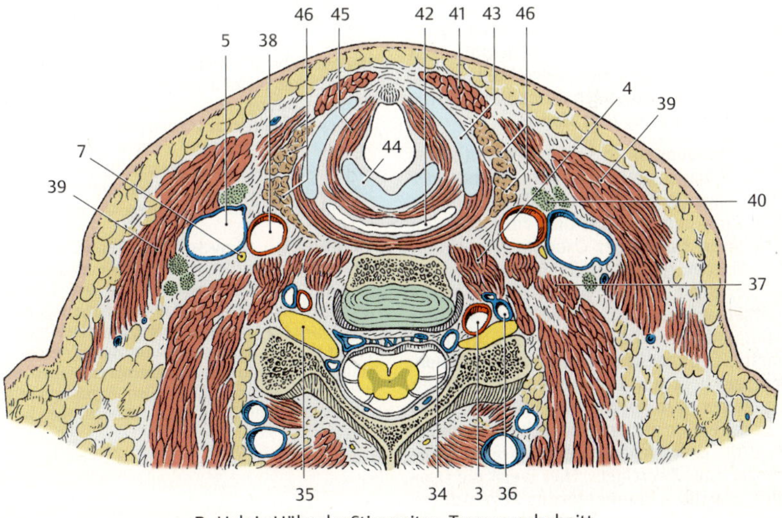

B Hals in Höhe der Stimmritze, Transversalschnitt

Ösophagus

Allgemeine Gliederung und Feinbau

Die Speiseröhre, Ösophagus, ist ein verformbarer muskulärer Schlauch, der den Bissen vom *Pharynx* (**AB1**) bis zum *Magen* (**A2**) transportiert. Er ist ca. 25 cm lang, beginnt am *unteren Rand des Ringknorpels* (**A3**) in Höhe des 6./7. Halswirbels und mündet auf Höhe des 10./11. Brustwirbels in den *Mageneingang* (**A4**). Er verläuft somit durch verschiedene Körperregionen und wird entsprechend in 3 Abschnitte gegliedert:

Pars cervicalis (A5). In diesem kurzen Abschnitt liegt der Ösophagus mit seiner Hinterwand der Wirbelsäule an und grenzt mit seiner Vorderwand an die Trachea (**B8**).
Pars thoracica (A6). In der ca. 16 cm langen Pars thoracica entfernt sich der Ösophagus allmählich von der Wirbelsäule. Er wird bis zur Bifurcatio tracheae (**B9**) auf Höhe des 4. Brustwirbels ventral von der Trachea begleitet. Auf gleicher Höhe kreuzt der Aortenbogen (**B10**). Die Pars thoracica der Aorta verläuft zunächst links neben dem Ösophagus und gelangt in ihrem distalen Verlauf zunehmend hinter ihn. Im thorakalen Speiseröhrenabschnitt liegt der linke Vorhof des Herzens der Speiseröhre direkt an (S. 179)
Pars abdominalis (A7). Sie ist mit 1–3 cm sehr kurz und umfaßt den Abschnitt vom *Hiatus oesophageus* des Zwerchfells (**B11**), an dem sie verschieblich durch Bindegewebe befestigt ist, bis zum *Magen*.

Ösophagusengen. In seinem Verlauf weist der Ösophagus drei Engen auf: Die **erste oder obere Enge (I), Ösophagusmund**, liegt *hinter dem Ringknorpel* (**AB3**) und wird von den zirkulären Fasern der Ösophagusmuskulatur gebildet. Hier ist das Lumen ein quergestellter Spalt, der nur bis zu einem Durchmesser von ca. 14 mm geöffnet werden kann und damit die engste Stelle überhaupt darstellt. Die **zweite oder mittlere Enge (II), Aortenenge**, liegt auf Höhe der *Überkreuzung durch den Aortenbogen* und ist etwa 10 cm von der ersten entfernt. Die **dritte oder untere Enge (III), Zwerchfellenge**, liegt im *Hiatus oesophageus des Zwerchfells*. Hier weist die Ösophaguswand schraubenförmig angeordnete Muskelzüge und unter der Schleimhaut gelegene Venengeflechte auf, die beide der Abdichtung des Mageneingangs dienen.

Wandschichten und Feinbau (C). Der Wandaufbau des Ösophagus gleicht im Prinzip dem des übrigen Darmrohrs (S. 142). Die **Tunica mucosa** (**C12**) wird von *mehrschichtig unverhorntem Plattenepithel* (**C12a**) überzogen und hat unter der bindegewebigen *Lamina propria* (**C12b**) eine kräftig ausgebildete *Lamina muscularis mucosae* (**C12c**). Am Übergang zum Mageneingang hört das mehrschichtig unverhornte Plattenepithel des Ösophagus abrupt auf und wird durch das *hochprismatische Epithel der Magenschleimhaut* ersetzt. In der aus lockerem Bindegewebe bestehenden Verschiebeschicht der **Tela submucosa** (**C13**) liegen *Gefäße*, insbesondere *Venenplexus*, *Nerven* und einzelne gemischte Drüsen, *Glandulae oesophageae* (**C13a**). Die **Tunica muscularis** (**C14**) besteht aus einer *inneren Ringmuskelschicht* (**C14a**), die durch wellenförmige Kontraktion den Bissen in Richtung Magen transportiert, und einer *äußeren Längsmuskelschicht* (**C14b**), die für die Längsspannung des Ösophagus verantwortlich ist und ihn abschnittweise verkürzen kann. In den oberen zwei Dritteln enthält die Tunica muscularis noch quergestreifte Muskelfasern aus den Pharynxmuskeln, im unteren Drittel besteht sie nur noch aus glatter Muskulatur. Über eine **Tunica adventitia** (**C15**) ist der Ösophagus in die Umgebung eingebaut.

Funktionelle Anatomie. Der Ösophagus steht unter einer **Längsvorspannung**, die ihn in seinem Verlauf stabilisiert und den Durchtritt des Nahrungsbreis beim Schluckakt begünstigt: Der Ösophagusmund öffnet sich kurzfristig, um feste oder flüssige Nahrung passieren zu lassen. Erstere wird mittels peristaltischer Wellen innerhalb von ca. 3 sec zum Magen befördert, letztere wird in einigen Zehntelsekunden in den Mageneingang gespritzt. Die Gesamtstrecke von den Schneidezähnen bis zum Mageneingang beträgt etwa 40 cm.

Klinischer Hinweis. Eine dünne, muskelschwache Stelle zwischen unterem Schlundschnürer und Ringmuskelschicht (sog. *Laimer-Dreieck*) kann Anlaß für das Entstehen von Aussackungen der Ösophaguswand, **Divertikeln**, sein. Wenn sich das Bindegewebe im Hiatus oesophageus lockert, kann eine **Hiatushernie** entstehen, bei der die Pars abdominalis des Ösophagus und Teile des Magens in die Brusthöhle hineingezogen werden.

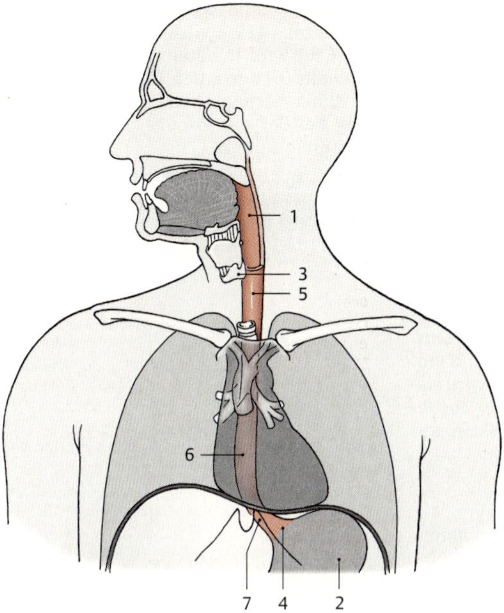

A Lage der Speiseröhre

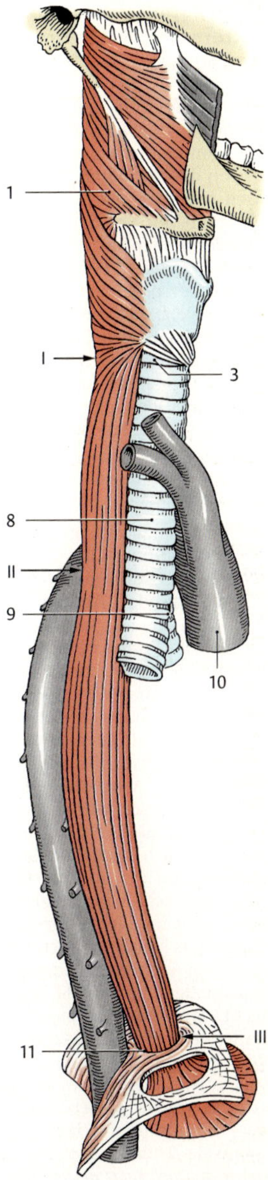

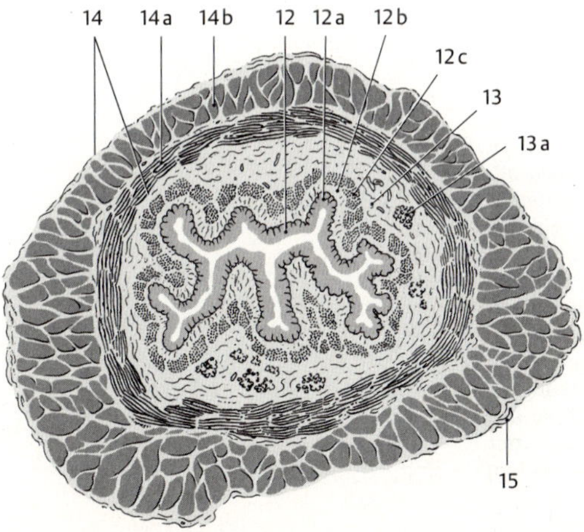

C Feinbau der Speiseröhre, Querschnitt

B Speiseröhre von rechts

Topographische Anatomie und hinteres Mediastinum

Pars cervicalis

Die Pars cervicalis des Ösophagus (**A1**) liegt *hinter der Trachea* (**A2**) (vgl. auch Topographie von Kehlkopf und Trachea, S. 120) und ist von der Mittellinie aus betrachtet leicht nach links verlagert. Deshalb wird dieser Abschnitt auf der linken Seite direkt vom *Schilddrüsenlappen* (**A3**) und von der *A. thyroidea inferior* (**A4**) berührt. Die den Ösophagus versorgenden Äste der A. thyroidea inferior gelangen von ventral und dorsal an die Ösophaguswand. Der linke *N. laryngeus recurrens* (**A5**) läuft zunächst neben, dann nahezu vor der Speiseröhre. Dorsal wird sie durch die *Lamina prevertebralis der Fascia cervicalis* von den tiefen Halsmuskeln getrennt.

Pars thoracica

Die Pars thoracica liegt versteckt im *hinteren Mediastinum* (**B**). Dieser längste Abschnitt des Ösophagus wird im oberen Teil ventral von der *Trachea* (**AC2**) begleitet, links von der *A. subclavia sinistra* (**A6**), rechts vom *Truncus brachiocephalicus* (**A7**) flankiert. Dahinter kreuzt der *Ductus thoracicus* (**B8**). Unterhalb der *Bifurcatio tracheae* liegt der Ösophagus hinter dem *Perikard*. In diesem auch als *Pars retropericardiaca* bezeichneten Abschnitt wird der Ösophagus links von der *Aorta descendens* (**B9**), rechts von der *V. azygos* (**B10**) begleitet. Dabei liegt er der Wirbelsäule zunächst dicht an (s. auch **C**). Nach kaudal entfernt er sich allmählich von ihr und die *Pleura parietalis* (**B11**) der rechten Seite kann sich zwischen Ösophagus und Aorta schieben. Hinter dem Ösophagus steigt der *Ductus thoracicus* (**B8**) zwischen Aorta und V. azygos durch das hintere Mediastinum auf. Er liegt überwiegend rechts der Mittellinie und weicht erst in Höhe des *Aortenbogens* (**B12**) nach links ab. Der Rückseite des Ösophagus liegen Teile des vegetativen *Plexus oesophageus* und der *Truncus vagalis posterior* (**B13**) an. Neben der Wirbelsäule verläuft beiderseits der thorakale *Truncus sympathicus* (**B14**) und der *N. splanchnicus major* (**B15**).

Die enge räumliche Beziehung zwischen Ösophagus (**A1**), Perikard und linkem Vorhof (**C16**) wird in einem Paramediansagittalschnitt (**C**) durch den Thorax deutlich. In der Klinik macht man sich diese enge Beziehung bei der transösophagealen Echokardiographie zunutze.

C17 linke Herzkammer, **C18** Arcus aortae, **C19** A. pulmonalis sinistra, **C20** V. brachiocephalica, **C21** Sternum, **C22** Diaphragma

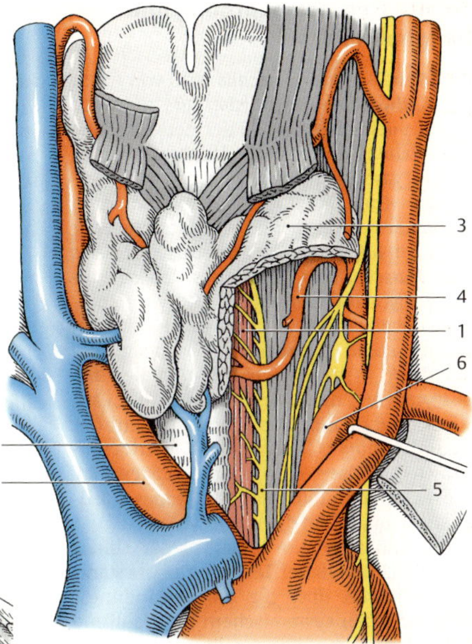

A Topographie der Speiseröhre am Hals

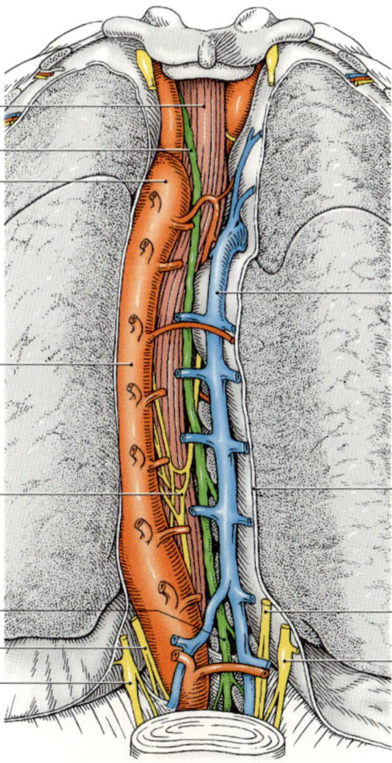

B Topographie der Speiseröhre im Brustraum

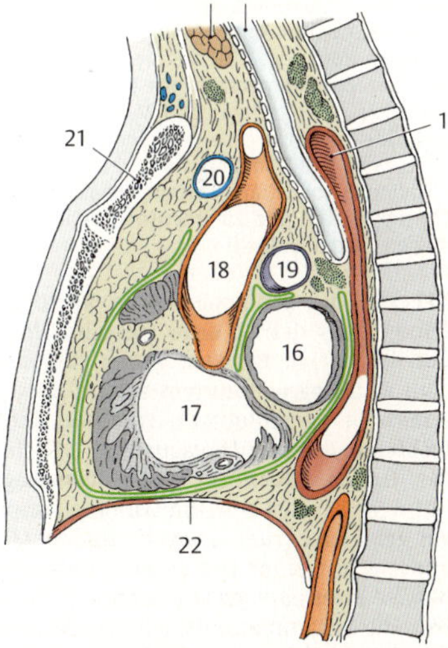

C Brustraum, Mediansagittalschnitt

Gefäß-, Nervenversorgung und Lymphabfluß

Arterien. Die *Pars cervicalis* wird von Ästen der **A. thyroidea inferior**, die *Pars thoracica* über **Rr. oesophageales** aus der Aorta und die *Pars abdominalis* aus den **Aa. phrenicae inferiores et gastricae sinistrae** versorgt.

Venen. Die Ösophagusvenen drainieren *kranial* zum Stromgebiet der **V. cava superior** (**A1**), *kaudal* zu dem der **V. portae** (**A2**). Aus dem *Halsabschnitt* fließt das venöse Blut zur **V. thyroidea inferior** (**A3**) und via V. brachiocephalica (**A4**) zur V. cava superior. Im *Brustabschnitt* münden die Ösophagusvenen direkt in die **V. azygos** (**A5**) und die **V. hemiazygos** (**A6**), die ihrerseits über die V. cava superior abfließen. Das venöse Blut aus der *Pars abdominalis* fließt in die **V. gastrica sinistra** (**A7**) entlang dem oberen Magenrand. Dieses Gefäß mündet über die V. mesenterica superior (**A8**) in die V. portae.

Die Ösophagusvenen bilden in der Tunica adventitia und in der Tela submucosa **starke Venengeflechte**, über die ein Verbindungsweg zwischen systemischem Kreislauf und Pfortaderkreislauf hergestellt werden kann.

Klinischer Hinweis. Bei krankhafter *Druckerhöhung im Stromgebiet der Pfortader* kann es zur *Stromumkehr des Blutes in den unteren Ösophagusvenen* kommen: Blut aus dem Einzugsgebiet der Pfortader fließt ersatzweise über die Ösophagusvenen zur V. azygos und V. hemiazygos ab. Dies führt zwangsweise zu einer Erhöhung des Druckes in den Ösophagusvenenplexus und zur Ausbildung von „Krampfadern", **Ösophagusvarizen**, die rupturieren und zu lebensbedrohlichen Blutungen führen können.

Nerven. Die **parasympathische** Versorgung erfolgt über den **N. vagus** (**B9**). Im *Halsteil* und im *oberen Brustteil* gehen die Fasern vom **N. laryngeus recurrens** ab. Im *Brustteil*, unterhalb der Bifurcatio tracheae, bilden rechter und linker N. vagus ein Geflecht in der Tunica adventitia, **Plexus oesophageus** (Bd. 3 S. 116), aus dem ein vor dem Ösophagus gelegener *Truncus vagalis anterior* (**B10**) und ein an seiner Hinterwand entlangziehender *Truncus vagalis posterior* hervorgehen, die zusammen mit dem Ösophagus in die Bauchhöhle treten. Die **sympathischen** Nerven stammen aus dem **Ganglion cervicothoracicum**, dem **thorakalen Sympathicus** und dem **Plexus aorticus abdominalis**. Sympathische und parasympathische Nerven haben direkte Verbindung zum **enterischen Nervensystem** des Ösophagus, das wie bei allen Abschnitten der Darmwand aus einem *Plexus myentericus* und einem *Plexus submucosus* besteht.

Lymphabfluß. Die Lymphe aus dem *oberhalb der Bifurcatio tracheae* gelegenen Ösophagus fließt kranialwärts und wird im wesentlichen über die **Lnn. cervicales profundi inferiores** und die **Lnn. paratracheales** (**C11**) gefiltert. Die Lymphe von den Ösophagusabschnitten *unterhalb der Bifurcatio tracheae* fließt u.a. den **Lnn. tracheobronchiales** (**C12**) und **Lnn. prevertebrales** (**C13**) zu. Die Lymphe aus der Pars abdominalis des Ösophagus gelangt zu benachbarten **Lymphknoten am Magen** und **unterhalb des Zwerchfells**.

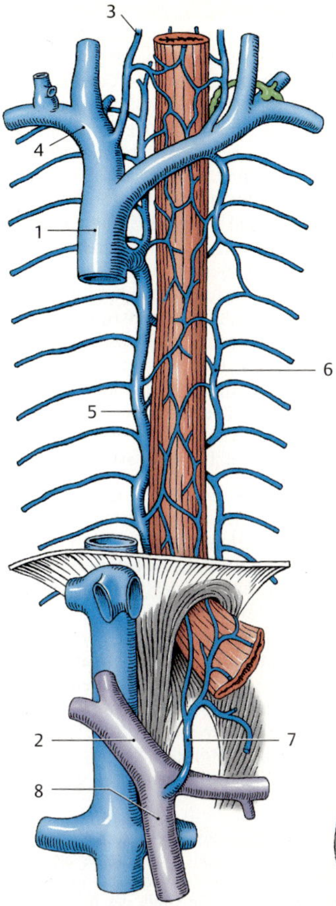

A Venenabfluß der Speiseröhre

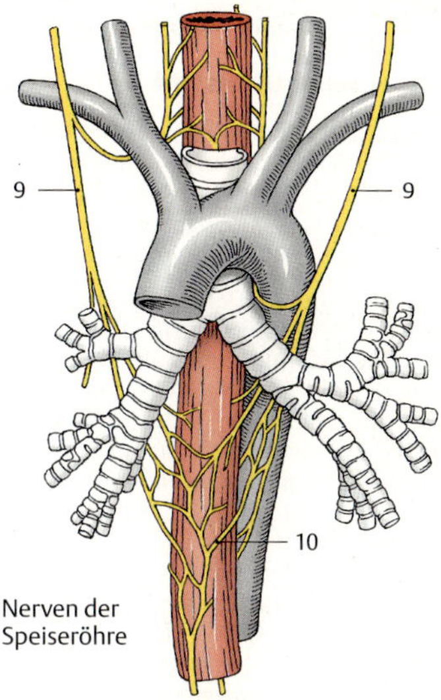

B Nerven der Speiseröhre

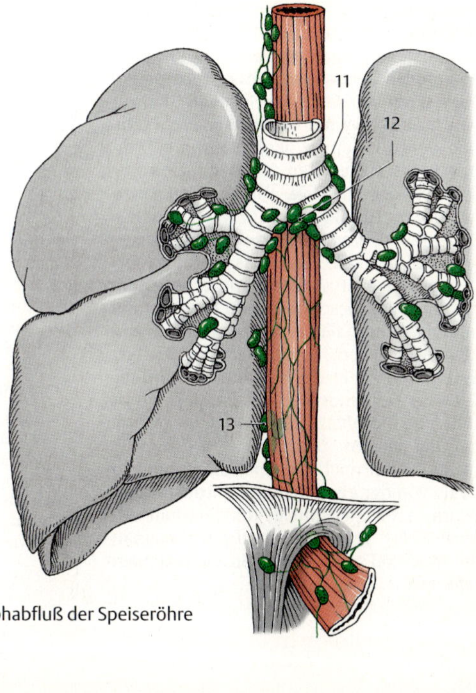

C Lymphabfluß der Speiseröhre

Cavitas abdominis

Allgemeine Übersicht

Die im folgenden abzuhandelnden Organe des Verdauungssystems liegen in der Bauchhöhle, **Cavitas abdominis**, deren Besprechung der systematischen Beschreibung einzelner Organe vorangestellt wird.

Begrenzung (A). Der Bauchraum wird **kranial** durch die *Zwerchfellkuppeln* (**A1**) von der Thoraxhöhle getrennt. **Dorsal** wird er von der *Wirbelsäule* (**A2**) und den *tiefen Bauchwandmuskeln* (Bd. 1 S. 94) begrenzt, **seitlich und vorn** von der *lateralen und medialen Gruppe der Bauchwandmuskeln* und ihren *Sehnenplatten* (Bd. 1 S. 84). Die muskuläre Wand des Bauchraums ist kranial durch den *Rippenbogen* und das *Sternum* (**A3**) verstärkt, kaudal und lateral durch die *knöchernen Beckenschaufeln*. Nach **unten** wird der Bauchraum von der Beckenbodenmuskulatur, *Diaphragma pelvis* (Bd. 1 S. 106), abgeschlossen.

Peritonealhöhle und Bindegewebsräume (B). Der Bauchraum beherbergt die von Bauchfell ausgekleidete Bauch- oder Peritonealhöhle, **Cavitas peritonealis** (grün), den ventral der Wirbelsäule gelegenen Bindegewebsraum, **Spatium retroperitoneale** (gelb), und den im kleinen Becken unterhalb des Bauchfells gelegenen Bindegewebsraum, **Spatium subperitoneale**. Die Cavitas peritonealis wird rundherum vom wandständigen Bauchfell, *Peritoneum parietale* (**B4**), ausgekleidet. Dieses überzieht das Spatium retroperitoneale auf dessen Vorderseite und trennt es auf diese Weise von der Peritonealhöhle. Unterhalb der Eingangsebene zum kleinen Becken, *Linea terminalis* (Bd. 1 S. 188), überzieht das Peritoneum parietale Teile der Beckenorgane *Rektum* (**B5**), *Uterus* (**B6**) und *Harnblase* (**B7**) und schlägt dann auf die *vordere Bauchwand* (**B8**) um. Es trennt damit auch das Spatium subperitoneale von der eigentlichen Peritonealhöhle. Spatium retroperitoneale und Spatium subperitoneale gehen kontinuierlich ineinander über und sind Teile des **Spatium extraperitoneale**.

Im Bauchraum ist ein großer Teil der Verdauungsorgane untergebracht. Diese haben unterschiedliche **Lagebeziehungen zum Bauchfell** (**C**): Organe, die *in der Cavitas peritonealis* liegen, werden direkt vom organständigen Bauchfell, *Peritoneum viscerale* (**C9**), überzogen. Sie haben eine **intraperitoneale** Lage (Beispiel: Magen **C10**). Organe, die an der Rückwand der Peritonealhöhle, d. h. *hinter dem parietalen Peritoneum*, lokalisiert sind, bezeichnet man als **retroperitoneal** gelegen. Organe, die sich während der pränatalen Entwicklung zunächst intraperitoneal befanden, durch Wachstumsprozesse aber an die hintere Bauchwand verlagert wurden und dabei hinter das parietale Peritoneum gerieten, nennt man **sekundär retroperitoneal** gelegen (Beispiel: Bauchspeicheldrüse **C11**). Ein Organ, das keinerlei Beziehung zum Bauchfell hat, liegt **extraperitoneal**.

Wie bei allen serösen Höhlen hängen auch in der Cavitas peritonealis **parietales** und **viszerales Blatt** über **Umschlagstellen** oder **-falten** zusammen. Grundsätzlich bestehen solche Strukturen aus *bindegewebigen Platten*, die auf beiden Seiten von *Bauchfell* überzogen sind, sog. *Bauchfellduplikaturen*. Sie werden als Gekröse, **Meso**, oder Band, **Ligamentum**, bezeichnet. Ein Meso oder Ligament dient dem intraperitoneal gelegenen Organ als **Verbindung zur Bauchwand** und führt in Bindegewebe eingebettet die *Leitungsbahnen* an das jeweilige intraperitoneal gelegene Organ heran.

Oberhalb des Nabels sind die intraperitonealen Bauchorgane sowohl über ein *ventrales* als auch ein *dorsales Meso* an der ventralen und dorsalen Bauchwand befestigt. *Unterhalb des Nabels* sind die intraperitoneal gelegenen Abschnitte des Darmrohrs nur über ein *dorsales Meso* an der hinteren Bauchwand aufgehängt (s. Taschenatlas der Embryologie).

Feinbau des Peritoneums. Die **Tunica serosa** des Peritoneums besteht aus einem niedrigen, einschichtigen, mit einem Bürstensaum versehenen Plattenepithel, unter dem sich meist lockeres, subseröses Bindegewebe der **Tela subserosa** befindet. Nur das Peritoneum parietale wird sensibel innerviert.

B Gliederung des Bauchraums

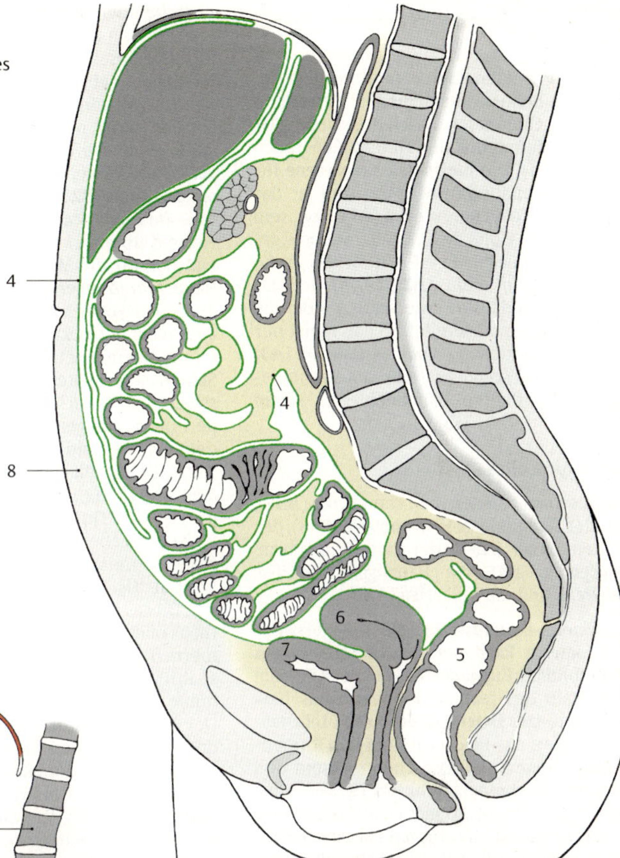

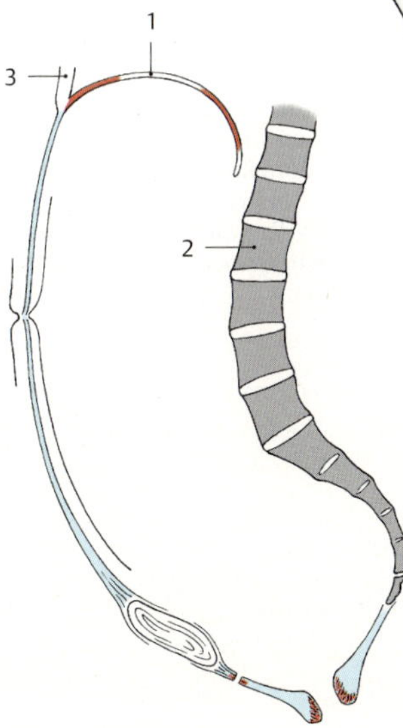

A Bauchraum

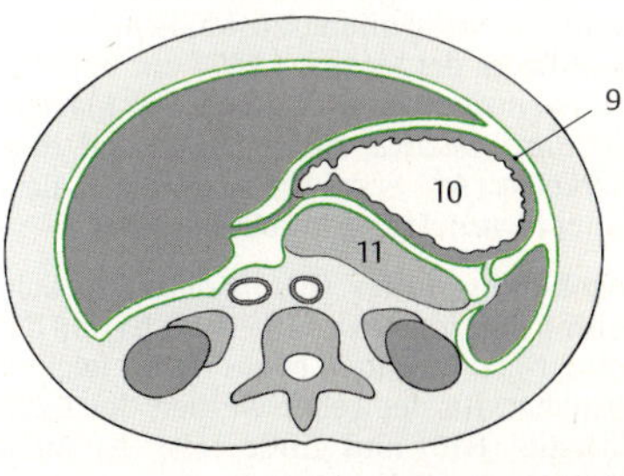

C Lagebeziehung der Organe zum Bauchfell

Topographie der eröffneten Bauchhöhle

An der eröffneten Cavitas peritonealis werden zwei Etagen unterschieden: **Pars supracolica (I)**, Oberbauch (auch Drüsenbauch), und **Pars infracolica (II)**, Unterbauch (auch Darmbauch). Die **horizontale Grenzebene** für diese Höhenabschnitte wird durch das Querkolon, **Colon transversum** (**A1**), bzw. sein **Meso** etwa in Höhe des 1. Lendenwirbels gebildet. Am Querkolon ist ventral das große Netz, *Omentum majus* (**A2**), angeheftet, das sich nach kaudal wie eine Schürze über die Darmschlingen ausbreitet, so daß meist nur Teile des Dickdarms, *Colon ascendens* (**A3**) und *Colon descendens* (**A4**), an der unberührten eröffneten Bauchhöhle zu sehen sind.

Pars supracolica

Im Oberbauch liegen die Leber, **Hepar** (**AB5**), mit der Gallenblase, **Vesica biliaris** (**AB6**), der Magen, **Gaster** (**AB7**), der Zwölffingerdarm, **Duodenum** (**B8**), die Bauchspeicheldrüse, **Pankreas,** und die Milz, **Lien** (**AB9**).

Eröffnete Bauchhöhle (A). Man erkennt den **unteren Rand des rechten Leberlappens** (**A10**) und die **Kuppe der Gallenblase** (**AB6**), die unterhalb des rechten Rippenbogens hervorragen. Der **Unterrand des linken Leberlappens** ragt in das Feld zwischen den Rippenbögen, *Epigastrium*. Zwischen rechtem und linkem Leberlappen zieht das **Lig. falciforme** (**A11**) zur vorderen Bauchwand. Sein freier unterer Rand ist zum **Lig. teres hepatis** (**AB12**) verdickt. Dieses Band enthält die *obliterierte Nabelvene* (S. 8). Unterhalb des linken Rippenbogens und zwischen den Rippenbögen kommt je nach Füllungszustand ein Teil der **Vorderfläche des Magens** (**AB7**) zur Ansicht. Zwischen dem unteren Rand des Magens, *Curvatura gastrica major* (**B13**), und dem *Querkolon* (**A1**) erstreckt sich eine Bauchfellduplikatur, **Lig. gastrocolicum** (**AB14**).

Angehobene Leber (B). In dieser Ansicht werden die Organe des Oberbauchs und das kleine Netz, **Omentum minus** (**B15**), leichter einsehbar. An der Leber werden der **Lobus quadratus** (**B16**) und große Teile der **Facies visceralis des linken Leberlappens** sichtbar. Zwischen den beiden Lappen setzt sich das Lig. teres hepatis als *Fissura lig. teretis* (**B17**) fort. Die Abschnitte der in der *Fossa vesicae biliaris* der Leber gelegenen **Gallenblase** sind nahezu vollständig zu sehen, *Fundus* (**B19**), *Corpus* (**B20**) und *Collum vesicae biliaris* (**B21**). Auch alle Teile der **Vorderwand des Magens**, Paries anterior, d. h. *Kardia* (**B22**), *Fundus gastricus* (**B23**), *Corpus gastricum* (**B24**) und *Pars pylorica* (**B25**), können in dieser Ansicht überblickt werden. Links vom Magen kommt die **Milz** (**B9**) mit dem oberen Rand, *Margo superior* (**B26**), zum Vorschein. Zwischen Leber und Magen erstreckt sich eine nahezu frontal gestellte Bauchfellplatte, das kleine Netz, **Omentum minus** (**B15**). Sein freier rechter Rand ist verdickt, erstreckt sich zwischen Leber und dem intraperitoneal gelegenen Anfangsteil des Duodenums (**B8**) und heißt **Lig. hepatoduodenale** (**B27**). Es enthält den *Gallengang*, die *Pfortader* und die *Leberarterie*. Der anschließende Teil des Omentum minus spannt sich zwischen Leber und dem oberen Rand des Magens, Curvatura minor (**B28**), aus und wird als **Lig. hepatogastricum** (**B29**) bezeichnet. Dieses läßt in seinem mittleren Teil den **Lobus caudatus** (**B30**) der Leber durchschimmern. Dorsal vom Omentum minus liegt ein spaltförmiger Nebenraum der Peritonealhöhle, die **Bursa omentalis** (in Pfeilrichtung). Der schmale natürliche Zugangsweg liegt dorsal vom rechten freien Rand des Omentum minus, d. h. dorsal vom Lig. hepatoduodenale, und wird als **Foramen omentale** bezeichnet (früher: *Foramen epiploicum*, im klinischen Sprachgebrauch auch *Foramen Winslowi*) (Pfeil).

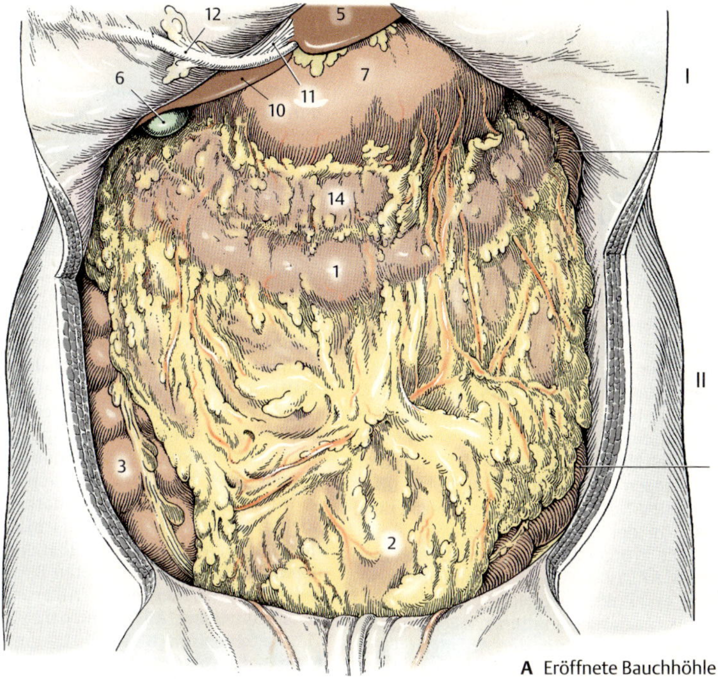

A Eröffnete Bauchhöhle

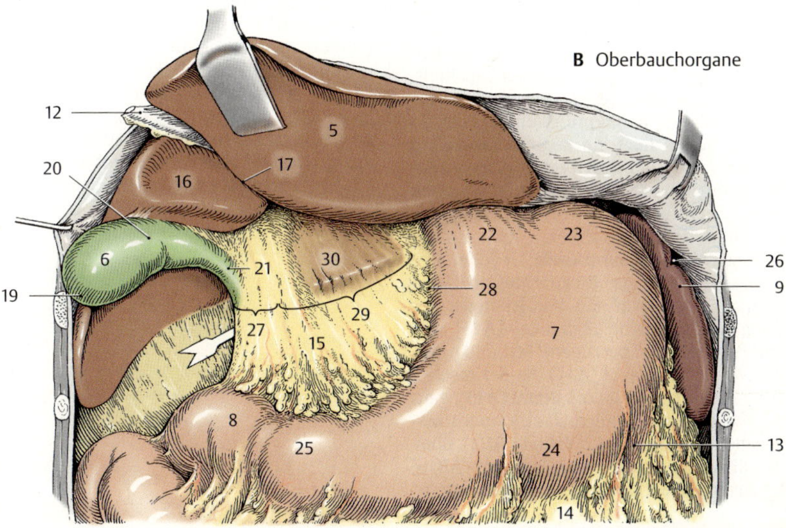

B Oberbauchorgane

Topographie der eröffneten Bauchhöhle, Fortsetzung

Pars infracolica

Kaudal vom Querkolon, von seinem Meso bis zur Eingangsebene in das kleine Becken, liegen die Unterbauchorgane, zu denen **Dünndarm** und **Dickdarm** zählen. Sie werden an der eröffneten Bauchhöhle gößtenteils vom *Omentum majus* bedeckt (S. 185**A**).

Ansicht A. Nach *Hochschlagen von Omentum majus* (**AB1**) *und Colon transversum* (**AB2**) und *Verlagerung des Dünndarmkonvolutes zur linken Seite* kommen fast alle Organe der Pars infracolica zur Ansicht. Der **Dünndarm** besteht aus **Duodenum** (**AB3**), **Jejunum** (**AB4**) und **Ileum** (**AB5**). Das Duodenum liegt bis auf den Anfangsteil *sekundär retroperitoneal* und schimmert unter dem parietalen Peritoneum durch. Jejunum und Ileum liegen *intraperitoneal* und sind über ein breites Dünndarmgekröse, **Mesenterium** (**AB6**), an der dorsalen Leibeswand befestigt. Die Wurzel dieses Gekröses, **Radix mesenterii** (**A7**), ist ca. 12 – 15 cm lang und zieht schräg von links oben (Höhe des 2. Lendenwirbels) nach rechts unten zur Fossa iliaca. Hier geht das Ileum in den Anfangsteil des Dickdarms, **Zäkum** (**AB8**), über, an den sich das **Colon ascendens** (**A9**) anschließt. Am Übergang vom intraperitoneal gelegenen Ileum zu dem häufig *sekundär retroperitoneal* gelegenen Zäkum entstehen Bauchfellfalten, *Plicae*, und Bauchfelltaschen, *Recessus*. Kranial von der Einmündung des Ileums in das Zäkum liegt ein **Recessus ileocaecalis superior** (**A10**), der durch eine gefäßführende Bauchfellfalte, **Plica caecalis vascularis** (**A11**), hervorgerufen wird. Am Zäkum und am Colon ascendens erkennt man nahezu alle **typischen Kolonmerkmale**: regelmäßige Ausbuchtungen der Dickdarmwand, *Haustra coli* (**A12**), eine der Verdickungen der Längsmuskelschicht, *Taenia coli* (**A13**), und von Peritoneum überzogene Fettanhängsel, *Appendices epiploicae* (**A14**). An der rechten Kolonbiegung, **Flexura coli dextra** (**A15**), geht das aufsteigende Kolon in das intraperitoneal gelegene **Colon transversum** (**AB2**) über, das über das **Mesocolon transversum** (**AB16**) an der dorsalen Bauchwand aufgehängt ist.

Die übrigen Dickdarmabschnitte sind durch das zur linken Seite geschlagene Dünndarmkonvolut verdeckt.

Ansicht B. Nach *Verlagerung der Dünndarmschlingen mit ihrem Mesenterium zur rechten Seite* können insbesondere der Übergang vom Duodenum (**AB3**) in das Jejunum (**AB4**) und die absteigenden Kolonabschnitte überblickt werden. Der sekundär retroperitoneal gelegene Teil des Duodenums geht an der **Flexura duodenojejunalis** (**B17**) in das Jejunum über. In Nachbarschaft hierzu befinden sich, ähnlich wie beim ileozäkalen Übergang, Bauchfellfalten und -taschen. Eine **Plica duodenalis superior** (**B18**) schließt einen **Recessus duodenalis superior** (**B19**) ein, eine **Plica duodenalis inferior** (**B20**) einen **Recessus duodenalis inferior** (**B21**). Durch das nach rechts geklappte Dünndarmkonvolut kommt das blinde Ende des **Zäkums** (**AB8**) zum Vorschein, von dem der Wurmfortsatz, **Appendix vermiformis** (**B22**), abgeht. Dieser kleine Dickdarmabschnitt liegt intraperitoneal und ist über eine **Mesoappendix** (**B23**) an der hinteren Bauchwand befestigt. **Colon transversum** (**AB2**) und **Mesocolon transversum** (**AB16**) sind nahezu bis zur **Flexura coli sinistra** (**B24**), d.h. bis zum Übergang in das **Colon descendens** (**B25**), zu überblicken. Letzteres liegt sekundär retroperitoneal, wird also auf seiner Vorderseite von parietalem Peritoneum überzogen. In der linken Fossa iliaca schließt sich das intraperitoneal gelegene **Colon sigmoideum** (**B26**) an. Es ist über ein **Mesocolon sigmoideum** (**B27**) an der hinteren Bauchwand aufgehängt, in dessen Wurzel eine Bauchfelltasche auftreten kann, **Recessus intersigmoideus** (**B28**).

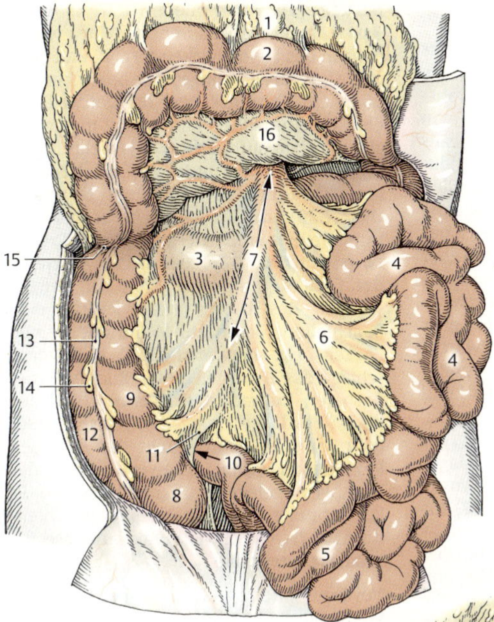

A Unterbauchorgane, Dünndarmschlingen nach links geklappt

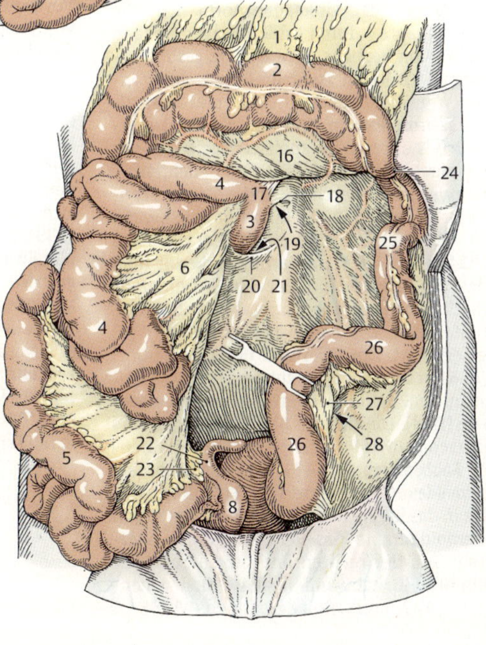

B Unterbauchorgane, Dünndarmschlingen nach rechts geklappt

Parietale Bauchfellverhältnisse

Dorsale Bauchwand. Nach *Entfernung der intraperitoneal gelegenen Organe* (Leber, Magen, Milz, Jejunum, Ileum, Colon transversum und Colon sigmoideum) kann man die dorsale Wand der Cavitas peritonealis mit den Anheftungslinien der Bauchfellduplikaturen und den Verwachsungsstellen der Leber sowie die retroperitoneal gelegenen Organe überblicken (**A**): Im Bereich der bauchfellfreien **Area nuda** (**A1**) ist die Leber direkt mit dem Zwerchfell verwachsen. Diese Stelle wird umrandet von der Umschlagstelle des viszeralen Peritoneums der Leber auf das parietale Peritoneum des Zwerchfells, **Lig. coronarium** (**A2**), das seitlich zipfelig in das *Lig. triangulare dextrum* (**A3**) und das *Lig. triangulare sinistrum* (**A4**) übergeht. Auf der rechten Seite ist ein Teil des Lig. coronarium dextrum am rechten Nierenlager (**A5**) befestigt, *Lig. hepatorenale* (**A6**). Vorne und oben schlägt das **Lig. falciforme** (**A7**) auf das Peritoneum parietale des Zwerchfells über. Dorsal der Leber erkennt man retroperitoneal gelegen die V. cava inferior (**A8**) und die Aorta (**A9**). Links der Aorta liegt die Schnittkante durch den Mageneingang (**A10**). Von hier aus zieht das **Lig. gastrophrenicum** (**A11**) zum Zwerchfell und wird zwischen großer Magenkurvatur und Milz als **Lig. gastrosplenicum** (**A12**) fortgesetzt. Unterhalb des unteren Milzpols erstreckt sich das **Lig. phrenicocolicum** (**A13**), eine Bauchfellfalte zwischen Zwerchfell und Colon descendens. In der Mitte der hinteren Bauchwand ist die Wurzel des **Mesocolon transversum** (**A14**) angeschnitten. Darüber erkennt man das die Hinterwand der Bursa omentalis (S. 222) bedeckende parietale Peritoneum, hinter dem die Bauchspeicheldrüse (**A15**) gelegen ist. Am Oberrand des Duodenums (**A16**) ist das **Lig. hepatoduodenale** (**A17**) angeschnitten, dahinter liegt das **Foramen omentale** (**A18**). Die hintere Bauchwand der Pars infracolica wird durch die schräg verlaufende **Radix mesenterii** (**A19**) und das **Mesocolon sigmoideum** (**A20**) unterteilt. Letzteres zieht bis in das kleine Becken hinab, wo das Colon sigmoideum in das Rektum (**AB21**) übergeht. Auf der rechten und linken Seite der hinteren Bauchwand liegen Colon ascendens (**A22**) und Colon descendens (**A23**).

Becken. Das Peritoneum der hinteren Bauchwand setzt sich über die Linea terminalis in das kleine Becken fort (**B**) und wird dort als **Peritoneum urogenitale** bezeichnet. Es überzieht ein Stück weit die Vorderfläche des Rektums (**AB21**) und schlägt im weiblichen Becken auf die frontal gestellte Genitalplatte aus Gebärmutter/Uterus (**B24**), Eileiter/Tuba uterina (**B25**) und Eierstock/Ovar (**B26**) über. Zwischen Uterus und Rektum entsteht eine tiefe Einsenkung, **Excavatio rectouterina** (**B27**), der tiefste Abschnitt der Cavitas peritonealis. Von den Seitenwänden des Uterus zieht jeweils eine Bauchfellduplikatur zur Wand des kleinen Beckens, **Lig. latum uteri** (**B28**), nach vorne schlägt das Bauchfell unter Bildung einer flacheren **Excavatio vesicouterina** (**B29**) auf die Rückfläche der Harnblase (**B30**) über. Beim Mann überzieht das Bauchfell Rektum und Harnblase sowie die dorsal der Harnblase gelegenen Samenbläschen. Es kommt nur zur Ausbildung einer Bauchfellbucht zwischen Rektum und Harnblase, **Excavatio rectovesicalis**.

Vordere Bauchwand. Ihre Innenseite wird von **Peritoneum parietale anterius** überzogen, das ein typisches Relief aufweist. In der Mittellinie zieht eine Bauchfellfalte, **Plica umbilicalis mediana** (**B31**), mit dem *obliterierten Urachus* zum Nabel. Seitlich davon verläuft jeweils eine **Plica umbilicalis medialis** (**B32**) mit der *obliterierten Nabelarterie*. Zwischen den drei Falten und der Harnblase befindet sich beiderseits eine **Fossa supravesicalis** (**B33**). Die weiter seitlich gelegene **Plica umbilicalis lateralis** (**B34**) enthält die *Vasa epigastrica inferiora*; sie verstreicht nach kranial. Zwischen ihr und der Plica umbilicalis medialis liegt kaudal eine kleine Senke, **Fossa inguinalis medialis** (**B35**), die dem *äußeren Leistenring* entspricht. Lateral der Plica umbilicalis lateralis liegt die **Fossa inguinalis lateralis** (**B36**), die dem darunter gelegenen *inneren Leistenring* entspricht.

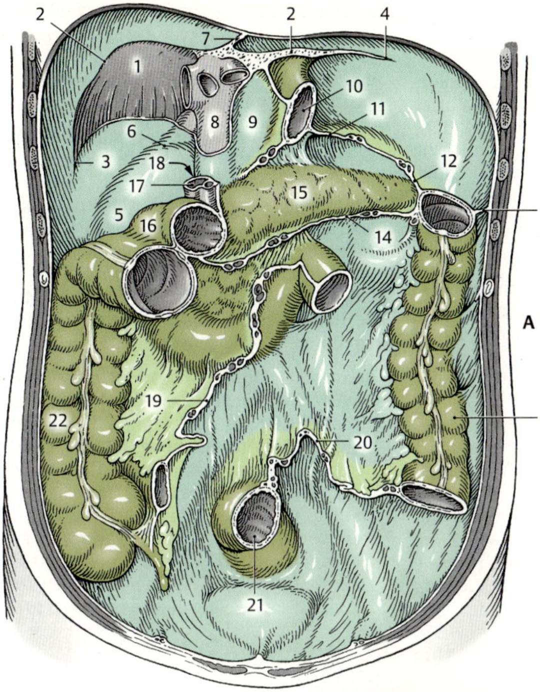

A Parietale Bauchfellverhältnisse der dorsalen Leibeswand

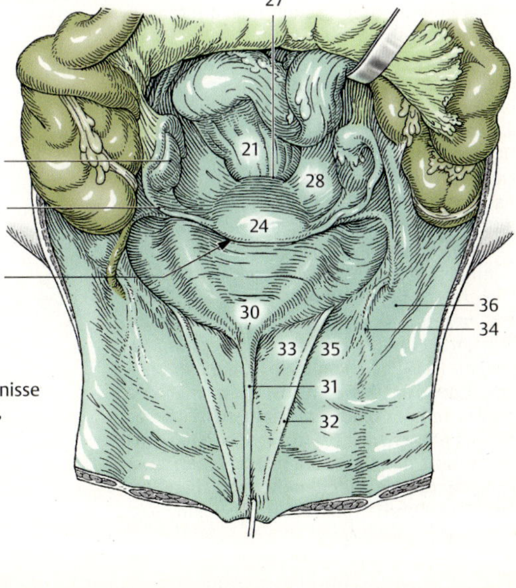

B Parietale Bauchfellverhältnisse der vorderen Leibeswand, kleines Becken

Magen

Der Magen, **Gaster**, ist ein weites, hornförmiges, intraperitoneal gelegenes Hohlorgan. Er liegt im Oberbauch (**A**) unterhalb der linken Zwerchfellkuppel, z.T. versteckt hinter dem linken Rippenbogen, und reicht je nach Form und Füllungszustand unterschiedlich weit in das Epigastrium.

Makroskopischer Aufbau

Die Pars abdominalis des Ösophagus (**B1**) öffnet sich über das **Ostium cardiacum** (**C2**) in den trichterförmigen Mageneingang, **Kardia** (**B3**). Hieran schließt sich die Magenkuppel, **Fundus gastricus** (**B4**), an. Diese liegt unter der linken Zwerchfellkuppel, bildet die höchste Stelle des Magens und enthält beim stehenden Menschen Luft (*Magenblase*). Ösophagus und Magenfundus schließen einen spitzen Winkel ein, **Incisura cardiaca** (**B5**). Den Hauptteil des Magens bildet der Magenkörper, **Corpus gastricum** (**B6**). An ihn schließt sich die **Pars pylorica** (**BC7**) an, die sich in das *Antrum pyloricum* (**BC7 a**) und den *Canalis pyloricus* (**BC7 b**) gliedert und sich über das vom Magenschließmuskel, *Pylorus*, umgebene *Ostium pyloricum* (**C8**) in das Duodenum (**BC9**) öffnet.
Des weiteren unterscheidet man am Magen eine Vorder- und eine Hinterfläche, **Paries anterior et posterior**. Die Magenflächen werden durch die kleine und große Magenkrümmung, **Curvatura minor** (**B10**) und **Curvatura major** (**B11**), und die hier ansetzenden Bauchfellduplikaturen voneinander getrennt. Die kleine Magenkurvatur weist nach rechts und oben und hat ihren tiefsten Punkt in der *Incisura angularis* (**B12**), die den Beginn der Pars pylorica markiert und häufig im Röntgenbild als Knick sichtbar ist. Die große Magenkurvatur weist nach links und unten und hat gegenüber der Incisura angularis eine Konvexität, die auch als *Magenknie* (**B13**) bezeichnet wird. Von der kleinen Kurvatur des Magens entspringt der größte Teil des **Omentum minus**, nämlich das *Lig. hepatogastricum*. Von der großen Kurvatur nimmt das **Omentum majus** seinen Ausgang, zu dessen Anteilen das zwischen Magen und Colon transversum gelegene *Lig. gastrocolicum*, das zwischen Magenfundus und Zwerchfell gelegene *Lig. gastrophrenicum* und das zwischen der großen Kurvatur des Magens und der Milz gelegene *Lig. gastrosplenicum* zählen.

Magenwand und Magenschleimhaut. Die Magenwand ist außen glatt und von *Peritoneum viscerale* überzogen. Innen ist die Magenschleimhaut zu großen Falten, **Plicae gastricae** (**C14**), aufgeworfen, die mit bloßem Auge zu erkennen sind. An der kleinen Kurvatur besitzt das Schleimhautrelief einige längs verlaufende Falten, die sog. **Magenstraße**. In den übrigen Abschnitten sind die Falten unregelmäßig geformt.

Betrachtet man die Magenschleimhaut mit **Lupenvergrößerung**, so erkennt man ihr Flachrelief (**D**). Es wird geprägt durch beetartige Felder, **Areae gastricae** (**D15**), in denen in regelmäßigen Abständen die Magengrübchen, **Foveolae gastricae** (**D16**), münden. Die wenige Millimeter dicke Magenwand besteht wie alle Abschnitte des Darmrohrs aus *Tunica mucosa* (**D17**), *Tela submucosa* (**D18**), *Tunica muscularis* (**D19**), einer dünnen *Tela subserosa* sowie einer *Tunica serosa* (**D20**).

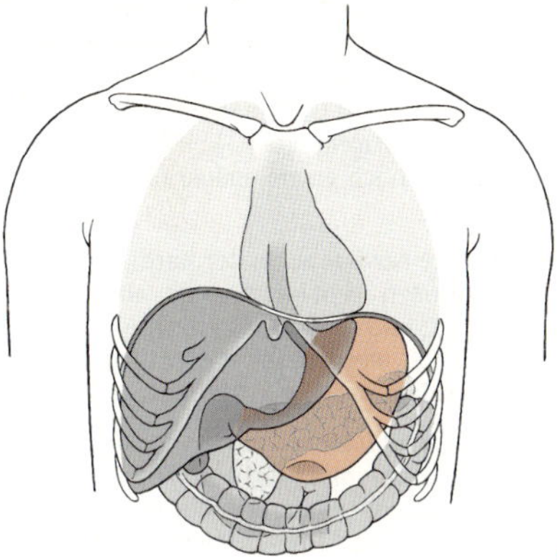

A Lage des Magens

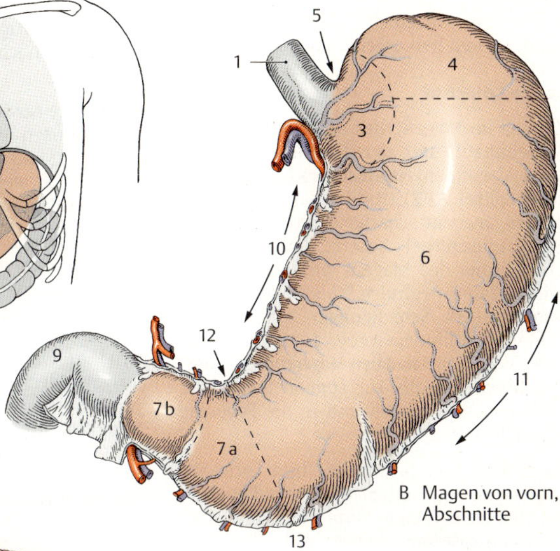

B Magen von vorn, Abschnitte

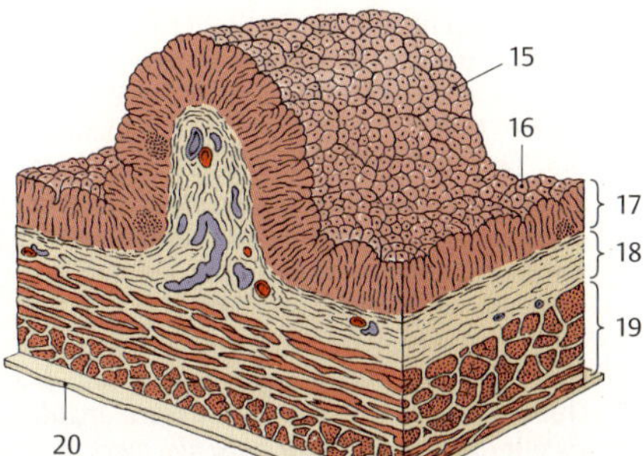

D Magenschleimhaut Stufenschnitt

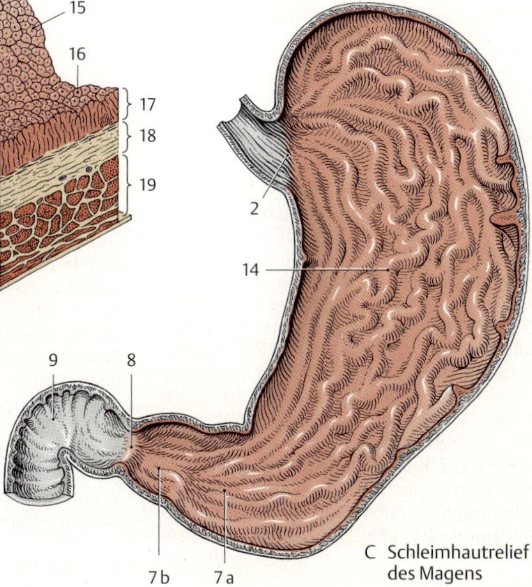

C Schleimhautrelief des Magens

Feinbau der Magenwand

Der Wandaufbau der Organe des gesamten Darmrohrs ist prinzipiell gleich (S. 142), so daß bei den einzelnen Organen nur die Besonderheiten hervorgehoben werden.

Lamina mucosa

Überall im Magen wird die Oberfläche der Schleimhaut und der Foveolae gastricae (**AB1**) von einem **einschichtigen hochprismatischen Epithel** (**AB2**) gebildet, das sich am Mageneingang mit scharfer Grenze gegen das Ösophagusepithel absetzt. Das Oberflächenepithel des Magens produziert einen *hochviskösen, neutralen Schleim*, der die Magenwand vor Schädigungen schützt. Das Schleimhautbindegewebe, *Lamina propria* (**A3**), wird von **tubulären Magendrüsen** (**AB4**) durchsetzt, die bis zur *Lamina muscularis mucosae* (**A5**) reichen und in die Foveolae gastricae münden.

Nach ihrer Lage im Magen, ihrer Form, ihrem zellulären Aufbau und ihrer Funktion werden die *Drüsen in Korpus und Fundus* als **Glandulae gastricae propriae**, in der *Pars cardiaca* als **Glandulae cardiacae** und in der *Pars pylorica* als **Glandulae pyloricae** bezeichnet und unterschieden.

Glandulae gastricae propriae. Die Magendrüsen in Fundus und Korpus (**A**) sind gestreckt, liegen dicht beieinander und enthalten verschiedene Zellarten, die in regelmäßigem Muster auf die unterschiedlichen Abschnitte der Drüsen verteilt sind (**B**). Im **Drüsenhals** liegen hauptsächlich schleimbildende **Nebenzellen** (**AB6**), die sich in verschiedener Hinsicht von den Oberflächenepithelien unterscheiden. Die Nebenzellen zeigen häufig Mitosen, von hier aus wird das Oberflächenepithel regeneriert. Im **Mittelstück** findet man viele Hauptzellen und Belegzellen. **Hauptzellen** (**AB7**) sind isoprismatische oder prismatische, stark basophile Zellen. Sie bilden *Pepsinogen*, die Vorstufe des eiweißspaltenden Verdauungsenzyms Pepsin. Die **Belegzellen** (**AB8**) scheinen den Tubuli aufzusitzen. Sie sind groß, stark azidophil und sie haben eine dreieckige Form. Die Spitze der Zellen hat Kontakt zum Drüsenlumen, die Basis ragt über die der benachbarten Zellen hinaus. Belegzellen produzieren die *Magensalzsäure* und darüber hinaus den *Intrinsic factor*, der zur Resorption des Vitamins B12 im Ileum nötig ist. Im **Grund der Magendrüsen** kommen neben **Hauptzellen** noch **entero-endokrine Zellen** vor (S. 334).

Glandulae cardiacae. In der Kardia sind die Magendrüsen schlauchförmig, aber stark verzweigt, und sie haben zystische Erweiterungen. Sie werden im wesentlichen von **schleimbildenden Zellen** aufgebaut.

Glandulae pyloricae. In der Pars pylorica der Magenschleimhaut (**C**) sind die Foveolae gastricae meist tiefer als in der übrigen Magenschleimhaut. Die Drüsen verzweigen sich in der Tiefe, knäueln sich auf und werden überwiegend von **prismatischen Zellen** ausgekleidet, die einen **neutralen Schleim** produzieren. Außerdem kommen als **endokrine Zellen** G-Zellen, gastrinbildende Zellen, vor (S. 337).

Tunica muscularis (D)

Die Muskelschicht besteht aus **drei Schichten**. Neben den üblicherweise in der Darmwand vorkommenden Schichten, einem Stratum longitudinale (**D9**) und einem Stratum circulare (**D10**), gibt es eine dritte Schicht, Fibrae obliquae (**D11**). Im äußeren **Stratum longitudinale** verlaufen besonders kräftige Muskelzüge, an der großen Kurvatur von der Kardia bis zum Pylorus, an der kleinen Kurvatur bis zur Incisura angularis. Jenseits von ihr beginnen neue Längsmuskelzüge, die sich über die Pars pylorica in die Wand des Duodenums fortsetzen. Die *Incisura angularis* gilt daher als *Grenze zwischen zwei funktionell unterschiedlichen Magenabschnitten*, einem oberen, der Verdauung dienenden *Saccus digestorius* und einem unteren, der Entleerung dienenden *Canalis egestorius*. Insgesamt reguliert die Längsmuskelschicht die Längsausdehnung des Magens. Das mittlere **Stratum circulare** ist gut entwickelt und am Magenausgang zum *M. sphincter pyloricus* (**D12**) verdickt, der nach innen vorspringt. Die Muskelzüge der innersten Schicht, **Fibrae obliquae**, verlaufen schräg über das Corpus gastricum, lassen die kleine Kurvatur frei und gehen in die Ringmuskelschicht über.

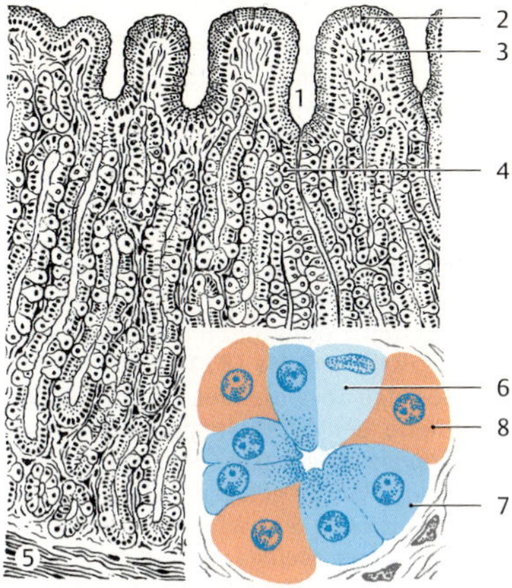

A Schleimhaut des Magenfundus

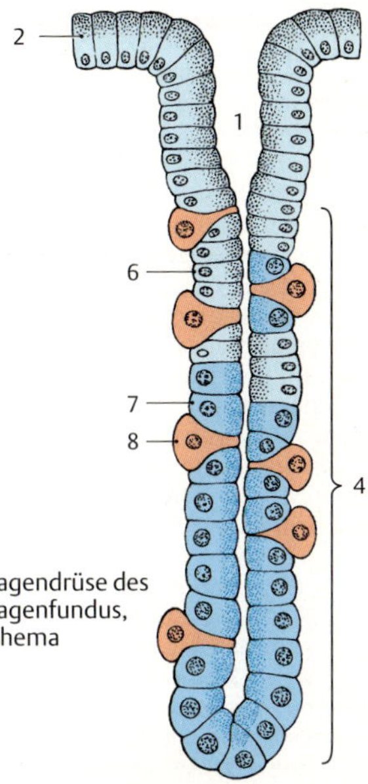

B Magendrüse des Magenfundus, Schema

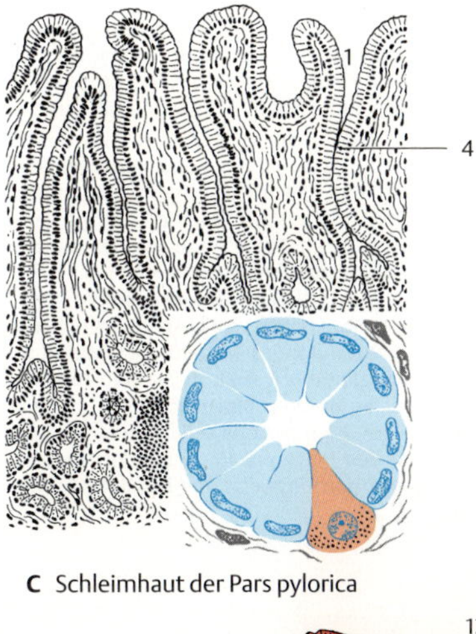

C Schleimhaut der Pars pylorica

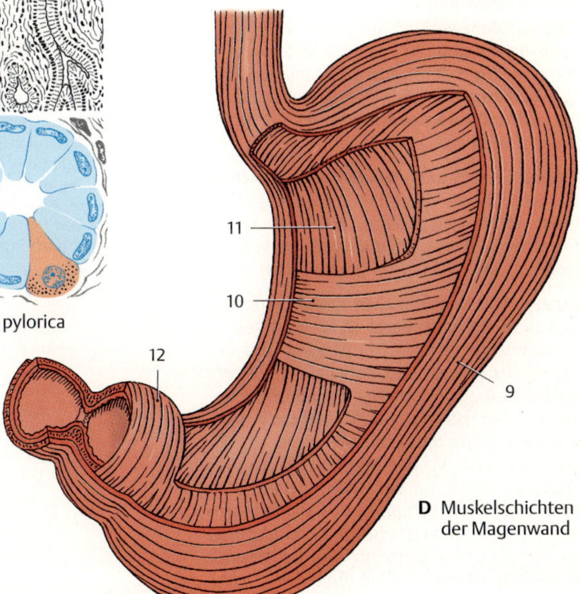

D Muskelschichten der Magenwand

Gefäß-, Nervenversorgung und Lymphabfluß

Arterien. Sie stammen in der Regel aus **Ästen des Truncus coeliacus** (**A1**) und bilden entlang den Kurvaturen **Gefäßkränze**. An der **kleinen Kurvatur** wird der Gefäßbogen aus der A. gastrica sinistra (**A2**) und der A. gastrica dextra (**A3**) gebildet. Die **A. gastrica sinistra** geht aus dem *Truncus coeliacus* hervor. Sie verläuft in einer Bauchfellfalte, Plica gastropancreatica, zunächst aufsteigend, dann im Bogen an die kleine Kurvatur, gibt hier kleine Äste zum Ösophagus und größere zum Magen ab und anastomosiert mit der A. gastrica dextra, die in der Regel aus der *A. hepatica propria* (**A4**) hervorgeht. Die **A. gastrica dextra** verläuft zunächst oberflächlich im Lig. hepatoduodenale des Omentum minus und gelangt an der kleinen Kurvatur in das Lig. hepatogastricum, wo sie den Gefäßbogen mit der A. gastrica sinistra bildet. An der **großen Kurvatur** wird der Gefäßbogen von den Aa. gastroomentales gebildet. Die **A. gastroomentalis sinistra** (**A5**) gelangt als *Ast der A. splenica* (**A6**) über das Lig. gastrosplenicum zur großen Kurvatur, wo sie im Lig. gastrocolicum verläuft und mit der **A. gastroomentalis dextra** (**A7**) anastomosiert. Letztere entspringt der *A. gastroduodenalis* (**A8**). Das Fundusgebiet des Magens wird zusätzlich von kleinen **Aa. gastricae breves** aus der *A. splenica* versorgt.

Venen. Sie verlaufen **parallel zu den Arterien** und werden wie diese benannt. Sie fließen direkt, *V. gastrica sinistra* (**A9**), oder unter Vermittlung der *V. splenica* und der *V. mesenterica superior* in die *V. portae* (**A10**).

Nerven. Die **sympathischen Fasern** entstammen dem **Plexus coeliacus** (**A11**) und gelangen mit den Arterien an die Magenwand. Erregung des Sympathicus führt zur *Gefäßverengung* und zur *Hemmung der Magenbewegungen*. Die **parasympathischen Fasern** sind **Äste des N. vagus**, der sich als *Truncus vagalis anterior* auf der Vorderseite und als *Truncus vagalis posterior* auf der Rückseite des Magens ausbreitet. Erregung des Parasympathicus führt zur vermehrten *Durchblutung*, zur vermehrten *Sekretion von Magensaft und Salzsäure* und zur *Zunahme der Magenbewegungen*.

Regionäre Lymphknoten (B). Die Lymphe aus dem subserösen Lymphgefäßnetz des Magens fließt in drei Richtungen ab: Von der Kardia und großen Teilen der Vorder- und Rückwand entlang der kleinen Kurvatur erreicht sie die **Lnn. gastrici** (**B12**), die hauptsächlich in Begleitung der *A. gastrica sinistra* liegen. Aus dem Fundusbereich und den milznahen Anteilen der großen Kurvatur fließt sie zu **Lnn. splenici** (**B13**). Der übrige Teil der Lymphe der großen Kurvatur fließt zu **Lnn. gastroomentales** (**B14**). Der weitere Abfluß erfolgt über die *Lnn. coeliaci* (**B15**). Die Lymphe der Pylorusregion fließt den **Lnn. gastroomentales** (**B14**) und meist den hinter dem Pylorus gelegenen **Lnn. pylorici** (**B16**) zu. Auch von dort wird sie hauptsächlich über die *Lnn. coeliaci* weitergeleitet, ein Teil fließt aber auch zu den *Lnn. mesenterici superiores* (**B17**).

Klinischer Hinweis. Die Lnn. pylorici können bei **Metastasierung** mit dem hinter ihnen gelegenen Pankreas (**B18**) verwachsen und zu erheblichen intraoperativen Schwierigkeiten führen.

Funktion des Magens. Im Magen werden die Nahrungsbissen schichtweise gestapelt, durch den Magensaft chemisch zerkleinert und zu Speisebrei umgewandelt. Dieser wird von der Magenwand umschlossen, ohne daß eine Zunahme der Wandspannung entsteht. Diese tonische Umschließung heißt **Peristole**, sie beschränkt sich auf den Verdauungssack des Magens. Der Mageninhalt gelangt allmählich nach distal zum Austreibungskanal im unteren Magenabschnitt, in dem peristaltische Kontraktionswellen pyloruswärts laufen und den Mageninhalt zum Pylorus schieben, der ihn portionsweise ins Duodenum entleert.

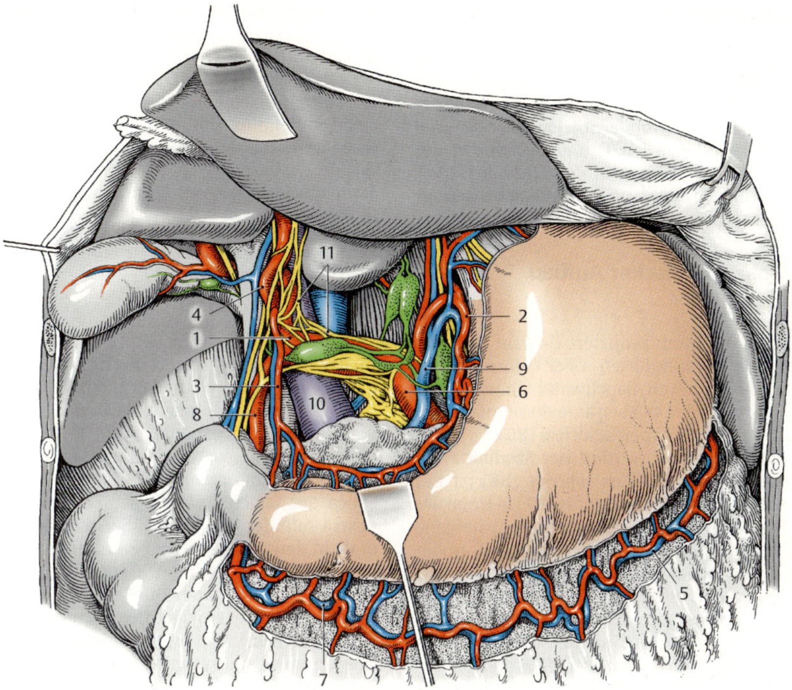

A Gefäße und Nerven des Magens

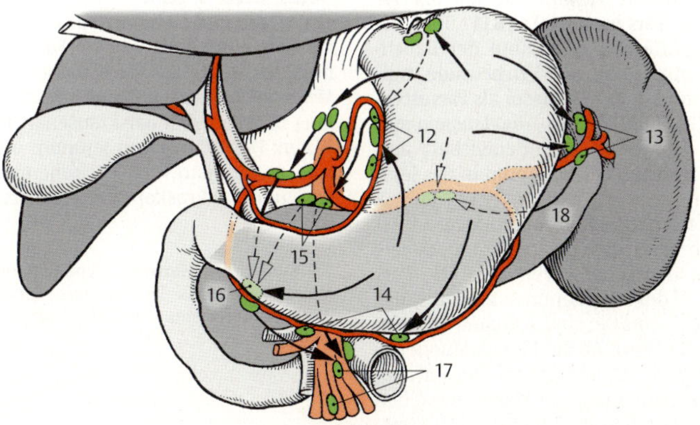

B Lymphknoten und Lymphabfluß des Magens

Dünndarm

An den Magen schließt sich der Dünndarm, **Intestinum tenue**, an. Er besteht aus den Abschnitten Zwölffingerdarm/**Duodenum** (**A1**), Krummdarm/**Jejunum** (**AC2**) und Leerdarm/**Ileum** (**AC3**) und mündet in der rechten Fossa iliaca in den Dickdarm (**A4**). Die Länge des gesamten Dünndarms beträgt durchschnittlich ca. 5 m.

Makroskopischer Aufbau

Duodenum

Das Duodenum projiziert sich auf den *Umbilicus*. Es ist hufeisen- oder C-förmig, liegt an der hinteren Bauchwand überwiegend rechts von der Wirbelsäule und umfaßt den Kopf der Bauchspeicheldrüse (**B5**).
Am Duodenum werden **vier Abschnitte** unterschieden: Die **Pars superior** (**B6**) ist der Anfangsteil, der am *Pylorus* (**B7**) in Höhe des 1. Lendenwirbels beginnt, leicht ansteigend von ventral nach dorsal verläuft und an der *Flexura duodeni superior* (**B8**) in die Pars descendens übergeht. Der Anfangsteil des Duodenums erscheint im Röntgenbild erweitert und wird daher im klinischen Sprachgebrauch auch als *Bulbus duodeni* bezeichnet. Die anatomische Bezeichnung hierfür ist *Ampulla*. Die **Pars descendens** (**B9**) verläuft absteigend rechts neben der Wirbelsäule bis auf Höhe des 3. Lendenwirbels und geht an der *Flexura duodeni inferior* (**B10**) in die **Pars horizontalis** (**B11**) über, die ihrerseits unterhalb vom Kopf der Bauchspeicheldrüse über die Wirbelsäule hinwegzieht und links von dieser als **Pars ascendens** (**B12**) zur *Flexura duodenojejunalis* (**B13**) in Höhe des 2. Lendenwirbels aufsteigt. Hier geht das Duodenum in das Jejunum über.
Die *Pars superior* liegt *intraperitoneal*. Sie ist beweglich über das Lig. hepatoduodenale (**B14**) mit der Leber verbunden. Die *Pars descendens* des Duodenums *einschließlich aller Folgeabschnitte* sind *sekundär retroperitoneal* lokalisiert. Ab der Flexura duodenojejunalis ist der Dünndarm wieder *intraperitoneal* gelegen. An dieser Flexur entstehen Falten und Nischen im Bauchfell. Ein **Recessus duodenalis superior** (**B15**) wird von der **Plica duodenalis superior** (**B16**) umrahmt, ein **Recessus duodenalis inferior** (**B17**) von der **Plica duodenalis inferior** (**B18**). Durch Bündel von glatten Muskelzellen, **M. suspensorius duodeni** (Treitz-Muskel), ist die Pars ascendens des Duodenums mit dem Stamm der A. mesenterica superior verbunden.

Klinischer Hinweis. Einklemmungen von Dünndarmschlingen in die Bauchfellnischen werden als innere Brüche, Hernien (auch **Treitz-Hernien**), bezeichnet. Sie können zu lebensbedrohlichen Darmnekrosen führen.

Jejunum und Ileum

An der **Flexura duodenojejunalis** (**B13**) beginnt das Dünndarmkonvolut, das zu etwa $^2/_5$ der Gesamtlänge vom **Jejunum** (**AC2**) und zu $^3/_5$ vom **Ileum** (**AC3**) gebildet wird. Die Dünndarmschlingen werden vom Dickdarm (**AC4**) umrahmt und liegen in der Pars infracolica der Bauchhöhle. In der Fossa iliaca dextra mündet das Ileum über das **Ostium ileale** in den Dickdarm. In einer Entfernung von 50–100 cm zu dieser Klappe kann am Jejunum in etwa 2% der Fälle ein blindsackartiger Anhang existieren, Diverticulum ilei, **Meckel-Divertikel**. Hierbei handelt es sich um Überreste des *embryonalen Dottergangs*.
Jejunum und Ileum liegen *intraperitoneal* und sind über das Gekröse, **Mesenterium** (**C19**), an der hinteren Leibeswand beweglich aufgehängt. Die Wurzel des Mesenteriums, **Radix mesenterii** (**BC20**), ist ca. 15–18 cm lang und zieht an der hinteren Bauchwand in einer Linie von der Flexura duodenojejunalis bis zur Fossa iliaca dextra. Der **Mesenterialansatz am Dünndarm** ist etwa 4 m lang und legt sich halskrausenartig in viele Falten. Die Wände von Jejunum und Ileum sind außen glatt, von Peritoneum überzogen und makroskopisch nicht zu unterscheiden.

Klinischer Hinweis. Entzündungen des Meckel-Divertikels können mit Entzündungen des Wurmfortsatzes verwechselt werden.

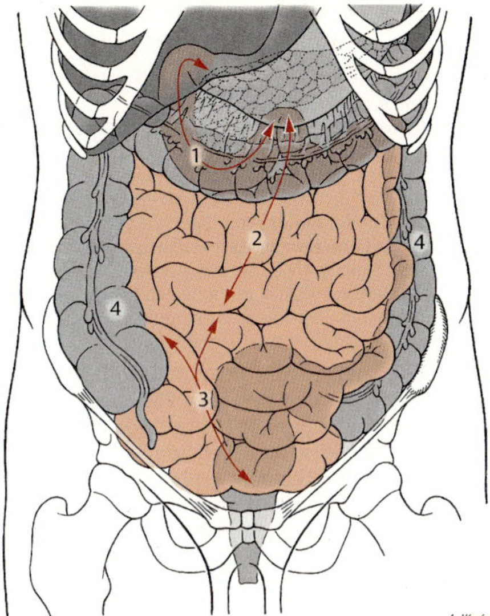

A Lage der Dünndarmabschnitte

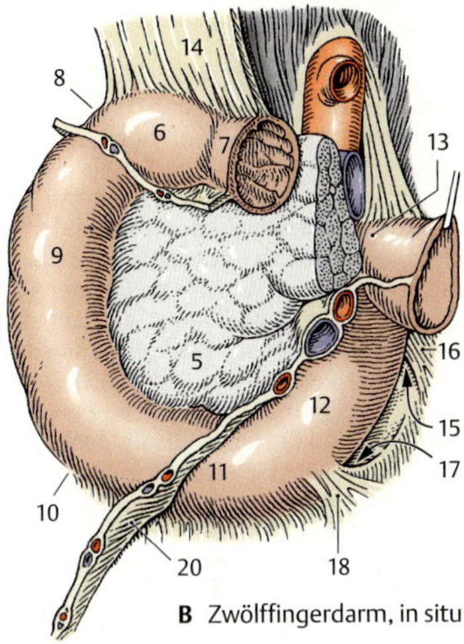

B Zwölffingerdarm, in situ

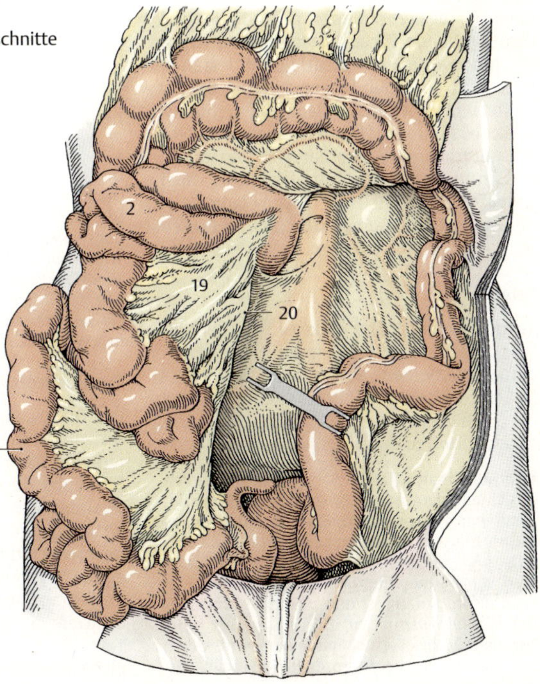

C Dünndarmkonvolut, nach rechts geklappt

Wandaufbau

Schleimhautrelief

Duodenum. Makroskopisch weist die Schleimhaut dichte und hohe Ringfalten, **Plicae circulares** (Kerckring-Falten) (**A1**), auf. Sie entstehen durch *Auffaltungen der Tunica mucosa und der Tela submucosa* und vergrößern die Schleimhautoberfläche um das 1,5-fache. Im Bereich der Pars descendens münden die Ausführungsgänge von Leber und Bauchspeicheldrüse, *Ductus choledochus* (**A2**) und *Ductus pancreaticus* (**A3**). Sie rufen auf der Schleimhautoberfläche eine Längsfalte hervor, **Plica longitudinalis duodeni** (**A4**), auf der die Gänge meist gemeinsam in einer warzenförmigen Schleimhauterhebung, **Papilla duodeni major** (**A5**), münden. Auf einer oral hiervon gelegenen **Papilla duodeni minor** mündet in den meisten Fällen der akzessorische Pankreasgang, *Ductus pancreaticus accessorius*.

Jejunum und Ileum. Die Jejunumschleimhaut (**B**) besitzt anfangs noch hohe und dicht stehende **Plicae circulares**, zum Ileum (**C**) hin werden sie niedriger und stehen weiter auseinander, in der zweiten Ileumhälfte fehlen sie meist ganz. Die Schleimhaut des Ileums wölbt sich gegenüber dem Mesenterialansatz sichtbar vor, was durch Ansammlungen von Lymphfollikeln, **Nodi lymphatici aggregati** (**C6**), Peyer-Plaques, in der Mukosa und Submukosa hervorgerufen wird.

Feinbau

Tunica mucosa. Der mikroskopische Aufbau der Dünndarmschleimhaut entspricht dem allgemeinen Aufbau des Darmrohrs (S. 142). Neben den Plicae circulares wird die Oberfläche aller Dünndarmabschnitte durch Zotten und Krypten vergrößert.

Villi intestinales (D-F7). Bei den Zotten handelt es sich um *blatt-* oder *fingerförmige Schleimhautausstülpungen* (*Lamina epithelialis* und *Lamina propria*), die der Dünndarmschleimhaut ein samtartiges Aussehen geben. Die **Oberfläche** der Zotten wird von Darmepithel überzogen, das überwiegend resorptiv tätig ist und als *Saumepithel* (bestehend aus *Enterozyten*) (**E9**) bezeichnet wird. Die Oberfläche dieser Epithelien wird durch gleich große, parallel angeordnete Mikrovilli, *Bürstensaum*, enorm vergrößert. Das **Zotteninnere** wird vom *Bindegewebe* der Lamina propria mucosae eingenommen, das glatte Muskelzellen für die sog. *Zottenpumpe* sowie ein eigenes *Blut-* (**E10**) und *Lymphgefäß* enthält.

Glandulae intestinales (**D-F8**) (Cryptae intestinales, Lieberkühn-Krypten). An der Basis der Zotten münden die Krypten, die als kurze tubuläre Drüsen bis zur Lamina muscularis mucosae reichen. Das Epithel der Krypten dient der Sekretion und der Zellerneuerung. Es besteht im wesentlichen aus *Saumepithel*, sezernierenden *Becherzellen* (**E11**), *Paneth-Zellen* mit apikalen Granula, die Lysozym und Peptidasen enthalten, und hormonbildenden *entero-endokrinen Zellen* (S. 334).

Tela submucosa. Sie enthält in ihrem Bindegewebe den nervösen **Plexus submucosus** und weitmaschige Netze von **Blut- und Lymphgefäßen**. Im Duodenum (**D**) enthält sie verzweigte tubulo-alveoläre Drüsenpakete, **Glandulae duodenales** (**D12**) oder Brunner-Drüsen, deren schleimiges Sekret den aus dem Magen kommenden Verdauungsbrei neutralisiert.

Tunica muscularis. Sie besteht im gesamten Dünndarm aus einer stärker entwickelten **inneren Ringmuskelschicht** und einer schwächer ausgebildeten **äußeren Längsmuskelschicht**. Im Bindegewebe zwischen den beiden Muskelschichten liegt der vegetative **Plexus myentericus**.

Die beiden Muskelschichten arbeiten **antagonistisch** derart zusammen, daß die Kontraktion der Längsmuskelschicht den Darmabschnitt verkürzt und erweitert, die Kontraktion der Ringmuskelschicht ihn verlängert und verengt. Dabei werden *Pendelbewegungen* und *rhythmische Segmentationen* zur Durchmischung des Darminhaltes und *peristaltische Kontraktionen* oder *Wellen* für seinen Weitertransport durchgeführt.

Zusammenfassung

Das **Duodenum** (**D**) hat hohe Plicae circulares, hohe und blattförmige Zotten, die Krypten sind flach. Die Tela submucosa enthält Glandulae duodenales.

Charakteristisch für das **Jejunum** (**E**) sind hohe und dichte Plicae circulares, hohe, fingerförmige Zotten und allmählich tiefer werdende Krypten.

Im **Ileum** (**F**) werden die Zotten kürzer und die Tiefe der Krypten nimmt weiter zu. Die Tela submucosa enthält bis in die Lamina propria reichende Folliculi lymphatici aggregati.

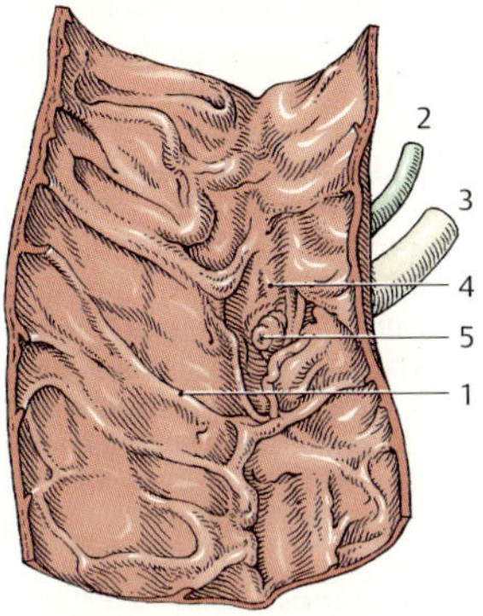

A Schleimhautrelief Duodenum

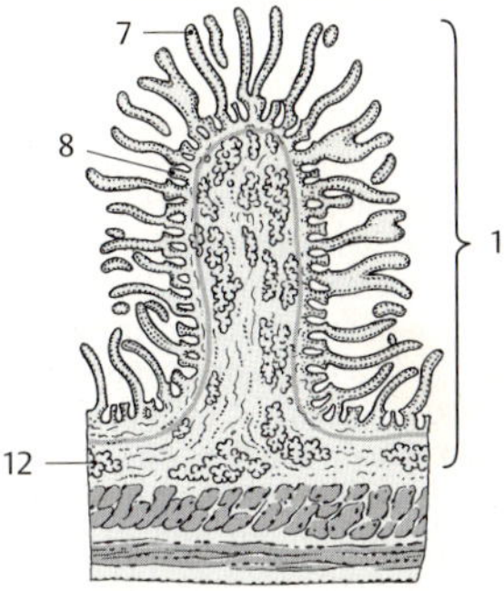

D Feinbau Duodenum

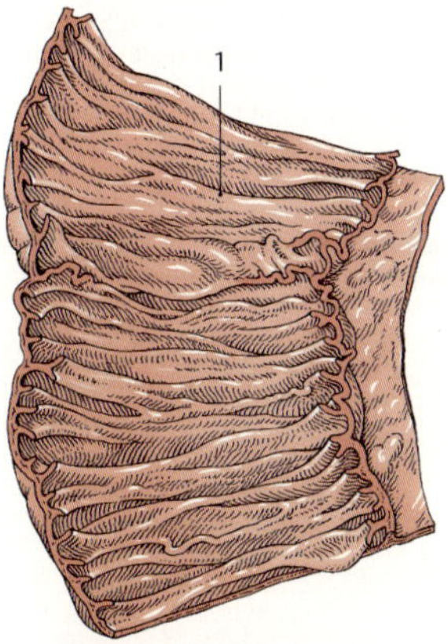

B Schleimhautrelief Jejunum

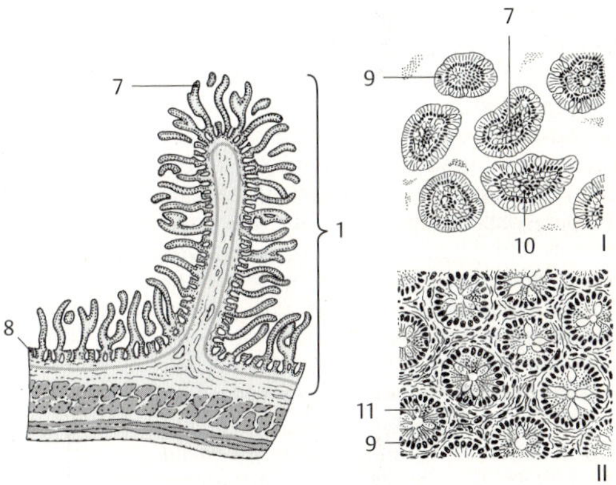

E Feinbau Jejunum mit Zottenquerschnitt (I) und Kryptenquerschnitt (II)

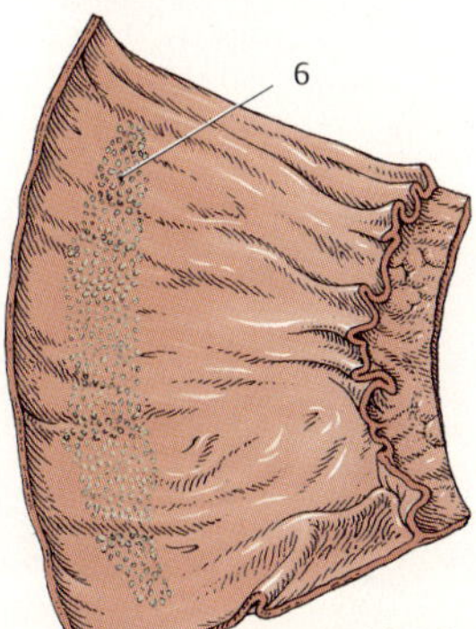

C Schleimhautrelief Ileum

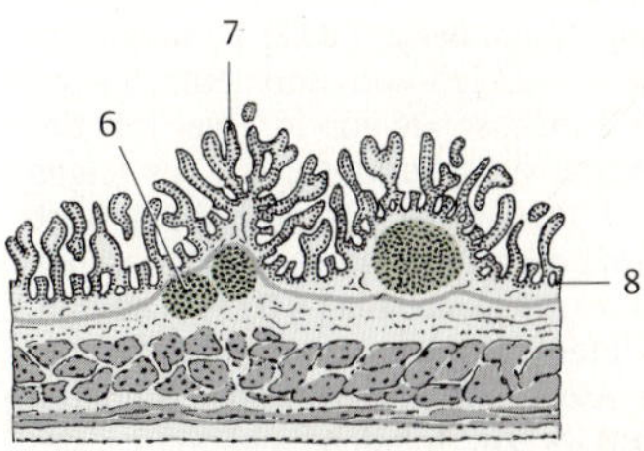

F Feinbau Ileum

Gefäß-, Nervenversorgung und Lymphabfluß

Duodenum

Arterien. Die Gefäßversorgung ist größtenteils identisch mit der des Pankreaskopfes. Die **A. pancreaticoduodenalis superior anterior** (**A1**) und die **A. pancreaticoduodenalis superior posterior** (**A2**) gehen aus der *A. gastroduodenalis* (**A3**) (← *A. hepatica communis* **A4** ← *Truncus coeliacus* **A5**) hervor, bilden mit der **A. pancreaticoduodenalis inferior** (**A6**) aus der *A. mesenterica superior* (**AB7**) eine Gefäßschlinge um das Duodenum und den Pankreaskopf und stellen somit eine Anastomose zwischen dem Stromgebiet des Truncus coeliacus und der A. mesenterica superior her.

Venen. Der Abfluß des Venenblutes aus dem Duodenum erfolgt über die **V. splenica** (**A8**) und die **V. mesenterica superior** (**AB9**) zur *V. portae* (**A10**).

Nerven. Die vegetative, extrinsische Innervation vom gesamten Dünndarm erfolgt über Plexus um die Mesenterialgefäße, deren **parasympathische** Fasern aus den *Trunci vagales* und deren **sympathische** Fasern vom *Ggl. coeliacum* und vom *Ggl. mesentericum superius* stammen.

Regionäre Lymphknoten. Die Lymphe verläuft zur kleinen Gruppe der **Lnn. pylorici** (S. 194) und zu den **Lnn. pancreaticoduodenales.** Zweite Filterstation sind die *Lnn. hepatici*, von denen die Lymphe zu den *Lnn. coeliaci* abfließt, die in die *Trunci intestinales* münden.

Jejunum und Ileum

Arterien. Beide Dünndarmabschnitte werden von **Ästen der A. mesenterica superior** (**AB7**) versorgt. Etwa **4–5 Aa. jejunales** (**B11**) und etwa **12 Aa. ileales** (**B12**) verlaufen im Mesenterium zu Jejunum und Ileum. Sie teilen sich zunächst jeweils in zwei mit der Nachbararterie verbundene Äste. Es folgen weitere Reihen von Querverbindungen, so daß zunehmend kleinere Gefäßmaschen entstehen, **Arkadenbildung** (**B13**). Die von den äußeren Arkaden zur Darmwand ziehenden Äste sind Endarterien, bei deren Verschluß es zur lokalen Schädigung des Darms kommt.

Venen. Die Venen verlaufen in Begleitung der Arterien und fließen über die *V. mesenterica superior* zur *V. portae* (**A10**).

Nerven. s. Duodenum.

Regionäre Lymphknoten. Die Lymphe aus den Dünndarmzotten und der übrigen Darmwand fließt über Lymphgefäße, die die Arterien begleiten, zunächst zur Gruppe der *Lnn. mesenterici juxtaintestinales* (**B14**) auf Höhe der primären Gefäßarkaden, und dann zu den *Lnn. mesenterici superiores*, die den *Lnn. pancreaticoduodenales* benachbart sind und wie diese über die *Lnn. coeliaci* in die *Trunci intestinales* abfließen.

Funktion des Dünndarms

Im Dünndarm finden **Verdauung** und **Resorption** statt. Verdauung ist der *enzymatische Abbau der Nährstoffe in resorbierbare Bestandteile*: Kohlenhydrate werden zu Monosacchariden abgebaut, Eiweiße zu Aminosäuren und Fette zu Fettsäuren und Glycerin. Eine wichtige *Enzymquelle* ist das Sekret der Bauchspeicheldrüse, das in das Duodenum abgegeben wird. Zur Fettverdauung wird Gallensäure benötigt, die ebenfalls in das Duodenum abgegeben wird. Die Darmschleimhaut besitzt *resorbierende* und *schleimbildende Epithelien* sowie *endokrine Zellen*, deren Hormone die Pankreassekretion und die Gallenblasen- und Darmmotorik steuern. Der Speisebrei wird in *Misch- und Transportbewegungen* durch den Dünndarm befördert.

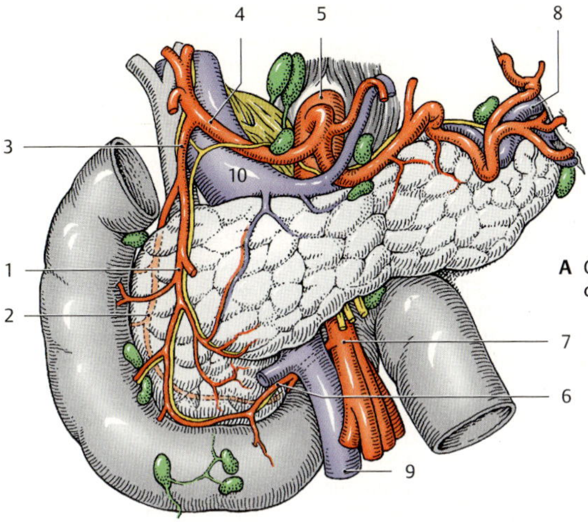

A Gefäße und Nerven des Duodenums

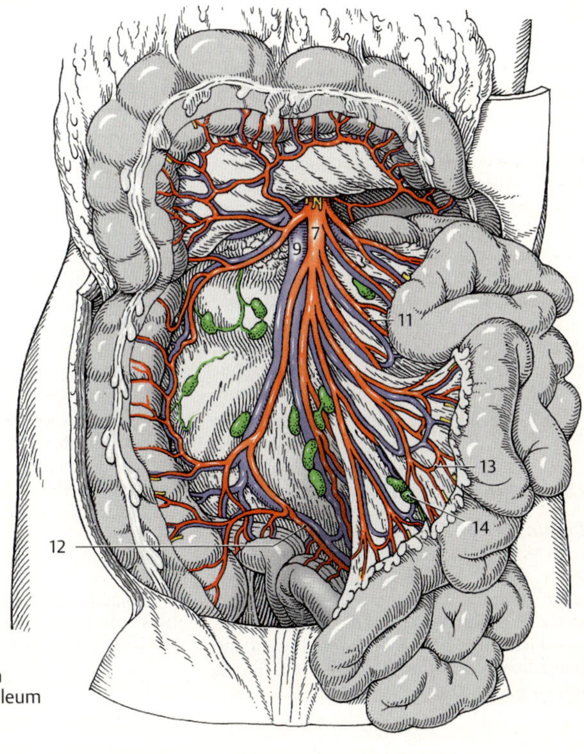

B Gefäße, Nerven und Lymphknoten von Jejunum und Ileum

Dickdarm

Dickdarmabschnitte - Übersicht

Der Dickdarm, **Intestinum crassum**, ist ca. 1,5 – 1,8 m lang. Er bildet in der Pars infracolica der Bauchhöhle einen Rahmen um das Dünndarmkonvolut und gliedert sich in vier Unterabschnitte: Blinddarm, **Zäkum** (**A1**), mit Wurmfortsatz, *Appendix vermiformis* (**AC2**), Grimmdarm, **Colon**, mit den Teilen *Colon ascendens* (**A3**), *Colon transversum* (**A4**), *Colon descendens* (**A5**) und *Colon sigmoideum* (**A6**), Mastdarm, **Rektum** (**A7**), und Analkanal, **Canalis analis** (**A8**). Entwicklungsgeschichtlich sind alle Dickdarmanteile bis auf den Analkanal entodermaler Herkunft, letzterer stammt aus dem Ektoderm.

Typische Merkmale

Zäkum und Kolon weisen charakteristische äußere Merkmale auf, die es leicht machen, diese Dickdarmanteile vom Dünndarm zu unterscheiden. Die Tänien, **Taeniae coli** (**B9**), sind drei etwa 1 cm breite *Verdickungen der äußeren Längsmuskelschicht*. Sie werden nach ihrer Lage am Colon transversum als *Taenia mesocolica*, *Taenia omentalis* und *Taenia libera* (**B10**) bezeichnet. Alle Wandschichten des Dickdarms bilden gemeinsam nicht konstante Kontraktionsfalten, **Plicae semilunares coli** (**B11**), die halbmondförmig in das Darmlumen vorspringen und an der äußeren Wand querverlaufenden Einschnürungen entsprechen. Zwischen zwei Plicae semilunares entstehen außen am Dickdarm Aussackungen, **Haustra coli** (**B12**). Die zipfelförmigen Fettanhängsel der Subserosa werden als **Appendices epiploicae** (**B13**) bezeichnet.

Zäkum und Appendix vermiformis

Zäkum. Der 6 – 8 cm lange sackförmige Anfangsteil des Dickdarms liegt in der *Fossa iliaca dextra;* an seiner medialen Seitenwand mündet das Ileum (**C14**). Die **Taenia mesocolica** zeigt nach hinten und medial, die **Taenia omentalis** nach lateral und hinten, die **Taenia libera** (**C10**) liegt dazwischen. Sie ist von vorne sichtbar.

Appendix vermiformis (AC2). Der Wurmfortsatz geht aus dem *posteromedialen Ende des Zäkums* ab. Seine Lage ist sehr variabel (**D**): In etwa 65% der Fälle ist die Appendix hinter das Zäkum hochgeschlagen, *aufsteigende retrozäkale Lage*, in 31% reicht sie über die Linea terminalis ins kleine Becken, *absteigende Lage*, in über 2% der Fälle liegt sie horizontal hinter dem Zäkum, *transversale retrozäkale Lage*, bei 1% der Menschen liegt sie hochgeschlagen vor dem Ileum, *aufsteigende parazäkale, präiliakale Lage*, bei rund 0,5% liegt sie aufsteigend hinter dem Ileum, *aufsteigend parazäkale, retroiliakale Lage*. Bei der **häufigsten Lagevariante (aufsteigende retrozäkale Lage)** projiziert sich der Abgang der Appendix vermiformis im sog. **McBurney-Punkt** auf die vordere Bauchwand (**E**). Er liegt an der Grenze zwischen dem äußeren und mittleren Drittel einer Linie, die von der Spina iliaca anterior superior bis zum Nabel verläuft. Der Wurmfortsatz ist durchschnittlich 10 cm lang und 6 mm dick. Die drei Tänien des Zäkums (**C**) laufen sternförmig am Abgang des Wurmfortsatzes zusammen, in dessen Wand sie eine *geschlossene Längsmuskelschicht* bilden.

Bauchfellverhältnisse. Sie sind variabel. Das Zäkum kann nahezu allseits von Peritoneum überzogen sein, **Caecum liberum**, und manchmal ein eigenes Meso besitzen. Ist das Zäkum mit der hinteren Bauchwand verlötet, d.h. liegt es sekundär retroperitoneal, spricht man vom **Caecum fixum**. Oberhalb und unterhalb der Einmündung des Ileums in das Zäkum liegt hinter den beiden Bauchfellfalten **Plica caecalis vascularis** und **Plica ileocaecalis** je eine Bauchfelltasche, **Recessus ileocaecalis superior** und **Recessus ileocaecalis inferior** (**C15**). Häufig findet man auch rechts hinter dem Zäkum einen **Recessus retrocaecalis** (**C16**).
Die Appendix vermiformis liegt intraperitoneal und besitzt ein eigenes Meso, **Mesoappendix** (**C17**).

Klinischer Hinweis. Anhand des Tänienverlaufs kann die Appendix vermiformis vom Chirurgen leicht gefunden werden.

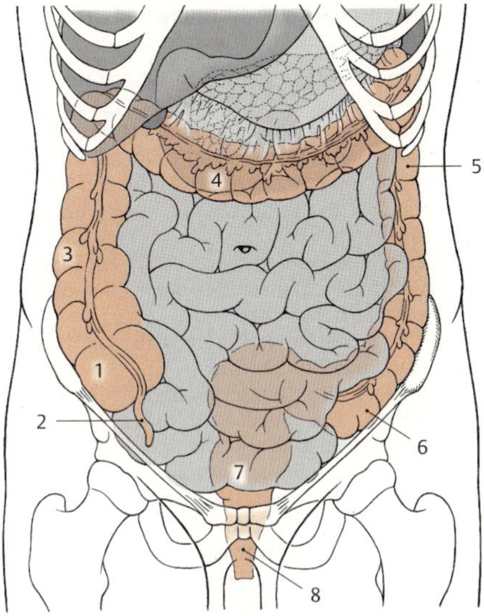

A Dickdarmabschnitte, Lage

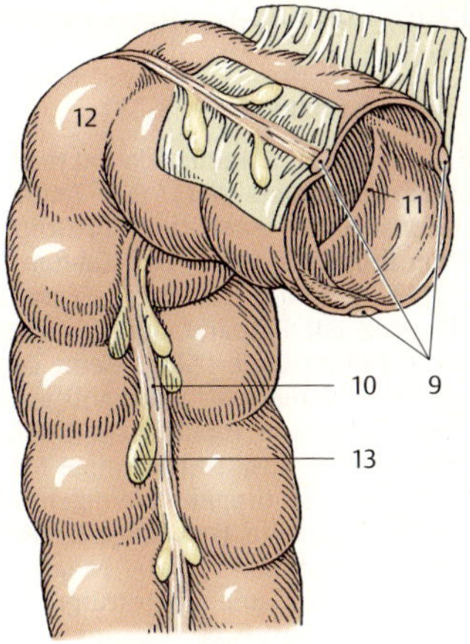

B Merkmale des Dickdarms rechte Kolonflexur

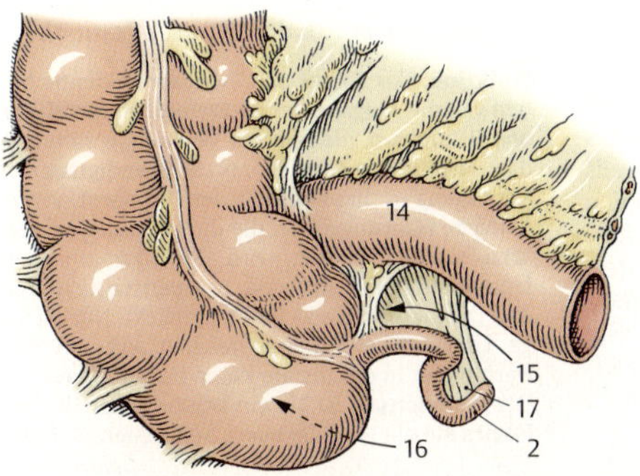

C Blinddarm mit Wurmfortsatz

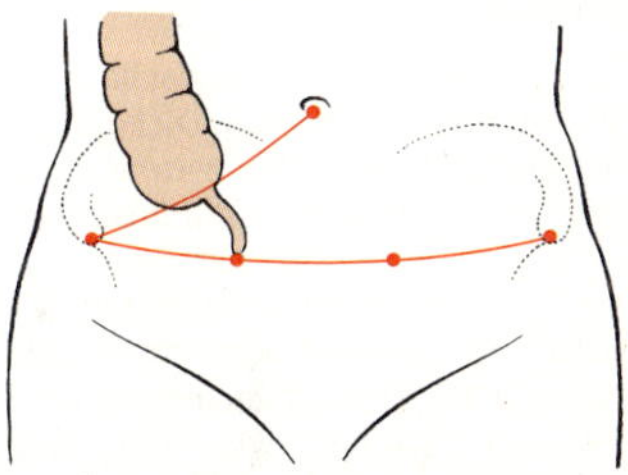

E Projektion des Wurmfortsatzes auf die Bauchwand

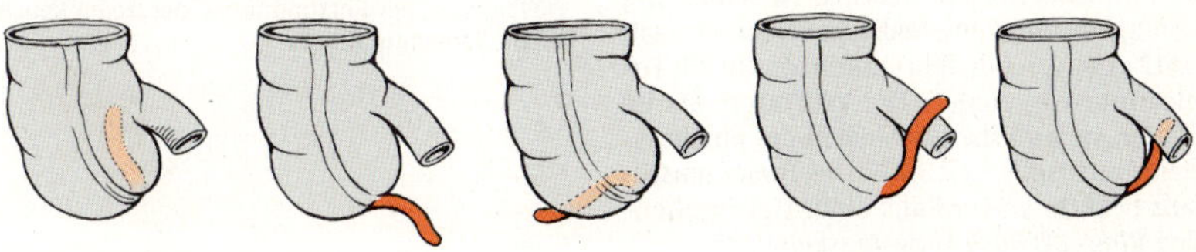

D Lagevarianten des Wurmfortsatzes

Zäkum und Appendix vermiformis, Fortsetzung

Schleimhautrelief

Im Inneren des Zäkums erkennt man bereits **Plicae semilunares** (**A1**). Das Ileum (**AB2**) stülpt sich über zwei Schleimhautlippen, **Labrum ileocaecale** (**AB3**) und **Labrum ileocolicum** (**AB4**), in das Zäkum ein. Diese begrenzen eine am Präparat quergestellte Mündung, **Ostium ileale** (**AB5**). Beim Lebenden wölben sich diese Schleimhautlippen stark in das Zäkum vor, **Papilla ilealis** (**B6**), und begrenzen eine eher sternförmige Mündung. Die Schleimhautlippen vereinigen sich seitlich zu einer Falte, **Frenulum ostii ilealis** (**A7**). Schleimhautlippen und Falten, deren Grundlage v.a. die eingestülpte Muskelschicht des terminalen Ileums ist, verhindern gemeinsam, daß Dickdarminhalt in den Dünndarm zurückgelangt.
Etwas tiefer als das Ileum mündet die Appendix vermiformis über das **Ostium appendicis vermiformis** (**AB8**) in das Zäkum.

Feinbau

Zäkum (C). Der histologische Aufbau entspricht dem der übrigen Dickdarmabschnitte. Die **Tunica mucosa** ist *zottenlos* und besitzt nur noch Krypten, *Glandulae intestinales* (**C9**), die besonders tief und eng gestellt sind. Das Epithel besteht aus *Saumzellen* (**C10**) mit hohem *Bürstensaum* und *Becherzellen* (**C11**). Die **Tela submucosa** enthält stellenweise *Lymphfollikel*. Die *Ringmuskelschicht* der **Tunica muscularis** ist gleichmäßig ausgebildet, während die *Längsmuskelschicht* im wesentlichen auf die drei Tänien reduziert ist.
Appendix vermiformis (D). Auch hier entspricht der Feinbau grundsätzlich dem des übrigen Dickdarms. Die Krypten sind jedoch nicht sehr tief. Typisch für die Appendix vermiformis ist die massive Ansammlung von Lymphfollikeln, **Nodi lymphatici aggregati** (**D12**), die von der Tela submucosa in die Tunica mucosa reichen. Der Wurmfortsatz ist als ein **wesentlicher Bestandteil des Immunsystems** anzusehen (S. 350). Die **Tunica muscularis** besteht sowohl aus einer durchgehenden *Ring- als auch Längsmuskelschicht*.

Gefäß-, Nervenversorgung und Lymphabfluß

Arterien (E). Beide Dickdarmabschnitte werden aus der **A. ileocolica** (**E13**) versorgt, die als letzter Ast aus der *A. mesenterica superior* hervorgeht. Sie teilt sich auf in:
die *A. appendicularis* (**E14**) für den Wurmfortsatz, die in dessen Mesenteriolum verläuft,
die *A. caecalis anterior* (**E15**) zur Vorderwand des Zäkums, die in der *Plica caecalis vascularis* verläuft,
die *A. caecalis posterior* (**E16**) zur Hinterwand des Zäkums und
die *Rr. ileales* zum terminalen Ileum (**E17**).
Venen. Der venöse Abfluß erfolgt über gleichnamige Venen, die über die *V. mesenterica superior* zur *Pfortader* gelangen.
Nerven. Die vegetative Innervation ist identisch mit der des Dünndarms.
Regionäre Lymphknoten. Im Winkel zwischen Ileum und Zäkum liegen *Lnn. ileocolici, Lnn. precaecales, retrocaecales* und *Lnn. appendiculares*, welche die Lymphe aus dem Zäkum und der Appendix vermiformis sammeln. Diese gelangt dann über die *Mesenteriallymphknoten* zu den *Trunci intestinales.*

Funktion. Das **Zäkum** und die **Kolonabschnitte** haben v.a. die Aufgabe der **Rückresorption von Wasser und Elektrolyten**, die mit den Verdauungssäften in das Darmlumen gelangen. Nach Beendigung der Verdauung im Ileum erhält der Dickdarm unverdauliche Nahrungsreste, die durch Bakterien zersetzt werden. Hierzu wird der Darminhalt in langsamer Peristaltik und Antiperistaltik durch den Dickdarm bewegt und eingedickt. Nur wenige Transportbewegungen reichen aus, um den Darminhalt in das distale Kolon zu befördern.
Der **Wurmfortsatz** ist als ein wesentlicher Ort der **lokalen Abwehr von Infektionen** anzusehen (S. 368).

Klinischer Hinweis. Als Organ der Infektabwehr kann der Wurmfortsatz heftig und überschießend reagieren. Eine Entzündung, **Appendizitis**, kann zum Wanddurchbruch und damit zur Ausbreitung der Entzündung in der freien Bauchhöhle, **Peritonitis**, führen.

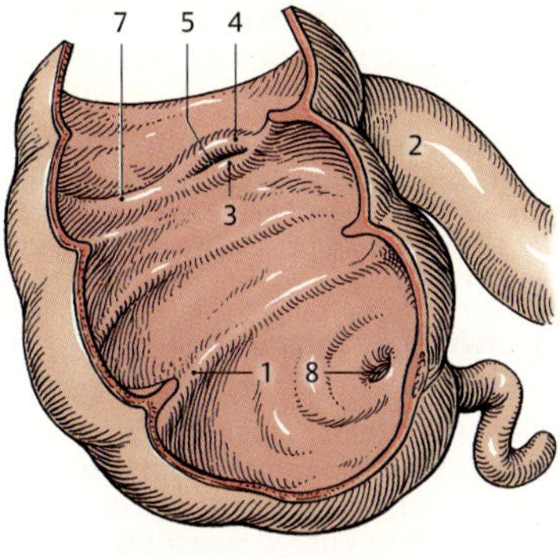

A Schleimhautrelief an der Hinterwand des Blinddarms

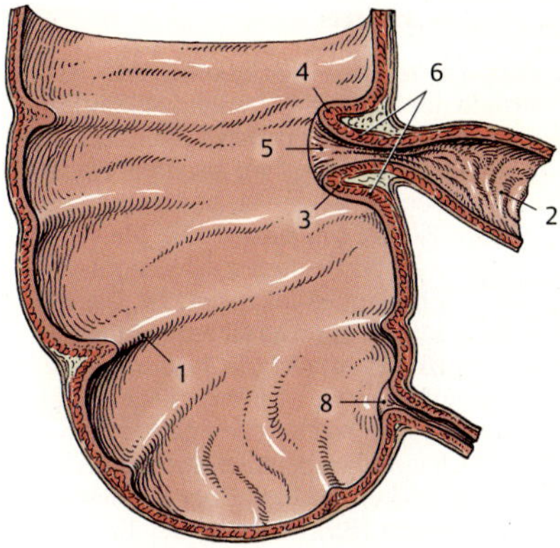

B Einstülpung des Ileums und Abgang des Wurmfortsatzes

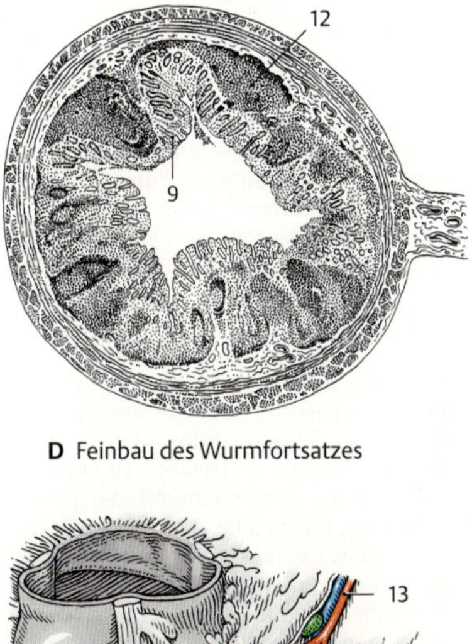

D Feinbau des Wurmfortsatzes

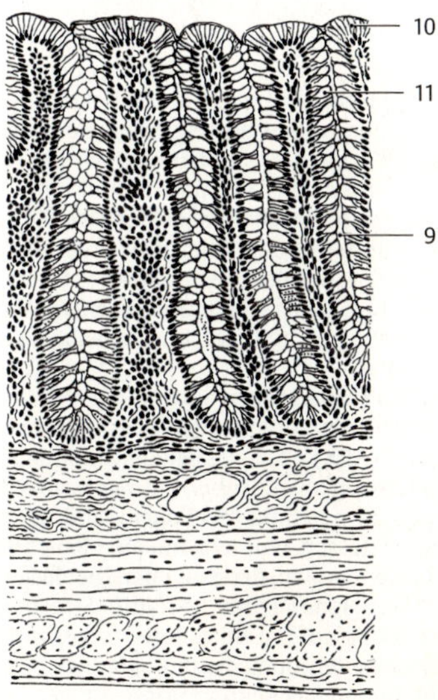

C Feinbau der Dickdarmwand

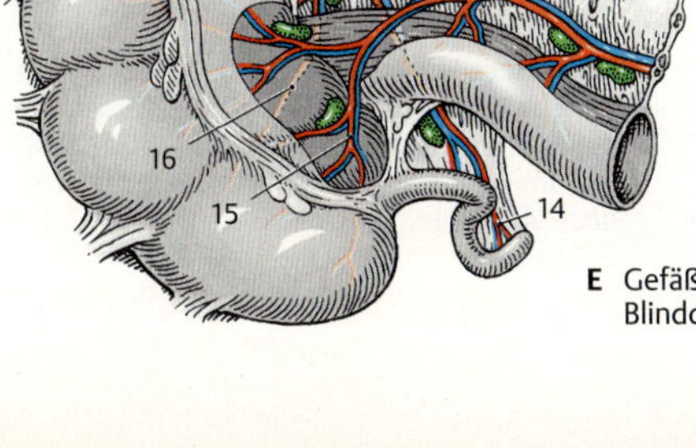

E Gefäße und Lymphknoten von Blinddarm und Wurmfortsatz

Kolonabschnitte

Colon ascendens. Das Zäkum (**A1**) geht oberhalb der Mündung des Ileums kontinuierlich in den aufsteigenden Kolonschenkel (**A2**) über. Dieser liegt im rechten Unterbauch und erstreckt sich bis zur rechten Kolonflexur, **Flexura coli dextra** (**A3**), die meist zwischen rechtem unteren Nierenpol und rechtem Leberlappen lokalisiert ist. Das Colon ascendens liegt **sekundär retroperitoneal**.

Colon transversum (A4). Es beginnt an der rechten Kolonflexur, ist **intraperitoneal** gelegen und in seiner generellen Lage sehr variabel. Es kann in Nabelhöhe liegen oder bis ins kleine Becken reichen. Über das **Mesocolon transversum** (**B5**) ist es an der hinteren Bauchwand befestigt (S. 189 **A**). Weitere peritoneale Verbindungen hat es über das **Lig. hepatocolicum** zur Leber und das **Lig. gastrocolicum** zum Magen.

Colon descendens. An der unterhalb der linken Zwerchfellkuppel gelegenen **Flexura coli sinistra** (**A6**) biegt das Querkolon spitzwinkelig in den absteigenden Kolonschenkel (**A7**) um. Der starke Knick wird in seiner Lage durch das **Lig. phrenicocolicum** fixiert und kann für die Passage des Darminhaltes ein Hindernis darstellen. Das Colon descendens liegt auf der linken Seite des Unterbauches und ist als **sekundär retroperitoneal** gelegenes Organ mit der hinteren Bauchwand verlötet.

Colon sigmoideum. In der linken Fossa iliaca geht das Colon descendens in das Sigmoid (**AB8**) über, das wiederum **intraperitoneal** gelegen und über ein **Mesosigmoideum** (**A9**) an der hinteren Bauchwand befestigt ist. In dessen Wurzel kann eine Bauchfelltasche entstehen, **Recessus intersigmoideus**. Das Colon sigmoideum verläuft S-förmig in Richtung auf die Mittellinie, wo es in Höhe des zweiten oder dritten Sakralwirbels endet und in das Rektum übergeht.

Die genannten Kolonabschnitte weisen alle die **charakteristischen Dickdarmmerkmale** auf und haben jeweils drei Tänien, von denen nur die *Taenia libera* (**A10**) *frei zu übersehen* ist. Bei allen sekundär retroperitoneal gelegenen Abschnitten weisen die Taenia mesocolica und die Taenia omentalis zur hinteren Bauchwand, beim Colon transversum liegt die Taenia mesocolica am Ansatz des Mesocolon transversum und die Taenia omentalis am Ansatz des Omentum majus (**A11**).

Schleimhautrelief und Feinbau. Das Schleimhautrelief ist durch **Plicae semilunares** geprägt, der Feinbau entspricht dem beim Zäkum Gesagten (S. 204). Die **Krypten** werden analwärts allmählich flacher.

Gefäß-, Nervenversorgung und Lymphabfluß

Arterien (B). Colon ascendens und der größte Teil des Colon transversum (etwa $^2/_3$) werden über die **A. colica dextra** und die **A. colica media** (**B12**) aus der *A. mesenterica superior* versorgt (S. 201 **B**). Die A. colica dextra anastomosiert meist sowohl mit der *A. ileocolica* als auch mit der *A. colica media*. Das linke Drittel des Querkolons wird ebenso wie das Colon descendens über die **A. colica sinistra** (**B13**) aus der *A. mesenterica inferior* (**B14**) gespeist. Zwischen A. colica media und A. colica sinistra – also zwischen dem Stromgebiet der A. mesenterica superior und dem der A. mesenterica inferior – ist eine Anastomose ausgebildet. An die A. colica sinistra schließt sich die **A. sigmoidea** (**B15**) an. Auch diese Gefäße sind über eine Anastomose verbunden.

Venen. Die gleichnamigen Venen verlaufen parallel zu den Arterien und fließen über die *V. mesenterica superior* oder die *V. mesenterica inferior* (**B16**) zur *V. portae hepatis*.

Nerven. Bis zu einem Punkt zwischen mittlerem und linkem Drittel des Querkolons (**Cannon-Böhm-Punkt**) stammen die Fasern des **Parasympathicus** aus dem *N. vagus*, ab diesem Punkt haben sie ihren Ursprung im *sakralen Rückenmark* in Höhe von S2 – S5 und ziehen rückläufig über *Nn. splanchnici sacrales* zu den vegetativen Plexus entlang der Blutgefäße. Die **sympathischen** Fasern entstammen dem *Plexus mesentericus superior* bzw. dem *Plexus mesentericus inferior* (**B17**).

Regionäre Lymphknoten. Direkt am Kolon liegen die **Lnn. paracolici**, entlang der versorgenden Gefäßstämme die **Lnn. colici** (**B18**), die über die *Lnn. mesocolici* zu den *Lnn. coeliaci* abfließen.

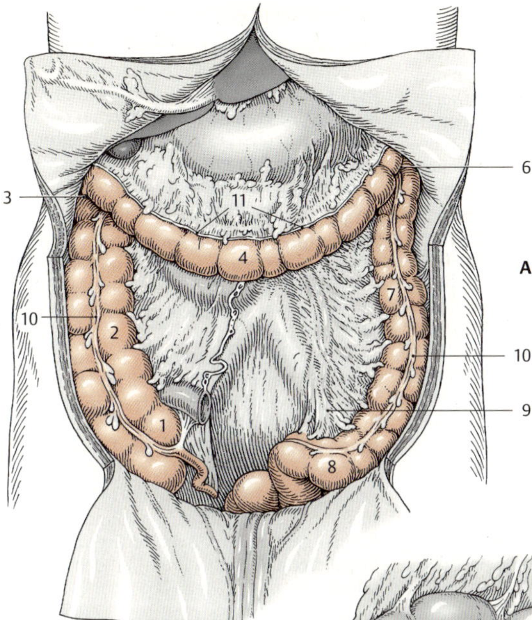

A Kolonabschnitte, Lage

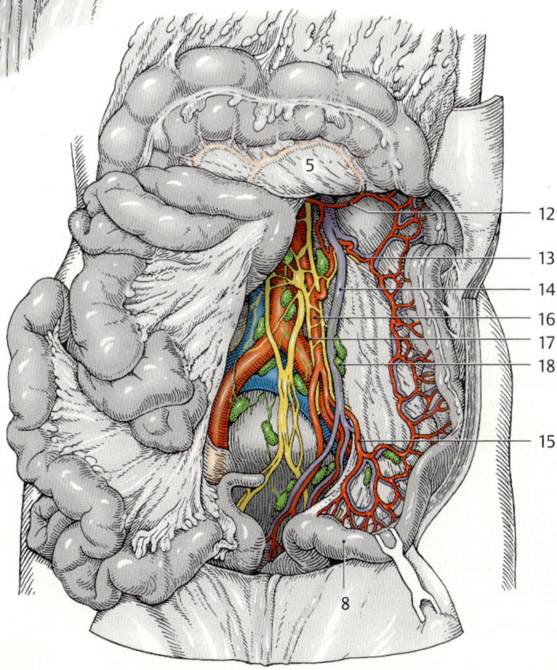

B Gefäße, Nerven und Lymphknoten im linken Unterbauch

Rektum und Analkanal

In Höhe des zweiten oder dritten Sakralwirbels geht das Colon sigmoideum (**A1**) in den Mastdarm, **Rektum** (**A2**), über. Dieser Darmabschnitt ist ca. 15 cm lang. Er liegt im kleinen Becken in der von Sakral- und Steißwirbeln gebildeten, nach vorne offenen Konkavität der Wirbelsäule, **Flexura sacralis recti** (**A3**). An der **Flexura anorectalis** (**A4**), einer nach vorn konvexen Krümmung, biegt das Rektum zum Durchtritt durch das *Diaphragma pelvis* nach hinten um und geht in den Analkanal über. Neben den *Krümmungen in der Sagittalebene* weist das Rektum auch *Krümmungen in der Frontalebene* (**Flexurae laterales**) auf. Es besitzt nicht mehr die typischen Dickdarmmerkmale Haustren, Appendices epiploicae und Tänien, und seine *Längsmuskelschicht ist einheitlich geschlossen.*

Der Analkanal, **Canalis analis** (**A5**), ist der etwa 4 cm lange letzte Abschnitt des Darmrohrs, der von einem komplizierten Sphinktersystem umgeben wird und über die Analöffnung, **Anus** (**A6**), mündet.

Im oberen Abschnitt wird das Rektum auf seiner Vorderseite von Peritoneum überzogen. Es schlägt hier im männlichen Becken unter Bildung einer Bauchfelltasche, **Excavatio rectovesicalis**, auf die Harnblase um, im weiblichen Becken auf den Uterus, **Excavatio rectouterina** (**A7**). Das Rektum liegt im *oberen Abschnitt retroperitoneal*, dann wie der Analkanal *extraperitoneal.*

Schleimhautrelief und Feinbau. Oberhalb des Analkanals kann das Rektum zur **Ampulla recti** aufgedehnt sein. Ins Innere des Rektums springen meist drei konstante Querfalten, **Plicae transversae recti**, kulissenartig vor. Die obere und die untere kommen von links, die mittlere und größte kommt von rechts, **Kohlrausch-Falte** (**A8**). Sie liegt ca. 6 cm vom Anus entfernt und entspricht im weiblichen Becken höhenmäßig dem tiefsten Punkt der Peritonealhöhle, d. h. der Excavatio rectouterina.

Der **Wandaufbau** des Rektums ist dem des übrigen Dickdarms analog.

Sphinkterapparat

Der Analkanal wird von einem kompliziert aufgebauten Schließmuskelsystem umgeben. Es besteht innen aus der glatten Muskulatur des **M. sphincter ani internus** (**BCD9**), außen aus quergestreifter Muskulatur, **M. sphincter ani externus** (**BCD10**), der sich kaudal an die Beckenbodenmuskulatur des *M. levator ani* anschließt.

M. sphincter ani internus. Er ist die *verstärkte Fortsetzung der Ringmuskelschicht* der Tunica muscularis der Darmwand und reicht bis zur **Linea anocutanea**, wo er als Ring zu tasten ist.

M. sphincter ani externus. Er umgibt außen den glattmuskulären Teil und wird entsprechend der Nomenklatur in drei Höhenabschnitte gegliedert: *Pars subcutanea* (**B10 a**), *Pars superficialis* (**B10 b**) und *Pars profunda* (**B10 c**). Über das *Corpus anococcygeum* (**AD11**) ist der M. sphincter ani externus mit dem Steißbein verbunden. Nach kranial geht er ohne scharfe Grenze in den **M. puborectalis** (**B12**), einem Teil des *M. levator ani*, über.

Eine dünne Lage längs orientierter glatter Muskelzellen (**B-D13**) trennt den M. sphincter ani externus und den M. sphincter ani internus. Diese Längsmuskelbündel stellen die *Fortsetzung der Längsmuskelschicht* der Tunica muscularis der Darmwand dar und strahlen fächerförmig als **M. corrugator ani** in die perianale Haut ein. Auf ihrem Weg dorthin durchsetzen sie den subkutanen Teil des quergestreiften Sphinkters.

Der **M. sphincter ani** internus befindet sich normalerweise in einem *Zustand der Dauerkontraktion*, der im wesentlichen vom Symphaticus unterhalten wird. Der **M. sphincter ani externus** besitzt ebenso einen *unwillkürlichen Dauertonus*, wird aber auch *willkürlich* vom N. pudendus innerviert.

CD14 Corpus perineale, **CD15** Fossa ischioanalis, **D16** Bulbus penis

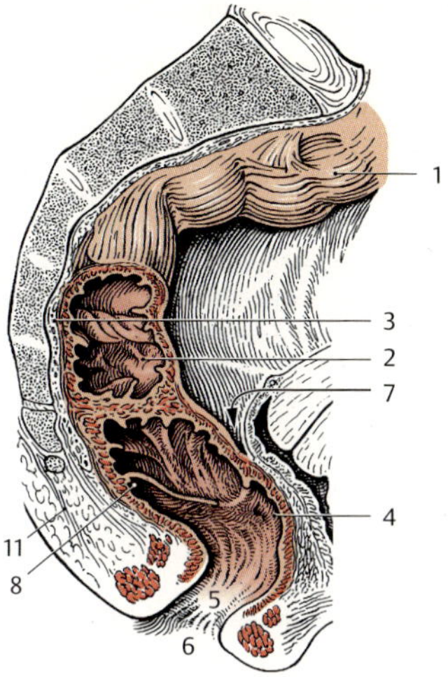

A Rektum und Analkanal

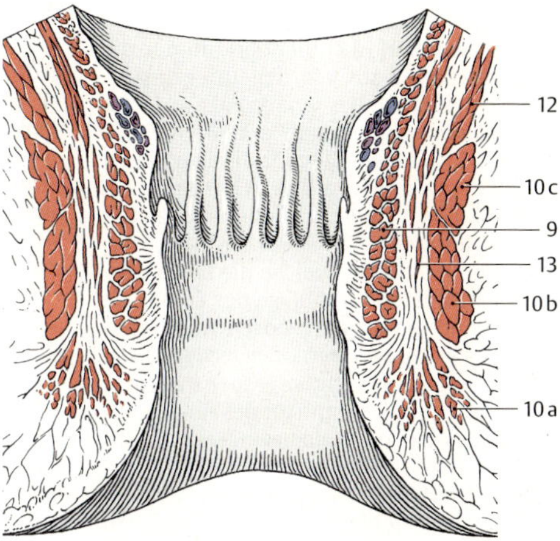

B Sphinkterapparat, Frontalschnitt

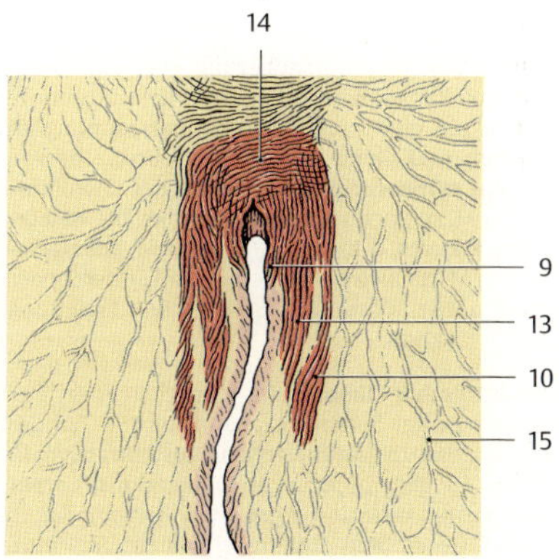

C Sphinkterapparat weiblich, Querschnitt, subkutan

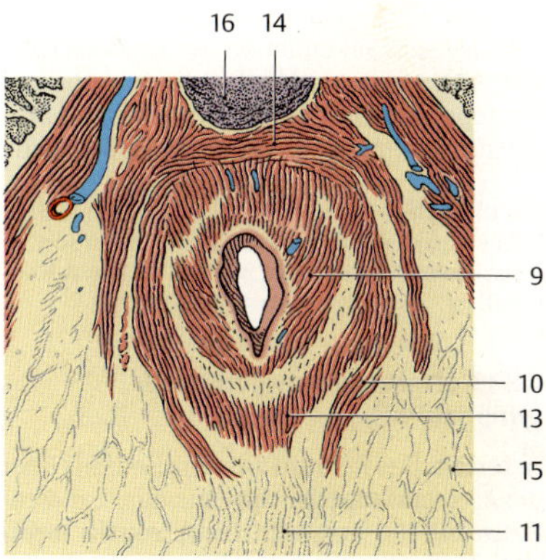

D Sphinkterapparat männlich, Querschnitt

Rektum und Analkanal, Fortsetzung

Schleimhautrelief und Feinbau des Analkanals

Schleimhautrelief. Der Übergang vom Rektum zum Analkanal wird durch die am oberen Ende der **Columnae anales** (**A1**) gelegene **Junctio anorectalis** (**A2**) markiert, an der die Rektumschleimhaut von der unregelmäßigen Schleimhaut des Analkanals abgelöst wird. Die Columnae anales sind *6–10 längs gestellte Schleimhautfalten*, zwischen denen Einbuchtungen, **Sinus anales** (**A3**), liegen. Am unteren Ende sind die Columnae anales durch Querfalten, **Valvulae anales** (**A4**), miteinander verbunden, welche die **Linea pectinata** markieren. Grundlage der Columnae anales sind die arteriovenösen Anastomosen des sog. **Corpus cavernosum recti** (**A5**), die von der *A. rectalis superior* gespeist werden.
Histologie. Die Schleimhaut des Analkanals ist im Bereich der **Columnae anales** wechselnd von *hochprismatischem Epithel* und von *mehrschichtig unverhorntem Plattenepithel* ausgekleidet. Analwärts folgt ein Schleimhautstreifen, **Zona transitionalis analis** (**A6**), die ausschließlich von *mehrschichtig unverhorntem Plattenepithel* bedeckt ist und makroskopisch weiß aussieht. Hier ist die Schleimhaut sehr schmerzempfindlich und fest mit den darunterliegenden Schichten verwachsen. Sie endet an der **Linea anocutanea** (**A7**), wo das mehrschichtig unverhornte Plattenepithel in das *mehrschichtig verhornte Plattenepithel* der äußeren Haut übergeht.

Klinischer Hinweis. Ein Vorfallen der Gefäßknäuel aus den Columnae anales führt zu sog. **inneren Hämorrhoiden**, deren Blutung hellrot, d. h. arteriell ist.

Gefäß-, Nervenversorgung und Lymphabfluß

Arterien. Das Rektum wird großenteils über die **A. rectalis superior** (**B8**) aus der *A. mesenterica inferior* versorgt. **Die A. rectalis media** (**B9**) (← *A. iliaca interna*) ist inkonstant und tritt auf Höhe des Beckenbodens an die Rektumwand. Die **A. rectalis inferior** (**B10**) aus der *A. pudenda interna* versorgt den Analkanal und den M. sphincter ani externus.

Venen. Die Venen bilden um das Rektum einen **Plexus venosus rectalis**, der entsprechend den arteriellen Versorgungsgebieten über die **V. rectalis superior** zur *V. mesenterica inferior* und damit zur *Pfortader* oder über **Vv. rectales mediae** und **inferiores** zur *V. iliaca interna* und damit zur *V. cava inferior* abgeleitet wird.
Nerven. Die vegetativen Nerven für das Rektum und den Analkanal stammen aus dem *sakralen Teil des Parasympathicus* und dem *lumbalen Teil des Sympathicus.* Sie erreichen die Organe über den **Plexus hypogastricus inferior** (**B11**).
Regionäre Lymphknoten. Die Lymphe aus dem Rektum fließt über **Lnn. rectales superiores**, die entlang der *A. rectalis superior* liegen, zu den *Lnn. mesenterici inferiores.* Die Lymphe aus dem Analkanal gelangt hingegen zu den **Lnn. inguinales superficiales.**

Funktion

Die Funktionen von Rektum und Analkanal lassen sich mit den Oberbegriffen **Kontinenz** und **Defäkation** zusammenfassen.

Kontinenz. Durch den **Dauertonus der Sphinkteren** ist die Analöffnung normalerweise verschlossen. Der **M. puborectalis**, der eine Schlinge um die Flexura perinealis recti bildet, zieht diese nach vorn und verschließt den Analkanal zusätzlich. Außerdem ist ein blutgefülltes **Corpus cavernosum recti** unterstützend an der Abdichtung des Analkanals beteiligt.
Defäkation. Der Kotentleerung geht ein Transport von Kot aus dem Kolon in das Rektum voraus. Dieser ruft eine zunehmende Wandspannung im Rektum und damit den Defäkationsreiz hervor, der zur **reflektorischen Entspannung** des unwillkürlichen M. sphincter ani internus führt. Die **willkürlichen Faktoren**, d. h. *Erschlaffung des M. puborectalis*, des *M. sphincter ani externus* und *Einsetzen der Bauchpresse*, führen zur willentlichen Einleitung der Defäkation.

Klinischer Hinweis. Im klinischen Sprachgebrauch ist der Sphinkterapparat nur ein Teil des sog. **Kontinenzorgans** (bestehend aus *Rektum, Analkanal, Sphinkterapparat, M. puborectalis, Corpus cavernosum recti* und *vegetativen Nerven*), das in seiner Gesamtheit den regelrechten Verschluß des Enddarms, die Stuhlkontinenz, sichert.

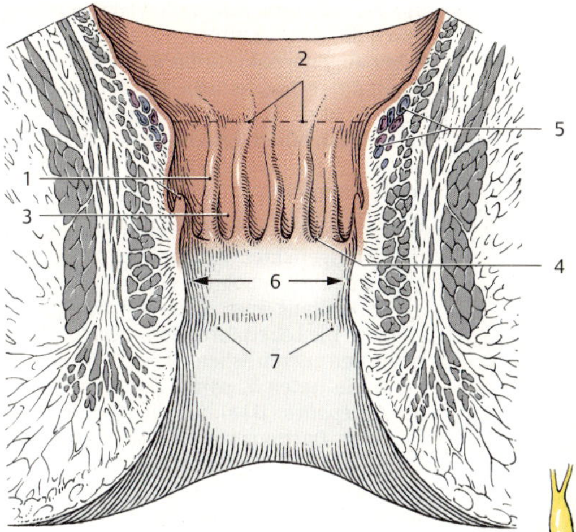

A Schleimhautrelief unteres Rektum und Analkanal

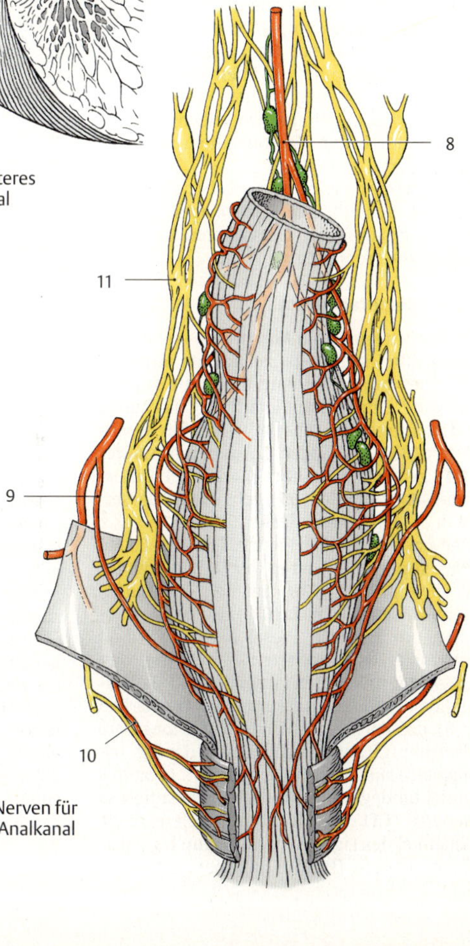

B Gefäße und Nerven für Rektum und Analkanal

Leber

Makroskopischer Aufbau

Die Leber, **Hepar** (**A1**), liegt großenteils unter der rechten Zwerchfellkuppel und hat eine braunrote Farbe. Ihr unterer Rand fällt mit dem des rechten Rippenbogens zusammen. In der Medioklavikularlinie zieht der Leberrand schräg durch die mittlere Oberbauchregion, Epigastrium, nach links.
Die Leber ist bis auf die Area nuda von Peritoneum viscerale überzogen, d.h. sie liegt **intraperitoneal**. Sie ist über das *Lig. falciforme hepatis* mit dem Peritoneum parietale der vorderen Bauchwand, über das *Omentum minus* bzw. über das *Lig. hepatoduodenale* mit dem Duodenum und über das *Lig. hepatogastricum* mit der kleinen Kurvatur des Magens verbunden. Die Oberfläche der Leber ist durch den Peritonealüberzug spiegelnd glatt.
Makroskopisch wird an der Leber eine konvexe Zwerchfellfläche, **Facies diaphragmatica**, von einer kompliziert gestalteten **Facies visceralis** unterschieden.

Facies diaphragmatica

Sie hat verschiedene Abschnitte, von denen der größte nach vorne zeigt, **Pars anterior** (**B**). Die Vorderseite wird durch die sagittal gestellte Bauchfellduplikatur, **Lig. falciforme** (**BC2**), in rechten Leberlappen, **Lobus hepatis dexter** (**B3**), und linken, **Lobus hepatis sinister** (**B4**), geteilt. Am deutlich markierten Unterrand, **Margo inferior** (**B5**), geht die Vorderseite in die Eingeweidefläche über.
Der nach kranial zeigende Teil der Leber, **Pars superior** (**C**), ist in der Umgebung der V. cava inferior (**CD6**) mit dem Zwerchfell verwachsen, **Area nuda** (**C7**), also frei von Peritoneum viscerale. Dieser Bereich wird an einer herauspräparierten Leber von den Umschlagstellen des viszeralen auf das parietale Peritoneum umrahmt, **Lig. coronarium** (**C8**), das nach rechts in das *Lig. triangulare dextrum* (**C9**) und nach links in das *Lig. triangulare sinistrum* (**C10**) ausläuft. Letzteres endet bindegewebig in der *Appendix fibrosa hepatis* (**C11**). Nach vorne laufen beide Schenkel des Lig. coronarium zum Lig. falciforme hepatis (**BC2**) zusammen. Links vor der V. cava inferior liegt das Herz, getrennt durch das Zwerchfell, der Pars superior der Leber an, *Impressio cardiaca*. Die **Pars dextra** ist der rechte, seitliche Teil der Facies diaphragmatica und die **Pars posterior** der kleine nach hinten gerichtete Abschnitt.

Facies visceralis

Sie ist schräg von hinten oben nach vorne unten ausgerichtet und hat enge Beziehungen zu den benachbarten Organen. Sie wird durch **H-förmig angeordnete Furchen** untergliedert. Die Leberpforte, **Porta hepatis** (**D12**), bildet den queren Schenkel des H. An der Leberpforte treten *V. portae* (**D13**), *zwei Äste der A. hepatica* (**D14**) und die *Nerven* in die Leber ein, *Ductus hepaticus dexter* (**D15**) und *Ductus hepaticus sinister* (**D16**) verlassen sie, ebenso die *Lymphgefäße*. Auf der **linken Seite** wird die sagittale Furche des H von der **Fissura ligamenti teretis** (**D17**) gebildet, die das *Lig. teres hepatis* (**D18**), den bindegewebigen Rest der *V. umbilicalis*, beherbergt, und der **Fissura ligamenti venosi** (**D19**), die das *Lig. venosum* (**D20**), den bindegewebigen Rest des *Ductus venosus*, enthält. Auf der **rechten Seite** besteht die sagittale Furche aus der **Fossa vesicae biliaris**, die die Gallenblase, *Vesica biliaris* (**D21**), beherbergt, und dem **Sulcus venae cavae** (**D22**), der Rinne für die *untere Hohlvene* (**CD6**). Der linke sagittale Schenkel des H trennt rechten und linken Leberlappen, durch den rechten sagittalen Schenkel wird ventral ein **Lobus quadratus** (**D23**) und dorsal ein **Lobus caudatus** (**D24**) vom rechten Leberlappen abgegrenzt. Der Lobus caudatus springt mit seinem *Processus papillaris* nach kaudal vor, mit dem *Processus caudatus* ragt er in den Lobus dexter.
Auf der Facies visceralis hinterlassen die benachbarten Organe an der fixierten Leber sichtbare Abdrücke: Auf der **linken Seite** wird neben einem hervorspringenden Wulst, *Tuber omentale* (**D25**), die *Impressio oesophageale* (**D26**) und die *Impressio gastrica* (**D27**) unterschieden. **Rechts** sind es die *Impressio duodenalis* (**D28**), die *Impressio colica* (**D29**), die *Impressio renalis* (**D30**) und die *Impressio suprarenalis* (**D31**).

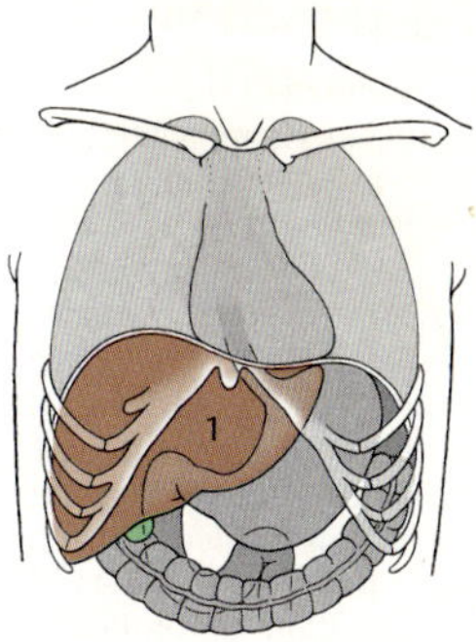

A Lage der Leber

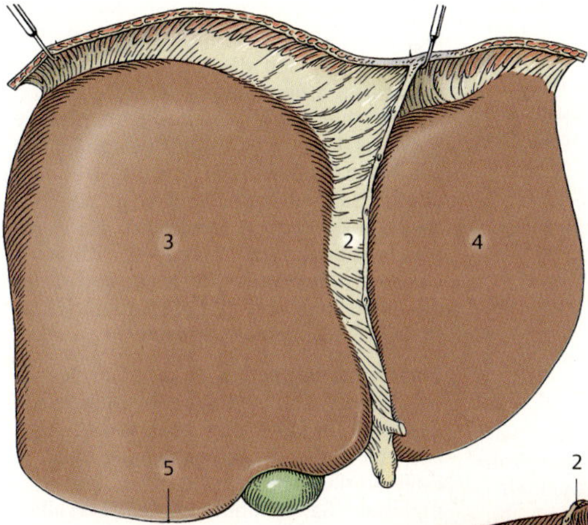

B Leber von vorn

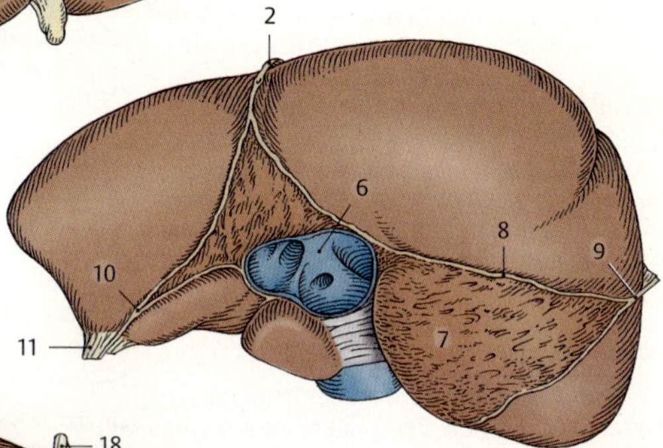

C Leber von oben

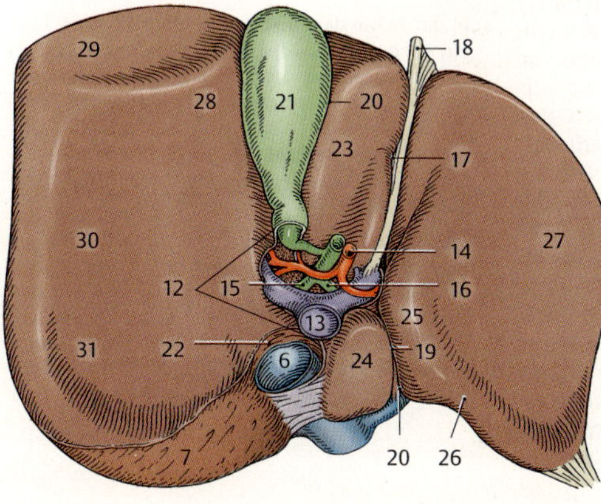

D Viszeralfläche der Leber

Segmentaufbau

Während die Leber makroskopisch deskriptiv in Leberlappen gegliedert wird, kann sie nach dem **Aufteilungsmuster der intrahepatischen Gefäße**, d. h. der *V. portae*, der *A. hepatica* und der *Gallengänge*, in **Lebersegmente** eingeteilt werden. Diese sind variabel und werden in der Literatur unterschiedlich dargestellt. Im wesentlichen werden ein rechtes Aufteilungsgebiet, **Pars hepatis dextra**, und ein linkes Aufteilungsgebiet, **Pars hepatis sinistra**, unterschieden. Letzteres kann nochmals in einen *medialen* und in einen *lateralen Abschnitt* untergliedert werden (S. 217 **A**). Die Segmentgrenzen, d. h. die funktionellen Leberlappen, stimmen nicht exakt mit den Grenzen von rechtem und linkem Leberlappen überein.

Feinbau

Die Leber wird außen von einer bindegewebigen Kapsel, **Tunica fibrosa**, überzogen, von der aus ein bindegewebiges Gerüst gemeinsam mit Gefäßen in das Organinnere zieht, *Capsula fibrosa perivascularis*. In den Maschen dieses Bindegewebsgerüsts liegen die Leberepithelzellen, **Hepatozyten** (**A1**). Bindegewebe, Hepatozyten und Leitungsbahnen bilden die architektonischen Baueinheiten der Leber, die Leberläppchen, **Lobuli hepatis** (**AB2**).

Lobuli hepatis

Zentralvenenläppchen. Im Zentrum dieser Baueinheit liegt die Zentralvene, **V. centralis** (**AB3**). Das Läppchen ist polygonal und von wenig Bindegewebe umgeben. Dieses verdichtet sich in den Ecken zwischen den Läppchen zu dreieckigen Feldern, **periportales Feld** (**B4**). Hier verlaufen je ein Ast der Pfortader, *V. interlobularis* (**A5**), ein Ast der A. hepatica propria, *A. interlobularis* (**A6**), und ein ableitender Gallengang, *Ductus interlobularis* (**A7**), die als **Glisson-Trias** zusammengefaßt werden. Die Leberepithelzellverbände sind zur Läppchenperipherie hin radiär ausgerichtet und bestehen aus Zellplatten, zwischen denen lange, ebenfalls radiär ausgerichtete **sinusoide Kapillaren** (**A8**) liegen. In diese münden sowohl *Äste der A. hepatica propria* als auch *der V. portae*, sie erhalten somit sauerstoff- und nährstoffreiches Blut, das nach Stoffaustausch mit den Hepatozyten über die *V. centralis*, *Sammelvenen* und letztendlich über *Vv. hepaticae* abfließt. Zwischen der Gefäßwand der Lebersinusoide und der Leberzelloberfläche liegt ein Spalt, **Perisinusoidalraum** (**CD9**) (Disse-Raum), in den die *Mikrovilli* (**D10**) der Hepatozyten hineinragen, ferner enthält er Fettspeicherzellen, sog. *Ito-Zellen*. Die Gefäßwand der Lebersinusoide besteht aus **gefenstertem Endothel** (**D11**) mit nur rudimentärer Basalmembran. Sie enthält phagozytierende Zellen, sog. **Sternzellen**. Die in den Perisinusoidalraum ragenden Mikrovilli kommen direkt mit Stoffen in Berührung, die aus dem Blut durch die Kapillarfenster in den Disse-Raum eindringen.

Portalvenenläppchen (B). Bei dieser Betrachtungsweise liegt das **periportale Feld** im Zentrum des Leberläppchens. Ausschlaggebend hierfür ist die **Flußrichtung der Galle**. Die Galle wird von den Hepatozyten produziert und in die Gallenkapillaren, **Canaliculi biliferi** (**C12**), abgegeben. Diese sind röhrchenförmige, durch Zellkontakte seitlich verschlossene *Spalten zwischen den Leberzellen*. Die Galle fließt aus der Region der Zentralvenen zu den interlobulären Gängen, die ihrerseits zu Gallenausführungsgängen, **Ductuli biliferi**, werden und zum **Ductus hepaticus dexter** und **sinister** zusammenfließen. Das Portalvenenläppchen ist *dreieckig* und beherbergt in den Ecken die Zentralvenen.

In der Achse des **rhombischen Leberazinus** (**B**) liegt ein Ast der A. hepatica propria. In der benachbarten **Außenzone** sind die Hepatozyten sehr *stoffwechselaktiv*. Hier erhalten die Zellen aufgrund der Nachbarschaft zum Arterienast sehr viel Sauerstoff. In der **Innenzone** ist die *Stoffwechselaktivität* der Hepatozyten sowie deren *Sauerstoffversorgung reduziert*.

Funktionen der Leber. Die Leber vollbringt wichtige Leistungen als **größtes Stoffwechselorgan** im Kohlenhydrat-, Eiweiß- und Fettstoffwechsel sowie bei der Entgiftung. Als **exokrine Drüse** produziert sie die *Galle*, die bei Bedarf über ein Gangsystem an das Duodenum abgegeben wird. In der *Fetalzeit* ist sie an der *Blutbildung* beteiligt.

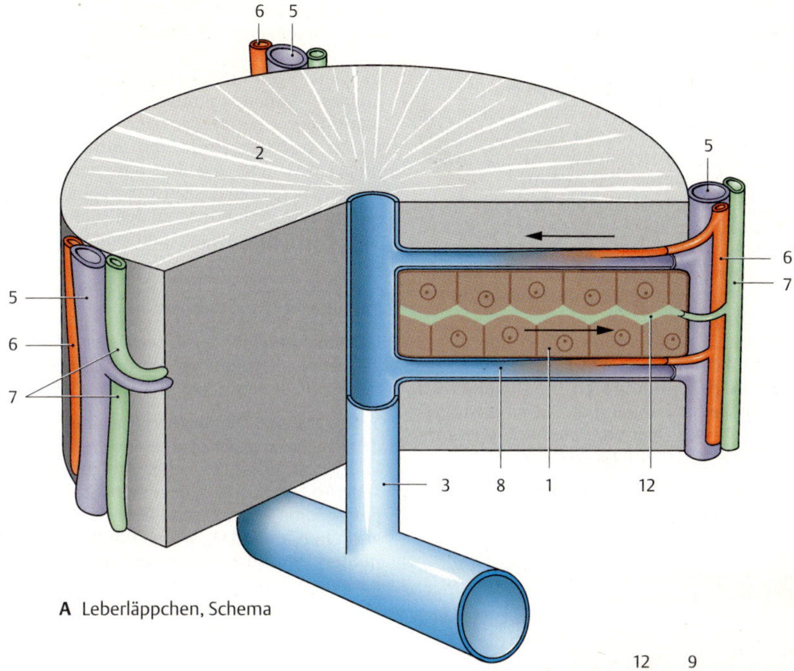

A Leberläppchen, Schema

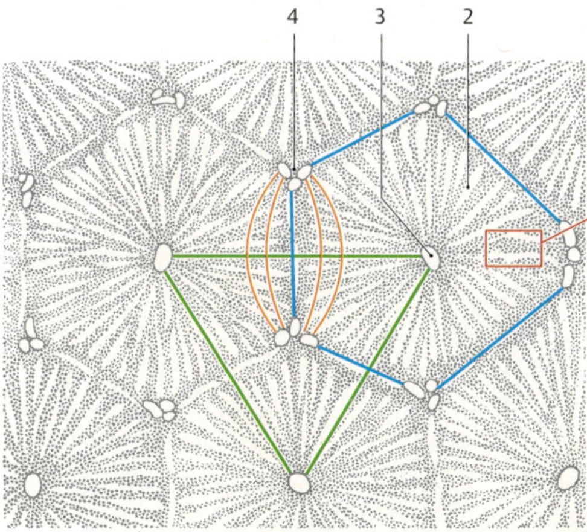

B Leberläppchen (blau), Portalvenenläppchen (grün), Azinus (orange)

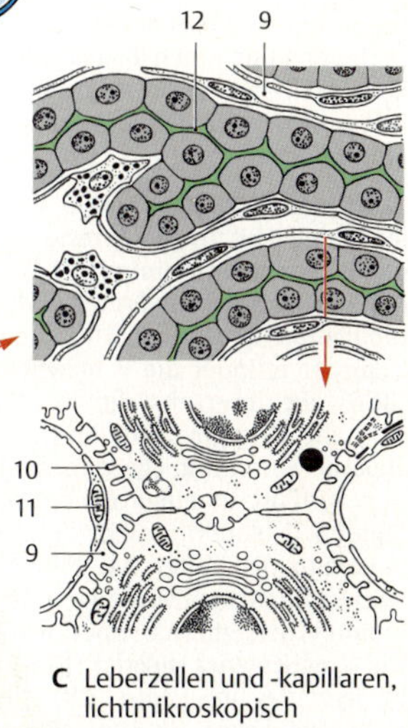

C Leberzellen und -kapillaren, lichtmikroskopisch

D Leberzellen und -kapillaren, elektronenmikroskopisch

Gefäß-, Nervenversorgung und Lymphabfluß

Arterien (B). Die Leber erhält sauerstoffhaltiges Blut über die **A. hepatica propria** (**B1**) (← *A. hepatica communis* ← *Truncus coeliacus*), die im Lig. hepatoduodenale zur Leberpforte gelangt und sich in zwei Äste, *R. dexter* (**B2**) und *R. sinister* (**B3**), aufteilt.
Venen. Das venöse Blut aus der Leber fließt über mehrere kurze **Vv. hepaticae** zur *V. cava inferior*.
Das nährstoffreiche Blut aus dem Magen-Darm-Trakt gelangt über die **V. portae** zur Leber (s. u.).
Nerven. Die Innervation erfolgt über vegetative Nerven aus dem **Plexus coeliacus**.
Regionäre Lymphknoten. Die Lymphe wird in **Lnn. hepatici** entlang der Leberpforte gesammelt und über *Lnn. phrenici superiores* bzw. *Lnn. parasternales* weitergeleitet.

Pfortadersystem (C)

V. portae (BC4). Die Pfortader nimmt über **drei Wurzelvenen** (s. u.) *Blut aus den unpaaren Bauchorganen* auf, so daß die im Darm resorbierten Nährstoffe auf kürzestem Weg zur Leber gelangen. Hier teilt sich die V. portae in einen **Ramus dexter** zum rechten Leberlappen und einen **Ramus sinister** zum linken Leberlappen. Diese großen Pfortaderäste verzweigen sich jeweils bis zu den *Vv. interlobulares*.

Zuflüsse. Die **V. splenica** (**BC5**) verläuft parallel zur gleichnamigen Arterie am Oberrand des Pankreas und nimmt die *Vv. pancreaticae*, die *Vv. gastricae breves* und die *V. gastroomentalis sinistra* auf. Hinter dem Pankreaskörper mündet die **V. mesenterica inferior** (**BC6**), die ihrerseits die *V. colica sinistra* (**C7**), die *Vv. sigmoideae* und die *V. rectalis superior* aufnimmt. Die V. mesenterica inferior verläuft in einer Bauchfellfalte, Plica duodenalis superior, über die Flexura duodenojejunalis hinter das Pankreas. Dorsal vom Pankreaskopf vereinigen sich V. splenica und V. mesenterica superior zur V. portae. Die **V. mesenterica superior** (**BC8**) nimmt die *Vv. jejunales* und *ileales* (**C9**), die *V. gastroomentalis dextra*, *Vv. pancreaticae*, *Vv. pancreaticoduodenales*, die *V. ileocolica* (**C10**), die *V. colica dextra* (**C11**) und die *V. colica media* (**C12**) auf. Die V. mesenterica superior und ihre Zuflüsse laufen parallel zu den gleichnamigen Arterien. Einige umliegende kleinere Venen münden direkt in den Stamm der V. portae. Dies sind die *V. cystica*, die *Vv. gastricae dextra* und *sinistra*, die *V. prepylorica* und die *Vv. paraumbilicales*. Letztere begleiten das Lig. teres hepatis und stellen eine Verbindung zu den subkutanen Venen der Bauchwand und der Pfortader her.

Portokavale Anastomosen

Das Einzugsgebiet der V. portae hat an einigen Stellen Verbindungen zum Stromgebiet der V. cava superior bzw. der V. cava inferior:

1. Ösophagus. Die **Magenvenen** hängen mit den **Ösophagusvenen** zusammen, die über die *V. azygos* und die *V. hemiazygos* zur *V. cava superior* (**I**) abfließen. Bei einem Stau der V. portae kann Pfortaderblut über die Ösophagusvenen abfließen, wo es infolge des erhöhten Blutflusses zur Ausbildung von krampfaderartigen Erweiterungen der Gefäßwände, **Ösophagusvarizen**, kommen kann.
2. Bauchwand. Über die **Vv. paraumbilicales** (**II**) hat die V. portae Verbindungen zu den subkutanen Bauchvenen, die über die *Vv. thoracoepigastricae* in die *V. cava superior* münden. Bei erhöhter Blutfülle in diesem Gebiet können Erweiterungen der subkutanen Bauchvenen, **Caput medusae**, auftreten.
3. Rektum. Die **V. rectalis superior**, die über die *V. mesenterica inferior* zur *V. portae* abfließt, hat Verbindungen zu den **Vv. rectales media** und **inferior** (**III**), die über die *V. iliaca interna* zur *V. cava inferior* abfließen. Staut sich das Pfortaderblut in diesem Bereich, kommt es zur Ausbildung von **venösen Hämorrhoiden**.

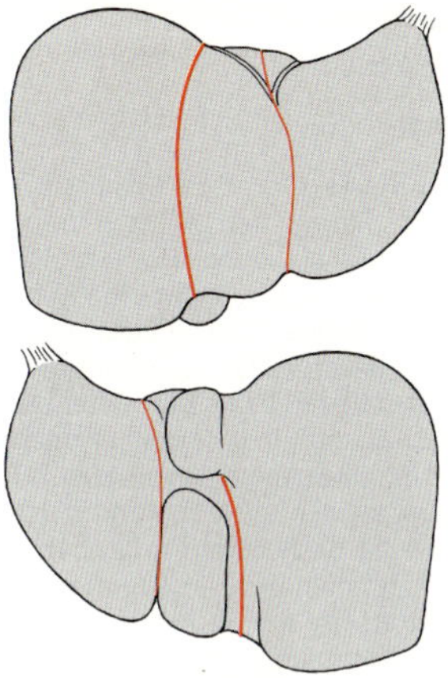

A Lebersegmente von vorn und hinten

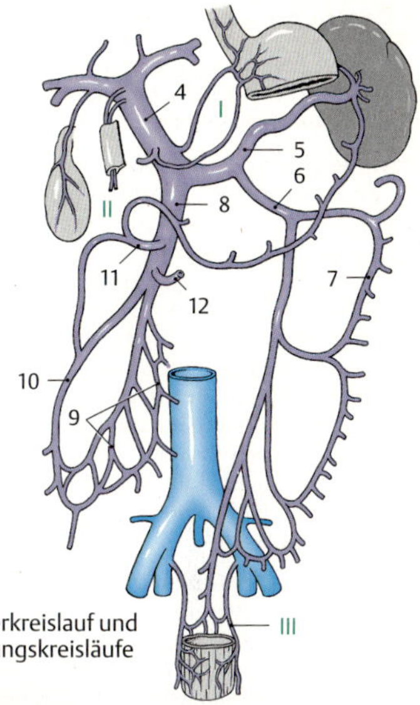

C Pfortaderkreislauf und Umgehungskreisläufe

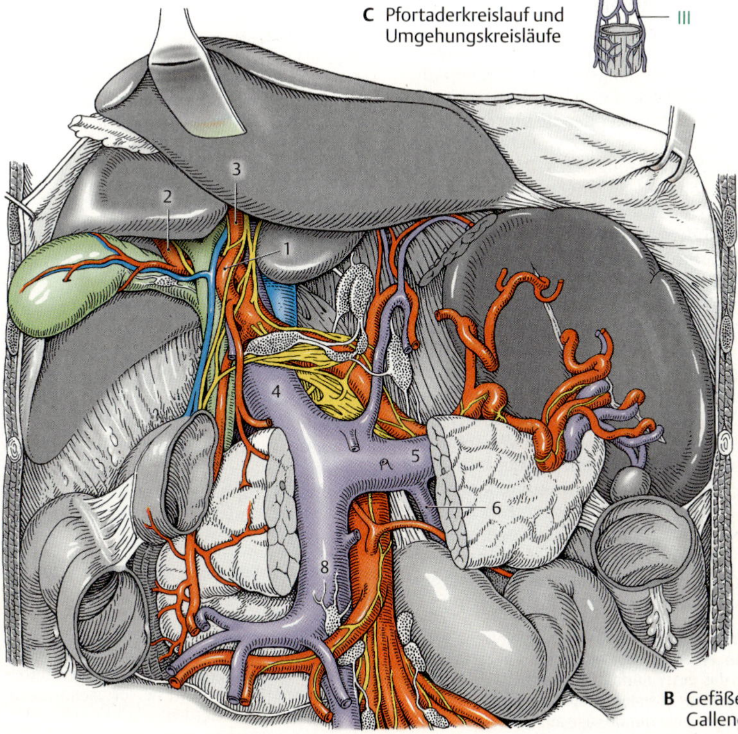

B Gefäße und Gallengänge

Gallenwege

Aus klinischen Erwägungen werden die Gallenwege in **intrahepatische** und **extrahepatische** Abschnitte gegliedert.

Intrahepatische Gallenwege. Sie beginnen als Gallenkanälchen, **Canaliculi biliferi**, zwischen den Hepatozyten (S. 214), die über kurze Schaltstücke, *Hering-Kanälchen*, in die interlobulären Gallengänge, **Ductus biliferi interlobulares**, münden. Diese vereinigen sich zu **größeren Gallengängen**, die in Begleitung der Gefäße verlaufen und in den **Ductus hepaticus dexter** und den **Ductus hepaticus sinister** münden. Letztere entstammen den entsprechenden Leberlappen und nehmen jeweils einen *Ductus lobi caudati dexter* und einen *Ductus lobi caudati sinister* aus dem Lobus caudatus auf.

Extrahepatische Gallenwege. Im Bereich der Leberpforte vereinigen sich *Ductus hepaticus dexter* (**AB1**) und *Ductus hepaticus sinister* (**AB2**) zum **Ductus hepaticus communis** (**AB3**), dem Anfangsteil der extrahepatischen Gallenwege. Er ist ca. 4–6 cm lang, liegt im Lig. hepatoduodenale und setzt sich nach Aufnahme des spitzwinkelig einmündenden Gallenblasenganges, **Ductus cysticus** (**AB4**), in den 6–8 cm langen **Ductus choledochus** (**AB5**) fort. Dieser liegt zunächst im Lig. hepatoduodenale, gelangt dann hinter der Pars superior duodeni an die mediale Seite der Pars descendens duodeni, wo er sich meistens mit dem Pankreasgang, *Ductus pancreaticus* (**B6**), vereinigt und gemeinsam mit diesem auf der **Papilla duodeni major** (**B7**) mündet (S. 198). Vor der Vereinigung besitzt der Ductus choledochus einen Schließmuskel, *M. sphincter ductus choledochi*. Auch die häufig zur Ampulle erweiterte Vereinigung der beiden Gänge, **Ampulla hepatopancreatica** (**B8**), weist einen Verschlußapparat, *M. sphincter ampullae hepatopancreaticae*, auf. Die extrahepatischen Gallenwege weisen bis auf den Ductus cysticus, der eine kompliziert aufgebaute *Plica spiralis* besitzt, ein nahezu faltenloses Schleimhautrelief auf.

Feinbau. Die extrahepatischen Gallenwege werden von einem **hochprismatischen Epithel** ausgekleidet, das einer dünnen subepithelialen Bindegewebsschicht, **Lamina propria**, aufliegt. Dieser schließt sich eine dünne Lage aus glatten Muskelzellen an, **Tunica muscularis**. In der bindegewebigen **Adventitia** liegen Drüsen, *Glandulae biliares*.

Gallenblase

Die **Vesica biliaris** (**C9**) ist ein birnenförmiger, 8–12 cm langer und 4–5 cm breiter dünnwandiger Sack, der ca. 30–50 ml Flüssigkeit faßt. Man unterscheidet eine Kuppe, **Fundus vesicae biliaris** (**C10**), einen Körper, **Corpus vesicae biliaris** (**C11**), und einen Hals, **Collum vesicae biliaris** (**C12**). Die Gallenblase liegt in einer Aushöhlung der Leber und ist mit dieser bindegewebig verbunden. Der Fundus überragt den unteren Rand der Leber, der Hals ist nach hinten und oben gerichtet und liegt über der Pars superior duodeni. Die Unterseite der Gallenblase ist von Peritoneum überzogen.
Die **Schleimhaut** bildet *leistenförmige Reservefalten* und weist daher makroskopisch eine *polygonale Felderung* auf.

Feinbau. Die **Tunica mucosa** setzt sich aus einem *hochprismatischen Epithel* mit *Becherzellen* und *subepithelialem Bindegewebe* zusammen. Die **Tunica muscularis** enthält *spiralartig angeordnete glatte Muskelzellen* und wird außen großenteils von einer **Tunica serosa** überzogen.

Gefäß-, Nervenversorgung und Lymphabfluß

Arterien. Die Gallenblase wird aus der **A. cystica** (← *R. dexter der A. hepatica propria*) versorgt.
Venen. Die **Vv. cysticae** fließen direkt zur *V. portae*.
Nerven. Die vegetativen Nervenfasern zu Gallenwegen und Gallenblase stammen aus dem **Plexus coeliacus**. Der Peritonealüberzug von Gallenblase und Leber wird über sensible Fasern aus dem **rechten N. phrenicus** innerviert.
Regionäre Lymphknoten. Die Lymphe aus der Gallenblasenwand fließt zu den **Lnn. hepatici** ab.

Funktion. Die Gallenblase dient der Speicherung und Eindickung der Galle, die Gallenwege sind Transportorgane.

Klinischer Hinweis. Gallenblase und die Gallenwege können mittels eines Kontrastmittels röntgenologisch, aber auch hervorragend im Ultraschall dargestellt werden.

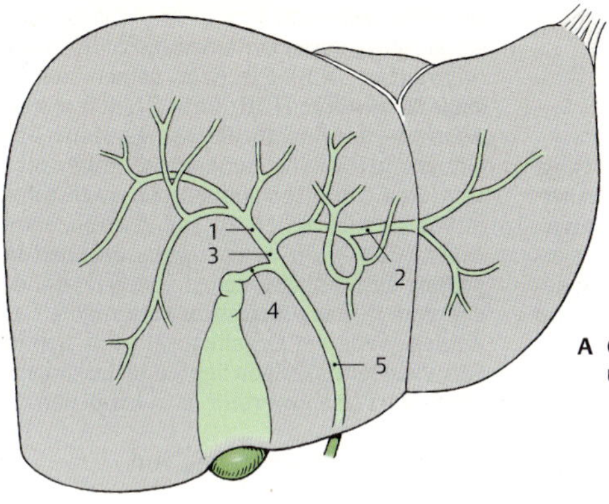

A Gallenblase
und Gallengänge

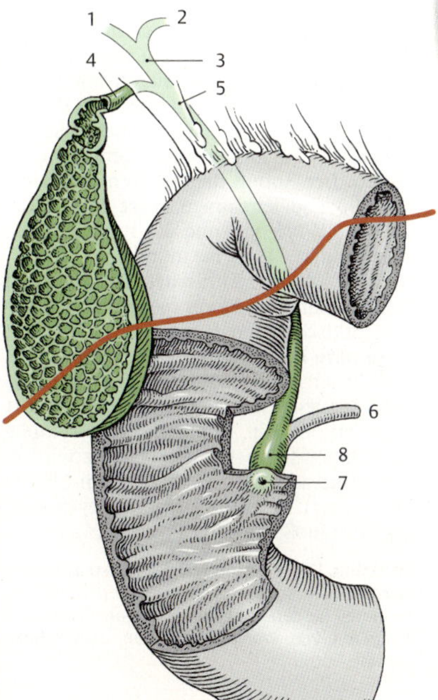

B Mündung der extrahepatischen
Gallenwege im Duodenum

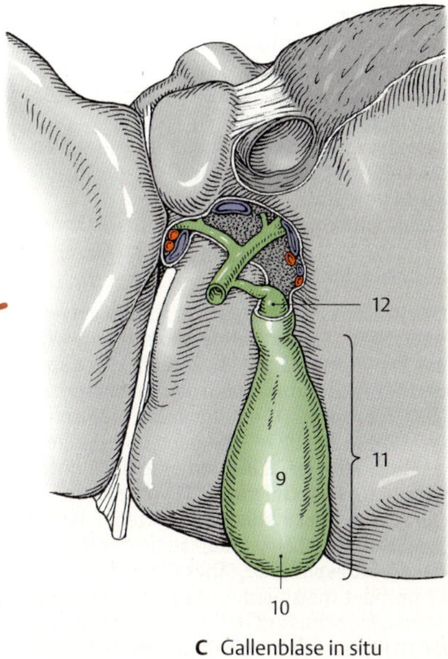

C Gallenblase in situ

Bauchspeicheldrüse

Makroskopischer Aufbau und Feinbau

Die Bauchspeicheldrüse, **Pankreas** (**A1**), ist ein keilförmiges, etwa 13–15 cm langes Organ, das auf Höhe des 1. und 2. Lendenwirbels an der hinteren Bauchwand liegt. Es erstreckt sich nahezu transversal vom duodenalen C bis zum Hilum der Milz und wird makroskopisch in **drei Abschnitte** unterteilt:

Caput pancreatis (B2). Der Pankreaskopf ist der dickste Teil und liegt in der Schlinge des Duodenums. Er besitzt nach hinten und unten einen hakenförmigen Fortsatz, **Processus uncinatus** (**B3**), der die *Vasa mesenterica* (**B4**) umfaßt. Die zwischen Pankreaskopf und Processus uncinatus gelegene Rinne heißt *Incisura pancreatis* (**B5**).
Corpus pancreatis (B6). Der Pankreaskörper liegt im wesentlichen vor der Wirbelsäule und hat im kopfnahen Anteil eine Vorbuckelung, **Tuber omentale** (**B7**), die in die Bursa omentalis reicht (S. 222).
Cauda pancreatis (B8). Mit dem Pankreasschwanz reicht das Organ bis zum Lig. splenorenale der Milz.

Das Pankreas wird allseits von Bindegewebe überzogen. Es liegt **retroperitoneal** und wird auf der Vorderfläche im Bereich des Caput und Corpus vom *Mesocolon transversum* (**B9**) überquert. Durch die *Radix mesocolici* wird diese Fläche in eine nach oben zeigende **Facies anterior** (**B10**) und eine nach unten gerichtete **Facies inferior** (**B11**) unterteilt.
Der 2 mm dicke Ausführungsgang, **Ductus pancreaticus** (**B12**), verläuft nahe der Hinterfläche, **Facies posterior**, längs durch die Drüse. Er mündet meist gemeinsam mit dem Ductus choledochus auf der *Papilla duodeni major* (**B13**). In seltenen Fällen unterbleibt die Vereinigung, dann münden beide Gänge getrennt ins Duodenum. Nicht selten ist ein durchgängiger **Ductus pancreaticus accessorius** (**B14**) ausgebildet, der oberhalb vom Hauptausführungsgang auf einer *Papilla duodeni minor* mündet.

Feinbau. Das Pankreas ist eine **überwiegend exokrine** Drüse. Der endokrine Anteil ist das Inselorgan (S. 324). Der exokrine Drüsenanteil (**C**) ist **rein serös** und besitzt **azinöse Endstücke** (**C15**), deren *Drüsenepithelzellen* polar differenziert sind. Die Azini setzen sich in **lange Schaltstücke** (**C16**) fort, die den ersten Abschnitt des Ausführungsgangsystems bilden und in die Drüsenendstücke eingestülpt sind. Im Schnitt erscheinen die eingestülpten Schaltstückzellen als sog. *zentroazinäre Zellen* (**CD17**). Die Schaltstücke münden in **größere Ausführungsgänge**, die sich letztendlich zum **Ductus pancreaticus** vereinigen. Das Bindegewebe der Organkapsel setzt sich in Form von feinfaserigen Septen in das Organinnere fort und unterteilt es in Läppchen.

Gefäß-, Nervenversorgung und Lymphabfluß

Arterien. Die arterielle Versorgung des Pankreaskopfes erfolgt wie die des Duodenums (S. 200) über **Äste der A. gastroduodenalis** (← *A. hepatica communis*), und zwar durch die *A. pancreaticoduodenalis superior posterior* und die *A. pancreaticoduodenalis superior anterior*. Beide anastomosieren mit der *A. pancreaticoduodenalis inferior* aus der A. mesenterica superior. **Äste der A. splenica**, Rr. pancreatici, versorgen Korpus und Kauda.
Venen. Der Abfluß des venösen Blutes erfolgt über gleichnamige kurze Venen, die über die *V. splenica* und die *V. mesenterica superior* in die *V. portae* münden.
Nerven. Die sympathischen Nervenfasern entstammen dem **Plexus coeliacus**, die parasympathischen dem **N. vagus**.
Regionäre Lymphknoten. Die Lymphe aus dem Pankreaskopf wird über **Lnn. pancreaticoduodenales** gesammelt und fließt von dort meist zu den *Lnn. hepatici* ab. Die Lymphe aus Pankreaskörper und -schwanz wird in **Lnn. pancreatici** gesammelt, die am oberen und unteren Rand des Organs gelegen sind. Von dort fließt sie den *Lnn. coeliaci* zu.

Funktion. Der exokrine Teil des Pankreas produziert ein Sekret, das *Lipasen* für den Fettabbau, *Amylasen* für den Abbau von Kohlenhydraten und Vorstufen von *Proteasen* für den Eiweißabbau enthält.

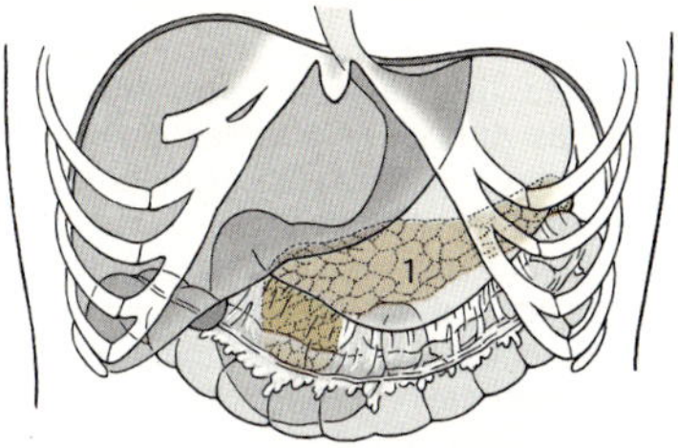

A Lage der Bauchspeicheldrüse

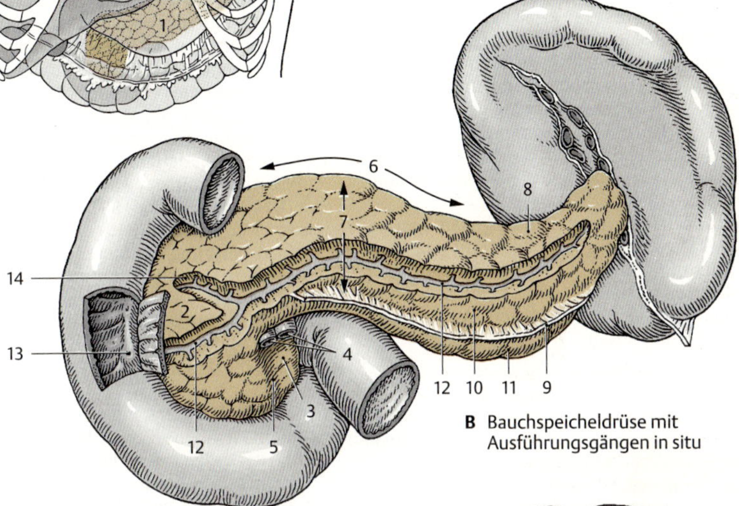

B Bauchspeicheldrüse mit Ausführungsgängen in situ

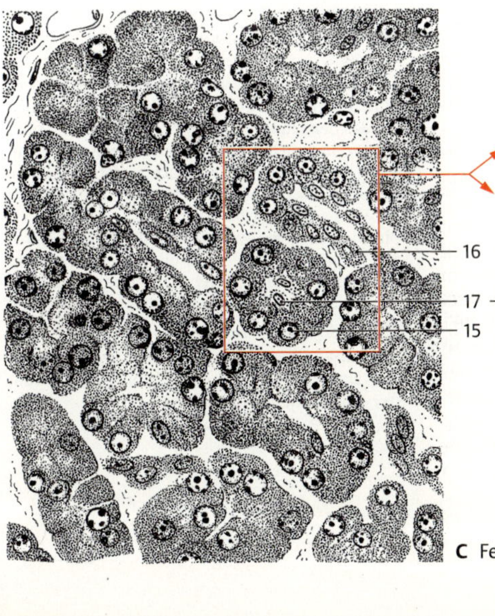

C Feinbau der Bauchspeicheldrüse

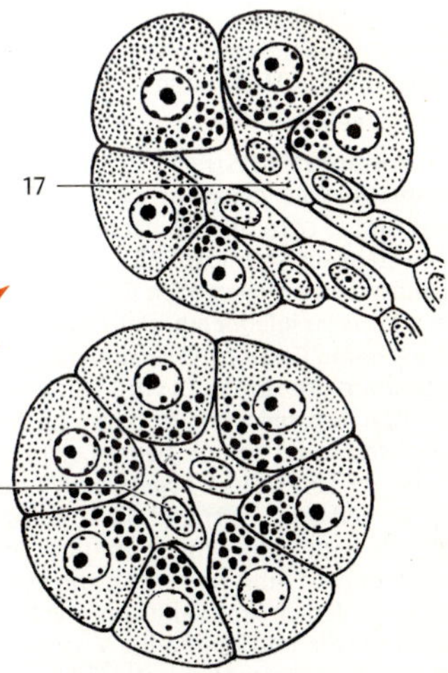

D Längsschnitt und Querschnitt durch einen Azinus

Topographie von Bursa omentalis und Pankreas

Bursa omentalis

Die Bursa omentalis ist ein nahezu vollständig abgeschlossener **kapillärer Spaltraum der Peritonealhöhle**, der *hinter* Magen (**A1**) und Omentum minus und *vor* dem von Peritoneum parietale bedeckten Pankreas (**A2**) liegt. Das **Foramen omentale** (Pfeil) ist der einzige natürliche Zugang. Die Bauchfellverhältnisse in und um die Bursa omentalis wurden bereits an anderer Stelle abgehandelt (S. 188).
Erst nach Freilegung über einen der operativen Zugangswege (Durchtrennung von Omentum minus, Lig. gastrocolicum oder Mesocolon transversum) kann die Bursa omentalis in ihrer ganzen Ausdehnung überblickt werden.

Vestibulum bursae omentalis. Durch das Foramen omentale gelangt man zunächst in das Vestibulum. Es wird ventral vom *Omentum minus*, dorsal von *Peritoneum parietale* begrenzt. Der **Processus papillaris** des Lobus caudatus hepatis (**AB3**) ragt in das Vestibulum vor. Links hiervon liegt eine vorspringende Bauchfellfalte, **Plica gastropancreatica** (**A4**), die das Vestibulum vom eigentlichen Hauptraum abtrennt.

Hauptraum. Er erstreckt sich über einen **Recessus superior omentalis** zwischen *Ösophagus* und *V. cava inferior* nach oben, über einen **Recessus splenicus** (**A5**) zwischen *Milzbändern* und *Magen* nach links und über einen **Recessus inferior omentalis** (**A6**) zwischen *Magen* und *Colon transversum* nach unten.
Foramen omentale. Es wird vorne von dem als **Lig. hepatoduodenale** bezeichneten Teil des Omentum minus begrenzt. In diesem Band verlaufen die *A. hepatica* (**B7**), der *Ductus choledochus* (**B8**) und die *V. portae* (**B9**). Steckt man den Finger in das Foramen omentale, so fühlt man vorne die im Lig. hepatoduodenale am weitesten dorsal liegende V. portae und hinten die V. cava inferior. In der Plica gastropancreatica (**A4**) stößt der tastende Finger auf den Puls der A. gastrica sinistra (**B10**).

Pankreas

Das Pankreas liegt an der **Hinterwand der Bursa omentalis**. Auf seiner **Vorderfläche** wird es von Peritoneum parietale bedeckt, im Kopfbereich vom Duodenum umfaßt. Das Pankreas hat sehr **enge nachbarschaftliche Beziehungen zu den großen Gefäßstämmen im Oberbauch**: An seinem Oberrand, *Margo superior* (**B11**), verläuft die *A. splenica* (**B12**), parallel und etwas tiefer die *V. splenica* (**B13**). Sie nimmt hinter dem Pankreaskörper die *V. mesenterica inferior* auf, die sich hinter dem Pankreaskopf mit der *V. mesenterica superior* (**B14**) zur *V. portae* (**B9**) vereinigt. Die *A. mesenterica superior* (**B15**) zieht von ihrem aortalen Ursprung aus hinter dem Pankreas und neben der Flexura duodenojejunalis (**B16**) abwärts, verläuft durch die Incisura pancreatis auf den Processus uncinatus und anschließend über den Oberrand der Pars horizontalis duodeni in die Radix mesenterii.
Dorsal vom Pankreas liegen außer den erwähnten Gefäßen in einer Reihenfolge von rechts nach links der *Ductus choledochus*, die *V. cava inferior*, die *Aorta*, die *linke Nebenniere* und die *linke Niere* bzw. die *Vasa renalia sinistra*. Die Cauda pancreatis ragt in das Hilum der Milz vor und hat hier auch topographische Beziehungen zur *Flexura coli sinistra* bzw. zum *Colon descendens* (**B17**).

Klinischer Hinweis. **Pankreaserkrankungen** (Entzündungen, Pankreaskopfkarzinom) können auf das benachbarte Duodenum übergreifen oder eine Verlegung der großen Gallenwege und damit einen **Stauungsikterus** verursachen, ferner können sie einen Rückstau in der Pfortader, aber auch in der V. cava inferior hervorrufen.
Die **Diagnostik von Pankreaserkrankungen** ist durch den Einsatz der modernen bildgebenden Verfahren, insbesondere durch das Computertomogramm und den Ultraschall, erheblich erleichtert worden.

AB18 Lobus hepatis dexter, **AB19** Vesica biliaris, **A20** Lig. teres hepatis, **AB21** Lobus hepatis sinister, **AB22** Milz

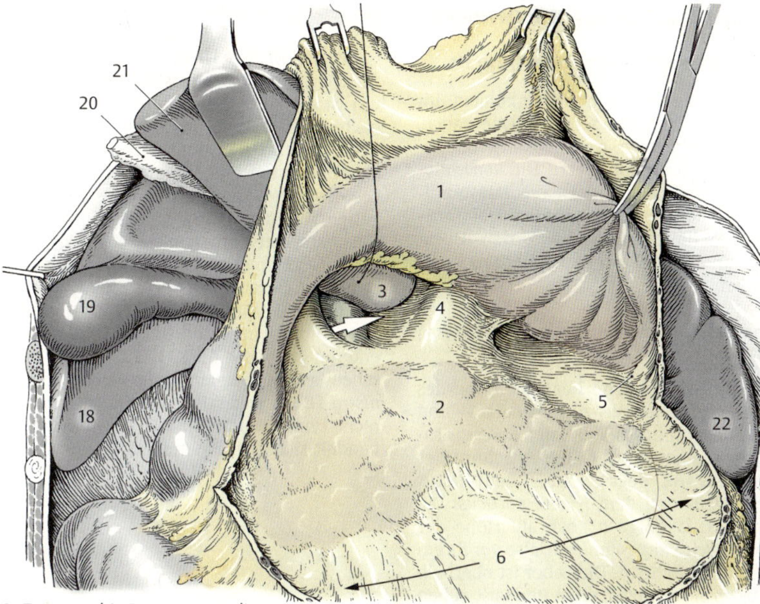

A Topographie Bursa omentalis

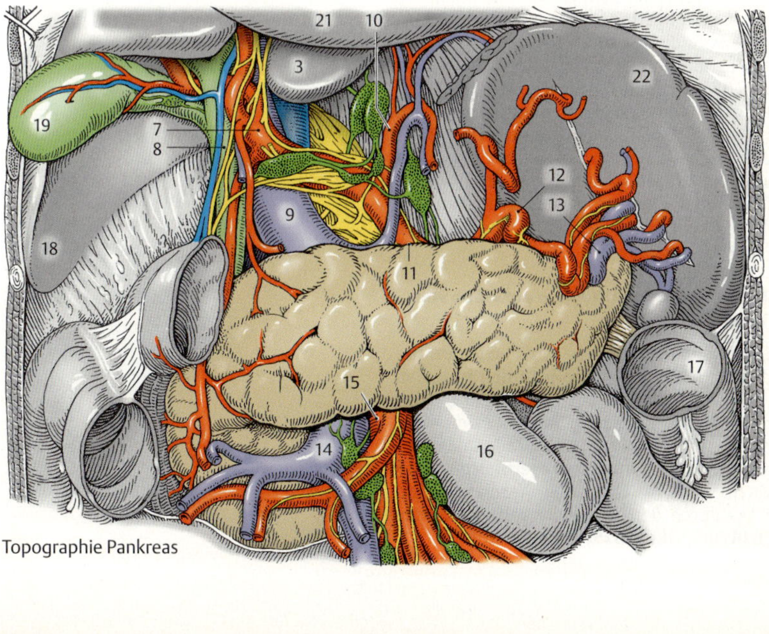

B Topographie Pankreas

Topographische Anatomie II

Schnittanatomie des Oberbauchs

In der Diagnostik von Erkrankungen im Bauchraum, insbesondere im Oberbauch, werden heutzutage routinemäßig bildgebende Verfahren eingesetzt. Die **konventionelle Untersuchungsebene** ist die **Transversalebene**. Deshalb werden in Abfolge drei transversale Schnittebenen durch den Oberbauch und eine durch den Unterbauch besprochen.

Transversale Schnittebene auf Höhe von Th 11/12

Die erste Schnittebene liegt auf Höhe des Discus intervertebralis zwischen Th 11 und Th 12. Sie trifft dorsolateral den *Recessus costodiaphragmaticus* (**A1**). Der Anschnitt des *Zwerchfells* (**A2**) liegt zwischen dem *Hiatus oesophageus* und dem *Hiatus aorticus*. Die *Aorta* (**A3**) ist folglich noch auf Höhe der Pars thoracica angeschnitten, also vor ihrem Zwerchfelldurchtritt. Die Leber ist oberhalb der Leberpforte angetroffen und läßt neben dem *rechten* (**A4**) und *linken Leberlappen* (**A5**) den *Lobus caudatus* (**A6**) erkennen, der die *V. cava inferior* (**A7**) einschließt. Im Bindegewebe innerhalb des Leberparenchyms ist die Aufteilung der *Pfortader* in den *R. dexter* (**A8**) und den *R. sinister* (**A9**) zu erkennen. Der *Magen* ist knapp unterhalb der Einmündung des *Ösophagus* angetroffen (**A10**), also noch im Bereich der *Kardia* (**A11**). Dorsal vom Magen ist der obere Pol der *Milz* (**A12**) angeschnitten. Zwischen Magen und Milz erkennt man das *Lig. gastrophrenicum* (**A13**).

Transversale Schnittebene auf Höhe von Th 12

Die zweite Schnittebene liegt am Unterrand des 12. Brustwirbels. Sie trifft den kaudalen Abschnitt des *Recessus costodiaphragmaticus* (**B1**) und liegt auf Höhe des Zwerchfelldurchtritts der *Aorta* (**B3**). Der kraniale Abschnitt des *Spatium retroperitoneale* wird rechts vom Anschnitt der *Nebenniere* und links durch den Anschnitt von *Nebenniere* (**B14**) und *Niere* (**B15**) ausgefüllt.

Die *Leber* ist knapp oberhalb der *Leberpforte* angetroffen, die *Gallenblase* auf Höhe des *Gallenblasenhalses* (**B16**). Daneben liegt der Anschnitt der *V. portae* (**B17**), dieser wiederum ist die *A. hepatica communis* (**B18**) benachbart. Den Ursprung dieser Arterie und der *A. splenica* (**B19**) aus dem *Truncus coeliacus* (**B20**) kann man ebenfalls überblicken. Die *A. splenica* ist aufgrund ihres geschlängelten Verlaufs mehrfach angeschnitten. In Nachbarschaft zum *Truncus coeliacus* sind große *Lymphknoten* (**B21**) zu sehen. Der *Magen* ist im Bereich des *Korpus* (**B22**) getroffen, das Schleimhautbild zeigt die typischen Längsfalten. Links und dorsal vom Magen erkennt man die *Milz* (**B12**). Dorsal zwischen beiden Organen ist die *Flexura coli sinistra* (**B23**) angeschnitten. Diese Lage ist nicht typisch für die linke Kolonflexur, es handelt sich um eine mögliche Lagevariante.

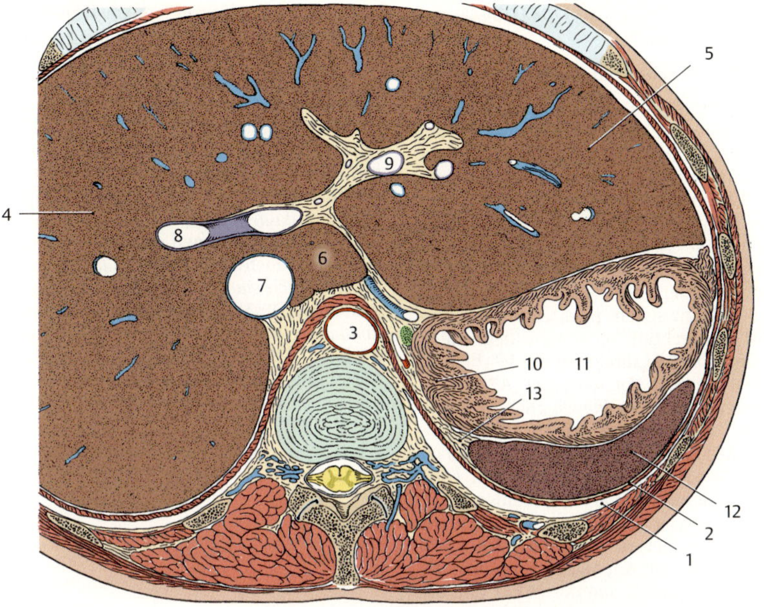

A Transversale Schnittebene, Th 11 / 12

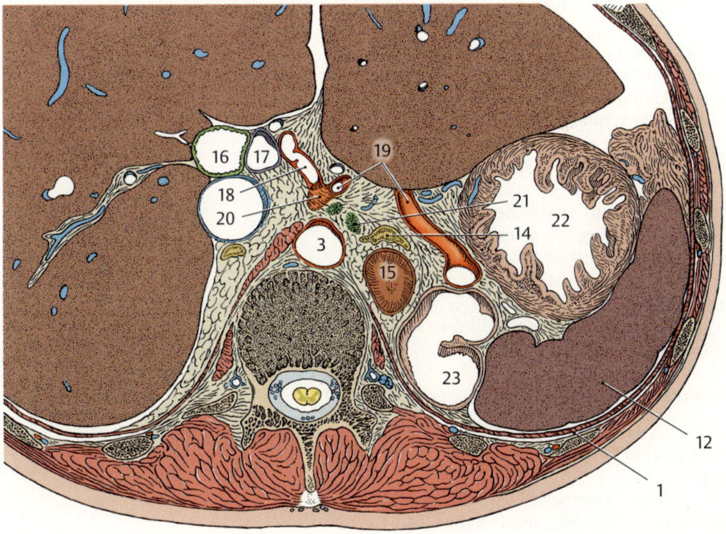

B Transversale Schnittebene, Th 12

Schnittanatomie von Oberbauch und Unterbauch

Transversale Schnittebene in Höhe von L1

Diese Schnittebene trifft den ersten Lendenwirbel auf Höhe des *Processus costalis* (**A1**). Der Pleuraraum ist nur noch seitlich in Form des schmalen *Recessus costodiaphragmaticus* (**A2**) zu erkennen. Im *Retroperitonealraum* ist auf der rechten Seite neben dem Anschnitt der *Nebenniere* (**A3**) nun auch der Anschnitt des *oberen Nierenpols* (**A4**) zu erkennen, auf der linken Seite ist nur noch die *Niere* (**A4**) zu sehen. In direkter Nachbarschaft zur rechten Nebenniere liegt die *V. cava inferior* (**A5**), direkt vor der Wirbelsäule die *Aorta* (**A6**). Von der *Leber* (**A7**) ist nur noch der *rechte Leberlappen* angetroffen, in dessen *Fossa vesicae biliaris* sich die *Gallenblase* (**A8**) einschmiegt. An die Gallenblase grenzt die *Pars descendens duodeni* (**A9**). Vom Duodenum ist darüber hinaus ein Teil der *Pars superior* (**A10**) angeschnitten, in die der Magen über den *M. sphincter pylori* (**A11**) einmündet. Am *Magen* kann man die Vorderwand, *Paries anterior* (**A12**), und die Hinterwand, *Paries posterior* (**A13**), überblicken. Hinter dem Magen ist unschwer der kapilläre Spaltraum der *Bursa omentalis* (**A14**) zu erkennen. An deren Hinterwand liegt das *Pankreas* (**A15**), das mit seinem *Processus uncinatus* (**A16**) die *A. mesenterica superior* (**A17**) und die *V. mesenterica superior* (**A18**) einschließt, neben denen ein Stück weit die *V. splenica* (**A19**) in ihrem Verlauf verfolgt werden kann. Die *Cauda pancreatis* (**A20**) reicht im vorliegenden Fall nicht ganz bis zum *Hilum der Milz* (**A21**). Zwischen beide Organe schieben sich die Querschnitte der *linken Kolonflexur* (**A22**). Ventral von Leber und Magen sieht man Anschnitte des aufgetriebenen *Querkolons* (**A23**), das über das *Lig. gastrocolicum* (**A24**) mit dem Magen verbunden ist.

Transversale Schnittebene in Höhe von L3

Die Schnittebene liegt auf Höhe des 3. Lendenwirbels und trifft die Organe des Unterbauches.

An der hinteren Bauchwand sind rechts und links Anschnitte der *Mm. psoas major* (**B25**) und *iliacus* (**B26**) zu erkennen. Direkt vor der Wirbelsäule liegen Querschnitte der *Vv. iliacae communes* (**B27**) und der *Aa. iliacae communes* (**B28**). Im Retroperitonealraum der linken Seite ist das *Colon descendens* (**B29**) angeschnitten. Die Peritonealhöhle wird im wesentlichen von *Dünndarmschlingen* (**B30**) und dem *Mesenterium* (**B31**) ausgefüllt. Rechts liegt ein Anschnitt des aufgeblähten *Zäkums* (**B32**).

Im Schnittbild kommen die Schichten der vorderen Bauchwand sehr gut zur Darstellung: Seitlich sind der *M. obliquus externus abdominis* (**B33**), der *M. obliquus internus abdominis* (**B34**) und der *M. transversus abdominis* (**B35**) zu überblicken, neben der Mittellinie der *M. rectus abdominis* (**B36**) und genau in der Mitte der Unterrand des Nabels (**B37**).

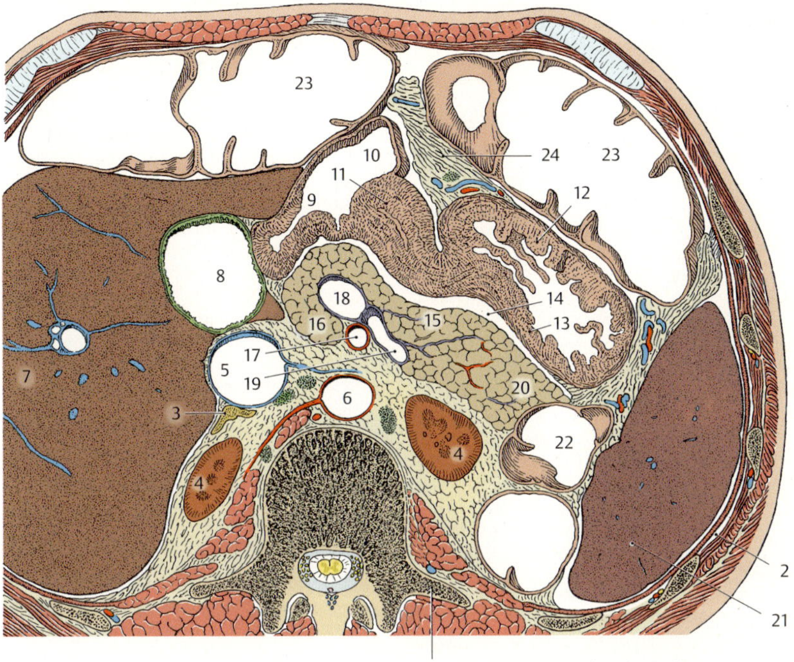

A Transversale Schnittebene, L 1

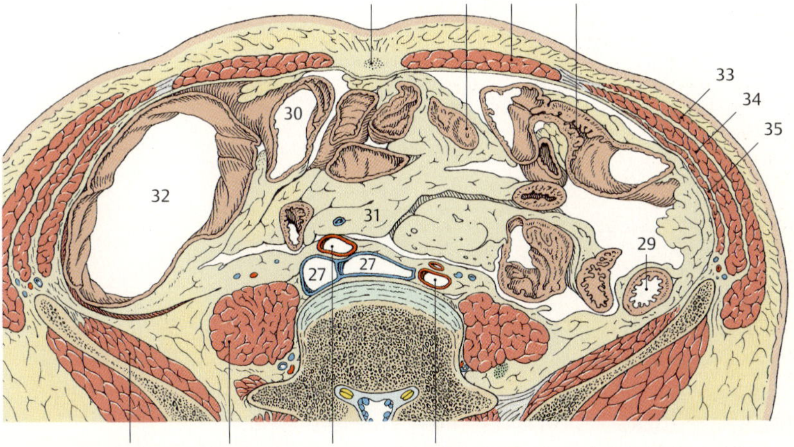

B Transversale Schnittebene, L 3

Harnsystem

Überblick

Bislang hat man die Organe des Harn- und Geschlechtssystems gemeinsam als Urogenitalsystem abgehandelt. Dies wurde in entwicklungsgeschichtlichen Zusammenhängen begründet, ist aber in Hinblick auf die morphologische und funktionelle Betrachtung der ausgereiften Organsysteme nicht sinnvoll. Deshalb werden die Organe des Harnsystems sowie des männlichen und weiblichen Geschlechtssystems in diesem Buch hintereinander in separaten Kapiteln behandelt. Anschließend wird eine Gegenüberstellung der topographischen Anatomie der männlichen und weiblichen Bekkenhöhle erfolgen, wo ein Großteil der Organe des Harn- und des Geschlechtssystems untergebracht sind.

Gliederung und Lage der Harnorgane

Die Organe des **Systema urinarium** umfassen die paarig angelegte Niere/ **Ren** (Nephros) (**A-C1**), das paarige Nierenbekken/ **Pelvis renalis** (**BC2**), den paarigen Harnleiter/ **Ureter** (**A-C3**), die unpaare Harnblase/ **Vesica urinaria** (**AB4**), und die Harnröhre/ **Urethra** (**A5**).

Funktionelle Gliederung. Die genannten Organe können in solche der **Harnbereitung** und der **Harnableitung** gegliedert werden. In der Niere wird aus einem Ultrafiltrat des Blutplasmas Harn bereitet und konzentriert. Über das Nierenbecken und die Harnleiter wird er zur Harnblase transportiert, die ihn vorübergehend sammelt. Über die Harnröhre wird er schließlich entleert.

Regionale Gliederung. Die Organe des Harnsystems sind außerhalb der von Peritoneum ausgekleideten Bauchhöhle lokalisiert. Sie sind entweder im Retroperitonealraum, Spatium retroperitoneale, oder im Bindegewebe des kleinen Beckens, Spatium subperitoneale (S. 2), untergebracht. Betrachtet man das Harnsystem unter diesem regionalen Aspekt, so liegen die *Nieren* und der *größere, proximale Abschnitt der Harnleiter* im **Retroperitonealraum**. Der *distale Abschnitt der Harnleiter*, die *Harnblase* und die *weibliche Harnröhre* sind im **Spatium subperitoneale** untergebracht. Die *männliche Harnröhre* verläßt das kleine Becken nach einer kurzen Strecke und verläuft dann im männlichen Glied, **Penis**.

Retroperitonealraum

Das Spatium retroperitoneale (**C**) liegt **vor** der Wirbelsäule und **hinter** der Peritonealhöhle. **Muskuläre Grundlage** beiderseits der Wirbelsäule sind der *M. quadratus lumborum* (**C6**) und der *M. psoas major* (**C7**). Im Bereich dieser Muskeln ist der Retroperitonealraum zu Nischen, **Fossae lumbales**, erweitert. Nach **oben** reicht er bis an das Diaphragma, nach **unten** setzt er sich kontinuierlich in das Spatium subperitoneale des kleinen Beckens fort. Über die *Lacuna musculorum* können sich Entzündungen des Retroperitonealraums entlang des M. psoas major bis zum Oberschenkel ausbreiten.

Organe im Retroperitonealraum. Neben den **Organen des Harnsystems** beinhaltet der Retroperitonealraum die **Nebennieren** (**C8**), die großen Leitungsbahnen **Aorta** (**C9**) und **V. cava inferior** (**C10**) sowie den **Grenzstrang des Sympathicus** (**C11**). Die retroperitoneal gelegenen Organe werden von *lockerem Binde- und Fettgewebe* umgeben.

Topographische Anatomie des Retroperitonealraums s. S. 241.

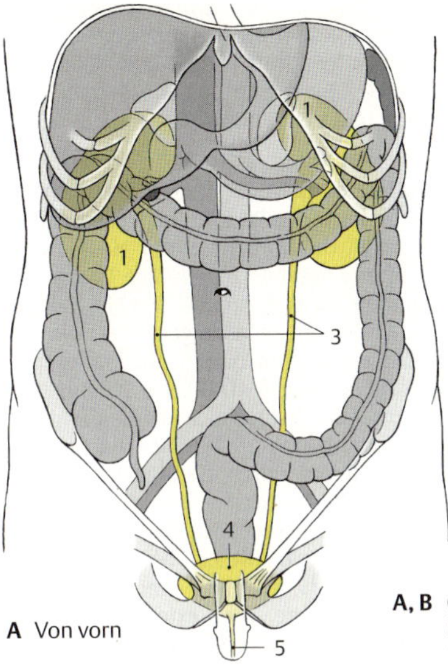

A Von vorn

A, B Organe des Harnsystems

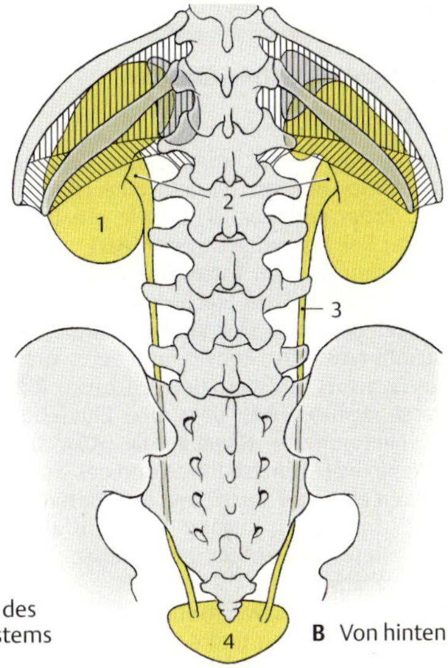

B Von hinten

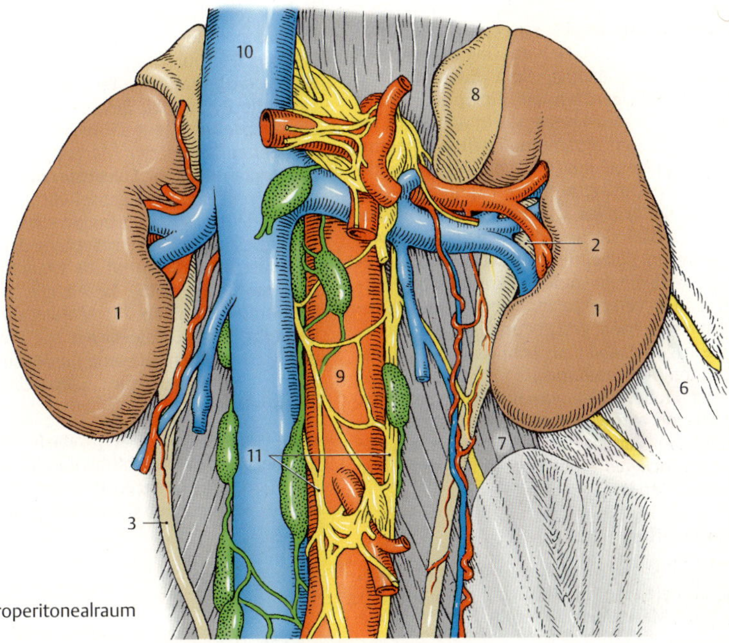

C Retroperitonealraum

Niere

Makroskopischer Aufbau

Äußere Form

An der Niere, **Ren**, werden eine Vorderfläche, **Facies anterior** (**A**), und eine Hinterfläche, **Facies posterior** (**B**), sowie ein breiter oberer Pol, **Extremitas superior** (**AB1**), und ein spitzer unterer Pol, **Extremitas inferior** (**AB2**), unterschieden. Die Flächen werden durch Ränder begrenzt. Der laterale Rand, **Margo lateralis** (**AB3**), ist konvex und setzt sich in die Pole fort. Im medialen konkaven Rand, **Margo medialis** (**A4**), liegt eine Einziehung, die Nierenpforte, **Hilum renale** (**A5**), durch welche die Leitungsbahnen und das Nierenbecken ein- bzw. austreten. Die Nierenpforte (**C**) bildet den Zugang zu einem allseits von Nierenparenchym umgebenen Raum, **Sinus renalis** (**C6**).
Die Niere des Erwachsenen ist 10–12 cm lang, 5–6 cm breit und 4 cm dick. Sie wiegt etwa 120–300 g. Meistens ist die rechte Niere kleiner als die linke.

Sinus renalis. Er läßt sich erst nach Entfernen von Gefäßen, Nerven, Fett und Nierenbecken überblicken. Sein Eingang wird durch die lippenförmigen Einziehungen des medialen Randes begrenzt. In den Sinus renalis springen pyramidenförmige Erhebungen, **Papillae renales** (**C7**), vor. Die menschliche Niere besitzt mehrere Papillen (5–12), sie ist **multipapillär**. Dies ist darauf zurückzuführen, daß sie ursprünglich in Form von mehreren Einzelnieren, **Lobi renales**, angelegt wird, die im Laufe der Entwicklung miteinander verschmelzen. Beim Neugeborenen ist die Niere gelappt und läßt den mehrgliedrigen Aufbau aus Lobi renales noch erkennen (*Ren lobulatus*).
Oberfläche. Sie ist beim Erwachsenen meist glatt und wird von einer derben Kollagenfaserkapsel, **Capsula fibrosa** (**D8**), umgeben, die durch lockeres Bindegewebe mit der Niere verbunden ist.

Innenaufbau

Schneidet man eine Niere quer oder längs, so läßt sie eine Gliederung in das innen gelegene Mark, **Medulla renalis** (**D9**), und die außen gelegene Rinde, **Cortex renalis** (**D10**), erkennen. Diesem makroskopischen Aussehen der aufgeschnittenen Niere liegt eine definierte Gliederung des Harnkanälchensystems und der Gefäße zugrunde (S. 234–237).

Medulla renalis. Das Nierenmark besteht aus kegelförmigen Pyramiden, **Pyramides renales** (**D11**), die im Schnitt ein blasses und gestreiftes Aussehen haben. Die Basen der Pyramiden, *Basis pyramidis* (**D12**), sind gegen die Nierenoberfläche gerichtet. Die abgerundeten Spitzen bilden die Markpapillen, *Papillae renales* (**D13**), die hilumwärts zeigen und sich in die Kelche des Nierenbekkens hineinstülpen. Die Oberfläche der Markpapillen ist durch die Mündungen des Harnkanälchensystems, *Foramina papillaria*, siebartig durchlöchert, *Area cribrosa*. Eine Markpyramide läßt sich bei genauer Betrachtung noch weiter in eine rötlich gefärbte Außenzone, **Zona externa**, und eine hellere Innenzone, **Zona interna**, untergliedern.

Cortex renalis. Die Nierenrinde liegt dicht unter der bindegewebigen Nierenkapsel. Sie ist etwa 1 cm breit und an der unfixierten Niere von bräunlich roter Farbe. Sie überzieht die Pyramiden des Nierenmarks wie eine Kapsel und ragt säulenartig zwischen den Seitenflächen der Nierenpyramiden in das Organinnere vor, **Columnae renales** (**D14**). Die Nierenrinde wird kapselwärts über der Pyramidenbasis von Längsstreifen durchsetzt, die eine radiäre Fortsetzung der Marksubstanz darstellen und als Markstrahlen, **Radii medullares** (**D15**), bezeichnet werden. Der Rindenanteil, der die Markstrahlen beherbergt, heißt **Cortex corticis**, die zwischen den Markstrahlen gelegene Rindensubstanz wird als Rindenlabyrinth, **Labyrinthus corticis**, bezeichnet.

Lobi renales. Jede **Markpyramide** mitsamt der **umgebenden Rinde** bildet einen Lobus renalis (s. o.). Die Grenzen zwischen den Lobi renales liegen in den Columnae renales.

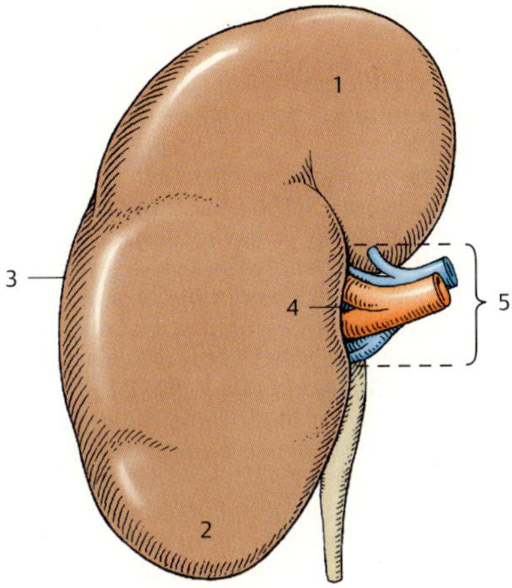

A Rechte Niere von vorn

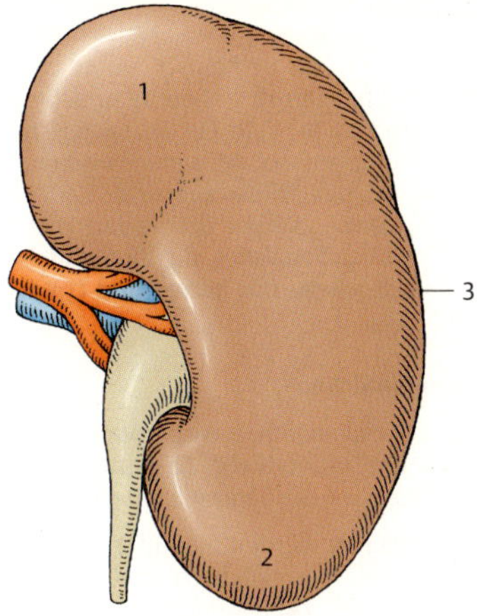

B Rechte Niere von hinten

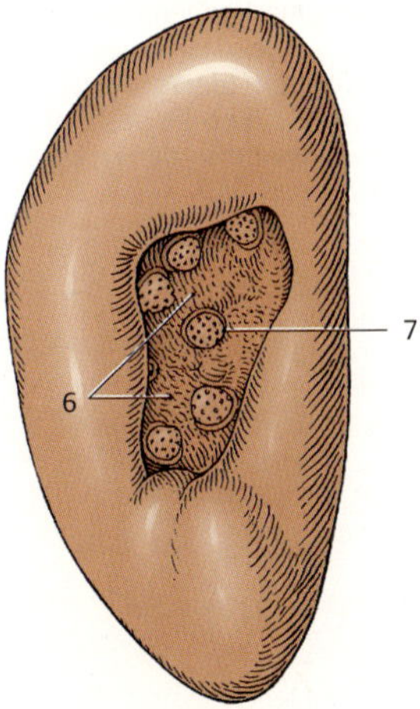

C Rechte Niere von medial

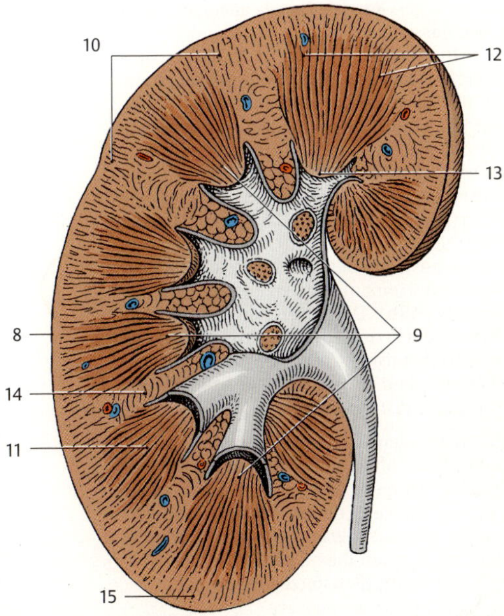

D Frontalschnitt durch die rechte Niere

Feinbau

Den bereits makroskopisch unterscheidbaren Abschnitten des Nierenparenchyms (s. vorherige Seite) liegt ein charakteristisches Verteilungsmuster der verschiedenen Baueinheiten der Niere zugrunde. Zu diesen Baueinheiten zählen die vielen dicht gepackten **Harnkanälchen**, die **Blutgefäße** sowie das **Bindegewebe** mit **Nerven** und **Lymphgefäßen**.

Harnkanälchen

Jedes Harnkanälchen weist zwei embryologisch unterschiedliche Abschnitte auf: das Nephron und die Sammelrohre.

Als **Nephron** werden die funktionellen Einheiten aus Nierenkörperchen, Corpusculum renale, und zugehörigem Abschnitt des Harnkanälchensystems, Tubulus renalis, bezeichnet.
Corpusculum renale (A1). Das Nierenkörperchen besteht aus einem Kapillargefäßknäuel, **Glomerulus** (**A2**), das von einer doppelwandigen Kapsel, **Capsula glomeruli** (**A3**), umschlossen wird.
Tubulus renalis. An das Nierenkörperchen schließt sich das Nierenkanälchensystem an, das in unterschiedliche Abschnitte gegliedert wird: Es beginnt mit dem **proximalen Tubulus**, der einen gewundenen Abschnitt, *Tubulus contortus proximalis* (**A4**), und einen gestreckten, *Tubulus rectus proximalis* (**A5**), besitzt. Hierauf folgt der **intermediäre Tubulus**, Tubulus attenuatus (**A6**), mit einem absteigenden Teil, *Pars descendens* (**A6a**), und einem aufsteigenden, *Pars ascendens* (**A6b**). Dieser geht in den **distalen Tubulus** über, der zunächst einen geraden Abschnitt aufweist, *Tubulus rectus distalis* (**A7**), und dann einen gewundenen, *Tubulus convolutus distalis* (**A8**).

Der gewundene Abschnitt des distalen Tubulus führt über einen **Verbindungstubulus**, Tubulus reuniens (**A9**), in ein **Sammelrohr**, Tubulus colligens rectus (**A10**). Jedes Sammelrohr nimmt etwa 10 Nephrone auf und mündet in einen **Ductus papillaris** (**A11**), der sich auf der Papillenspitze öffnet.

Intrarenale Blutgefäße

Die Funktion der Niere ist an das enge Zusammenwirken zwischen Nephronen, Sammelrohren und intrarenalen Blutgefäßen gekoppelt.
Über die **A. renalis** werden der Niere die harnpflichtigen Substanzen zugeführt. Die Äste der A. renalis verlaufen als **Aa. interlobares** (**A12**) zwischen den Pyramiden rindenwärts und gehen dann in die bogenförmig an der Mark-Rinden-Grenze verlaufenden **Aa. arcuatae** (**A13**) über. Hieraus entspringen zahlreiche **Aa. interlobulares** (**A14**). Diese Arterien sind radiär in Richtung Nierenkapsel ausgerichtet und geben die **Arteriolae glomerulares afferentes** (Vasa afferentia) (**A15**) ab, welche die Kapillarknäuel (**Glomeruli**) (**A2**) der Nierenkörperchen speisen. Aus diesen fließt das Blut über die **Arteriolae glomerulares efferentes** (**A16**) (Vasa efferentia) ab, gelangt in das Kapillarnetz der Rinde und fließt über **Vv. interlobulares** (**A17**), **Vv. arcuatae** (**A18**) und **Vv. interlobares** (**A19**) zur **V. renalis** ab. Als **Arteriolae rectae** (Vasa recta) (**A20**) ziehen die Aufzweigungen der Arteriolae efferentes aus marknahen Glomeruli radiär und absteigend in das Nierenmark. Parallel und aufsteigend hierzu verlaufen die **Venulae rectae** (**A21**), über die das Blut in die *Vv. arcuatae* und weiter in die *Vv. interlobares* abtransportiert wird.

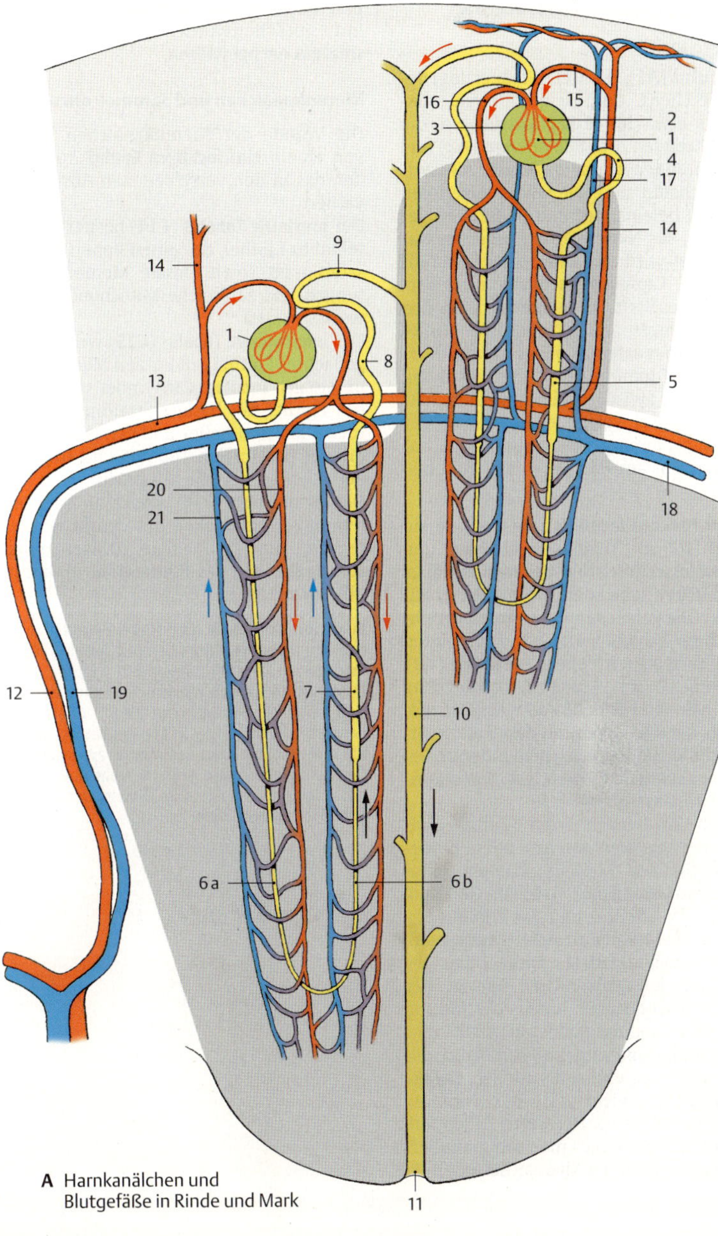

A Harnkanälchen und Blutgefäße in Rinde und Mark

Feinbau der Niere, Fortsetzung

Nierenkörperchen

Glomerulus (A1). Das Gefäßknäuel des Nierenkörperchens, Corpusculum renale, besteht aus etwa **30–40 Kapillarschlingen**, die der zuführenden *Arteriola afferens* (**A2**) und der abführenden *Arteriola efferens* (**A3**) zwischengeschaltet sind. Die beiden Arteriolen liegen eng beieinander und bilden den **Gefäßpol** (**A4**) des Nierenkörperchens. Das Kapillarknäuel wird von einer doppelwandigen Kapsel, **Capsula glomerularis**, umgeben, deren inneres Blatt, *Paries internus* (**A5**), den Kapillarschlingen aufliegt und deren äußeres Blatt, *Paries externus* oder *Bowman-Kapsel* (**A6**), den Glomerulus von der Umgebung abgrenzt. Der zwischen diesen beiden Blättern der Kapsel gelegene Spaltraum, der Kapselraum, nimmt den Primärharn auf und leitet ihn am **Harnpol** in das Tubulussystem.

Glomeruluskapillaren (B). Sie besitzen ein **Endothel** (**B7**) mit regelmäßigen **Poren** und eine **geschlossene dreischichtige Basalmembran**, deren mittlere Schicht als mechanischer Filter wirkt. Die gegen den Kapselraum gerichtete äußere Schicht wird von verzweigten und fortsatzreichen Zellen, **Podozyten** (**A8**), bedeckt. Sie besitzen lange *Primärfortsätze* (**A9**), von denen *Sekundär- oder Fußfortsätze* abgehen, die wie Finger mit den Fußfortsätzen anderer Podoyzten ineinandergreifen und dabei schmale Lücken, sog. *Filtrationsschlitze*, freilassen.
Zwischen den benachbarten Kapillaren eines Glomerulus kommen besondere Bindegewebszellen vor, Mesangiumzellen (**intraglomeruläres Mesangium**) (**B10**). Am Gefäßpol zwischen Vas afferens und Vas efferens liegen ebenfalls Mesangiumzellen (**extraglomeruläres Mesangium**) (**AB11**). Diese Zellen gehören zum **juxtaglomerulären Apparat** der Niere, zu dem darüber hinaus die Macula densa (**AB12**) und das Polkissen (**AB13**) zählen. Als **Macula densa** wird die Berührungsstelle des Tubulus rectus distalis mit dem Gefäßpol bezeichnet, hier weist das Tubulusepithel besonders spezialisierte Zellen auf. Als **Polkissen** bezeichnet man die granulierten juxtaglomerulären Myoepithelzellen im präglomerulären Abschnitt des Vas afferens. In diesen Zellen wurden Renin und Angiotensinase A nachgewiesen.

Nierenkanälchen und Sammelrohre (C)

Die Wände der Nierenkanälchen werden von einem **einschichtigen Epithel** ausgekleidet, das in den verschiedenen Abschnitten variiert.
Der **proximale Tubulus** (**C14**) besitzt ein mittelhohes Epithel, das einen hohen Bürstensaum trägt sowie basale Membraneinfaltungen und zahlreiche Mitochondrien aufweist.
Der **intermediäre Tubulus** (**C15**) weist ein abgeflachtes Epithel mit kurzen Mikrovilli auf.
Im **distalen Tubulus** (**C16**) findet sich ein hohes Epithel mit basaler Streifung. Die Epithelzellen sind heller und etwas flacher als die des proximalen Tubulus und tragen an der Oberfläche kurze Mikrovilli.
Die **Sammelrohre** (**C17**) weisen zu zwei Dritteln helle Hauptzellen mit deutlichen Zellgrenzen und zu einem Drittel dunkle Schaltzellen auf. Die Epithelhöhe nimmt papillenwärts zu.

Funktion der Niere. Die Nierenkörperchen bilden den **Harnfilter**, durch den pro Tag ca. 180 l **Primärharn** aus dem Blut abgepreßt werden. Im Tubulussystem werden hiervon 178 l rückresorbiert und damit der **Sekundärharn** oder Endharn gebildet, dessen Menge 1,5–2 l pro Tag beträgt. Er wird über die ableitenden Harnwege ausgeschieden. Der juxtaglomeruläre Apparat steht über das Renin-Angiotensin-System im Dienste der allgemeinen **Blutdruckregulation**.

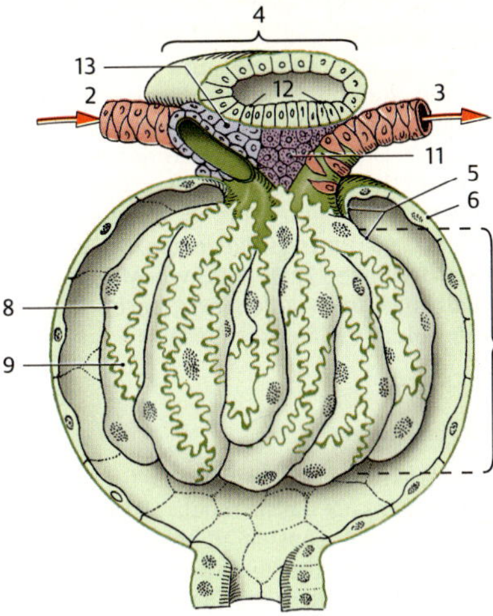

A Nierenkörperchen, räumlich

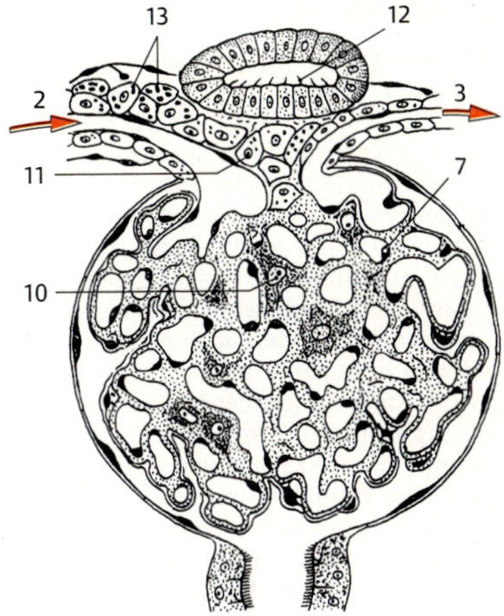

B Schnitt durch ein Nierenkörperchen

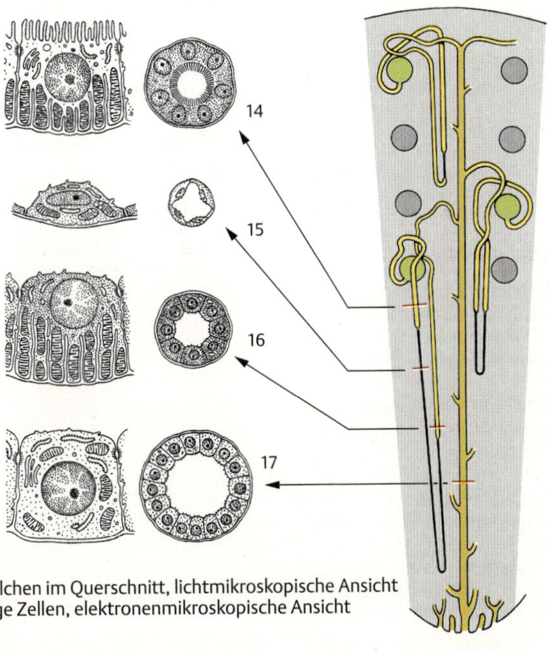

C Harnkanälchen im Querschnitt, lichtmikroskopische Ansicht zugehörige Zellen, elektronenmikroskopische Ansicht

Gefäß-, Nervenversorgung und Lymphabfluß

Arterien. Die harnpflichtigen Substanzen werden den Nieren über die **A. renalis** (**A1**) zugeführt. Die *A. renalis dextra* entspringt etwa in Höhe von L1 aus der Aorta abdominalis (**A2**), die *A. renalis sinistra* in der Mehrzahl der Fälle etwas höher. Letztere ist meist auch kürzer als die A. renalis dextra. Die primären intrarenalen Äste der beiden Hauptarterien sind **Endarterien** und versorgen definierte Areale des Nierenparenchyms, die als **Segmente** bezeichnet werden können: *Segmentum superius, Segmentum anterius superius, Segmentum anterius inferius, Segmentum inferius* und *Segmentum posterius*. Aufgrund der komplizierten Entwicklung der Nieren variieren die genannten Segmente erheblich, häufig kommt es auch zu Anomalien im Gefäßverlauf der A. renalis.

Venen. Der Abfluß des Blutes aus den Nieren erfolgt über die **V. renalis** (**AC3**). Sie ist rechts kurz und verläuft gestreckt, links ist sie länger und gebogen und nimmt die *V. suprarenalis sinistra* und die *V. testicularis* bzw. *ovarica sinistra* auf.

Nerven. Die vegetative Innervation der Nieren erfolgt über den **Plexus renalis**, der in Begleitung der Vasa renalia verläuft und hauptsächlich aus dem benachbarten *Plexus coeliacus* hervorgeht.

Regionäre Lymphknoten. Die Lymphe aus den Nieren fließt über die **Lnn. aortici laterales** ab.

Topographie der Nieren

Lage. Die Nieren liegen rechts und links von der Wirbelsäule in den **Fossae lumbales**. Ihre Längsachsen konvergieren nach hinten oben. Der **obere Nierenpol** liegt auf Höhe des *12. Brustwirbels*, der **untere** auf Höhe des *3. Lendenwirbels* und die **Nierenpforte** auf Höhe des *1. Lendenwirbels*. Dabei liegt die rechte Niere in den meisten Fällen etwa eine halbe Wirbelhöhe tiefer als die linke. Die Lage der Nieren ist abhängig von der Atemphase und der Körperhaltung. **Dorsal** zieht die *12. Rippe* (**A4**) schräg an der Grenze vom oberen zum mittleren Organdrittel an der Niere vorbei. In gleicher Verlaufsrichtung kreuzen von kranial nach kaudal die *Nn. subcostalis* (**A5**), *iliohypogastricus* (**A6**) und *ilioinguinalis*.

Angrenzende Organe und Gefäße. Die oberen Nierenpole werden ventral von den Nebennieren, *Glandulae suprarenales* (**A7**), bedeckt. Die rechte Nierenvorderseite wird von der *Leber* und der *rechten Kolonflexur* berührt, nahe dem Hilum liegen die *V. cava inferior* (**A8**) und das *Duodenum*. Die Vorderseite der linken Niere wird von *Magen, Pankreas* und *linker Kolonflexur* berührt, nahe dem Hilum verläuft die *Aorta*.

A9 Ureter

Nierenkapseln

Wichtig für den Lageerhalt der Nieren sind ein Fasziensack, Fascia renalis (**B10**), und eine Fettkapsel, Capsula adiposa (**BC11**). Der **Fasziensack** besteht aus einem *dünnen vorderen Blatt* und einem *kräftigen hinteren Blatt*. Die beiden Blätter sind kranial und lateral miteinander verbunden und umschließen jeweils Niere, Nebenniere und Fettkapsel einer Seite. Nach *medial* ist der Fasziensack offen, *kaudal* nur durch Fettgewebe abgeschlossen. Das Volumen der **Capsula adiposa** variiert in Abhängigkeit vom Ernährungszustand und kann bei extremer Abmagerung gänzlich fehlen. Dann kann die Niere ihren Halt verlieren und beckenwärts wandern. Man spricht in diesem Fall von einer **Senkniere**.

Klinischer Hinweis. Varietäten und **Mißbildungen** im Bereich der Nieren treten häufig auf. Beispiele hierfür sind überzählige Nieren, Verlagerungen der Nieren oder Verschmelzungsnieren wie die sog. Hufeisenniere.

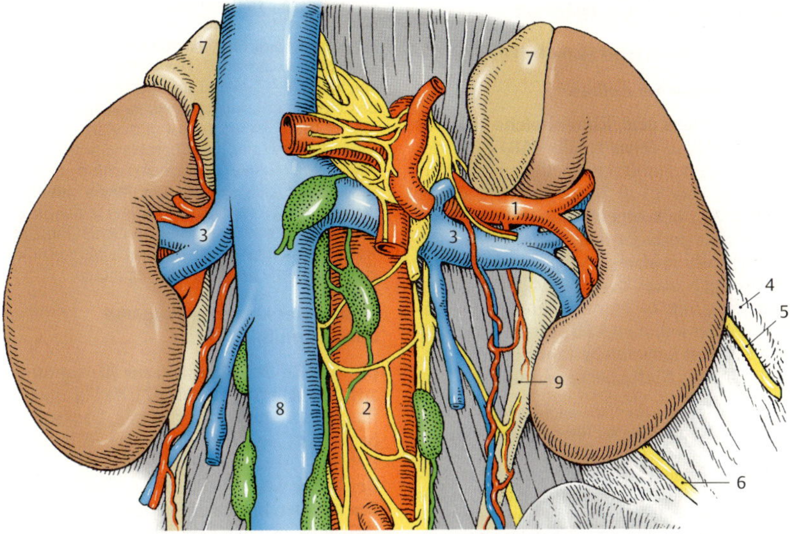

A Gefäße, Nerven und Topographie der Nieren

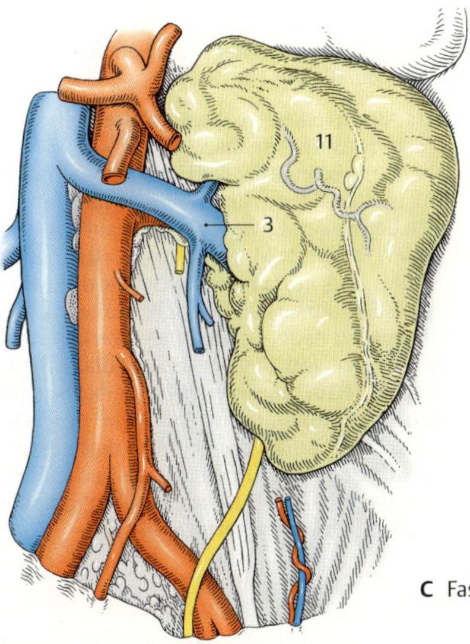

C Fasziensack der Niere

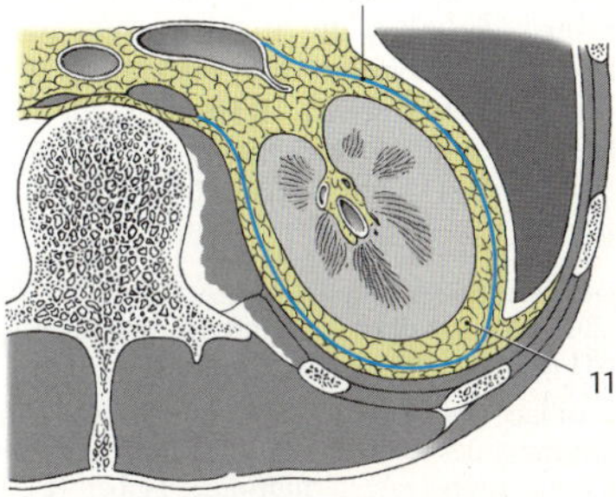

B Nierenkapseln, Querschnitt

Ableitende Harnwege

Nierenbecken und Harnleiter

Makroskopischer Aufbau

Nierenbecken und Nierenkelche (A). Das Nierenbecken, **Pelvis renalis** (**AB1**), ist der Sammelraum für den Harn, der aus der Vereinigung von 8–10 Nierenkelchen, **Calices renales** (**A2**), hervorgeht. Man unterscheidet kleine trompetenförmige Nierenkelche, *Calices renales minores* (**A2 a**), die eine oder selten auch zwei bis drei Papillenspitzen umfassen, und 2–3 große Nierenkelche, *Calices renales majores* (**A2 b**), die aus den kleinen Kelchen hervorgehen und in den Sammelraum des Nierenbeckens münden.

In Abhängigkeit vom Verzweigungstyp der Nierenkelche ist die **Form des Nierenbeckens** individuell unterschiedlich (**A**). Wenn die kleinen Nierenkelche konsequent in große münden, ist das Nierenbecken röhrenförmig und verzweigt, **ramifizierter Typ**; münden aber auch kleine Nierenkelche direkt in das Nierenbecken, bildet dieses einen weiten Sack, **ampullärer Typ**. Das Volumen eines Nierenbeckens beträgt etwa 3–8 ml.

Ureter (B3). Der Harnleiter ist ein leicht abgeplattetes, dickwandiges Rohr, das Nierenbecken und Harnblase miteinander verbindet. Er ist 25–30 cm lang und wird anhand seines Verlaufes durch die verschiedenen Körperhöhlen in eine **Pars abdominalis** (**B3 a**) und eine **Pars pelvica** (**B3 b**) gegliedert. Im Endabschnitt durchsetzt er in schrägem Verlauf die Harnblasenwand, **Pars intramuralis**.

B4 Niere, **B5** Nierenhilum, **B6** A. renalis, **B7** V. renalis, **B8** Aorta, **B9** V. cava inferior, **B10** A. ovarica, **B11** A. iliaca interna, **B12** A. uterina

Feinbau. Die Wand des Nierenbeckens ist dünn, diejenige des Ureters sehr dick. Im Querschnitt hat der Ureter ein sternförmiges Lumen (**C**). Die Wände beider Organe bestehen aus drei Schichten: Die **Tunica mucosa** (**C13**) setzt sich aus dem für die harnableitenden Organe charakteristischen Übergangsepithel, *Urothel*, und einer *bindegewebigen Verschiebeschicht* zusammen. Das **Urothel** besteht aus *5–7 Zellreihen* und paßt sich den unterschiedlichen Dehnungsverhältnissen der Organe durch Veränderung von Schichtenhöhe und Zahl der Zellreihen an. Die oberste Zellage weist apikal die lichtmikroskopisch sichtbare *Krusta* auf, die der Epitheloberfläche als Schutz vor dem hypertonen Harn dient. Im Nierenbecken hat die **Tunica muscularis** eine *innere Längs-* und eine *äußere Ringmuskelschicht*. Die Muskelgeflechte bilden in den Kelchen und am Übergang des Nierenbeckens zum Harnleiter *sphinkterartige Strukturen*. Im Ureter ist die Tunica muscularis (**C14**) besonders kräftig und wird harnblasenwärts durch eine *dritte äußere Längsmuskelschicht* ergänzt. Das *lockere Bindegewebe* der **Tunica adventitia** (**C15**) baut Nierenbecken und Ureter in die Umgebung ein. Im gefäß- und nervenreichen Bindegewebe des Nierenbeckens sind glatte Muskelzellen eingelagert, die dessen Weite regulieren.

Gefäß-, Nervenversorgung und Lymphabfluß

Die Gefäße des **Nierenbeckens** (**B**) stammen aus den **Vasa renalia** (**B6, B7**), der Lymphabfluß entspricht dem der Nieren. Das Nierenbecken ist sensibel innerviert, d.h. seine Dehnung ist schmerzhaft.
Der **Ureter** wird über Äste von großen **Gefäßen aus der Umgebung** versorgt: *A. renalis* (**B6**), *A. testicularis* bzw. *ovarica* (**B10**), *A. pudenda interna* und *A. vesicalis superior*. Die gleichnamigen Venen laufen mit den Arterien. Die Lymphe fließt zu den **Lnn. lumbales** ab. Die vegetative Innervation erfolgt über die **Nn. splanchnici**.

Topographie von Nierenbecken und Pars abdominalis des Harnleiters

Das **Nierenbecken** (**A**) liegt größtenteils versteckt im Sinus renalis.
Die **Pars abdominalis des Ureters** beginnt am Austritt aus dem Nierenbecken mit der **ersten Ureterenge**. Er verläuft dann auf der medialen Seite des M. psoas major (**B16**) nach kaudal und liegt dabei zwischen der Muskelfaszie (dorsal) und dem Peritoneum, das ihn ventral bedeckt. Im seinem Verlauf wird der Ureter von den Vasa testicularia bzw. ovarica (**B10**) überkreuzt. Er selbst kreuzt den N. genitofemoralis. Auf Höhe der Vasa iliaca communia bzw. der Vasa iliaca externa tritt der Ureter in das kleine Becken ein. Hier liegt die **zweite Ureterenge** (Topographie der **Pars pelvica des Ureters** S. 244).

Harnsystem

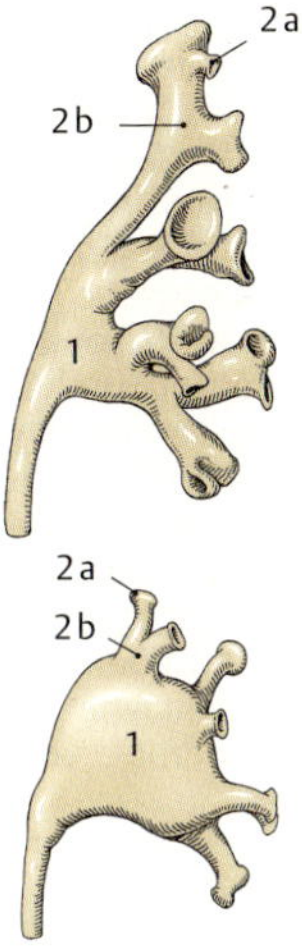

A Nierenbecken:
Ramifizierte Form (oben),
ampulläre Form (unten)

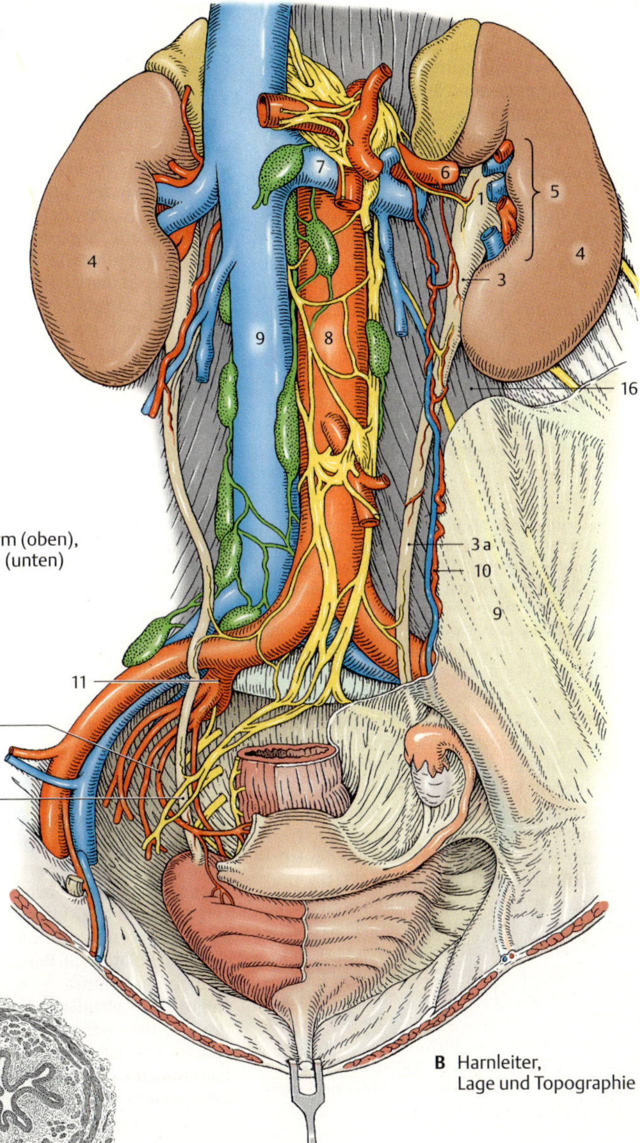

B Harnleiter,
Lage und Topographie

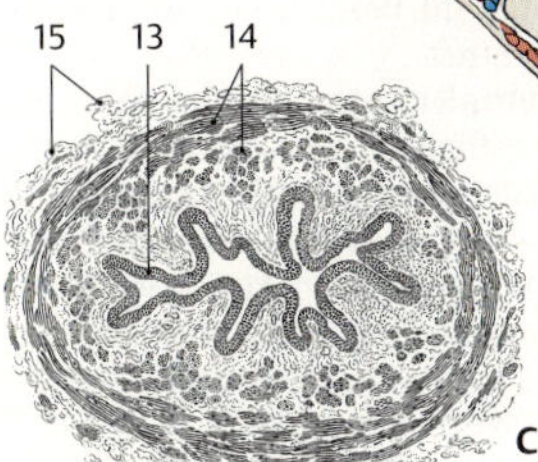

C Querschnitt durch den
Harnleiter, lichtmikroskopisch

Harnblase

Die Harnblase, **Vesica urinaria** (**A1**), ist ein muskuläres Hohlorgan, das seine Größe je nach Füllungszustand ändert. Sie liegt hinter den Schambeinen (**A2**) im subperitonealen Bindegewebsraum des kleinen Beckens.

Harnblasenabschnitte. Der Harnblasenkörper, **Corpus vesicae** (**AB3**), macht den größten Teil des Organs aus, er geht nach vorn und oben in die Harnblasenspitze oder den -scheitel, *Apex vesicae* (**AB4**), über. An diesem ist der obliterierte Urachus befestigt, der im Lig. umbilicale medianum (**AB5**) (S. 188) zum Nabel zieht. In den nach hinten und unten ausladenden Blasengrund, **Fundus vesicae** (**A6**), münden von seitlich und hinten die Ureteren (**B7**). Nach vorne und unten geht der trichterförmige Blasenhals, **Cervix vesicae** (**B8**), in die Harnröhre (**AB9**) über.

Ist die Harnblase entleert, sinken Harnblasenscheitel und obere Wand schüsselförmig ein, bei Füllung schieben sie sich nach vorne und oben, die Harnblase nimmt Eiform an. Sie kann sich je nach Füllmenge über den Oberrand der Symphyse erheben. Das **Fassungsvermögen der Harnblase** beträgt normalerweise etwa 500 ml, bei ca. 300 ml tritt Harndrang ein. Es können aber willkürlich auch größere Harnmengen zurückgehalten werden.

Innere Oberfläche (C). Sie ist blaßrot und läßt zwei Abschnitte erkennen: Im überwiegenden Teil der Harnblase weist die Schleimhaut Falten auf, da sie gegenüber der darunterliegenden Muskelschicht verschieblich ist. Bei starker Füllung verstreichen die Falten. Zwischen den beiden Uretereinmündungen, **Ostia ureteris** (**CD10**), und dem Austritt der Urethra, **Ostium urethrae internum** (**C11**), liegt im Bereich des Fundus das Blasendreieck, **Trigonum vesicae** (**CD12**). Hier ist die Schleimhaut faltenlos und glatt, da sie mit der darunterliegenden Muskelschicht fest verwachsen ist. In die innere Harnröhrenöffnung ragt beim Mann ein zäpfchenförmiger Wulst vor, *Uvula vesicae* (**D13**), der durch die darunterliegende Prostata aufgeworfen wird.

Feinbau. Die Wand der Harnblase ist dreischichtig. Die **Tunica mucosa** besteht aus *Übergangsepithel* (Urothel) und einer lockeren bindegewebigen Verschiebeschicht, *Lamina propria*, die im Bereich des Trigonum vesicae fehlt. In der **Tunica muscularis** sind überwiegend drei verschiedene Schichten ausgebildet, die als *M. detrusor vesicae* bezeichnet werden. Im Bereich des Trigonum vesicae hingegen ist die Muskulatur nur zweischichtig. Sie stellt eine Fortsetzung der Muskulatur des Ureters dar. An den Einmündungen der Ureteren ist die glatte Muskulatur in komplizierten *Schlingen* angeordnet. Die **Tunica serosa**, die vom Bindegewebe der Tela subserosa begleitet wird, überzieht die Facies superior der Harnblase sowie den Teil der Facies posterior, der oberhalb vom Trigonum vesicae liegt.

Gefäß-, Nervenversorgung und Lymphabfluß

Arterien. Die Harnblase wird aus **Ästen der A. iliaca interna** versorgt, *A. vesicalis superior* (← A. umbilicalis) und *A. vesicalis inferior*.

Venen. Ein Venengeflecht, **Plexus venosus vesicalis**, das um den Harnblasenfundus liegt, sammelt das venöse Blut aus der Harnblase, welches meist direkt über die *Vv. iliacae internae* abfließt.

Nerven. Wie im Bereich des Darmrohrs wird ein **extrinsisches** und ein **intrinsisches** (also ein außerhalb und ein innerhalb der Harnblasenwand gelegenes) Nervensystem unterschieden. Die **parasympathischen** Fasern des extrinsischen Systems entstammen den Segmenten S2 - S4 und wirken konstriktorisch auf den M. detrusor (miktionsfördernd), die **sympathischen** Fasern innervieren die glatte Muskulatur der Gefäßwände und bewirken vermutlich eine Kontraktion der Muskulatur im Bereich von Blasenhals und oberer Urethra.

Regionäre Lymphknoten. Die Lymphe aus der Harnblase fließt in verschiedene Richtungen ab: **Lnn. iliaci externi** sammeln die Lymphe aus der oberen Blasenwand und den seitlichen Abschnitten, **Lnn. iliaci interni** diejenige aus dem Blasenfundus und dem Trigonum vesicae. Die Lymphe der Blasenvorderwand wird letztendlich auch den Lnn. iliaci interni zugeführt.

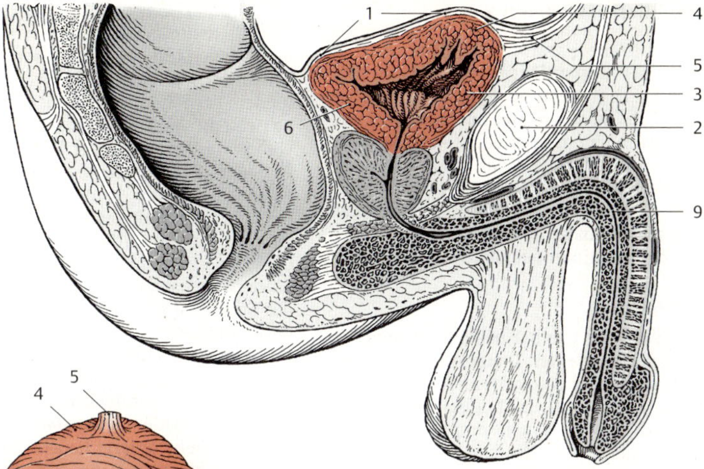

A Mediansagittalschnitt durch ein männliches Becken

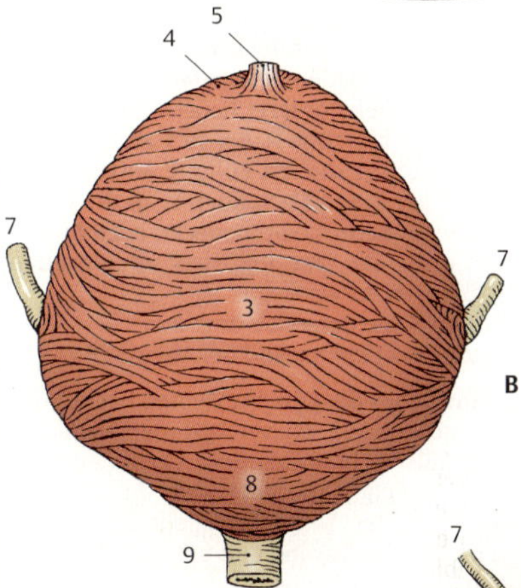

B Harnblase beim Mann von vorn

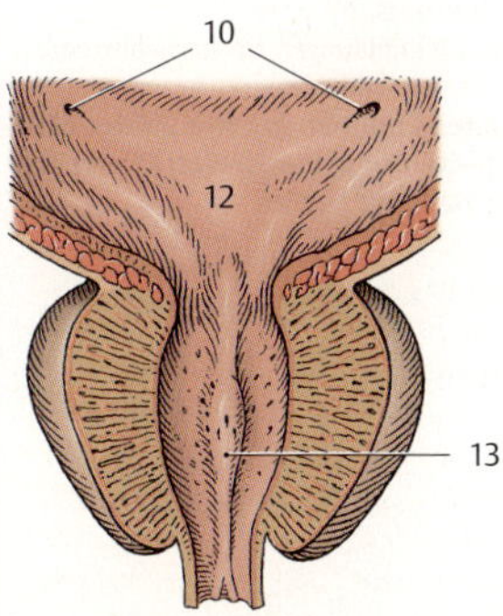

D Trigonum vesicae beim Mann

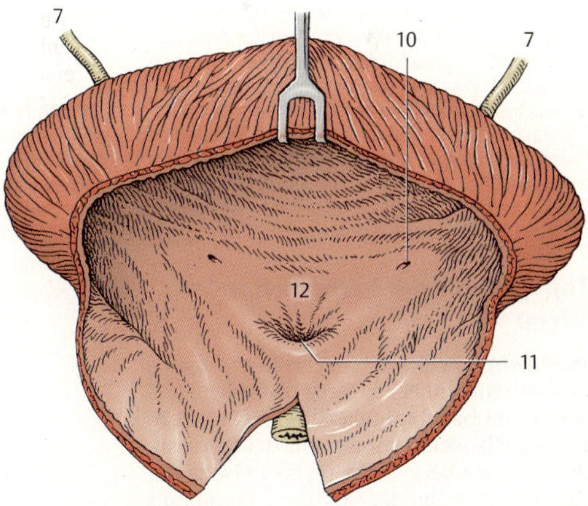

C Eröffnete Harnblase bei der Frau von vorn

Weibliche Harnröhre

Die weibliche Harnröhre, **Urethra** (**A1**), ist mit einer Gesamtlänge von 3–5 cm sehr kurz. Sie liegt hinter der Symphyse (**A2**), beginnt am **Ostium urethrae internum** (**A3**) und verläuft in einem nach vorne konkaven Bogen in enger Nachbarschaft zur Vorderwand der Vagina (**A4**) abwärts. Sie endet mit einem länglich gestellten Schlitz, **Ostium urethrae externum** (**A5**), im *Vestibulum vaginae* 2–3 cm hinter der Glans clitoridis (**A6**).

Feinbau

Die Wand der Urethra besteht aus einer in Längsfalten gelegten **Tunica mucosa**, die von *Übergangsepithel* ausgekleidet wird und einer an Drüsen (Gll. urethrales) und venösen Gefäßen reichen *Lamina propria* bzw. *Tunica spongiosa* aufsitzt, sowie einer zweischichtigen **Tunica muscularis**, die aus der Wandmuskulatur der Harnblase hervorgeht und sich in eine *innere Längs-* und eine *äußere Ringmuskelschicht* gliedert.
Die Urethra wird in einer nach dorsal offenen Schlinge von quergestreifter Muskulatur, **M. sphincter urethrae externus**, umfaßt, die bis auf den Harnblasenhals reicht.

Die männliche Harnröhre wird als Harn-Samenröhre auf S. 262 abgehandelt.

Funktion der ableitenden Harnwege. Der aus den Nierenpapillenspitzen austretende Harn wird zunächst in den **Nierenkelchen** gesammelt und dann in das **Nierenbecken** weitergeleitet. Von hier aus wird der Harn nach Erreichen eines bestimmten Füllungsgrades in raschen Bewegungen in den **Ureter** ausgetrieben, wo er in peristaltischen Wellen nach distal befördert und portioniert an die **Harnblase** abgegeben wird. Bei einer individuell unterschiedlichen Füllungsmenge der Harnblase kommt es durch einen nervösen Reiz zur Einleitung der Entleerung, **Miktion**.

Topographie der harnableitenden Wege

Weibliches Becken. Nach seinem Abgang aus dem Nierenbecken (**erste Ureterenge**) und seinem intraabdominellen Verlauf (S. 241 **B**) tritt der **Harnleiter** vor dem Iliosakralgelenk in das kleine Becken ein, rechts in Höhe der Aufteilungsstelle der A. iliaca communis (**B7**), links in Höhe der A. iliaca externa. Hier liegt die **zweite Ureterenge**. Im kleinen Becken der Frau verläuft der Ureter dann oberflächlich an der seitlichen Beckenwand dicht unter dem Peritoneum. Etwa auf Höhe der Spina ischiadica verläßt er die seitliche Beckenwand und verläuft in der Basis des Lig. latum uteri (**B8**) nach medial und vorn. Er unterkreuzt hier die A. uterina (**B9**) und erreicht in unterschiedlichem Abstand zur Vagina die hintere seitliche Harnblasenwand, die er von hinten lateral nach vorn medial schräg durchsetzt. Dieser intramurale Teil des Ureters ist etwa 2 cm lang und bildet die **dritte Ureterenge**.
Die **Harnblase** (**AB10**) liegt subperitoneal hinter der Symphysis pubica. Vor der Harnblase liegt das von lockerem Bindegewebe ausgefüllte **Spatium retropubicum** (**A11**), das sich zwischen vorderer Bauchwand und Peritoneum bis zum Nabel fortsetzt und als Gleitlager für die bei Füllung aufsteigende Harnblase dient. Nach oben wird die Harnblase von Peritoneum bedeckt, nach hinten unten ist sie fest mit den umliegenden Strukturen verwachsen.
Die **weibliche Harnröhre** liegt zwischen Symphyse und Vorderwand der Vagina (**A4**).

Männliches Becken. Im kleinen Becken des Mannes (S. 255 **B**) verläuft der **Harnleiter** ebenfalls dicht unter dem Peritoneum an der seitlichen Beckenwand. Er erreicht oberhalb der Samenbläschen die hintere seitliche Blasenwand und unterkreuzt dabei den Ductus deferens.

Klinischer Hinweis. Im Bereich der Ureterengen besteht bei **Steinbildungen im harnableitenden System** die Gefahr von Steineinklemmungen.
Ureterverdopplungen kommen in etwa 2 % der Fälle vor: Ureter duplex = doppelter Ureter; Ureter fissus = partiell gespaltener Ureter.

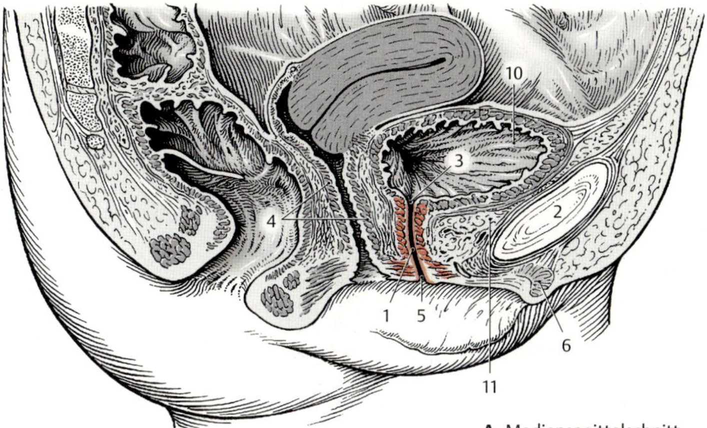

A Mediansagittalschnitt durch ein weibliches Becken

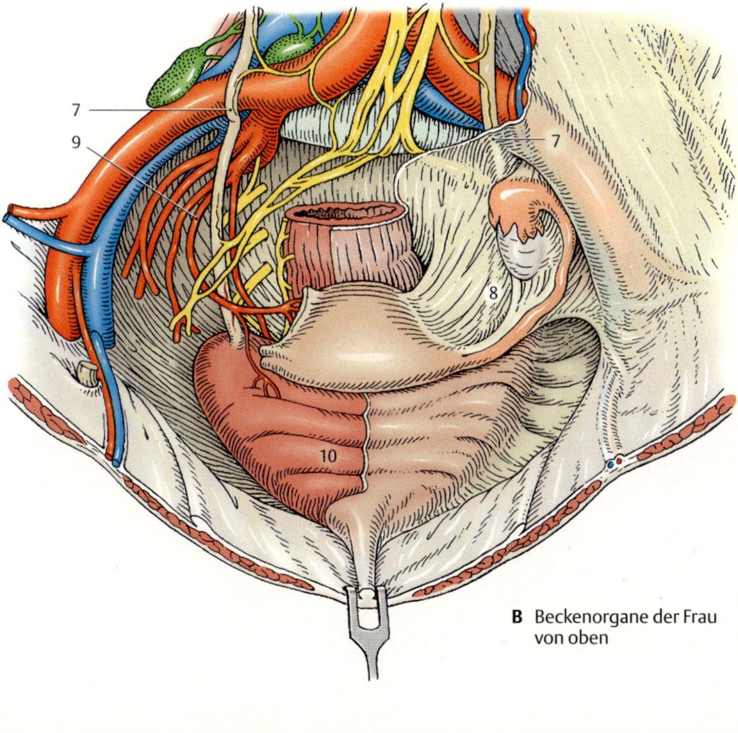

B Beckenorgane der Frau von oben

Männliches Geschlechtssystem

Überblick

Gliederung der Geschlechtsorgane

Die Organe des männlichen Geschlechtssystems, **Systema genitale masculinum**, werden aus topographischen und entwicklungsgeschichtlich bedingten Gründen in innere und äußere Geschlechtsorgane gegliedert:
Zu den **inneren** zählen *Hoden/Testis* (**A1**), *Nebenhoden/Epididymis* (**A2**), *Samenleiter/ Ductus deferens* (**A3**) und die akzessorischen Geschlechtsdrüsen *Vorsteherdrüse/Prostata* (**A4**), *Bläschendrüse / Glandula vesiculosa* (**A5**) und *Cowper-Drüsen/Gll. bulbourethrales* (**A6**).
Zu den **äußeren** männlichen Geschlechtsorganen werden das *Glied/Penis* (**A7**), der *Hodensack/Skrotum* (**A8**) und die *Hodenhüllen* gerechnet.

Während sich die inneren Geschlechtsorgane aus der Urogenitalleiste kranial vom Beckenboden entwickeln, entstehen die äußeren Geschlechtsorgane aus dem unterhalb vom Beckenboden gelegenen Sinus urogenitalis.

Funktion. Im **Hoden** werden die männlichen Keimzellen, **Spermatozoen**, gebildet und über ein Kanälchensystem in den **Nebenhoden** transportiert, wo sie einem Reifungsprozeß unterliegen. Über den **Samenleiter** gelangen sie in die **Harnsamenröhre**, aus der sie die Körperhöhle verlassen können. Auf ihrem Weg durch die ableitenden Samenwege werden den Keimzellen von den **akzessorischen Drüsen** Sekrete beigemischt.

Peritonealsitus des männlichen Beckens

Die Cavitas peritonealis geht an der Linea terminalis in die Beckenhöhle über. Das **parietale Peritoneum** setzt sich entlang der Wand des kleinen Beckens fort und überzieht die sich vorstülpenden Beckeneingeweide: Von der *vorderen Bauchwand* schlägt es auf den *Apex der Harnblase* (**AB9**) über und bedeckt deren gesamte *Facies superior* (**AB10**). Nach kaudal und lateral reicht es bis in Höhe der Ureterenmündungen. Da sich die *Kuppen der Bläschendrüsen* an der Rückseite der Harnblase bis auf Höhe der Ureterenmündungen oder noch weiter nach kranial vorstülpen, werden sie meist auch von Peritoneum parietale überzogen, ebenso der *Ductus deferens* bis zu seinem Übergang in seinen letzten Abschnitt, der Ampulla ductus deferentis. In seltenen Fällen reicht das Bauchfell tiefer und überzieht auch einen Teil der *Prostata*. Der Fundus vesicae wird hingegen nicht in die peritoneale Auskleidung einbezogen. Das Peritoneum schlägt vielmehr unter Bildung einer Bauchfelltasche, **Excavatio rectovesicalis** (**B11**), von der *Rückwand der Harnblase* auf die *Vorderwand des Rektums* (**B12**) über. Die Excavatio rectovesicalis stellt den *tiefsten Punkt der Bauchhöhle* im männlichen Organismus dar. Sie wird auf jeder Seite durch eine Falte, *Plica rectovesicalis*, begrenzt. Im subserösen Bindegewebe dieser Bauchfellfalte liegen die vegetativen Nerven des Plexus hypogastricus inferior. Bei gefüllter Harnblase entsteht auch zwischen vorderer Bauchwand und Apex vesicae eine Bauchfelltasche.

B13 durch den Ureter aufgeworfenes Bauchfell

Klinischer Hinweis. Bei einem **Harnverhalt** kann die prallgefüllte Harnblase ohne Verletzung des Bauchfells und folglich ohne Eröffnung der Bauchhöhle direkt oberhalb vom Symphysenrand punktiert werden.

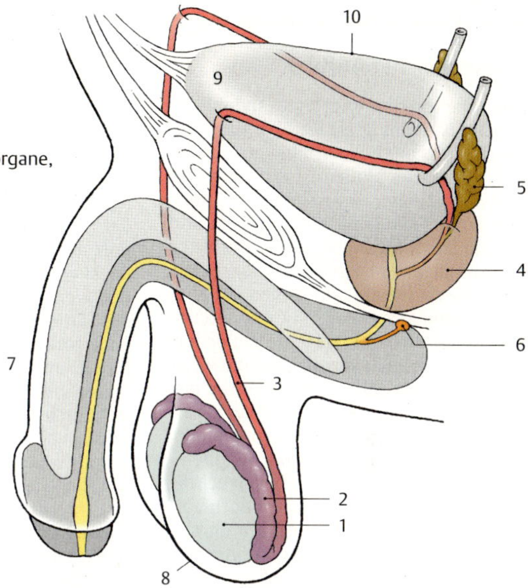

A Männliche Geschlechtsorgane, Schema

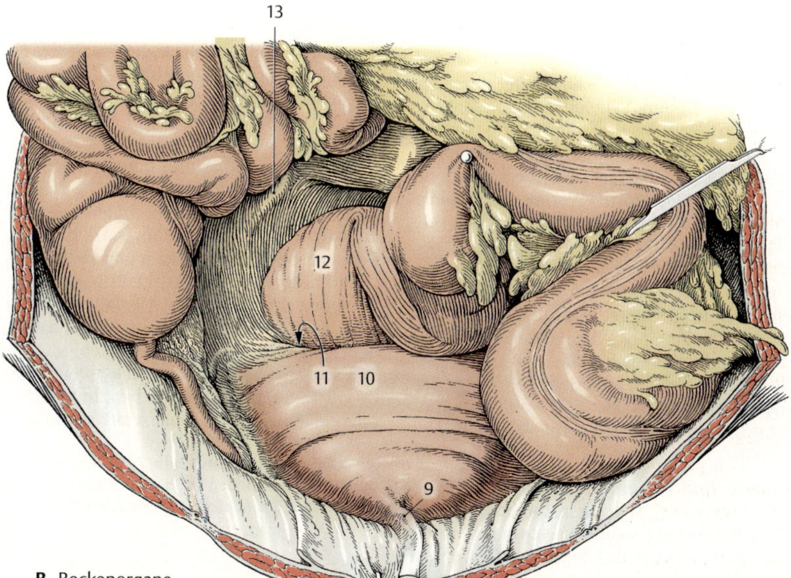

B Beckenorgane beim Mann von oben

Hoden und Nebenhoden

Makroskopischer Aufbau

Hoden. Die paarig angelegte männliche Keimdrüse ist *Bildungsort der Spermien* und liegt außerhalb der Körperhöhle im Hodensack, *Skrotum*. Der Hoden ist eiförmig und von prallelastischer Konsistenz. Er mißt beim Erwachsenen längs etwa 4–5 cm und im queren Durchmesser ca. 3 cm. Der linke Hoden ist meist etwas größer als der rechte. Makroskopisch werden am Hoden ein oberer Pol, **Extremitas superior** (**A1**), und ein unterer, **Extremitas inferior** (**A2**), unterschieden. Der Hoden ist seitlich abgeplattet und weist eine **Facies lateralis** (**A3**) und eine **Facies medialis** (**B4**) auf, die an einem schmalen vorderen Rand, **Margo anterior** (**AB5**), und einem breiten hinteren, **Margo posterior** (**B6**), ineinander übergehen. Die Hoden liegen schräg im Skrotum, so daß der obere Pol nach vorne und lateral, der untere nach hinten und medial weist. Der Hoden wird von einer dikken weißen Bindegewebskapsel, **Tunica albuginea**, umschlossen. Am oberen Pol findet sich als entwicklungsgeschichtliches Überbleibsel des *Müller-Ganges* die **Appendix testis** (**B7**).

Nebenhoden (AB8). Sie liegen der dorsalen Fläche des Hodens schweifartig auf. Makroskopisch werden drei Abschnitte unterschieden: Der Nebenhodenkopf, **Caput epididymidis** (**A8 a**), überragt den oberen Hodenpol. Nebenhodenkörper, **Corpus epididymidis** (**A8 b**), und Nebenhodenschweif, **Cauda epididymidis** (**A8 c**), liegen dem Hoden vollständig an. Der Nebenhoden hat unabhängig von der Tunica albuginea des Hodens eine eigene bindegewebige Kapsel, die den stark aufgeknäuelten, etwa 5 m langen Nebenhodengang, **Ductus epididymidis** (**AB9**), umfaßt. Im Bereich des Nebenhodenkopfes liegt die **Appendix epididymidis** (**C10**) als entwicklungsgeschichtliches Überbleibsel der *Urnieren*.

Hoden- und Nebenhodenhüllen. Der Hoden entwickelt sich ursprünglich in der Bauchhöhle und wandert während der Fetalentwicklung in das Skrotum, *Descensus testis*. Dabei durchsetzt er über den Leistenkanal (Bd. 1 S. 96) die Schichten der Bauchwand. Als *Ausstülpung des Bauchfells* entsteht der **Processus vaginalis testis**, der dem Hoden als Leitschiene bei der Wanderung in das Skrotum dient. Postnatal verödet er bis auf das kaudale Ende, das als **Tunica vaginalis testis** (**C11**) eine *geschlossene seröse Hülle* um Hoden und Nebenhoden bildet. Das viszerale Blatt, **Lamina visceralis (Epiorchium)**, liegt der Tunica albuginea des Hodens überall dort auf, wo er nicht vom Nebenhoden bedeckt wird. Es überzieht auch den Nebenhoden weitestgehend und schlägt am Abgang des Samenstrangs auf das parietale Blatt, **Lamina parietalis (Periorchium)**, über. Zwischen Hoden und Nebenhoden liegt ein Spalt, *Sinus epididymidis* (**C12**), der kranial und kaudal durch eine Umschlagfalte, *Lig. epididymidis superius* und *inferius* (**A13**), begrenzt wird. Zwischen Epiorchium und Periorchium liegt ein flüssigkeitsgefüllter seröser Spaltraum. Dem parietalen Blatt der Tunica vaginalis liegt außen die **Fascia spermatica interna** (**C14**) als *Fortsetzung der Fascia transversalis* auf. Diese wird von Fasern des M. cremaster (**C15**), **Fascia cremasterica**, bedeckt, der sich *aus dem M. obliquus internus abdominis* abspaltet. Als Fortsetzung der äußeren Bauchwandfaszie bzw. der Faszie des M. obliquus externus abdominis bildet die **Fascia spermatica externa** (**C16**) die äußere Hülle von Hoden und Nebenhoden bzw. Samenstrang.

Hoden, Nebenhoden und deren Hüllen liegen im Hodensack, **Skrotum** (**C17**). Dessen Haut ist als *Fortsetzung der äußeren Bauchhaut* anzusehen. Sie ist dünn, stark pigmentiert und besitzt Talgdrüsen und Haare. Das Unterhautgewebe ist fettfrei. Es besteht aus Bindegewebe und glatten Muskelzellen und wird deshalb als Fleischhaut, **Tunica dartos**, bezeichnet. Durch ein bindegewebiges **Septum scroti** wird der Hodensack zweigeteilt. Es wird außen durch eine bis zum Damm reichende Hautnaht, **Raphe scroti**, markiert.

Klinischer Hinweis. Zum Zeitpunkt der Geburt sollte der Hoden im Skrotum gelegen sein (**Reifezeichen** des männlichen Neugeborenen).

Männliches Geschlechtssystem

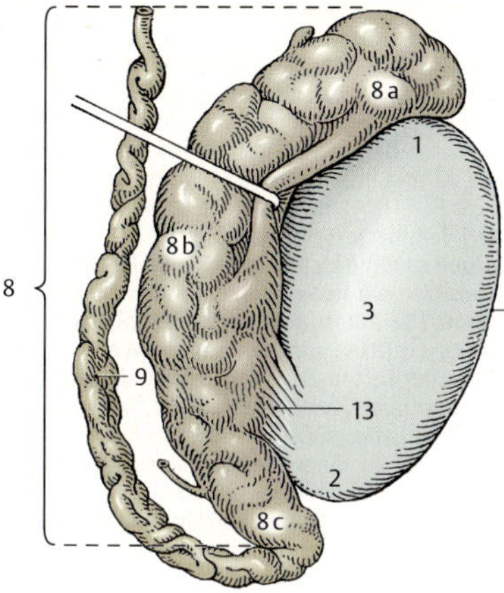

A Rechter Hoden von lateral

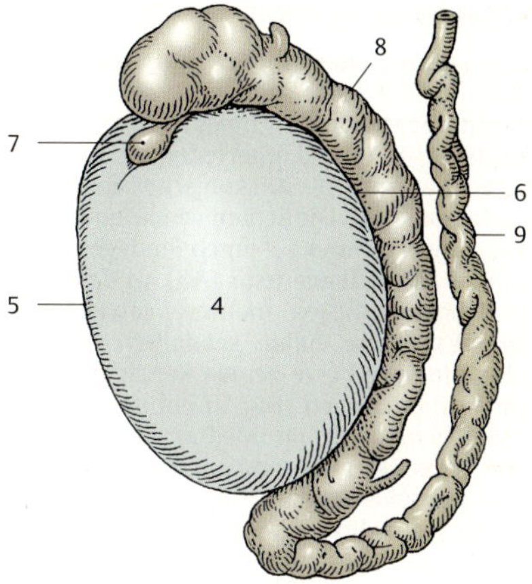

B Rechter Hoden von medial

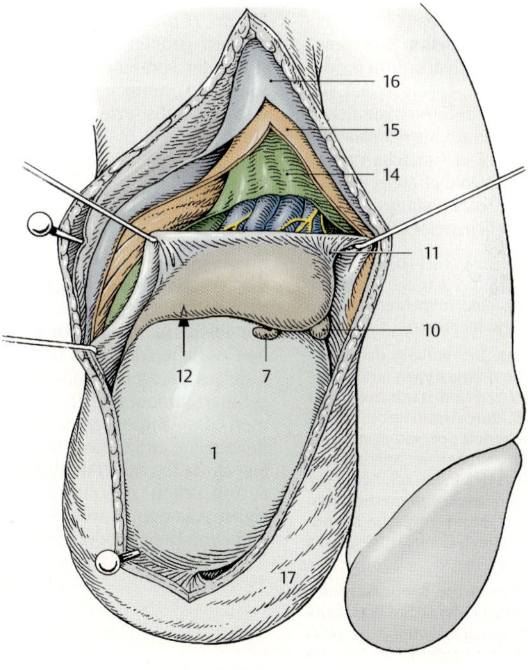

C Hodenhüllen

Feinbau

Organgerüst von Hoden und Nebenhoden. Von der Tunica albuginea des Hodens dringen Septen in das Organinnere vor, **Septula testis** (**AB1**), und unterteilen das Hodenparenchym in 200–300 konische Läppchen, **Lobuli testis** (**A2**). Die Septen verlaufen radiär und konvergierend auf einen Bindegewebskeil zu, **Mediastinum testis** (**A3**). In den Hodenläppchen liegen mehrere gewundene **Hodenkanälchen**, *Tubuli seminiferi contorti* (**B4**), die über kurze gerade Kanälchen, *Tubuli seminiferi recti* (**B5**), in ein netzartiges Kanälchensystem im Mediastinum testis, **Rete testis** (**B6**), übergehen. Dieses findet über **Ductuli efferentes testis** (**AB7**) Anschluß an den Nebenhodengang (**B8**). Jeder Ductulus efferens ist etwa 20 cm lang. Er ist zu einem konischen, 2 cm langen Knäuel, **Lobulus epididymidis**, aufgewunden, dessen Spitze zum Rete testis und dessen Basis zum Nebenhodengang weist.

Samenkanälchen des Hodens (C). Sie werden von lockerem, **interstitiellem Bindegewebe** (**C9**) umgeben, in dem Testosteron produzierende Zwischenzellen, *Leydig-Zellen*, liegen (S. 326). Direkt um die Samenkanälchen liegt eine dünne Schicht aus **Myofibroblasten-** und **Fibroblasten** (**C10**). Die Kanälchen selbst werden vom sog. **Keimepithel** ausgekleidet, das aus den *Zellen der Samenbildung* und aus Stützzellen, *Sertoli-Zellen*, besteht.

Spermatogenese. Im Keimepithel (**D**) entstehen, ausgehend von den Stammzellen der Spermatogenese, den Spermatogonien, in mehreren Schritten die Samenzellen, Spermatozoen.

Bei den **Spermatogonien**, die entlang der Basalmembran liegen, werden zwei Typen unterschieden: *Spermatogonien Typ A* sind Stammzellen, die entweder ruhen oder durch mitotische Teilung weitere Stammzellen bilden. *Spermatogonien Typ B* (**D11**) sind als Vorläuferzellen der Spermatozoen anzusehen, d. h. sie treten in die Reifeteilungen (*Meiose*) und in anschließende Differenzierungsprozesse ein. Während dieser Vorgänge bleiben die Keimzellen immer durch Zytoplasmabrücken verbunden.

Aus mitotischen Teilungen der Spermatogonien Typ B gehen **Spermatozyten I** (primäre Spermatozyten) (**D12**) hervor, die nach Verdoppelung der DNA (4n DNA) in die verschiedenen Stadien der Prophase der 1. Reifeteilung eintreten. Die Prophase der Meiose dauert bis zu 24 Tagen und bedingt eine Neukombination des genetischen Materials. In histologischen Präparaten fallen die Spermatozyten I durch ihre Größe auf. Die übrigen Phasen der ersten meiotischen Teilung laufen rasch ab und bringen zwei **Spermatozyten II** (**D13**) hervor (2n DNA), die sich in der zweiten meiotischen Teilung in **Spermatiden** (**D14**) teilen. Spermatiden sind die kleinsten Zellen im Keimepithel. Sie besitzen nur noch einen einfachen Chromosomensatz (22 Autosomen und 1 Geschlechtschromosom, 1n DNA) und liegen in Büscheln an den Spitzen der Sertoli-Zellen (**D15**), von denen sie in das adluminale Kompartiment des Samenkanälchens (s. u.) abgegeben werden. Aus den Spermatiden gehen in einem langdauernden Reifungsprozeß aus Kernkondensation, Akrosomen- und Geißelbildung **befruchtungsfähige Spermatozoen** (**D16**) hervor, die aus dem Keimepithel entlassen werden, Spermiogenese (**E**).

Spermatozoen. Das reife Spermatozoon (**F**) ist ca. 60 μm lang und besteht aus einem Kopf, **Caput** (**F17**), und einem Schwanz, **Cauda** (**F18**), der sich in *Hals* (**F18 a**), *Mittel-* (**F18 b**), *Haupt-* (**F18 c**) und *Endstück* gliedert. Der Kopf ist geprägt durch einen dichten *Kern* (**F19**), der von einer Kopfkappe, dem *Akrosom* (**F20**), umgeben wird. Dieses enthält wichtige Substanzen für das Eindringen in die Eizelle.

Sertoli-Zellen (D15). Sie fußen auf der Basalmembran und ragen mit ihren Fortsätzen ins Lumen des Samenkanälchens vor. Basal stehen sie durch zahlreiche Zellkontakte miteinander in Verbindung und bauen auf diese Weise die **Blut-Hoden-Schranke** auf. Das Keimepithel wird dadurch in ein **basales** und ein **adluminales Kompartiment** gegliedert. In den zwischen den Kontaktstellen der Sertoli-Zellen gelegenen maschenartigen Interzellularräumen sind die langsam zum Lumen des Samenkanälchens wandernden Keimzellen eingelagert. Sie werden von den Sertoli-Zellen mit Nährstoffen versorgt. Die Sertoli-Zellen sezernieren ferner eine Flüssigkeit, die dem Transport der Spermatozoen in den Nebenhoden dient.

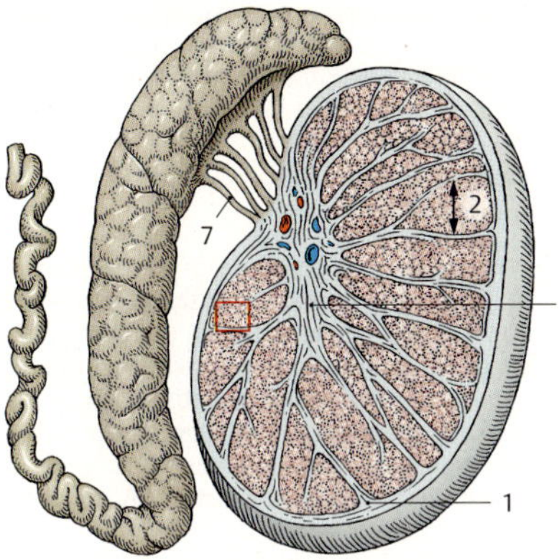

A Schnitt durch den Hoden, Nebenhoden intakt

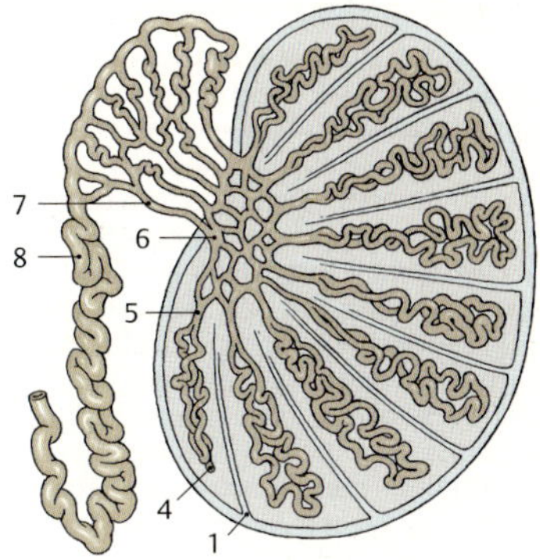

B Kanälchen von Hoden und Nebenhoden

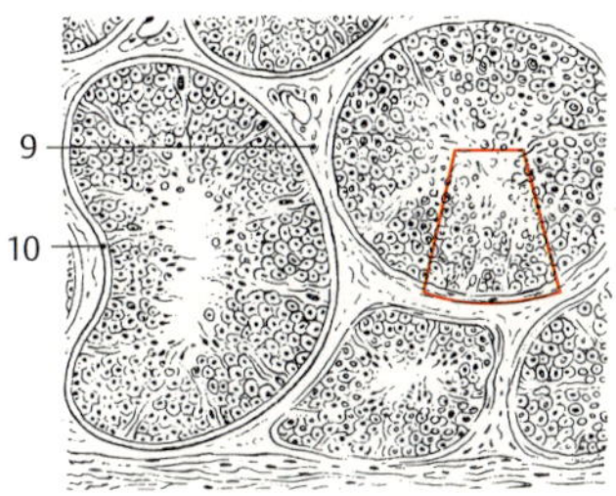

C Tubuli seminiferi contori, Übersicht, Ausschnitt aus A

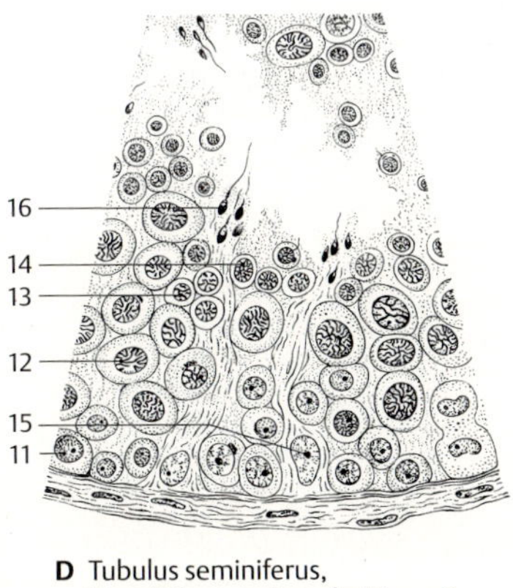

D Tubulus seminiferus, Vergrößerung, Ausschnitt aus C

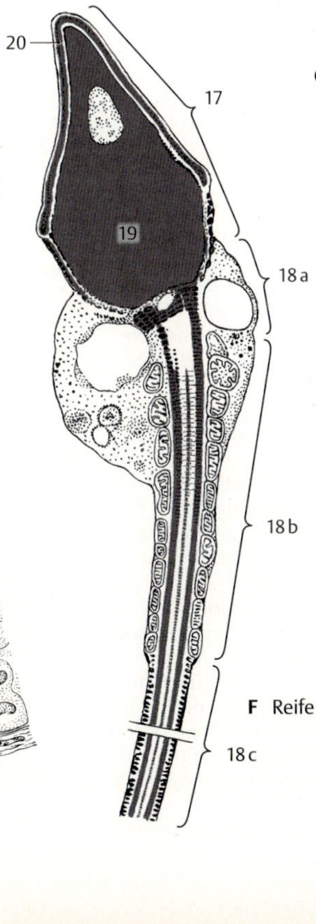

F Reife Spermatozoe

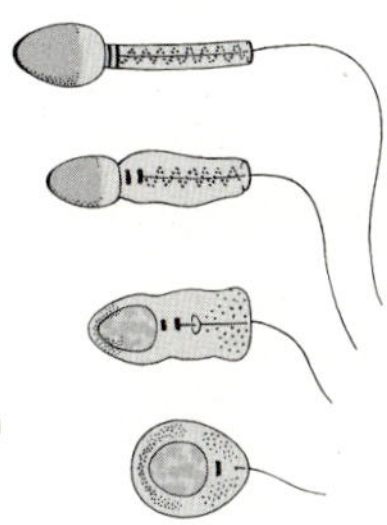

E Spermiogenese

Feinbau, Fortsetzung

Rete testis, Ductuli efferentes und Ductus epididymidis. Im Schnittpräparat durch Hoden und Nebenhoden (**A**) ist das Rete testis (**A1**) daran zu erkennen, daß es im Mediastinum testis liegt. Das **Rete testis (B)** ist ein mit einem *einschichtigen, platten bis kubischen Epithel* ausgekleidetes Kanälchensystem, aus dem 12–20 Ductuli efferentes (**A2**) zum Nebenhodengang (**A3**) führen. Die **Ductuli efferentes** (**C**) besitzen ein *unterschiedlich hohes, mehrreihiges Epithel.* Im sternförmigen Lumen wechseln sich Abschnitte mit hochprismatischen Zellen und solche mit flachen Zellen ab. Das flache Epithel ist resorptiv tätig, das hochprismatische besitzt *Kinozilien* für den Transport der Spermien. Für alle Abschnitte des **Nebenhodenganges (D)** ist ein *zweireihiges hochprismatisches Epithel* mit *Stereozilienbesatz* charakteristisch. Dieses Epithel produziert Sekrete für die Reifung der Spermatozoen. Die Wand des Nebenhodenganges wird von wenigen Lagen glatter Muskelzellen gebildet.

Funktion von Hoden und Nebenhoden. In den Samenkanälchen des Hodens werden die **Samenzellen** gebildet. Dieser Prozeß dauert etwa 74 Tage. Der Transport der Spermatozoen durch den Nebenhoden dauert weitere 8–17 Tage. Sie unterliegen dort einem **Reifungsprozeß**, d.h. sie werden befruchtungsfähig. Darüber hinaus dient der Nebenhoden als **Speicherungsort** der reifen Samenzellen. Die für die Spermatogenese erforderlichen endokrinen und parakrinen Prozesse werden im Kapitel endokrines System abgehandelt (S. 326).

Neben der **hormonellen Regulation** ist die **Temperatur** für die Entwicklung reifer Samenzellen von entscheidender Bedeutung. Sie muß mindestens 2^0 C unter der Körperkerntemperatur liegen.

Die **Hodengröße** nimmt in der Kindheit stetig zu und erreicht zwischen dem 20. und 30. Lebensjahr ihr Maximum. Im Alter wird der Hoden wieder kleiner. Im kindlichen Hoden sind die Samenkanälchen noch epitheliale Stränge ohne Lumen, die nur Sertoli-Zellen und Spermatogonien enthalten. Die Spermatogenese setzt in der Pubertät ein und hält meist bis ins hohe Alter an.

Klinischer Hinweis. In einem **Leistenhoden** können wegen der dort herrschenden höheren Temperatur als im Skrotum keine Spermien gebildet werden.

Gefäß-, Nervenversorgung und Lymphabfluß

Arterien. Der *Hoden* wird von der direkt aus der Aorta kommenden **A. testicularis** versorgt, die mit einem Ast auch den *Nebenhoden* ernährt. Die A. testicularis anastomosiert mit der **A. ductus deferentis** (S. 256) und der **A. cremasterica** (← A. epigastrica inferior), welche die *Hodenhüllen* versorgt. Das *Skrotum* wird von Ästen aus der **A. pudenda interna** versorgt.

Venen. Das Venengeflecht aus Hoden und Nebenhoden, *Plexus pampiniformis*, fließt über die **V. testicularis dextra** in die V. cava inferior und über die **V. testicularis sinistra** in die V. renalis sinistra. Der Abfluß des Venenblutes aus den Hodenhüllen und dem Skrotum erfolgt über die *V. saphena magna, V. epigastrica inferior* und *V. pudenda interna.*

Nerven. Sympathische Fasern aus dem **Plexus coeliacus** erreichen Hoden und Nebenhoden über die Arterien. **Rr. scrotales** aus dem *N. ilioinguinalis* und dem *N. pudendus* innervieren den M. cremaster und das Skrotum.

Regionäre Lymphknoten. Die Lymphe aus Hoden und Nebenhoden fließt zu den **Lnn. lumbales**, die der Hodenhüllen und des Skrotums zu den **Lnn. inguinales.**

Klinischer Hinweis. Die weitlumigen klappenlosen Venen des Plexus pampiniformis können sich aus noch ungeklärter Ursache stark erweitern. Es entstehen **Varikozelen**, die links häufiger auftreten als rechts.

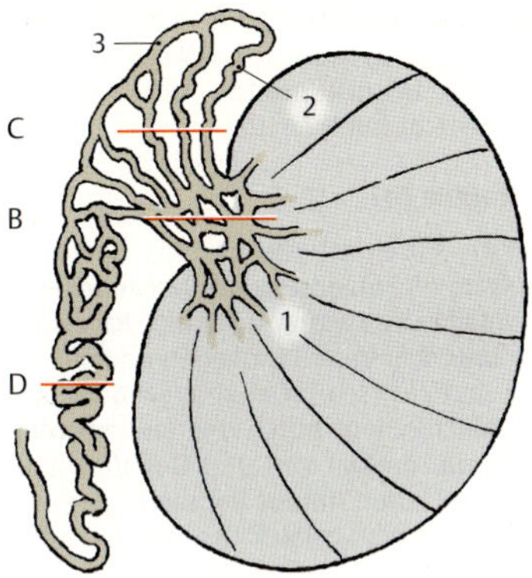

A Samenwege in Hoden und Nebenhoden

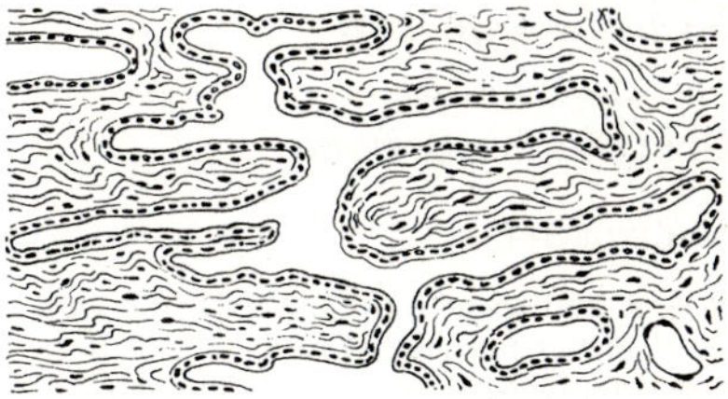

B Rete testis

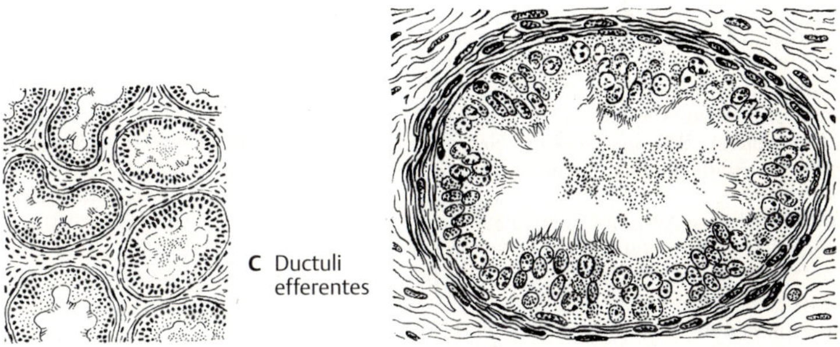

C Ductuli efferentes

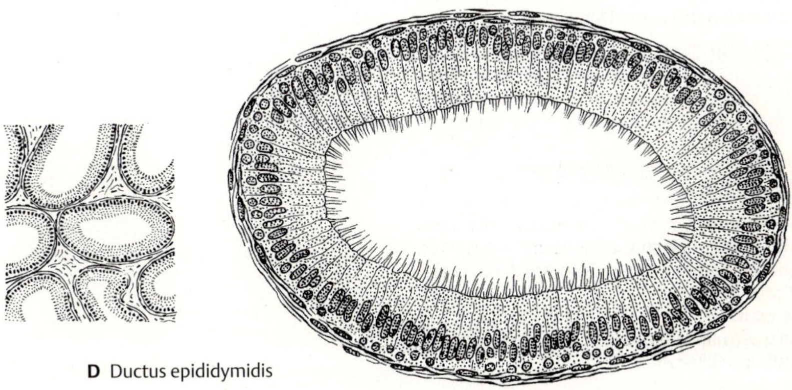

D Ductus epididymidis

Samenwege und akzessorische Geschlechtsdrüsen

Samenleiter

Makroskopischer Aufbau (A). Der Samenleiter, **Ductus deferens** (**A1**), ist ein 35 – 40 cm langes **Transportorgan**, das den Nebenhodengang fortsetzt. Er ist ca. 3 – 3,5 mm dick und hat eine muskelstarke Wand. An seinem Ursprung aus dem Nebenhodenkopf verläuft der Ductus deferens noch gewunden. Er geht dann in einen längeren gestreckten Abschnitt über. Am Ende ist er spindelförmig erweitert, **Ampulla ductus deferentis** (**A2**), und mündet über das Spritzkanälchen, **Ductus ejaculatorius** (**A3**), in die Pars prostatica der männlichen Urethra.

Feinbau (**B**). Das sternförmige **Lumen** des Ductus deferens hat 3 – 4 längsverlaufende *Reservefalten*. Es wird von einem zweireihigen, stereozilientragenden hochprismatischen **Epithel** (**B4**) ausgekleidet, das einer dünnen Bindegewebsschicht aufliegt. In dieser kommen viele elastische Fasern vor. Im Bereich der Ampulla ductus deferentis weist die Schleimhaut zahlreiche Falten auf. Die **Tunica muscularis** (**B5**) ist dick und besteht aus glatten Muskelzellbündeln, die in verschiedenen Steigungswinkeln verlaufen, so daß im Querschnitt eine *äußere Längs-*, eine *mitttlere Ring-* und eine *innere Längsmuskelschicht* entstehen. Der Ductus deferens wird über eine bindegewebige **Tunica adventitia** (**B6**) in die Umgebung eingebaut.

Funktion. Der Samenleiter dient dem durch muskuläre Kontraktionswellen bewirkten **Transport** von Samen und Samenflüssigkeit vom Nebenhoden bis zur Harnsamenröhre.

Gefäß-, Nervenversorgung und Lymphabfluß

Arterien. Der Ductus deferens (**C**) wird durch die **A. ductus deferentis** (**C7**) versorgt, die aus dem durchgängigen Teil der *A. umbilicalis* stammt.

Venen. Der venöse Abfluß erfolgt über den **Plexus pampiniformis** (**C8**) und die **Plexus vesicalis** und **prostaticus**.

Nerven. Die vegetativen Nerven stammen aus dem **Plexus hypogastricus inferior**.

Regionäre Lymphknoten. Die Lymphe fließt über **Lnn. lumbales** ab.

Topographie (A)

Der erste Abschnitt des Ductus deferens verläuft an der *Innenseite des Nebenhodens*, **Pars scrotalis**, der zweite Abschnitt, **Pars funicularis**, liegt von Venen umgeben im *Funiculus spermaticus* (s. u.). Der dritte Abschnitt, **Pars inguinalis**, zieht durch den *Leistenkanal* und gelangt medial von den Gefäßen und Nerven durch den *Anulus inguinalis profundus* (**A9**). Danach verläuft der Ductus deferens *subperitoneal* und überkreuzt die Vasa epigastrica inferiores sowie die Vasa iliaca externa. Er tritt schließlich über die Linea terminalis ins kleine Becken ein, **Pars pelvica**.

Samenstrang (C)

Unter dem Begriff Samenstrang, **Funiculus spermaticus**, werden der **Ductus deferens** und die **begleitenden Leitungsbahnen** (*A. und V. testicularis, A. ductus deferentis, Plexus pampiniformis* und *vegetative Nerven*) zusammengefaßt. Der Samenstrang reicht vom Nebenhodenkopf bis zum inneren Leistenring. Er wird von der *Fascia spermatica interna* (**C10**) umhüllt, der außen der *M. cremaster* aufliegt.

Klinischer Hinweis. Aufgrund seiner muskelstarken Wand ist der Ductus deferens im Samenstrang leicht tastbar.

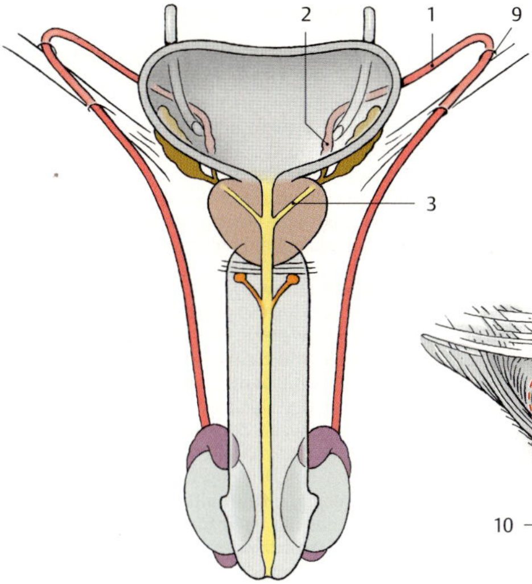

A Samenwege von vorn, Übersicht

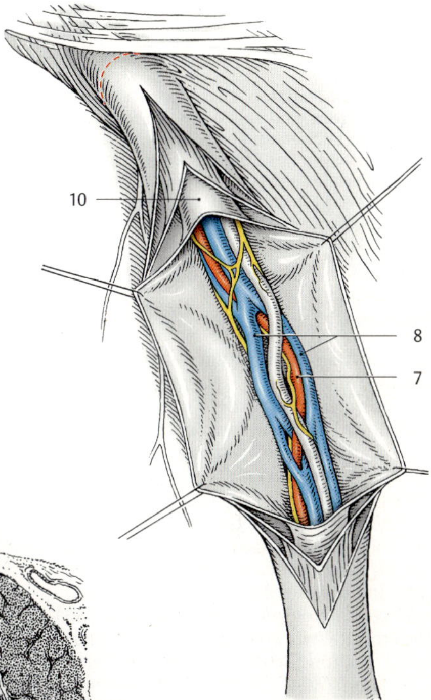

C Samenstrang

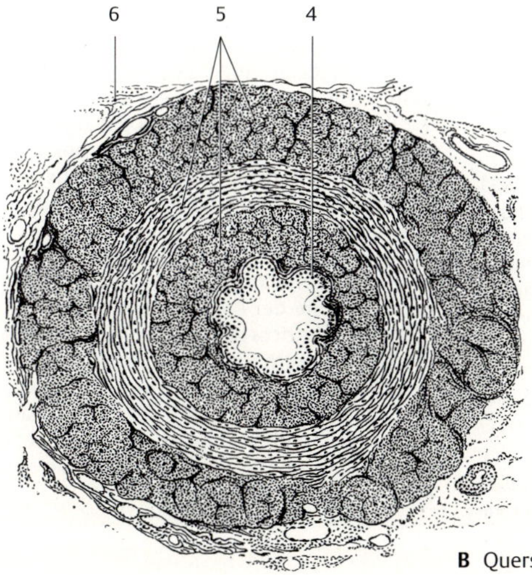

B Querschnitt durch den Samenleiter

Samenbläschen

Die paarigen Samenbläschen, **Glandulae vesiculosae** (**A1**), liegen an der Rückseite der Harnblase (**AC2**) lateral der Ampulla ductus deferentis (**A3**). Die lateralen Kuppen der Samenbläschen werden von Peritoneum überzogen, die übrigen Teile des Organs liegen extraperitoneal. Ein Samenbläschen ist etwa 5 cm lang und beherbergt einen ca. 15 cm langen, aufgewundenen Drüsenschlauch. Der Ausführungsgang, **Ductus excretorius**, mündet auf Höhe der Pars prostatica urethrae in den Ductus ejaculatorius (**AC4**).

Feinbau und Funktion. Charakteristisch für das **Schleimhautrelief** sind zahlreiche Schleimhautfalten, so daß im Schnittpräparat Kammern und Nischen entstehen. Das **Epithel** ist einschichtig, unterschiedlich hoch und sezerniert ein *alkalisches, sehr fruktosereiches Sekret*, das einen großen Teil der Samenflüssigkeit ausmacht. Die Wand des Samenbläschengangs ist muskelstark.

A5 Ureter

Prostata

Die eßkastaniengroße **Vorsteherdrüse** (**A-C6**) liegt unterhalb der Harnblase auf dem Beckenboden. Die Vorderfläche, **Facies anterior** (**B7**), ist zur Symphysis pubica gerichtet, die Rückfläche, **Facies posterior**, zum Rektum. Die **Facies inferolateralis** weist nach seitlich unten und grenzt an das vegetative Beckengeflecht, Plexus hypogastricus inferior. Ferner unterscheidet man eine mit dem Boden der Harnblase verwachsene **Basis prostatae** (**B8**) und eine auf das Diaphragma urogenitale gerichtete Spitze, **Apex prostatae** (**B9**). Die Prostata wird vom Anfangsteil der Harnröhre, *Urethra* (**BC10**), und von den *Ductus ejaculatorii* (**AC4**) durchbohrt. Die **makroskopische Gliederung** in einen *rechten* und *linken Lappen* sowie einen *Isthmus* bzw. *Mittellappen* ist von geringerer Relevanz als eine an embryologischen und pathologischen Gesichtspunkten orientierte Gliederung des Drüsengewebes.

Feinbau und Funktion. Die Prostata ist ein **exokrines Organ** aus etwa **40 tubuloalveolären Einzeldrüsen**, die mit ihren Ausführungsgängen, **Ductuli prostatici**, um den Samenhügel herum in die Harnröhre münden. Die Prostata wird von einer derben Bindegewebskapsel, **Capsula prostatica**, umgeben und besitzt ein typisches **fibromuskuläres Stroma**, d. h. die Einzeldrüsen sind eingebettet in *Bindegewebe* mit viel *glatter Muskulatur*. Das *Epithel* der Drüsen ist zwei- bis mehrreihig und unterschiedlich hoch, die aktiven Drüsenzellen sind hochprismatisch. Das dünnflüssige **Sekret** der Prostata hat einen sauren pH (6,4) und enthält viele Enzyme, u. a. saure Phosphatasen. Es macht etwa 15 – 30% der Samenflüssigkeit aus.

Klinischer Hinweis. Das Drüsengewebe kann aus klinischen Gesichtspunkten in drei Zonen (**D-F**) gegliedert werden, die schalenartig um die Urethra angeordnet sind: eine **periurethrale Mantelzone** (gelb) umgibt die Urethra bis auf Höhe der Einmündung des Ductus ejaculatorius. Sie wird vom Drüsengewebe der **Innenzone** (grün) umgeben, das die Ductuli ejaculatorii umgibt. Den größten Teil des Drüsengewebes macht die **Außenzone** (rot) aus. Beim älteren Mann neigt das Drüsengewebe der Innenzone zur gutartigen Vergrößerung, **Prostatahyperplasie**. Diese führt zur Einengung der durchtretenden Urethra und damit zur Behinderung der Miktion.

Gefäß-, Nervenversorgung und Lymphabfluß von Samenbläschen und Prostata

Arterien. Die arterielle Versorgung der *Samenbläschen* erfolgt über die A. vesicalis inferior, A. ductus deferentis und A. rectalis media, die *Prostata* wird über Äste der A. pudenda interna, der A. vesicalis inferior und der A. rectalis media versorgt.

Venen. Die Venen bilden ein Geflecht um die Prostata, **Plexus prostaticus**, das mit dem Plexus venosus vesicalis in Verbindung steht. Es nimmt den venösen Abfluß aus den Samenbläschen auf und fließt über die V. iliaca interna ab.

Nerven. In enger Nachbarschaft zu den Kuppen der Samenbläschen sowie an der dorsolateralen Seite der Prostata liegen Teile des **Plexus hypogastricus inferior**, aus dem zahlreiche Nervenfasern in die Drüsen ziehen.

Regionäre Lymphknoten. Die Lymphe aus den *Samenbläschen* fließt zu den **Lnn. iliaci interni**, die Lymphe aus der *Prostata* überwiegend zu den **Lnn. iliaci interni** und **sacrales** ab.

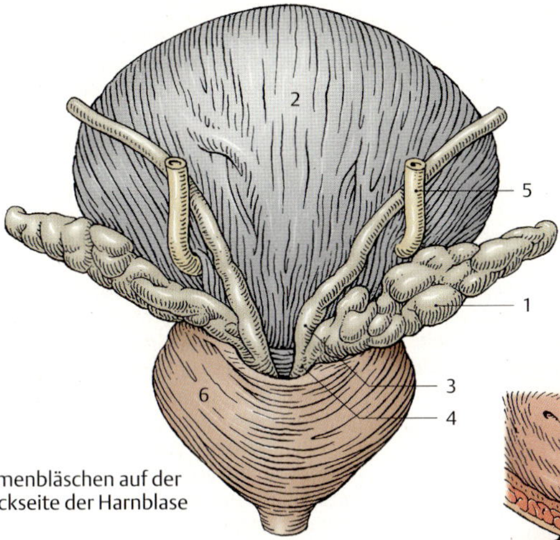

A Samenbläschen auf der Rückseite der Harnblase

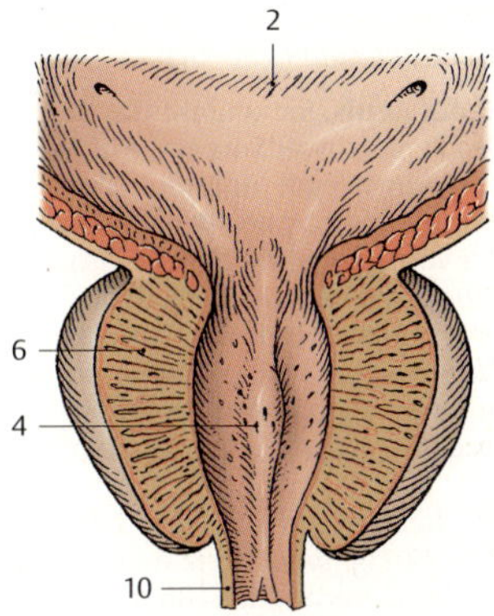

C Frontalschnitt durch Prostata und Urethra

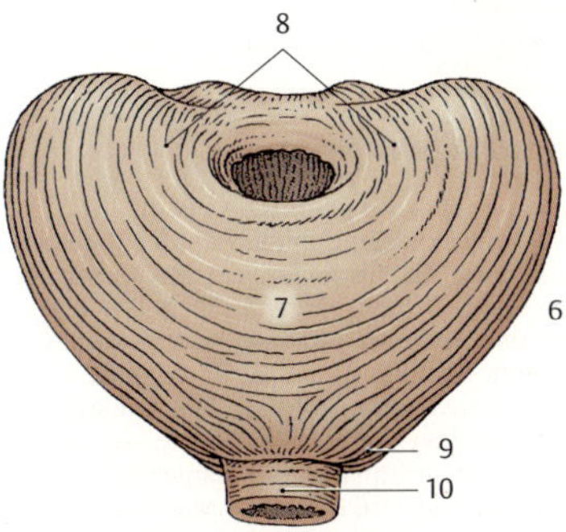

B Prostata von vorn

Periurethrale Mantelzone
Innenzone
Außenzone

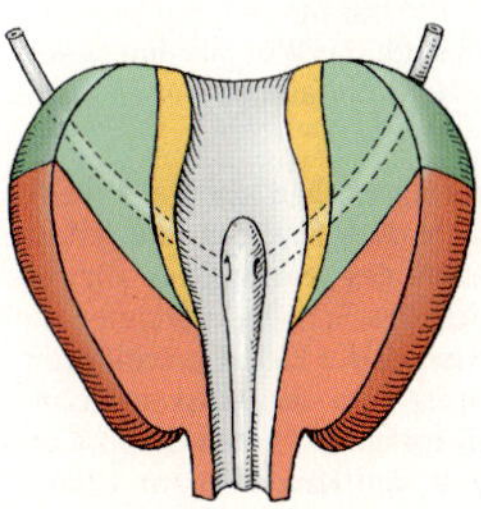

D Frontal

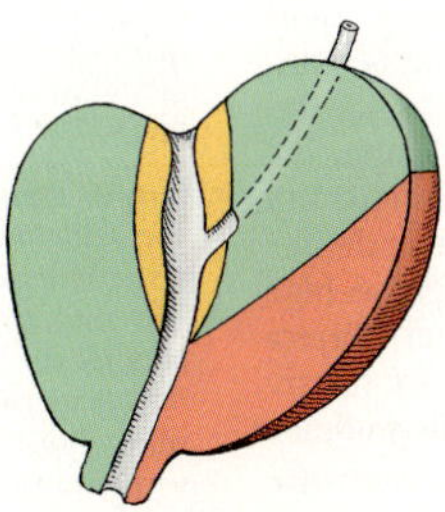

E Sagittal

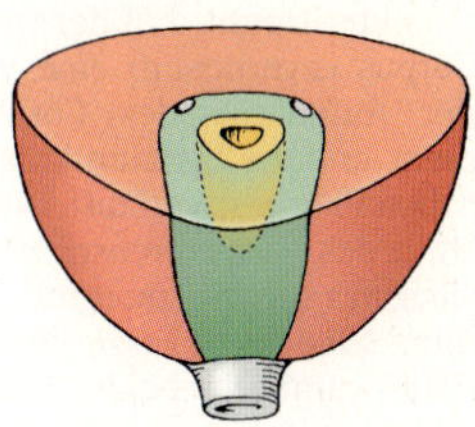

F Horizontal

D - F Schematisierte Schnitte durch die Prostata

Äußere Geschlechtsorgane

Penis

Das männliche Glied besteht aus dem zweikammerigen Penisschwellkörper, **Corpus cavernosum penis** (**ABC1**), und dem Schwellkörper der Harnsamenröhre, **Corpus spongiosum penis** (**ABC2**). Man unterscheidet zwischen einer **Radix penis** (**A3**), d.h. der am Os pubis und am Damm befestigten Peniswurzel, und einem frei beweglichen Penisschaft, **Corpus penis** (**A4**). An diesem werden wiederum eine abgeflachte obere Seite, *Dorsum penis*, und eine Unterseite, *Facies urethralis*, unterschieden.

Radix penis. Sie umfaßt die Ursprungsteile des Penisschwellkörpers: Auf beiden Seiten entspringt vom unteren Schambeinast je ein Schwellkörperschenkel, **Crus penis** (**A5**), der vom quergestreiften *M. ischiocavernosus* (**A6**) umgeben wird. Zwischen den beiden Crura penis liegt das verdickte Ende des Corpus spongiosum, **Bulbus penis** (**A7**), das mit dem Diaphragma urogenitale (**A8**) verwachsen ist und vom *M. bulbocavernosus* (**A9**) bedeckt wird. Die Radix penis ist mit der Bauchwand und der Symphyse durch Bänder, *Lig. fundiforme* und *Lig. suspensorium penis*, verbunden (Bd. 1 S. 92).

Corpus penis. Die beiden Crura penis vereinigen sich unter der Symphyse zu einem zweikammerigen **Corpus cavernosum penis**, das den größten Teil des Penisschaftes ausmacht. Es wird von einer dicken, bindegewebigen Hülle, **Tunica albuginea corporum cavernosorum** (**BC10**), umgeben, von der median ein unvollständiges *Septum penis* (**B11**) zwischen beide Corpora cavernosa zieht und die Schwellkörper unvollständig voneinander trennt. Auf der Unterseite hat das Corpus cavernosum eine weite Rinne, die der Aufnahme des Corpus spongiosum dient und die bis zum konischen Ende des Schwellkörpers verläuft. Die bindegewebige Hülle des Harnröhrenschwellkörpers, **Tunica albuginea corporis spongiosi** (**B12**), ist relativ dünn. Eine derbe Faszie, **Fascia penis profunda** (**B13**), umhüllt beide Schwellkörper gemeinsam.

Glans penis. Das Corpus spongiosum penis nimmt in etwa 1 cm Entfernung von seinem kolbigen Ursprungsteil die Harnsamenröhre auf und endet mit der Eichel, Glans penis (**AC14**), die sich über das Ende der Penisschwellkörper stülpt. An der Spitze der Glans liegt die schlitzförmige Mündung der Harnröhre, **Ostium urethrae externum** (**C15**). Der stumpfe Rand der Basis, **Corona glandis** (**AC16**), ist vom Penisschaft durch eine Furche getrennt.

Penishäute. Der Penis wird von einer dünnen, fettfreien Haut überzogen, die einer dünnen subkutanen Faszie, **Fascia penis superficialis** (**B17**), aufliegt. Die Haut ist über dem Schaft verschieblich und an der Corona glandis angeheftet (**C**). Von hier aus bildet sie eine fettfreie Hautduplikatur, Vorhaut oder **Preputium penis** (**C18**), welche die Glans umschließt. An der Unterfläche ist die Vorhaut mit einem Bändchen, **Frenulum preputii**, an der Glans gerafft und fixiert. Das Frenulum wird vom inneren Blatt der Vorhaut gebildet.

Feinbau der Schwellkörper

Corpus cavernosum penis (C). Es enthält von *Endothel* ausgekleidete Hohlräume oder **Kavernen**, die in ein Gerüst aus *kollagenen* und *elastischen Fasern* und *Geflechten glatter Muskelzellen* eingebettet sind, **Trabecula corporum cavernosorum**. Die Hohlräume können unterschiedlich große Blutmengen aufnehmen: im leeren Zustand sind sie spaltförmig, bei Erektion erreichen sie einen Durchmesser von mehreren Millimetern. Außerdem kontrahiert sich die glatte Muskulatur zwischen den Kavernen, so daß es zur *Versteifung des Gliedes* kommt. Die Kavernen werden von sog. Rankenarterien, **Aa. helicinae** (← A. profunda penis, S. 262), gespeist, die mit besonderen *Sperreinrichtungen* versehen sind. Das Blut aus den Kavernen wird über sub- und epifasziale Venen abgeführt.

Corpus spongiosum. Es enthält ebenfalls weite, von *Endothel* ausgekleidete **Kavernen**, die jedoch als **erweiterte Abschnitte des Venensystems** anzusehen sind. Im Bereich des Schaftes verlaufen sie parallel zur Harnröhre, in der Eichel geschlängelt. Das *Bindegewebsgerüst* und die *Muskelgeflechte* sind schwächer ausgeprägt als in den Corpora cavernosa. Die Füllung der Kavernen im Corpus spongiosum führt lediglich zu einer *„weichen" Schwellung*, so daß der Transport von Sperma durch die Urethra möglich ist.

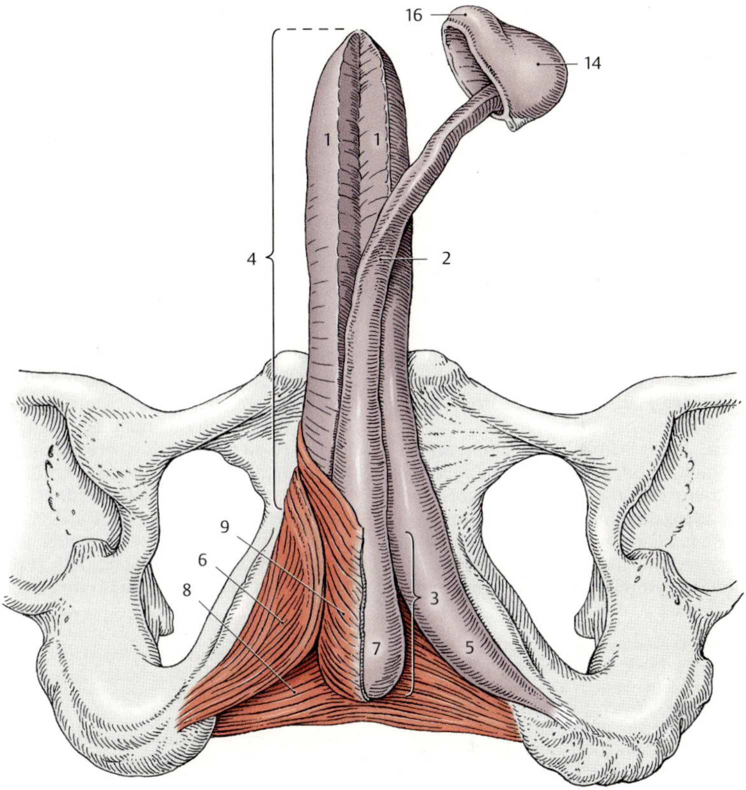

A Penisschwellkörper und Schwellkörpermuskeln, Ansicht von unten

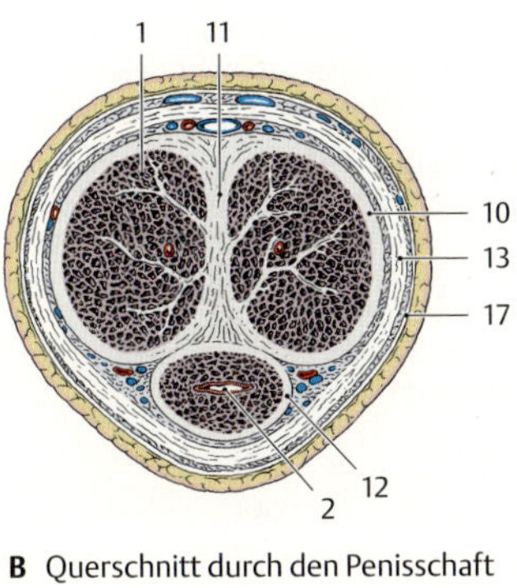

B Querschnitt durch den Penisschaft

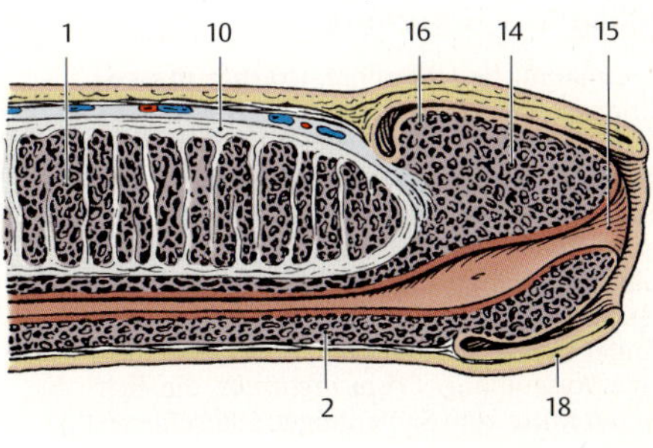

C Sagittalschnitt durch die Penisspitze

Penis, Fortsetzung

Gefäß-, Nervenversorgung und Lymphabfluß

Arterien. Zur Versorgung der Schwellkörper gehen drei paarige Arterien aus der A. pudenda interna hervor: Die **A. dorsalis penis** (**A1**) verläuft subfaszial am Dorsum penis und versorgt Eichel, Vorhaut und Penishaut. Die **A. profunda penis** (**A2**) verläuft inmitten der Corpora cavernosa, versorgt diese und gibt als Äste die *Aa. helicinae* ab. Die **A. bulbi penis** erreicht das Corpus spongiosum und die Urethra.

Venen. Der venöse Abfluß erfolgt hauptsächlich über die unpaaren **Vv. dorsalis penis superficialis** (**A3**) und **profunda** (**A4**), die in den venösen *Plexus prostaticus* bzw. *Plexus vesicalis* münden.

Nerven. Die sensible Innervation erfolgt über einen Ast des **N. pudendus**. Die vegetativen Fasern erreichen den Penis über den **Plexus hypogastricus inferior** und stammen aus dem *lumbalen Sympathicus* und dem *sakralen Parasympathicus* (Nn. erigentes).

Regionäre Lymphknoten. Die Lymphe des Penis gelangt zu den **Lnn. inguinales.**

Funktion. Die **Erektion** des männlichen Gliedes wird durch sexuelle Stimuli hervorgerufen, die in den vegetativen Zentren des Zentralnervensystems verarbeitet werden: Die Penisschwellkörper werden mit Blut gefüllt, die Aa. helicinae geöffnet und gleichzeitig der Blutabfluß gedrosselt. Erreicht die sexuelle Erregung ein bestimmtes Maß, wird das auf Rückenmarksniveau (L2/L3) liegende Ejakulationszentrum stimuliert und die **Orgasmusphase** mit *Emission* und *Ejakulation* eingeleitet.

Männliche Harnröhre

Die männliche Harnröhre, **Urethra masculina**, ist ca. 20 cm lang und größtenteils Harn- und Samenröhre zugleich. Sie besteht aus einem engen kurzen Anfangsteil, der am **Ostium urethrae internum** (**B5**) beginnt und durch die Wand der Harnblase tritt. Es folgt die 3,5 cm lange, durch die Prostata führende **Pars prostatica** (**BC6**). In derem Inneren findet sich an der Rückwand eine leistenartige Vorwölbung, *Crista urethralis*, die sich in der Mitte zum Samenhügel, *Colliculus seminalis* (**B7**), vergrößert. Hier münden seitlich die Ductuli ejaculatorii (**B8**) und auf der Kuppe der blindsackförmige Utriculus prostaticus. Als *Sinus prostaticus* (**B9**) wird die Rinne beiderseits des Colliculus seminalis bezeichnet. Am Unterrand der Prostata beginnt die **Pars intermedia** (**BC10**) der Urethra. Dieser kurze und engste Abschnitt der männlichen Harnröhre verläuft durch das Diaphragma urogenitale und geht in den längsten Abschnitt, die **Pars spongiosa** (**BC11**), über. Deren proximaler Abschnitt ist am Diaphragma urogenitale und der Symphyse fixiert. Ihr Lumen ist zur *Ampulla urethrae* erweitert und trägt die Mündungen der Ausführungsgänge der Gll. bulbourethrales (**B12**) (s. u.). Eine zweite Erweiterung der Pars spongiosa, *Fossa navicularis* (**BC13**), findet sich innerhalb der Glans penis. Die Fossa navicularis ist etwa 2 cm lang und verengt sich zur äußeren Harnröhrenmündung, **Ostium urethrae externum** (**B14**). In ihrem Dach liegt häufig eine Falte, *Valvula fossae navicularis*. Mit dem *Ostium internum*, der *Pars intermedia* und dem *Ostium externum* hat die männliche Urethra **drei Engen**, die übrigen Abschnitte sind weit.

Klinischer Hinweis. Die Engen und Krümmungen der Urethra sind beim **Einführen eines Katheters** zu berücksichtigen.

Feinbau. Die **Schleimhaut** der Urethra hat Längsfalten. Das Epithel besteht bis zur Mitte der Pars prostatica aus *Übergangsepithel*, das dann in ein *mehrschichtiges hochprismatisches Epithel* übergeht. Dieses kleidet die Pars spongiosa bis auf die Fossa navicularis aus, wo es *mehrschichtig und platt* ist. Im Bereich der gesamten Pars spongiosa kommen muköse *Gll. urethrales (Littré-Drüsen)* vor.

Glandulae bulbourethrales. Die beiden im Diaphragma urogenitale liegenden erbsengroßen Drüsen bilden ein fadenziehendes, muköses, schwach alkalisches Sekret, das über einen Ausführungsgang in den proximalen Abschnitt der Pars spongiosa urethrae abgegeben wird.

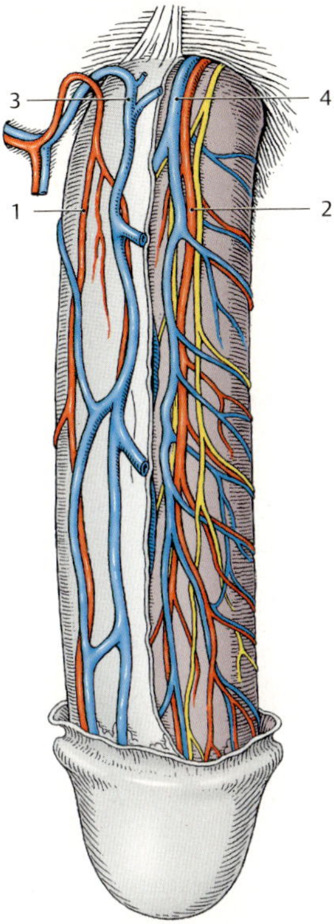

A Gefäße und Nerven des Penis

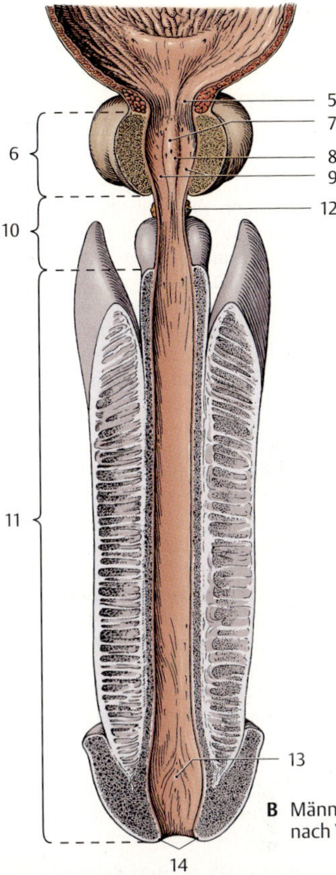

B Männliche Harnröhre, nach Verlauf eröffnet

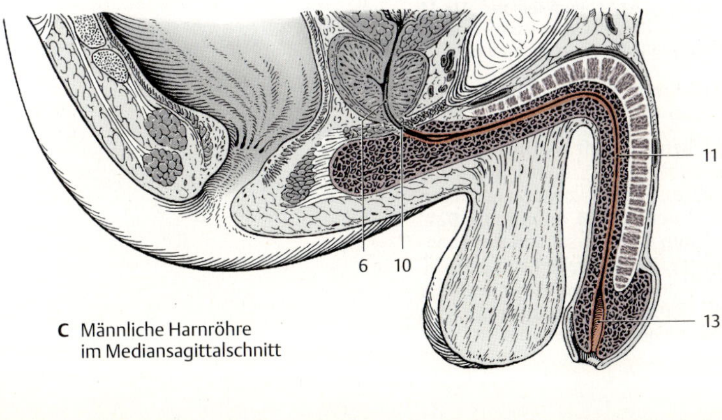

C Männliche Harnröhre im Mediansagittalschnitt

Topographische Anatomie

Schnittanatomie

Transversale Schnittebene auf Höhe der Hüftgelenke (A)

Die Schnittebene verläuft etwas schräg von ventral kranial nach dorsal kaudal, so daß sie ventral noch oberhalb der Symphysis pubica gelegen ist. An der seitlichen Beckenwand sind der *M. obturator internus* (**A1**) und die *Vasa obturatoria* (**A2**) sowie der *N. obturatorius* (**A3**) knapp oberhalb vom Eingang in den *Canalis obturatorius* angetroffen. Laterodorsal erkennt man das *Lig. sacrospinale* (**A4**) beim Ansatz an der *Spina ischiadica* (**A5**). Vor dem *Os coccygis* (**A6**) liegt die *Ampulla recti* (**A7**). Sie wird lateral und dorsal von spärlich perirektalem Binde- und Fettgewebe umgeben, das die Äste der Vasa rectalia superiora, die rektalen Nerven und Lymphknoten beherbergt. Ventral vom Rektum sind die *Samenbläschen* (**A8**) und die *Ampullae ductus deferentes* (**A9**) angetroffen. Lateral der Samenbläschen sind zahlreiche Anschnitte des vegetativen Beckengeflechtes, *Plexus hypogastricus inferior* (**A10**), und des *Plexus venosus prostaticus* (**A11**) zu erkennen. Die *Harnblase* (**A12**) ist in Höhe der Einmündung der *Ureteren* (**A13**) angeschnitten, wobei auf der linken Seite der intramurale Verlauf des Ureters zu überblicken ist. Die Harnblase wird ventral und lateral von Fettgewebe umgeben, das ihr bei zunehmender Füllung als Gleitlager dient.

A14 M. gluteus maximus, **A15** N. ischiadicus, **A16** Caput femoris, **A17** Collum femoris, **A18** M. pectineus, **A19** M. iliopsoas, **A20** Vasa femoralia, **A21** N. femoralis, **A22** M. rectus abdominis

Transversale Schnittebene auf Höhe der Sitzbeinhöcker (B)

Die Schnittebene verläuft ventral durch die *Symphysis pubica* (**B23**), dorsal durch die *Steißbeinspitze*. Den Beckenorganen liegen seitlich die Anteile des *M. levator ani* (**B24**) an. Das Rektum wird dorsal von der *Puborektalisschlinge* (**B25**) umfaßt. Lateral des M. puborectalis kommt der *Fettkörper der Fossa ischioanalis* (**B26**) zur Darstellung. Er wird seitlich vom *M. obturator internus* (**B1**) begrenzt, in dessen Faszienduplikatur die *Vasa pudenda* (**B27**) und der *N. pudendus* verlaufen. Dorsal wird die Fossa ischioanalis vom *M. gluteus maximus* (**B14**) bedeckt.
Ventral vom Rektum liegt die *Prostata* (**B28**), die wiederum ventral und lateral vom *Plexus venosus prostaticus* (**B11**) begleitet wird. Der dorsolateralen Kante der Prostata liegt der vegetative *Plexus hypogastricus inferior* (**B10**) an, der außen vom *Ductus deferens* (**B29**) begleitet wird. Zwischen Prostata und Symphyse liegt das *Spatium retropubicum*.

B30 M. obturator externus

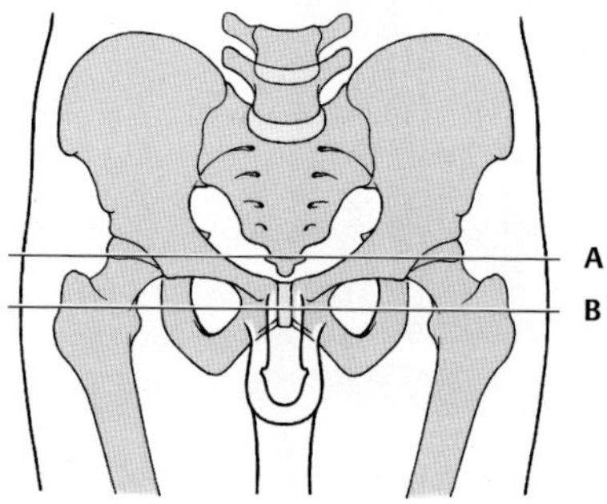

Lage der Schnittebenen

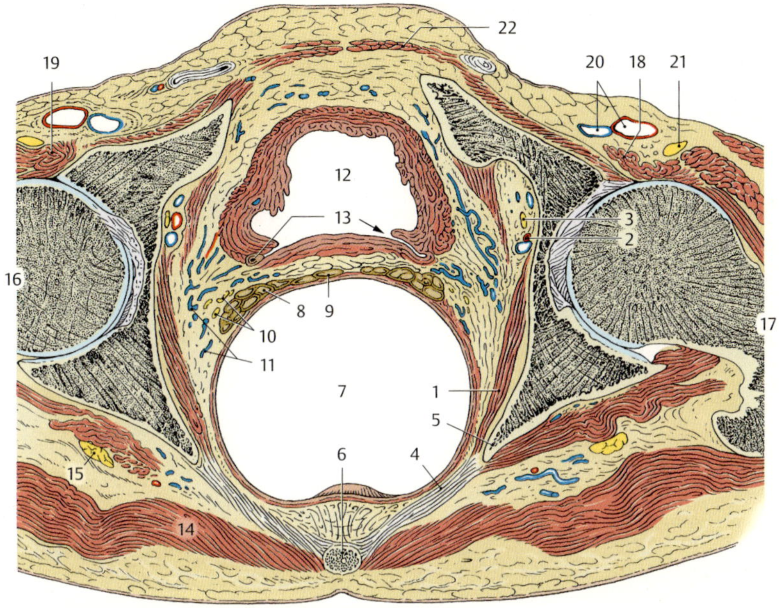

A Transversale Schnittebene durch das männliche Becken in Höhe der Hüftgelenke

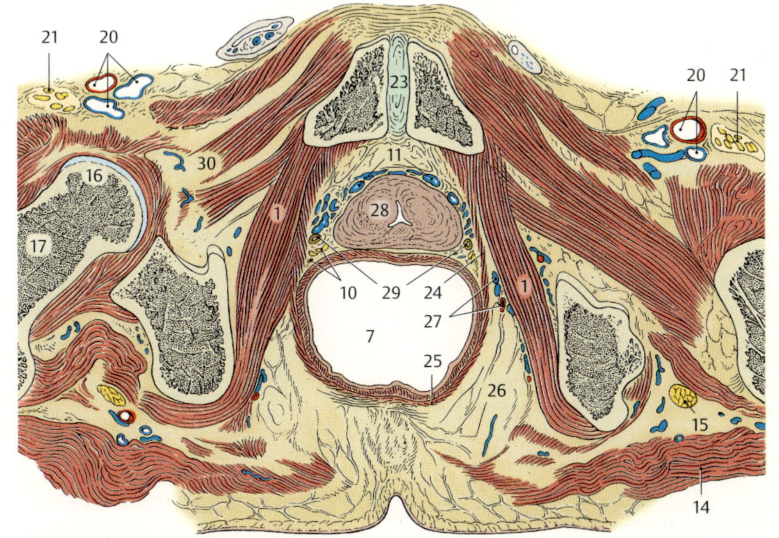

B Transversale Schnittebene durch das männliche Becken oberhalb der Sitzbeinhöcker

Weibliches Geschlechtssystem

Überblick

Gliederung der Geschlechtsorgane

Entsprechend der Gliederung des männlichen Geschlechtssystems werden die Organe des weiblichen Geschlechtssystems, **Systema genitale femininum**, aus topographischen und embryologischen Gründen in innere und äußere Geschlechtsorgane gegliedert:
Zu den **inneren** weiblichen Geschlechtsorganen zählen *Eierstock/Ovarium* (**AC1**), *Eileiter/Tuba uterina* (**AC2**), *Gebärmutter/Uterus* (**AC3**) und *Scheide/Vagina* (**A4**). Bei den **äußeren** weiblichen Geschlechtsorganen unterscheidet man die *großen* und *kleinen Schamlippen/Labia majora pudendi* (**B5**) und *Labia minora pudendi* (**B6**), den *Scheidenvorhof/Vestibulum vaginae* (**B7**), die *Vorhofdrüsen/Gll. vestibulares* (**A8**) und den *Kitzler/Clitoris* (**AB9**). Im klinischen Sprachgebrauch werden unter dem Begriff **Vulva** die *äußeren Geschlechtsorgane* einschließlich der *Mündungen von Harnröhre* (**AB10**) und *Scheide* sowie der *Mons pubis* (**B11**) als Fettpolster über der Symphyse zusammengefaßt. *Eileiter* und *Eierstöcke* werden auch als **Adnexe** bezeichnet.

Funktion. Im **Ovar** reifen die weiblichen Eizellen heran. Die befruchtungsfähigen Eizellen werden zyklisch über den **Eileiter** in Richtung **Uterus** transportiert. Kommt es zur Befruchtung, nistet sich der junge Embryo (Blastozyste) in die entsprechend vorbereitete Uterusschleimhaut ein.

A12 Bulbus vestibuli, **A13** Crus clitoridis

Peritonealsitus des weiblichen Beckens (C)

Die Cavitas peritonealis der Bauchhöhle setzt sich ohne scharfe Grenze über die Linea terminalis in die Beckenhöhle fort. Da im weiblichen Becken zwischen den Beckenorganen Harnblase (**C14**) und Rektum (**C15**) der Uterus (**AC3**) gelegen ist, weichen die Peritonealverhältnisse von denen des männlichen Beckens ab (S. 248). Wie beim Mann setzt sich das **Peritoneum parietale** der *vorderen Bauchwand* auf die Harnblase fort. Es überzieht den *Apex vesicae* und die *Facies superior vesicae* und schlägt von hier auf die *Vorderfläche des Uterus* um. Es überzieht die *Kuppe des Uterus* und die seitlich vom Uterus gelegene *Adnexe* und breitet sich dann auf die *Rückseite des Uterus* aus. Hier reicht es bis an die hintere Wand der Vagina bzw. bis an das hintere Scheidengewölbe, *Pars posterior fornicis vaginae*.
Da Uterus, Eileiter und Eierstöcke von Bauchfell überzogen werden, entsteht beiderseits des Uterus eine frontal gestellte, von Bauchfell bedeckte Platte, **Lig. latum uteri** (**C16**), die bis zur seitlichen Beckenwand reicht. Das Lig. latum uteri teilt den Peritonealraum des weiblichen Beckens in eine vordere und hintere Bauchfelltasche, **Excavatio vesicouterina** (**C17**) und **Excavatio rectouterina** (**C18**). Während die Excavatio vesicouterina abhängig vom Füllungszustand der Harnblase nahezu verstreichen kann, ist die Excavatio rectouterina (**Douglas-Raum**) eine echte Bauchfelltasche, die den *tiefsten Punkt der Bauchhöhle* im weiblichen Organismus markiert. Sie wird seitlich durch die *Plica rectouterina* (**C19**) begrenzt, in der subserös faserreiches Bindegewebe, Lig. sacrouterinum, und der vegetative Plexus hypogastricus inferior verlaufen.

Klinischer Hinweis. Pathologische Flüssigkeitsansammlungen in der Peritonealhöhle drainieren zur **Excavatio rectouterina** und können über die Vagina punktiert und abgelassen werden.

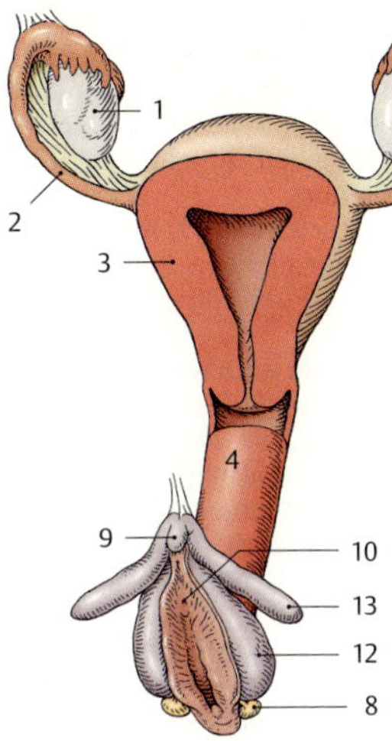

A Weibliche Geschlechtsorgane, Schema

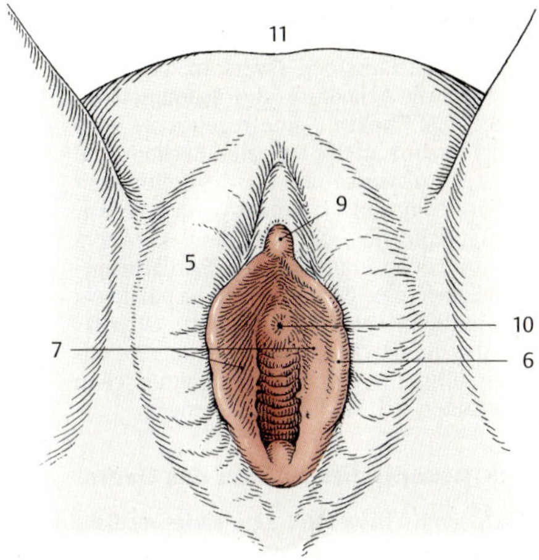

B Äußere weibliche Geschlechtsorgane

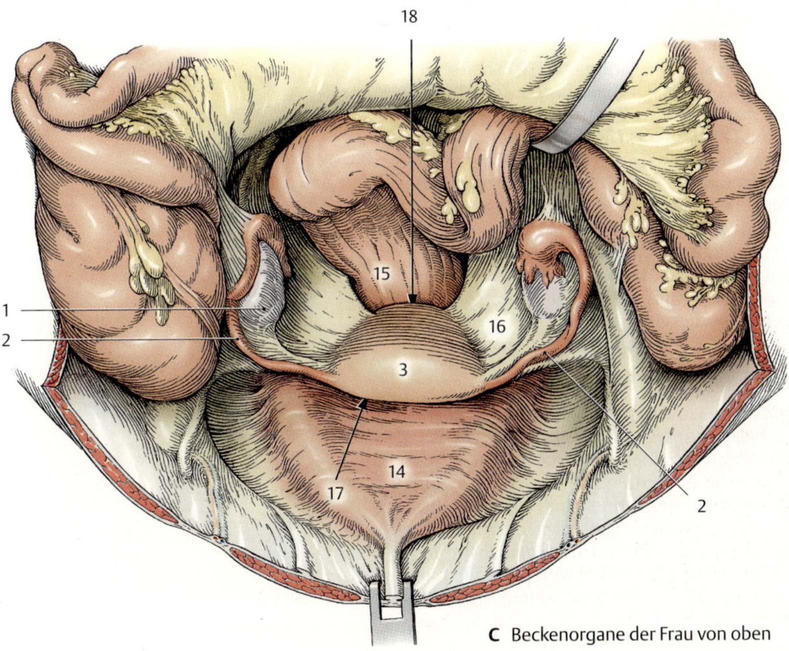

C Beckenorgane der Frau von oben

Eierstock und Eileiter

Der paarige Eierstock, **Ovarium** (**AB1**), ist die **weibliche Keimdrüse** und **Reifungsort für Follikel und Eizellen**. Seine regelrechte Lage ist beiderseits an der lateralen Beckenwand in der *Fossa ovarica* , die von der Teilung der A. iliaca communis begrenzt wird. Das Ovar ist mandelförmig, ca. 4 cm lang, 1,5 – 2 cm breit und etwa 1 cm dick. Die **Oberflächenbeschaffenheit** des Ovars ist altersspezifisch: Das kindliche Ovar hat eine glatte Oberfläche, das der geschlechtsreifen Frau eine unregelmäßige. Bei der postklimakterischen Frau finden sich Narbeneinziehungen.

Makroskopischer Aufbau des Ovars

Makroskopisch werden eine **Facies medialis** (**B2**), die nach innen zu den Beckenorganen weist, und eine **Facies lateralis** (**B3**), die der lateralen Beckenwand anliegt, unterschieden. Der obere Pol des schräg gelegenen Organs wird **Extremitas tubaria** (**B4**), der untere **Extremitas uterina** (**B5**) genannt. Das Ovar liegt *intraperitoneal* und ist mit einer Bauchfellduplikatur, *Mesovarium* (**B6**), an der Rückseite des Lig. latum uteri (**B7**) befestigt. An den oberen Pol zieht das *Lig. suspensorium ovarii* mit den Ovarialgefäßen, vom unteren Pol zieht das *Lig. ovarii proprium* (**B8**) zum Tubenwinkel des Uterus. Am Anheftungsrand des Bauchfells, **Margo mesovaricus** (**B9**), liegt die Ein- und Austrittsstelle für Gefäße und Nerven, **Hilum ovarii**. Gegenüber dem Anheftungsrand befindet sich der freie konvexe Rand, **Margo liber** (**B10**), der einer vom Ureter aufgeworfenen Peritonealfalte gegenüberliegt.

Feinbau des Ovars

Das Ovar wird von einer derben, bindegewebigen Kapsel, **Tunica albuginea** (**CD11**), umgeben, die einen **epithelialen Überzug** besitzt. Dieser wird fälschlicherweise als *Keimepithel* bezeichnet und besteht aus überwiegend *kubischen Zellen*, die maßgeblich daran beteiligt sind, nach dem Eisprung die Oberfläche des Ovars zu reparieren. Das Organinnere wird von einem derben, zellreichen Bindegewebsgerüst, **Stroma ovarii**, durchsetzt und in Rinde, **Cortex ovarii** (**CD12**), und Mark, **Medulla ovarii** (**CD13**), gegliedert. Letzteres ist *gefäß- und nervenreich* und enthält *endokrine Zellen* (S. 328). Die endokrinen Hilumzellen ähneln den Leydig-Zellen des Hodens.

In der Rinde des **reifen Ovars** (**D**) finden sich zyklusabhängig verschiedene Stadien der *Eifollikel* (**CD14**) sowie *Gelbkörper* und deren Reste.

In der Rinde des **Ovars eines weiblichen Neugeborenen** liegen *Primordialfollikel*, d. h. *primäre Eizellen/Oozyten*, die von einem einschichtigen flachen Follikelepithel umgeben sind und einen Durchmesser von 30 – 50 μm besitzen. Die Zahl der Primordialfollikel beträgt bei der Geburt 500 000 bis 1 000 000, ein großer Teil geht bis zur Pubertät zugrunde. Die Oozyten verharren bis zur Geschlechtsreife in der Prophase der Meiose (s. auch Lehrbücher der Embryologie und Biologie).

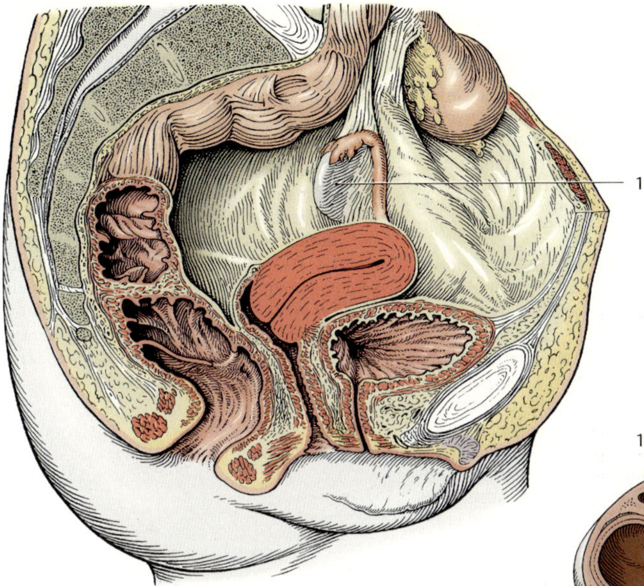

A Mediansagittalschnitt durch ein weibliches Becken, Eierstock in situ

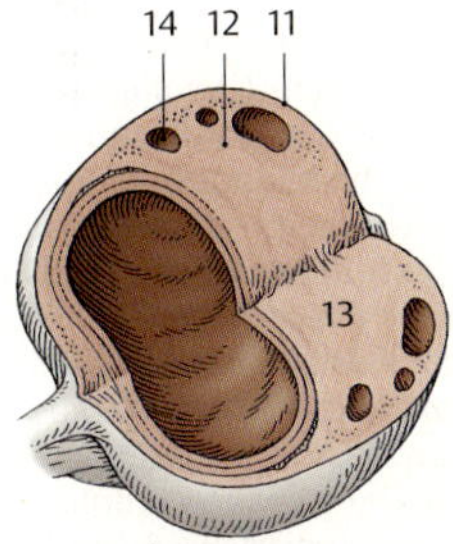

D Aufgeschnittener Eierstock mit sprungreifem Follikel

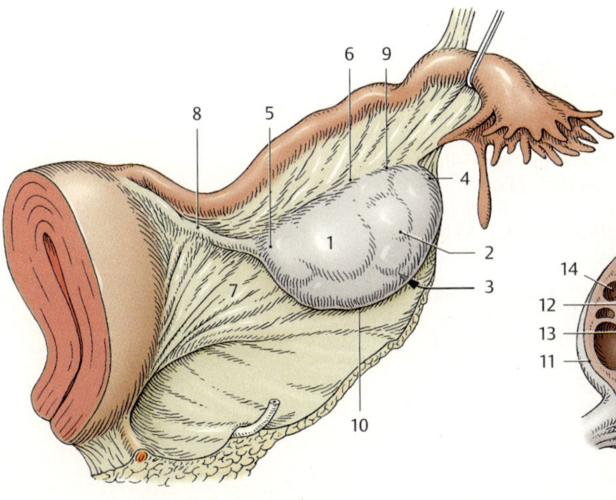

B Eierstock in situ, Ansicht von hinten

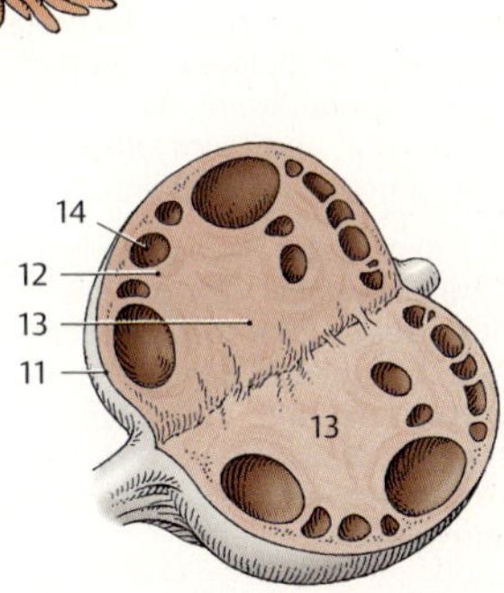

C Schnittpräparat durch den Eierstock

Follikelreifung

Während der Geschlechtsreife der Frau tritt ein kleiner Teil der Follikel mit den zugehörigen Eizellen in einen hormonell gesteuerten Reifungsprozeß ein. Im histologischen Präparat werden die Follikelstadien in Primär-, Sekundär- und Tertiärfollikel eingeteilt. Während der Follikelreifung wächst die Eizelle (**A1**) bis zu einer Größe von 150 μm heran.

Aus dem **Primordialfollikel** (**A2**) wird zunächst ein **Primärfollikel** (**A3**), in dem die primäre Eizelle von einem *einschichtigen Kranz kubischen Follikelepithels* umgeben wird. Zwischen Epithel und Eizelle kommt es zur Ausbildung der homogenen *Zona pellucida* (**A4**). Im **Sekundärfollikel** (**A5**) umgibt ein *mehrschichtiger Kranz von Follikelepithel* die Eizelle. Die Follikelepithelzellen (**A6**) werden auch *Granulosazellen* genannt. Zwischen den Follikelepithelzellen kommt es zur Ausbildung von Spalten, die mit einer Flüssigkeit, *Liquor folliculi*, gefüllt sind. Das die Follikel umgebende Bindegewebe bildet eine *Theca folliculi interna* (**A7a**), die steroidbildende Zellen aufweist, und eine *Theca folliculi externa* (**A7b**), die aus kontraktilen Zellen besteht. Durch das Zusammenfließen der interzellulären Spalten entsteht beim **Tertiärfollikel** (**A8**) eine große, mit Liquor gefüllte Höhle, *Antrum folliculi* (**A9**), wodurch die Eizelle im *Cumulus oophorus* (**A10**) in eine exzentrische Lage gelangt. Die der Eizelle unmittelbar anliegenden Granulosazellen werden als *Corona radiata* (**A11**) bezeichnet, das mehrschichtige, den Follikelraum auskleidende Epithel bildet das *Stratum granulosum* (**A12**). *Theca folliculi interna* (**A7a**) und *Theca folliculi externa* (**A7b**) sind deutlich ausgebildet.

In jedem **Zyklus** wächst ein Tertiärfollikel innerhalb weniger Tage auf das Fünffache seiner Größe zum sprungreifen **Graaf-Follikel** (S. 271 **D**) heran, der die Tunica albuginea vorbuckelt und zum Zeitpunkt des Eisprungs, **Ovulation** (12.–15. Tag), die Eizelle zusammen mit der Corona radiata in den Eileiter entläßt.

Die im Ovar verbleibende Follikelhöhle fällt zusammen und bildet zunächst ein **Corpus rubrum**, das sich zu einem Gelbkörper, **Corpus luteum** (**B13**), umwandelt. Die Zellen des Stratum granulosum differenzieren sich zu *Granulosaluteinzellen*, die der Theca interna zu *Thekaluteinzellen*. Von diesen Zellen des Gelbkörpers werden *Progesteron* und *Östrogene* gebildet. Unterbleibt die Befruchtung der Eizelle, bildet sich der Gelbkörper zu einer bindegewebigen Narbe, **Corpus albicans**, zurück. Tritt jedoch eine Schwangerschaft ein, so entwickelt sich der Gelbkörper weiter und wird zum **Corpus luteum graviditatis**. Zur hormonellen Steuerung von gleichzeitig ablaufender Follikel-und Eireifung s. S. 328.

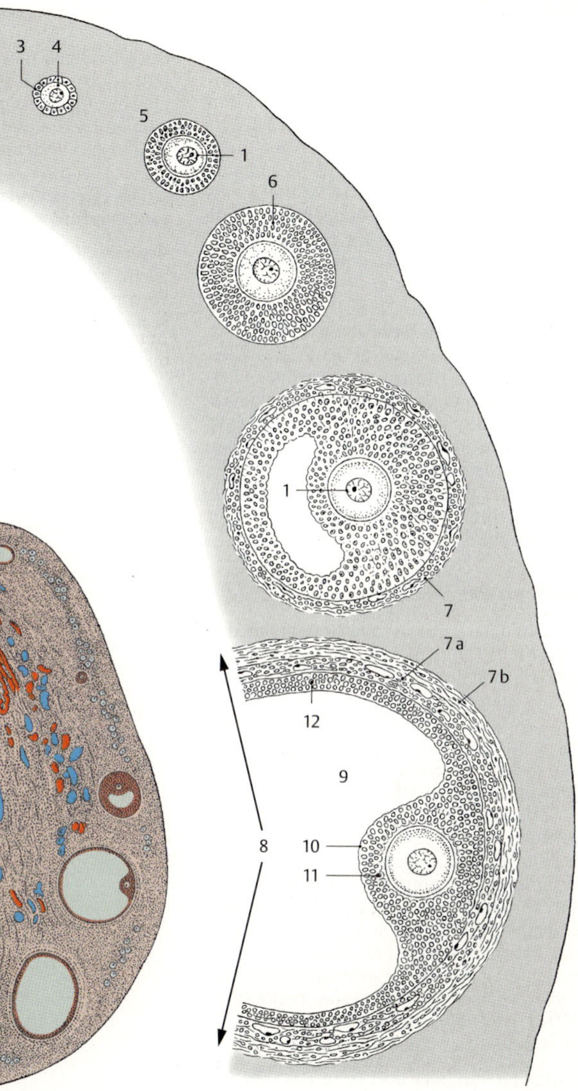

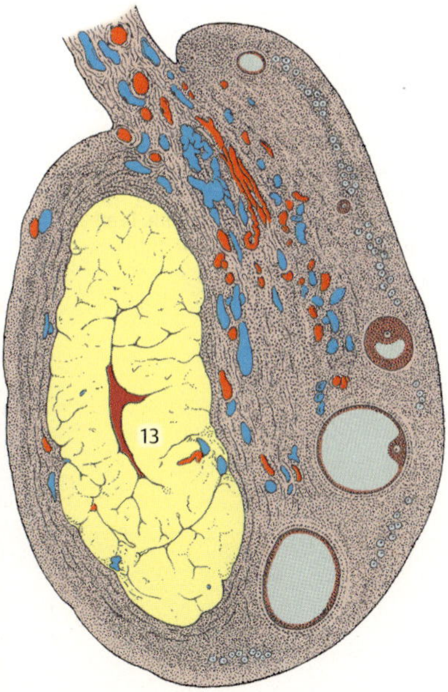

B Aufgeschnittener Eierstock mit Gelbkörper

A Stadien der Follikelreifung

Makroskopischer Aufbau des Eileiters

Die Eileiter, **Tubae uterinae** (**AB1**), verlaufen beiderseits des Uterus im *oberen Rand des Lig. latum* (**B2**). Jeder Eileiter (Salpinx) ist ein ca. 10–18 cm langer Schlauch, der sich mit dem freien Ende zur Bauchhöhle öffnet, **Ostium abdominale** (**B3**). Diese Öffnung ist trichterförmig, **Infundibulum tubae uterinae** (**AB4**), und besitzt fransenförmige Fortsätze, *Fimbriae tubae* (**AB5**), von denen eine besonders lange am Ovar haftet, *Fimbria ovarica* (**B6**). Der Fimbrientrichter setzt sich in die **Ampulla tubae uterinae** (**AB7**) fort, welche die lateralen zwei Drittel des Eileiters ausmacht. Uteruswärts wird der Eileiter zunächst enger, **Isthmus tubae uterinae** (**A8**), und tritt dann durch die obere Ecke der Uteruswand, **Pars uterina** (**A9**). Die Tuben liegen *intraperitoneal* und sind über die *Mesosalpinx* (**B10**) mit dem *Lig. latum uteri* verbunden. Im Inneren besitzt der Eileiter längsverlaufende Schleimhautfalten.

Feinbau des Eileiters

Die **Wand** der Tuba uterina besteht aus drei Schichten: Die Schleimhaut, **Tunica mucosa** (**CD11**), trägt ein *einschichtiges, hochprismatisches Epithel mit Flimmer- und Drüsenzellen*. Das Sekret der Drüsenzellen bildet zusammen mit angesaugter Peritonealflüssigkeit die *Tubenflüssigkeit*. Die Muskelschicht, **Tunica muscularis** (**CD12**), besteht aus mehreren Systemen. Man unterscheidet eine *subperitoneale*, eine *perivaskuläre* und eine *autochthone* oder *tubeneigene* Muskulatur. Die komplex angelegten Muskelschichten dienen der Eigenbewegung der Tube, der Fortbewegung der Eizelle sowie dem Transport der Tubenflüssigkeit und dem gegensinnig gerichteten Transport der Spermatozoen. Außen wird die Tube von einer **Tunica serosa** (**CD13**) umgeben, die eine Verschiebung der Tube gegen die Umgebung ermöglicht.

Funktion von Ovar und Tube. Das **Ovar** enthält die **weiblichen Keimzellen** und gibt sie zyklusabhängig als befruchtungsfähige Eizellen ab. Es produziert **Hormone** (Östrogene, Gestagene und andere Steroidhormone) und steuert das **zyklische Geschehen** im Genitaltrakt (S. 328).
Die **Tuba uterina** fängt die Eizelle am Ovar auf und transportiert sie zum Uterus. Sie ist gleichzeitig **Befruchtungsort**, d. h. in der Tube können Eizelle und Spermien aufeinandertreffen und verschmelzen.

Gefäß-, Nervenversorgung und Lymphabfluß von Eierstock und Eileiter

Arterien. Das *Ovar* wird hauptsächlich aus der **A. ovarica** (**B14**) (← Aorta abdominalis) versorgt, zusätzlich vom **R. ovaricus** (**B15**) der **A. uterina** (**B16**). Die *Tuba uterina* wird aus anastomosierenden Ästen von A. ovarica und A. uterina versorgt.
Venen. Die Venen aus dem *Ovar* sammeln sich im **Plexus ovaricus**, aus dem die *V. ovarica* hervorgeht. Die Venen aus der *Tube* fließen über den **Venenplexus des Uterus** ab.
Nerven. Aus dem **Plexus mesentericus superius** und dem **Plexus renalis** gelangen sympathische und parasympathische Fasern über die Vasa ovarica zum Ovar und zur Tube. Letztere wird auch vom **Plexus uterovaginalis** (← Plexus hypogastricus inferior) innerviert, dessen parasympathische Fasern aus dem Sakralmark stammen.
Regionäre Lymphknoten. Die Lymphe aus dem *Ovar* gelangt zu den **Lnn. lumbales**. Der Lymphabfluß aus der *Tube* führt zusätzlich zu den **Lnn. iliaci interni**.

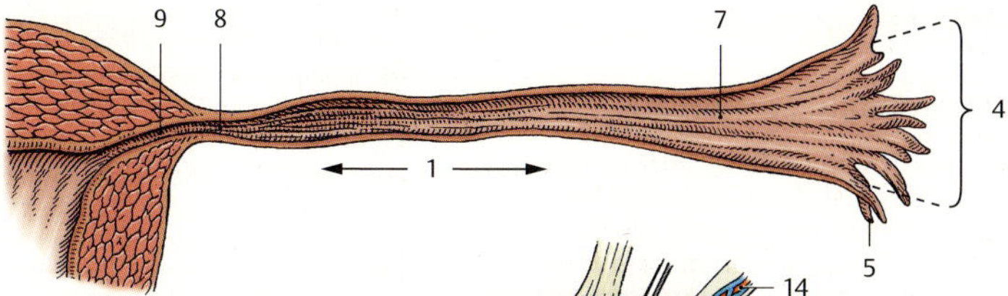

A Eileiter, Längsschnitt

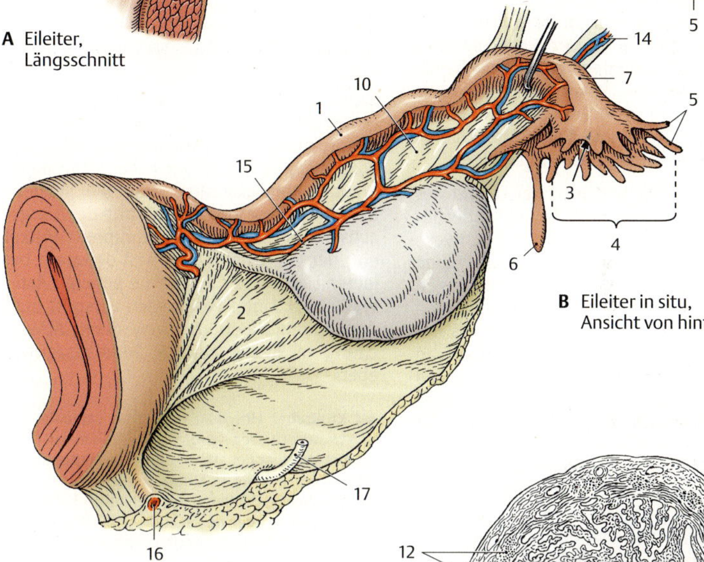

B Eileiter in situ, Ansicht von hinten

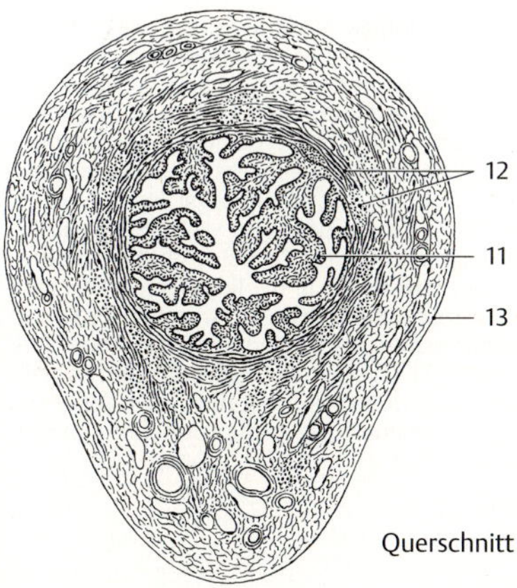

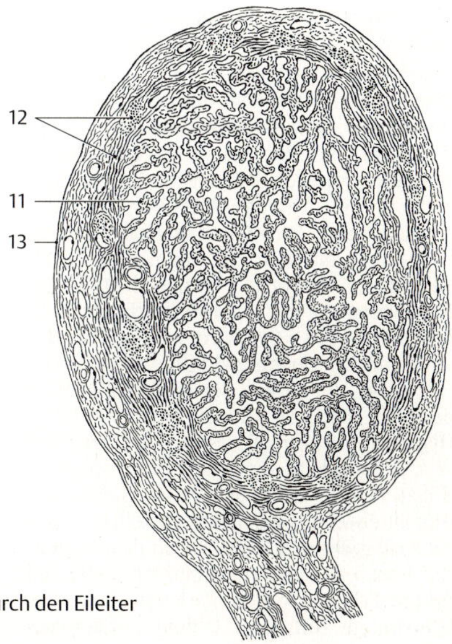

Querschnitt durch den Eileiter

C Isthmus

D Ampulle

Uterus

Makroskopischer Aufbau

Die Gebärmutter, **Uterus** (**AD1**), ist ein dickwandiges muskuläres Organ, das leicht nach vorne geneigt etwa in der Mitte des kleinen Beckens zwischen Harnblase und Rektum liegt. Der Uterus hat bei der geschlechtsreifen Frau die Gestalt einer von vorn nach hinten abgeplatteten Birne und ist etwa 7–8 cm lang. Er wird äußerlich in Gebärmutterkörper, **Corpus uteri** (**B2**), und Gebärmutterhals, **Cervix uteri** (**AB3**), gegliedert.

Corpus uteri. Die oberen zwei Drittel des Organs besitzen eine abgeflachte Vorderfläche, **Facies vesicalis** (**A4**), und eine konvexe Hinterfläche, **Facies intestinalis** (**A5**). Beide Flächen werden von Peritoneum überzogen (s. u.). Als Gebärmuttergrund, **Fundus uteri** (**BC6**), wird der Teil des Uteruskörpers bezeichnet, der bei der geschlechtsreifen Frau die Verschmelzungsstellen von Tuben und Uterus, *Cornu uteri dextrum* (**B7**) und *Cornu uteri sinistrum* (**B8**), überragt. Am Übergang vom Gebärmutterkörper zum Gebärmutterhals befindet sich eine Enge, **Isthmus uteri** (**B9**), die äußerlich als seichte Einschnürung zu erkennen sein kann.

Cervix uteri (AB3). Das dünne untere Drittel des Uterus ist drehrund und nach hinten unten gerichtet. Mit einem Abschnitt, **Portio vaginalis cervicis** (**A10**), ragt die Cervix uteri in die Scheide, Vagina (**AB11**), vor. Der andere Abschnitt, **Portio supravaginalis cervicis** (**A12**), liegt oberhalb der Vagina. Am zervikalen Ende der Portio vaginalis liegt die äußere Mündung der Gebärmutterhöhle, **Ostium uteri** (**AC13**). Sie wird ventral von der vorderen Muttermundslippe, *Labium anterius* (**B14**), dorsal von der hinteren, *Labium posterius* (**B15**), umrahmt.

Organinnenraum (C). Er besteht aus einer von Schleimhaut ausgekleideten, spaltförmigen Höhle, **Cavitas uteri** (**C16**). Sie hat die Gestalt eines auf die Spitze gestellten, frontal ausgerichteten Dreiecks, an dessen oberen Ecken die beiden Tuben münden. Die untere Ecke setzt sich über den Kanal der Uterusenge mit dem **Ostium histologicum uteri internum** (**C17**) in den Zervikalkanal fort und mündet über das **Ostium uteri** (**AC13**) in die Scheide. Der Zervikalkanal, **Canalis cervicis** (**C18**), ist spindelförmig und weist ein faltiges Oberflächenrelief, *Plicae palmatae* (**C19**), auf. In der Schleimhaut des Zervikalkanals liegen Drüsen, *Glandulae cervicales.* Sie produzieren einen Schleim, der den Zervikalkanal pfropfartig verschließt. Insgesamt mißt das Uteruslumen vom äußeren Muttermund bis zum Fundus ca. 6 cm.

Lage des Uterus. Sie ist abhängig vom Füllungszustand der Hohlorgane Harnblase und Rektum. Im allgemeinen ist der Uteruskörper gegen die Zervix nach vorne abgewinkelt, **Anteflexio uteri**. Außerdem schließt die Längsachse des Uterus mit der Längsachse der Vagina einen stumpfen Winkel ein; der Uterus als Ganzes ist demnach bei leerer Harnblase nach vorne geneigt, **Anteversio uteri**. Unter **Positio uteri** versteht man die Stellung des Uterus bzw. deren Abweichung in Bezug auf die Mediansagittalebene.

Klinischer Hinweis. Die Portio vaginalis des Gebärmutterhalses wird vom Kliniker kurz als „**Portio**" bezeichnet. Dem „**äußeren Muttermund**", Ostium uteri, steht im klinischen Sprachgebrauch der als „**innerer Muttermund**" benannte Kanal der Uterusenge entgegen. In der Schwangerschaft entfaltet sich der Isthmus uteri und wird zum sog. „**unteren Uterinsegment**".

Altersabhängige Veränderungen des Uterus. Der Uterus ist bei einem **Neugeborenen** walzenförmig und ragt aus dem kleinen Becken heraus, wobei der Uterushals im Verhältnis zum Uteruskörper relativ lang ist. Die typische oben beschriebene Gestalt des Uterus entsteht mit der **Geschlechtsreife**. Während der **Menstruation** ist der Uterus leicht vergrößert und stärker vaskularisiert. In der **Schwangerschaft** vergrößert sich die Gebärmutter so sehr, daß sie bis in die Regio epigastrica ragt. Im **Alter** atrophiert der Uterus, wobei der Körper verhältnismäßig groß bleibt und die Zervix stark zurückgebildet wird. Das **Ostium uteri** ist bei einer Frau, die nicht geboren hat, rund, nach der ersten vaginalen Geburt hat es die Form eines quergestellten Spaltes.

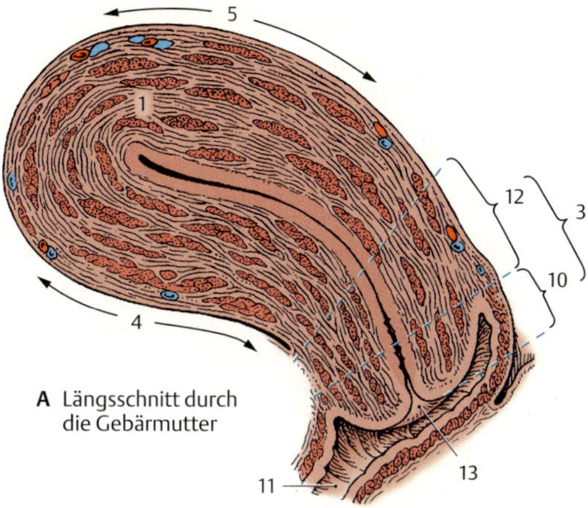

A Längsschnitt durch die Gebärmutter

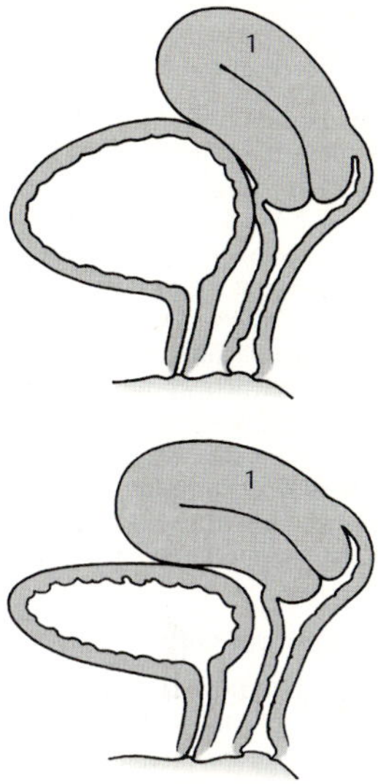

D Lage des Uterus bei gefüllter und leerer Harnblase

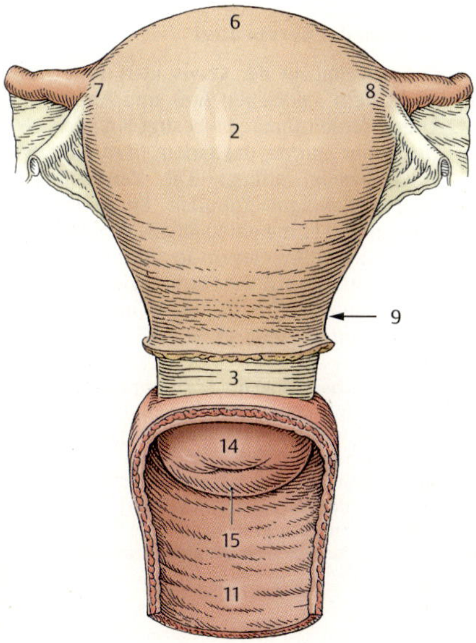

B Gebärmutter von vorne

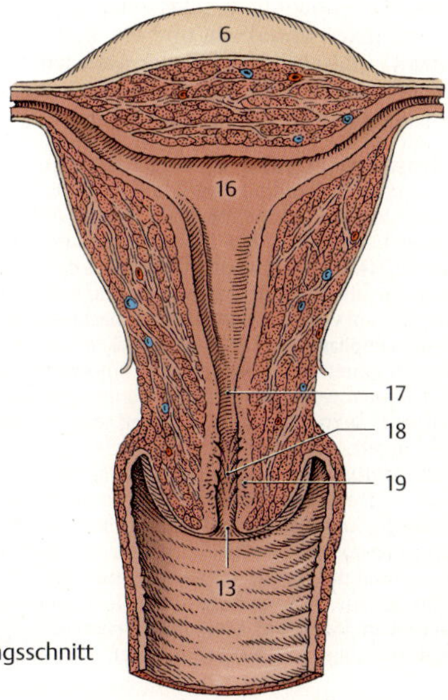

C Gebärmutter, Längsschnitt

Feinbau

Wandschichten des Uterus (A)

Das Lumen des Cavum uteri wird von einer Schleimhaut, **Tunica mucosa** (**AC1**) oder **Endometrium**, ausgekleidet. Wesentlichen Anteil an der Wand des Uterus hat die kräftige Muskelschicht, **Tunica muscularis** (**AC2**) oder **Myometrium**. Teile von Corpus und Fundus uteri werden von parietalem Peritoneum überzogen, **Tunica serosa** oder **Perimetrium** (**AC3**). Seitlich, an seinen Rändern, *Margines uteri* (**A4**), grenzt der Uterus direkt an Bindegewebe, das unter dem Begriff **Parametrium** (**AC5**) zusammengefaßt wird. Das Bindegewebe rechts und links der Cervix uteri wird entsprechend als **Paracervix** bezeichnet.

Feinbau des Corpus uteri

Endometrium. Im Bereich des Corpus uteri sitzt es der Muskelschicht direkt auf. Es besitzt ein *zellreiches, faserarmes Bindegewebe* und trägt ein *einschichtiges hohes Epithel*, in das *Flimmerzellen* eingelagert sind und aus dem schlauchförmige Drüsen, *Glandulae uterinae*, hervorgehen. Man unterteilt das Endometrium in ein **Stratum functionale (II + III)**, „Functionalis", das zyklischen Veränderungen unterliegt, und ein **Stratum basale (I)**, „Basalis", das bei der Menstruation nicht abgestoßen wird und von dem der zyklische Schleimhautaufbau ausgeht.

Menstruationszyklus (B). Im gebärfähigen Alter bewirken die Hormone des Ovars an der Functionalis der Uterusschleimhaut zyklische Veränderungen: Während der **Proliferationsphase** (5. - 14. Tag) (**B7, 8**) wird unter dem Einfluß des *Östradiols* die abgestoßene Functionalis neu aufgebaut, die Drüsen vergrößern sich. In der nachfolgenden **Sekretionsphase** (15. - 28. Tag) (**B9,10**) nehmen die Drüsen unter der Einwirkung von *Progesteron und Östrogenen* weiterhin an Größe zu und bilden ein visköses Sekret, Blutgefäße werden vermehrt und verlängert. Die Zone der Drüsenschläuche wird zum *Stratum spongiosum (II)*. Oberflächlich hiervon entsteht eine dichte Zone, *Stratum compactum (III)*, in der große epithelähnliche Stromazellen, *Pseudodeziduazellen*, auftreten. Bei Nichtbefruchtung der Eizelle kommt es durch „Hormonentzug" zur Schrumpfung der Schleimhaut, **Ischämiephase** (Stunden), die zur Gewebeschädigung mit Blutung und Abstoßung der Functionalis führt, **Desquamationsphase**, Menstruation (1.- 4. Tag) (**B6**).

Myometrium. Es macht die weitaus breiteste Schicht der Uteruswand aus und besteht aus *glatten Muskelzellen*, *Bindegewebe* und *Gefäßen*. Man unterscheidet im Uteruskörper und -fundus **drei Muskelschichten**. Die **mittlere** ist die dickste Schicht. Sie ist besonders gefäßreich und hat daher ein schwammartiges Aussehen. Ihre Muskelzellen bilden ein dreidimensionales Netzwerk, das sich vorwiegend parallel zur Uterusoberfläche ausdehnt. Die mittlere Schicht ist der *hauptsächliche Austreibungsmotor* unter der Geburt. **Innere** und **äußere** Muskelschicht sind dünn.

Klinischer Hinweis. In der **Schwangerschaft** wächst der Uterus rasch durch Vergrößerung der glatten Muskelzellen auf das 7 - 10fache seiner ursprünglichen Größe.

Feinbau der Cervix uteri

Die **Schleimhaut der Cervix uteri** unterliegt nicht dem zyklischen Auf- und Abbau der Uterusschleimhaut. Sie besitzt ein *hochprismatisches Epithel*, das einem *fibrozellulären Bindegewebe* aufliegt. Die **Zervikaldrüsen** sind verzweigte, tubuläre Epitheleinsenkungen (**D11**), die einen alkalischen Schleim produzieren. Im Gegensatz zu den übrigen Abschnitten wird die **Portio vaginalis cervicis** von einem *mehrschichtigen unverhornten Plattenepithel* bedeckt.

Klinischer Hinweis. Die **Übergangszone** zwischen dem hochprismatischen Epithel des Zervikalkanals und der Portio ist scharf und kann bei Frauen im gebärfähigen Alter vom Untersucher gut eingesehen und mittels Kolposkopie untersucht werden. Im Alter verlagert sich diese Übergangszone *in* den Zervikalkanal. Sie ist der Ort, an dem am häufigsten ein **Zervikalkarzinom** entsteht.

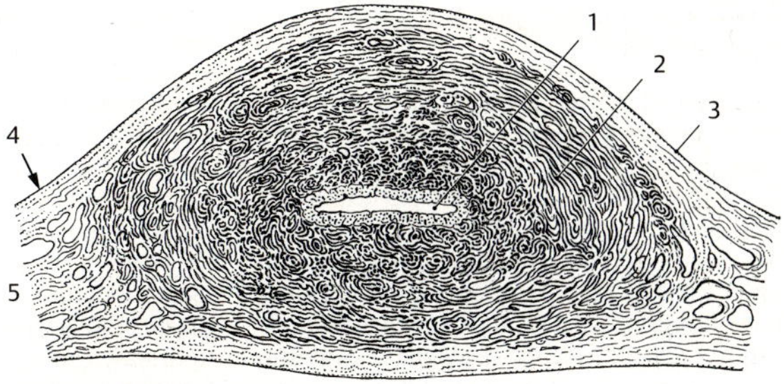

A Wandschichten der Gebärmutter im Querschnitt

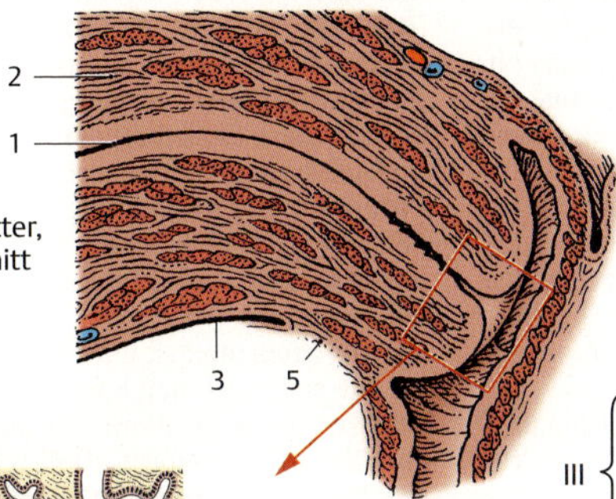

C Gebärmutter, Längsschnitt

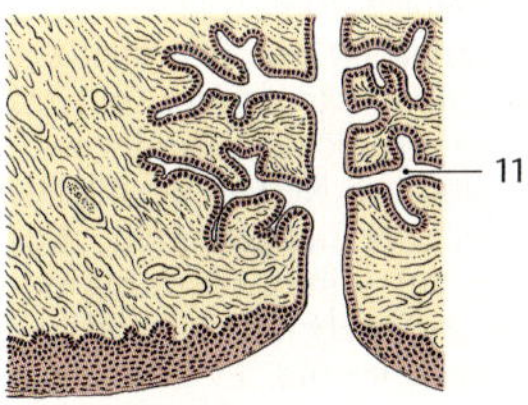

D Schleimhaut von Portio vaginalis und Gebärmutterhals

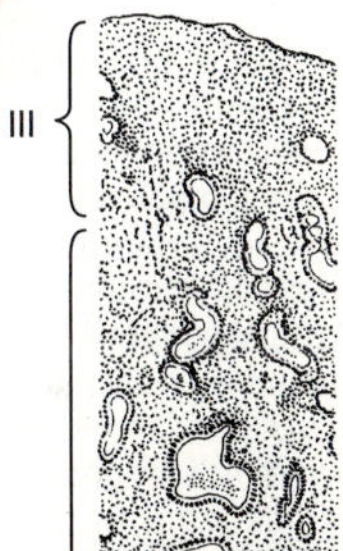
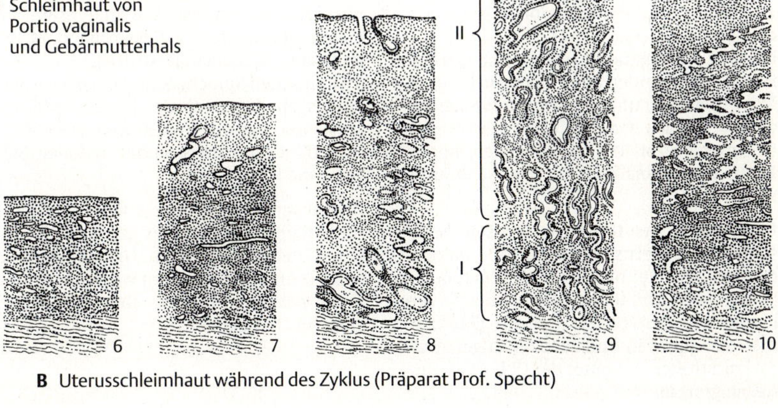

B Uterusschleimhaut während des Zyklus (Präparat Prof. Specht)

Gefäß-, Nervenversorgung und Lymphabfluß

Arterien. Der Uterus (**AB1**) wird überwiegend von der **A. uterina** (← A. iliaca interna) (**A2**) versorgt. Sie zieht im subperitonealen Bindegewebe über den Ureter (**A3**) zur Basis des Lig. latum uteri (Pfeil) und tritt in Höhe der Zervix an die Uteruswand heran. Sie teilt sich hier in den entlang der Uterusseitenwand geschlängelt *aufsteigenden Hauptast* und die *absteigende A. vaginalis* (**A4**). Im Bereich des Fundus anastomosiert der Hauptast der A. uterina mit dem entsprechenden Gefäß der Gegenseite und gibt einen *R. ovaricus* (**A5**) ab, der wiederum mit der A. ovarica (**A6**) anastomosiert, sowie einen *R. tubarius* (**A7**), der den Eileiter versorgt.

Venen. Netzartig ausgebildete klappenlose Venen bilden um Corpus und Cervix uteri einen **Plexus uterinus** (**A8**), der über die *Vv. uterinae* (**A9**) in die *Vv. iliacae internae* abfließt. Der Venenplexus liegt im Parametrium.

Lymphabfluß. Die Lymphe aus Corpus und Fundus uteri fließt im wesentlichen in *drei* Richtungen ab, nämlich entlang des *Lig. suspensorium ovarii* zu den **Lymphknoten entlang der Aorta**, entlang des *Lig. teres uteri* zu den **Lnn. inguinales superficiales** und über das *Lig. latum uteri* zu den **Lymphknoten an der Aufteilung der A. iliaca communis**, wohin auch ein Teil der Lymphe aus der Cervix uteri gelangt. Die Zervix entläßt weitere Lymphgefäße zu den parietalen Lymphknoten entlang der A. iliaca interna und nach dorsal zu Lnn. sacrales.

Nerven. Die vegetative Innervation des Uterus erfolgt über den *Plexus hypogastricus inferior (pelvicus)* und die *Nn. splanchnici pelvici*, die seitlich von der Cervix uteri ein Geflecht mit großen Ganglienzellen bilden, **Plexus uterovaginalis** (**A10**) (Frankenhäuser-Plexus).

Funktionen der Gebärmutter. Der nichtschwangere Uterus hat die Aufgabe, das Eindringen von Keimen über die Vagina ins Cavum uteri und in die Bauchhöhle zu verhindern. Er bereitet zyklisch die Eiaufnahme vor, dient während der Schwangerschaft als **Fruchthalter** und unter der Geburt als **Austreibungsorgan**.

Peritonealverhältnisse und 'Uterushalteapparat'

Die **Bauchfellverhältnisse** des Uterus wurden bereits im Zusammenhang mit den Peritonealverhältnissen des weiblichen Beckens beschrieben (S. 268).

In der anatomischen und klinischen Literatur werden unterschiedliche Bindegewebsformationen, sog. **Bänder**, beschrieben, über die der Uterus mit benachbarten Strukturen verbunden sein soll und denen eine *Haltefunktion* zugeschrieben wird. In der Nomenklatur werden genannt: Lig. teres uteri (**B11**), Lig. latum uteri (**AB12**), Lig. rectouterinum und M. rectouterinus.

Das **Lig. teres uteri** entspringt im Bereich der Cornua uteri. Es enthält glatte Muskelzellen und verläuft über den Leistenkanal in das Unterhautfettgewebe der großen Schamlippen, wo es endet. Es ist ein *Derivat des Keimdrüsenbandes* und setzt das *Lig. suspensorium ovarii* fort.

Das **Lig. latum uteri** ist eine *Bauchfellduplikatur*, die sich zwischen lateralem Uterusrand und seitlicher Beckenwand ausspannt. Es enthält Bindegewebe, Gefäße und Nerven.

Die **Plica rectouterina** ist die *Bauchfellfalte entlang der Excavatio rectouterina*; sie wird von subperitonealem dichtem Bindegewebe und den vegetativen Nerven des Plexus hypogastricus inferior aufgeworfen. Das Bindegewebe nimmt seinen Ursprung neben der Zervix und zieht aufsteigend zur dorsolateralen Beckenwand. Es wird auch als **Lig. rectouterinum** bzw. als **Lig. sacrouterinum** beschrieben. Das Vorhandensein von glatter Muskulatur in diesem Band, **M. rectouterinus**, ist jedoch umstritten.

Im klinischen Sprachgebrauch wird darüber hinaus ein **Lig. cardinale** (Mackenrodt) beschrieben, das als bindegewebige Verdichtung die Cervix uteri an der lateralen Beckenwand fixieren soll.

Als existente Strukturen sind in der Literatur lediglich das Lig. teres uteri und das Lig. latum uteri unumstritten. *Haltefunktion* für den Uterus übernimmt im wesentlichen die *Beckenbodenmuskulatur*, aber keines der aufgeführten Bänder.

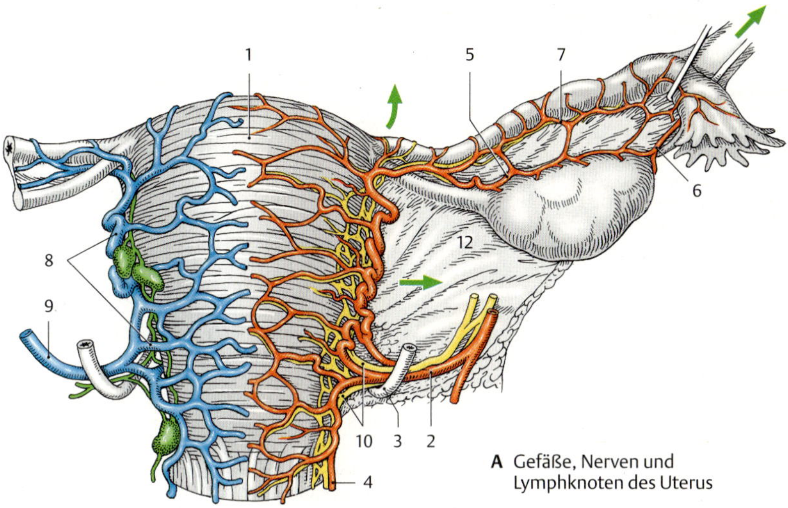

A Gefäße, Nerven und Lymphknoten des Uterus

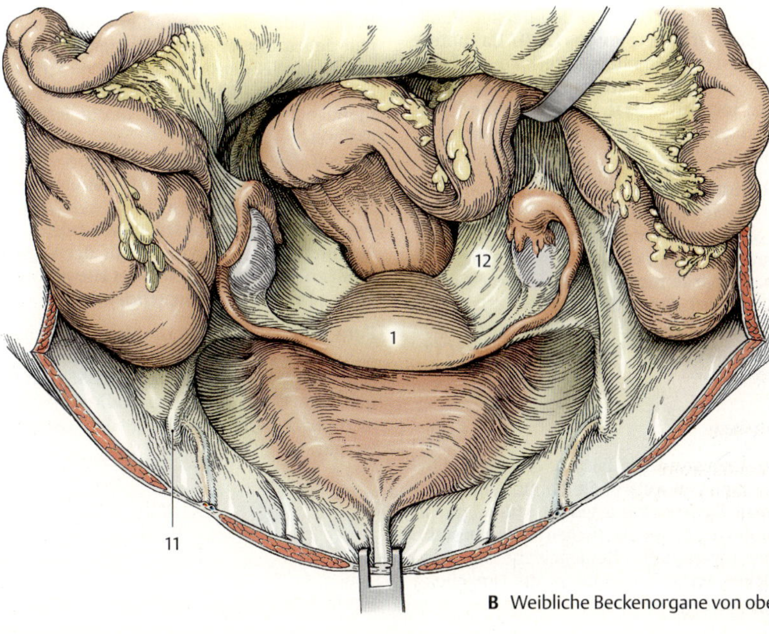

B Weibliche Beckenorgane von oben

Vagina und äußere Geschlechtsorgane

Makroskopischer Aufbau

Die Scheide, **Vagina** (**AB1**), ist ein dünnwandiges, fibromuskuläres Hohlorgan. Es reicht von der Cervix uteri (**A2**) bis zur Scheidenöffnung, **Ostium vaginae** (**A3**), im Scheidenvorhof, **Vestibulum vaginae**. *Ventral* liegen Harnblase (**A4**) und Harnröhre (**AB5**) in enger Nachbarschaft zur Scheide, *dorsal* Rektum (**A6**) und Analkanal (**A7**). Die Scheide verläuft etwa in der Beckenachse. Sie ist frontal abgeplattet, so daß Vorder- und Hinterwand einander berühren, gemeinsam umschließen sie einen H-förmigen Spalt (**B**). Die Hinterwand der Vagina ist etwa 1,5–2 cm länger als die Vorderwand. Das obere Ende der Vagina umgibt die Cervix uteri (**A**), so daß ein flaches vorderes, ein tiefes hinteres und ein seitliches Scheidengewölbe, **Fornix vaginae**, entstehen: *Pars anterior* (**A8**), *Pars posterior* (**A9**) und *Pars lateralis*. Im Bereich der Scheidengewölbe ist die Vagina am weitesten, mit der Pars posterior fornicis reicht sie bis an den tiefsten Punkt der Excavatio rectouterina (**A10**). Das untere Drittel der Vagina liegt unterhalb der Levatorenge und ist relativ eng. Der Vaginaleingang, **Introitus vaginae**, wird durch die Scheidenklappe, **Hymen** bzw. die **Carunculae hymenales**, umrandet (s. u.).

Schleimhautrelief (C). Es weist Querfalten auf, **Rugae vaginales** (**C11**). Durch die kräftig ausgebildeten *Venenplexus* in der Scheidenwand entstehen darüber hinaus Längswülste, **Columnae rugarum**. Der vordere Längswulst wird durch die enge Nachbarschaft zur Urethra zu einer deutlich ausgeprägten Längsfalte, **Carina urethralis vaginae** (**C12**), aufgeworfen.

Feinbau

Scheidenwand. Sie besteht aus einer dünnen **Tunica muscularis**, die hauptsächlich aus einem *Gitterwerk aus glatter Muskulatur* in Kombination mit *elastischen Fasern* besteht. Über adventitielles Bindegewebe, sog. **Parakolpium**, wird die Vagina in die Umgebung eingebaut.

Tunica mucosa. Die Schleimhaut besteht aus einem **glykogenreichen mehrschichtigen unverhornten Plattenepithel**, das einer bindegewebigen Tunica propria aufliegt. Das Vaginalepithel unterliegt *zyklischen Veränderungen*, die u. a. in unterschiedlichen Glykogeneinlagerungen der Epithelzellen zum Ausdruck kommen. Dies kann im Abstrichpräparat untersucht werden. Drüsen kommen in der Scheidenwand nicht vor. Das sog. **Scheidensekret** setzt sich aus dem *Transsudat der Venenplexus* in der Scheidenwand, aus *Zervikalsekret* und *abgestoßenen Epithelzellen* zusammen. Sein pH ist mit 4,0–4,5 sauer, was durch den Gehalt an *Milchsäure* bedingt ist. Die Milchsäure entsteht im Zuge der Zersetzung des Glykogens aus den abgeschilferten Epithelzellen durch Milchsäurebakterien.

Gefäß-, Nervenversorgung und Lymphabfluß (D)

Arterien. Die Vagina wird über **Rr. vaginales** (**D13**) der *A. uterina* und über Äste aus der *A. vesicalis inferior* (**D14**) und der *A. pudenda interna* (**D15**) versorgt.

Venen. Der venöse Abfluß erfolgt über einen neben der Vagina gelegenen **Plexus venosus vaginalis**, der mit den Venenplexus der benachbarten Urogenitalorgane zusammenhängt und über die *Vv. iliacae internae* abfließt.

Nerven. Die autonome Innervation erfolgt wie beim Uterus über den **Plexus uterovaginalis**, die unteren Abschnitte der Vagina werden über den **N. pudendus** innerviert.

Lymphabfluß. Die Lymphe aus der Vagina fließt zu den **Lnn. iliaci externi et interni** sowie zu den **Lnn. inguinales superficiales**.

Funktion der Scheide. Die Vagina ist *Kopulationsorgan* und dient darüber hinaus der *Ableitung von Zervikalsekret* und *Menstruationsblut*. Unter der Geburt wird sie zum letzten, äußeren Abschnitt des *Geburtskanals*.

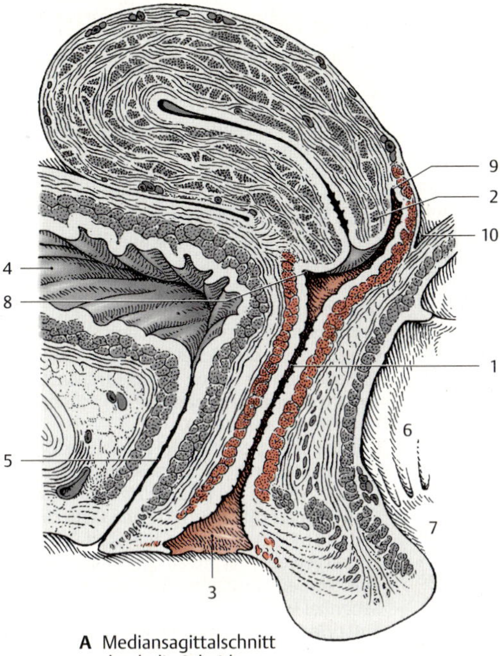

A Mediansagittalschnitt durch die Scheide

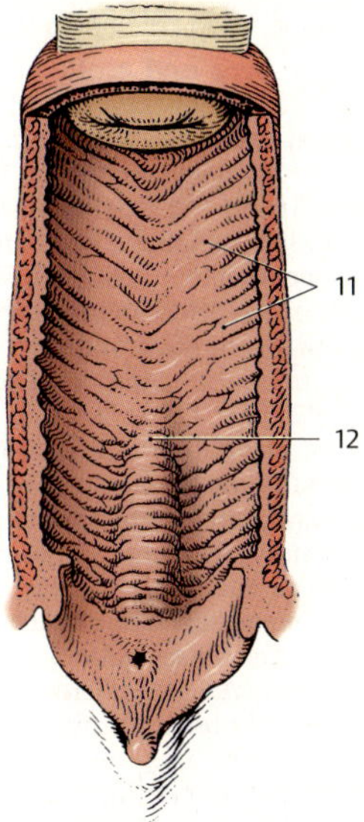

C Längsschnitt durch die Scheide mit Blick auf die vordere Wand

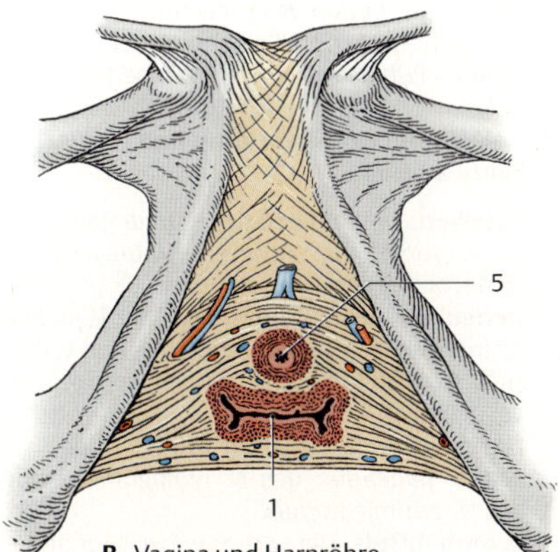

B Vagina und Harnröhre im Hiatus urogenitalis

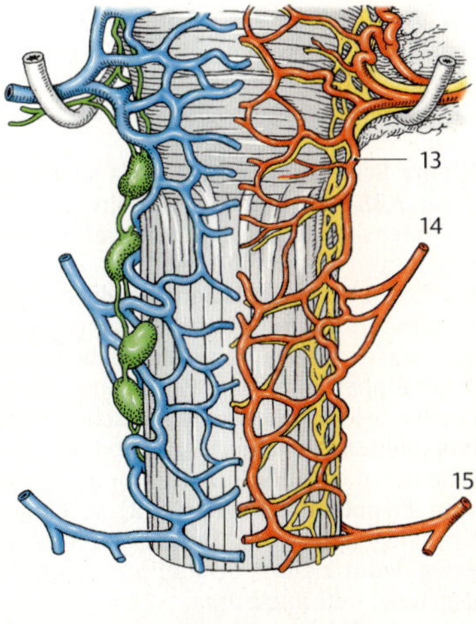

D Gefäße, Nerven und Lymphknoten der Scheide

Aufbau der äußeren Genitalien

Schamberg und große Schamlippen. Die äußeren weiblichen Geschlechtsorgane liegen unter- bzw. außerhalb des Beckenbodens. Vorderer Anteil ist der Schamberg, **Mons pubis** (**A1**), ein *Haut-Fett-Polster*, das vor der Symphyse liegt und mit der Geschlechtsreife Terminalbehaarung trägt. Diese sog. Schambehaarung, **Pubes**, verläuft kranial geradlinig und setzt sich kaudal auf die großen Schamlippen, **Labia majora pudendi** (**A2**), fort. Letztere sind prominente längliche Hautfalten, die vom Mons pubis bis zum Damm, Perineum (**A3**), reichen und die Schamspalte, **Rima pudendi**, bedecken. Sie entsprechen dem Skrotum des Mannes. Ventral laufen die Labia majora pudendi in der **Commissura labiorum anterior** (**A4**), dorsal in der **Commissura labiorum posterior** (**A5**) zusammen. An der Außenseite werden sie von pigmentierter Haut mit glatten Muskelzellen, Haaren, Talg- und Schweißdrüsen ausgekleidet. Auf der Innenseite ist das Epithel nur schwach verhornt, und es kommen Talgdrüsen, aber keine Haare vor. Grundlage der Labia majora sind *Fettpolster* und *Venenplexus*. Ein großes zusammenhängendes Venengeflecht, das von einer Faszie umhüllt wird, bildet einen Schwellkörper, **Bulbus vestibuli** (**B6**). Er wird vom *M. bulbospongiosus* (**B7**) bedeckt und entspricht dem Harnröhrenschwellkörper beim Mann. Ventral hängen die Schwellkörper beider Seiten über die dünne *Pars intermedia bulborum* zusammen.

Kleine Schamlippen. Die **Labia minora pudendi** (**AB8**) sind fettfreie Hautfalten, die den Scheidenvorhof, *Vestibulum vaginae* (**AB9**), umrahmen. Sie sind hinten durch ein Hautbändchen, **Frenulum labiorum pudendi** (**A10**), verbunden, das mit der ersten vaginalen Geburt verschwindet. Vorne laufen die kleinen Schamlippen in je zwei Falten aus, von denen die beiden inneren ein Bändchen, **Frenulum clitoridis**, zur Clitoris (**A11**) bilden, während sich die beiden äußeren vor der Clitoris zum **Preputium clitoridis** (**A12**) vereinigen. Grundlagen der von dünner Epidermis ausgekleideten kleinen Schamlippen sind *Bindegewebe* und *Talgdrüsen*.

Scheidenvorhof. In das **Vestibulum vaginae** münden vorne die Urethra mit dem **Ostium urethrae externum** (**AB13**), hinten die Vagina mit dem **Ostium vaginae** (**AB14**), das durch die Scheidenklappe, **Hymen**, teilweise verschlossen sein kann. Die Ausbildung des Hymen ist sehr variabel, er reißt bei der ersten Kohabitation ein. Seine narbigen Reste werden nach einer vaginalen Geburt als **Carunculae hymenales** (**A15**) bezeichnet. Beiderseits der Scheidenmündung liegen am stumpfen Ende des Bulbus vestibuli die bohnengroßen Vorhofsdrüsen, **Glandulae vestibulares majores** (Bartholin-Drüsen), die mit einem 1,5 cm - 2 cm langen Ausführungsgang in den Scheidenvorhof münden. Daneben gibt es kleine Vorhofsdrüsen, **Glandulae vestibulares minores**, die ein schleimartiges Sekret absondern.

Clitoris. Sie ist ein erektiles, sensibles Organ (Nervenkörperchen, Tastkörperchen) und gliedert sich in die Abschnitte **Crus clitoridis** (**B16**), **Corpus clitoridis** (**B17**) und **Glans clitoridis** (**B18**). Grundlage der Clitoris ist Schwellkörpergewebe, *Corpus cavernosum clitoridis dextrum et sinistrum*, das mit je einem Schenkel von den unteren Schambeinästen entspringt, zum unpaaren Schaft, *Corpus clitoridis*, zusammenläuft und mit der *Glans clitoridis* endet. Im Schaft werden die Schwellkörper beider Seiten unvollständig durch ein *Septum corporum cavernosorum* getrennt. Wie der Penis ist die Clitoris über ein **Lig. suspensorium clitoridis** (Bd. 1 S. 92) (**B19**) am Symphysenunterrand befestigt. Die Schenkel der Schwellkörper werden vom *M. ischiocavernosus* (**B20**) bedeckt.

Gefäß-, Nervenversorgung und Lymphabfluß

Arterien. Die Endäste der *A. pudenda interna* versorgen die äußeren weiblichen Geschlechtsorgane.

Venen. Das venöse Blut fließt über *V. pudenda interna*, *Vv. pudendae externae* und *V. dorsalis clitoridis profunda* (→ Plexus venosus vesicalis) ab.

Nerven. Die Innervation erfolgt über Äste des *N. pudendus*, des *N. ilioinguinalis* und des *N. genitofemoralis*.

Lymphabfluß. Die Lymphe aus dem äußeren Genitale fließt zu den *Lnn. inguinales*.

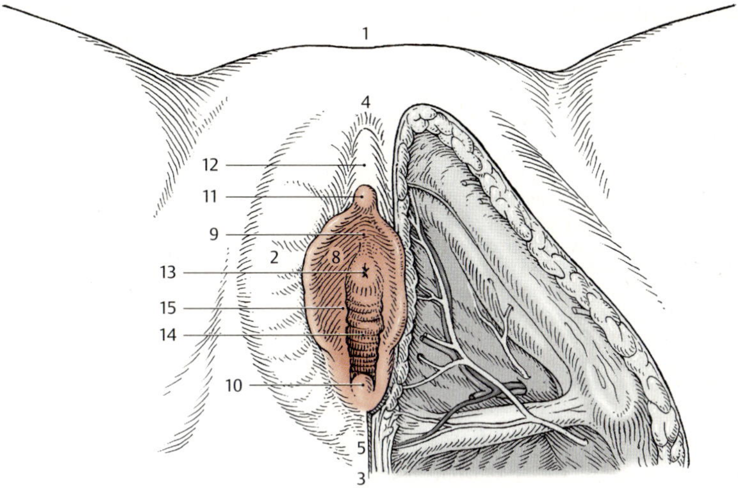

A Äußere weibliche Geschlechtsorgane und Spatium superficiale perinei

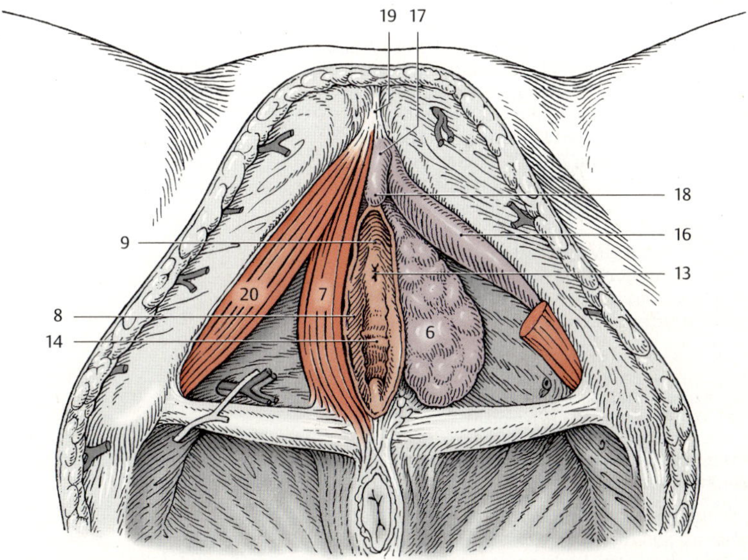

B Schwellkörper und Schwellkörpermuskeln bei der Frau

Topographische Anatomie

Schnittanatomie

Transversale Schnittebene auf Höhe der Hüftgelenke (A)

Die Schnittebene verläuft ventral durch die *oberen Schambeinäste* (**A1**), dorsal durch den *oberen Kokzygealwirbel* (**A2**). An der seitlichen Beckenwand ist der *M. obturator internus* (**A3**) angetroffen, der den Eingang zum *Canalis obturatorius* (**A4**) bedeckt. Lateral und dorsal überblickt man den Verlauf des *Lig. sacrospinale* (**A5**) bis zu seinem Ansatz an der *Spina ischiadica* (**A6**). Ventral vom Os coccygis liegt das *Rektum* (**A7**), das von einer eigenen adventitiellen Binde- und Fettgewebsschicht umgeben wird, in der zahlreiche Anschnitte der *Vasa rectalia superiora* (**A8**) zu erkennen sind. Ventral vom Rektum liegt die tiefste Einsenkung der weiblichen Peritonealhöhle, *Excavatio rectouterina* (**A9**). Ihre Bauchfellauskleidung überzieht die Rückseite der *Cervix uteri* (**A10**). Im Bindegewebe neben der Cervix uteri sind zahlreiche Anschnitte der *Vasa uterina* (**A11**) zu erkennen. Von der Cervix uteri verläuft dichtes Bindegewebe in Form des *Lig. rectouterinum* (**A12**) nach dorsolateral. Die ventral vom Uterus gelegene *Harnblase* (**A13**) ist kurz oberhalb der Einmündung der *Ureteren* (**A14**) getroffen. Die Harnblase wird ventral und lateral von reichlich Fettgewebe begleitet. Unabhängig von der Struktur und Herkunft des Bindegewebes werden im klinischen Sprachgebrauch die Bindegewebsareale neben dem Rektum als *Paraproktium*, neben der Cervix uteri als *Paracervix* und neben der Harnblase als *Paracystium* bezeichnet.

A15 M. gluteus maximus, **A16** N. ischiadicus, **A17** Lig. capitis femoris, **A18** Caput femoris, **A19** Collum femoris, **A20** M. pectineus, **A21** M. iliopsoas, **A22** Vasa femoralia, **A23** N. femoralis

Transversale Schnittebene auf Höhe der Sitzbeinhöcker (B)

Die Schnittebene verläuft ventral durch die *Symphysis pubica* (**B24**), dorsal durch die *Steißbeinspitze*. Den Beckenorganen liegen seitlich die Anteile des *M. levator ani* (**B25**) an (*M. pubococcygeus* **B25 a**, *M. iliococcygeus* **B25 b**). Das *Rektum* (**B7**) ist oberhalb der *Flexura anorectalis* angeschnitten, seine dorsale Wand ist daher schräg getroffen. Ventral vom Rektum liegt die *Vagina* (**B26**), die lateral von zahlreichen Gefäßanschnitten des *Plexus venosus vaginalis* (**B27**) begleitet wird. Die Harnwege sind auf Höhe der *Urethra* (**B28**) getroffen, die vom quergestreiften *M. sphincter urethrae* (**B29**) umfaßt wird. Im *Spatium retropubicum* (**B30**) liegt Fettgewebe, das zahlreiche Gefäßanschnitte aufweist. Außerhalb der Beckenhöhle ist die *Fossa ischioanalis* (**B31**) zu überblicken, in deren lateraler Wand der *Canalis pudendalis* (**B32**) mit den *Vasa pudenda* und dem *N. pudendus* liegt.

B33 M. obturator externus

Klinischer Hinweis. Kenntnisse der Schnittanatomie des weiblichen Beckens sind wesentliche Voraussetzung für die Beurteilung von Schichtbildern der modernen bildgebenden Verfahren. Diese werden u. a. zur Beurteilung der **Größe und Ausbreitung von Tumoren** gemacht. Im weiblichen Becken müssen neben *Rektum- und Blasentumoren* solche von *Corpus und Cervix uteri* und vom *Ovar* beurteilt werden. Zur Vorbereitung auf einen operativen Eingriff bei größeren organüberschreitenden Tumoren muß insbesondere deren Ausbreitung in das subperitoneale Bindegewebe sowie in benachbarte Organsysteme bekannt sein.

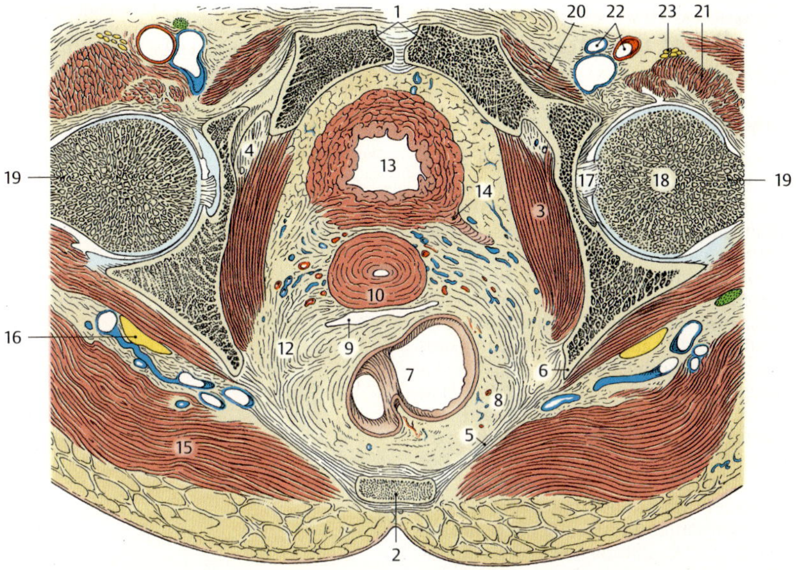

A Transversale Schnittebene durch das weibliche Becken auf der Höhe der Hüftgelenke

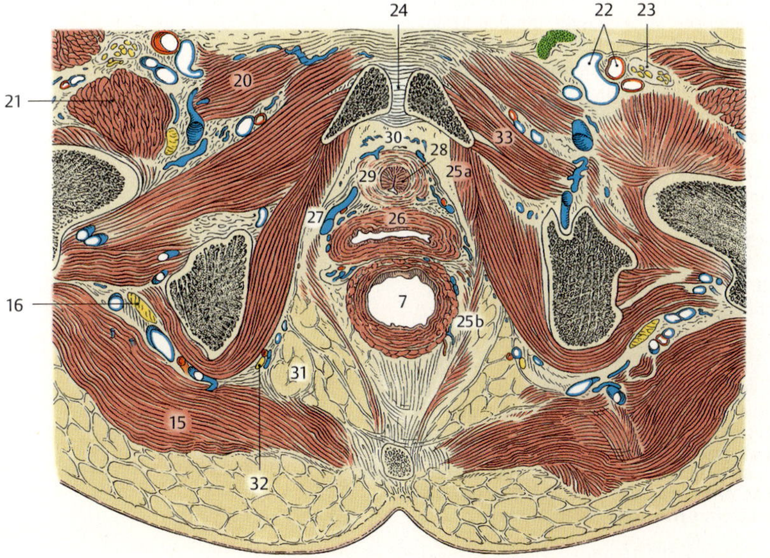

B Transversale Schnittebene durch das weibliche Becken auf der Höhe der Sitzbeinhöcker

Vergleichende Anatomie weibliches und männliches Becken

Weichteilverschluß

Der Ausgang der Beckenhöhle wird durch den Beckenboden, **Diaphragma pelvis**, so weit verschlossen, daß Enddarm und Urogenitalorgane gleichzeitig funktionsgerechte Öffnungen finden.

Das Diaphragma pelvis setzt sich aus dem **M. levator ani** (**AB1**) und dem **M. ischiococcygeus** (**AB2**) zusammen. Der M. levator ani wiederum setzt sich aus drei gestaffelt angeordneten Muskelgruppen zusammen: *M. pubococcygeus* (**C1 a**) und *M. iliococcygeus* (**C1 b**) bilden die muskuläre Abschlußplatte des Beckens und gewährleisten damit den Lageerhalt der Becken- und Bauchorgane. Der dritte Levatorteil, *M. puborectalis* (**A-C1 c**), entspringt vom Os pubis und bildet in Höhe der Flexura anorectalis eine Schlinge um das Rektum. Er unterstützt die rektale Kontinenz und komprimiert zusammen mit den medialen Fasern der übrigen Levatorteile die im *Levatortor* (**C3**) gelegenen Urogenitalorgane. Die Muskelfaszie, die den M. levator ani auf der dem Becken zugewandten Seite überzieht, wird als **Fascia superior diaphragmatis pelvis** bezeichnet, diejenige, die den Muskel auf der Außenseite bedeckt, als **Fascia inferior diaphragmatis pelvis**.

Entsprechend der geschlechtsspezifischen Unterschiede des knöchernen Beckens weist auch der M. levator ani **geschlechtsspezifische Unterschiede** auf. Bei der Frau (**A**) ist der Muskel stärker von Bindegewebe durchsetzt als beim Mann (**B**), bei dem die Bekkenbodenmuskulatur insgesamt kräftiger ausgebildet ist, vor allem zugunsten eines höheren M. puborectalis.

AB4 Os coxae, **AB5** Femur, **AB6** Kreuzbein mit Steißbein, **AB7** M. piriformis, **AB8** M. obturator internus mit Mm. gemellus superior und inferior, **AB9** M. quadratus femoris, **AB10** Tuber ischiadicum, **AB11** Spina ischiadica, **A12** Corpus anococcygeus, **AB13** Anus, **A14** Canalis pudendalis, **A15** N. ischiadicus, **A16** ischiokrurale Muskeln

Klinischer Hinweis. Die Beckenbodenmuskulatur unterliegt vor allem bei Frauen, die mehrfach vaginal geboren haben, im Alter der Tendenz, dem Druck der Eingeweide nachzugeben. Es kommt zur Beckenbodendysfunktion oder -insuffizienz, was zum Organvorfall, **Prolaps**, oder zur Verschlußunfähigkeit der Organausgänge, **Inkontinenz**, führen kann.

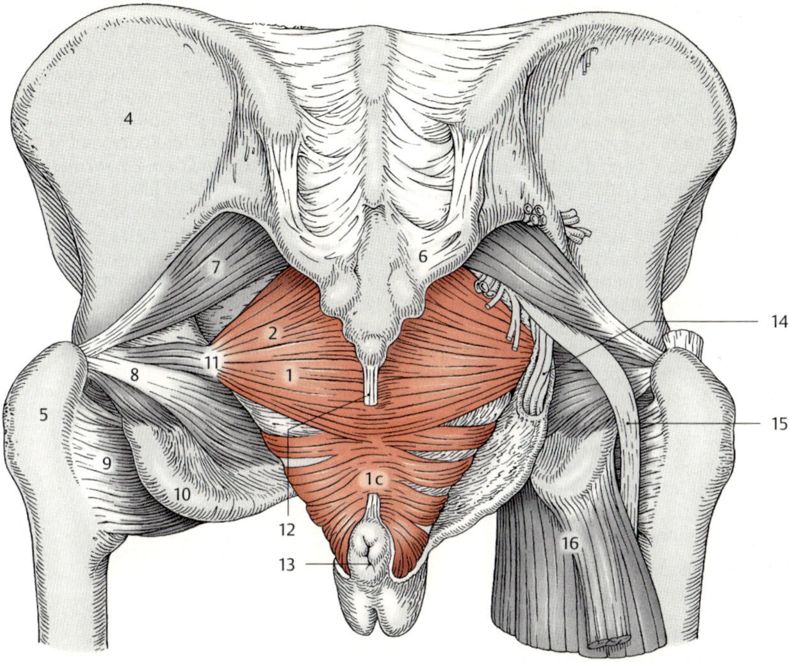

A Beckenbodenmuskulatur der Frau von hinten

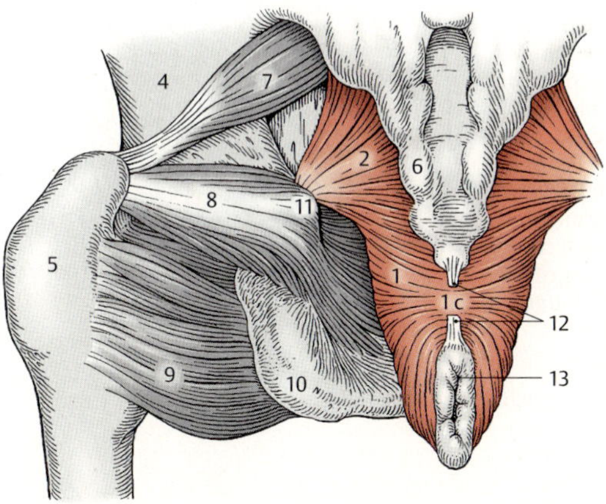

B Beckenbodenmuskulatur beim Mann von hinten

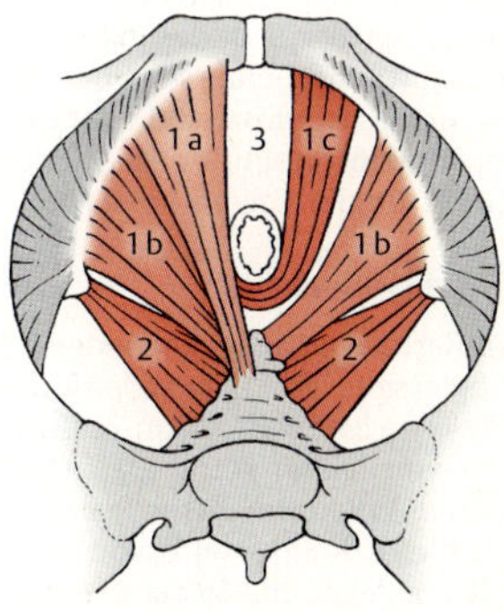

C Beckenbodenmuskulatur von oben

Weichteilverschluß, Fortsetzung

Transversale Schnittebene auf Höhe der Regio perinealis beim Mann (A)

Dorsal verläuft die Schnittebene durch die *Analöffnung* (**A1**), die vom *M. sphincter ani externus* (**AB2**) umgeben wird. Lateral und ventral hiervon liegt das Fettgewebe der *Fossa ischioanalis* (**AB3**). Ventral vom Analkanal sind die transversal verlaufenden quergestreiften Muskelfasern und Bindegewebszüge des *M. transversus perinei superficialis* (**A4**) angeschnitten. Vom *Ramus inferior ossis pubis* (**AB5**) entspringt beiderseits der *M. ischiocavernosus* (**AB6**), der das *Crus penis* (**A7**) umhüllt. Zwischen den Crura penis liegt der *Bulbus penis* (**A8**), in dem ventral der Anschnitt der *Urethra masculina* (**A9**) zu erkennen ist. Sie wird noch vom quergestreiften *M. sphincter urethrae externus* umfaßt. Neben dem tangential getroffenen *Penisabschnitt* ist beiderseits ein Anschnitt durch den *Funiculus spermaticus* (**A10**) zu erkennen.

AB11 Mm. adductores

Transversale Schnittebene auf Höhe der Regio perinealis bei der Frau (B)

Die Schnittebene liegt oberhalb der Analöffnung und trifft somit den *Analkanal* (**B12**), der vom Sphinkterkomplex aus *M. sphincter ani internus* (**B13**), *Längsmuskulatur* und *M. sphincter ani externus* (**B2**) umgeben wird. Ventral vom Analkanal ist die *Vagina* (**B14**) angeschnitten, deren ventrale Wand fest mit der *Urethra* (**B15**) verwachsen ist. Wie im Schnittpräparat des männlichen Beckens erkennt man beiderseits den Ursprung des *M. ischiocavernosus* (**B6**), der die *Crura clitoridis* (**B16**) umhüllt. Der *Bulbus vestibuli* (**B17**) umgibt *Vaginal- und Urethralöffnung*.

Fossa ischioanalis

Außerhalb vom Beckenboden befindet sich beiderseits ein pyramidenförmiger Raum, *Fossa ischioanalis* (grün im Textbild, **AB3**), der von einem Fettkörper ausgefüllt wird, *Corpus adiposum fossae ischioanalis*. Die **Basis** dieses Raums wird von *perinealer Haut* (**18**) bedeckt, die **Spitze** reicht etwa bis zur Vereinigung von *M. levator ani* und *M. obturatorius internus*. **Medial** begrenzen *M. sphincter ani externus* (**2**) und *M. levator ani* (**19**) bzw. dessen Faszie, *Fascia diaphragmatica pelvis inferior*, diesen Raum, **lateral** das *Tuber ischiadicum* (**20**) und die *Fascia obturatoria*. **Hinten** wird der Raum vom *M. gluteus maximus* (**21**) und dem *Lig. sacrotuberale* bedeckt, **vorne** reicht er bis an den Hinterrand des *Diaphragma urogenitale*.

In der lateralen Wand der Fossa ischioanalis verlaufen die *Vasa pudenda interna* und der *N. pudendus*. Sie liegen geschützt in einer Faszienduplikatur des M. obturatorius internus, *Canalis pudendalis (Alcock-Kanal)*.

Klinischer Hinweis. Der N. pudendus kann durch Injektion eines Lokalanästhetikums von vaginal in Richtung der Spina ischiadica blockiert werden.

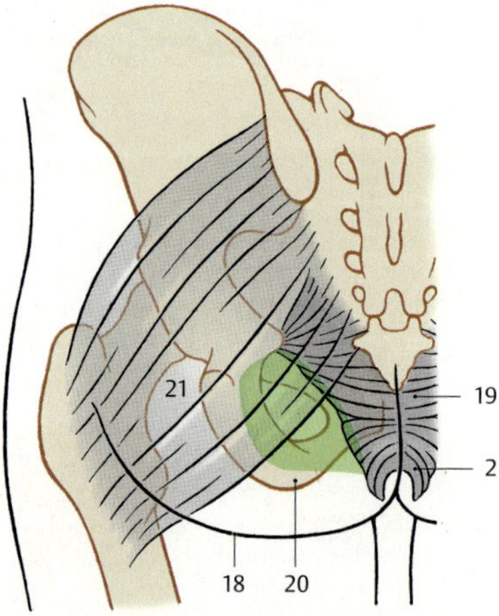

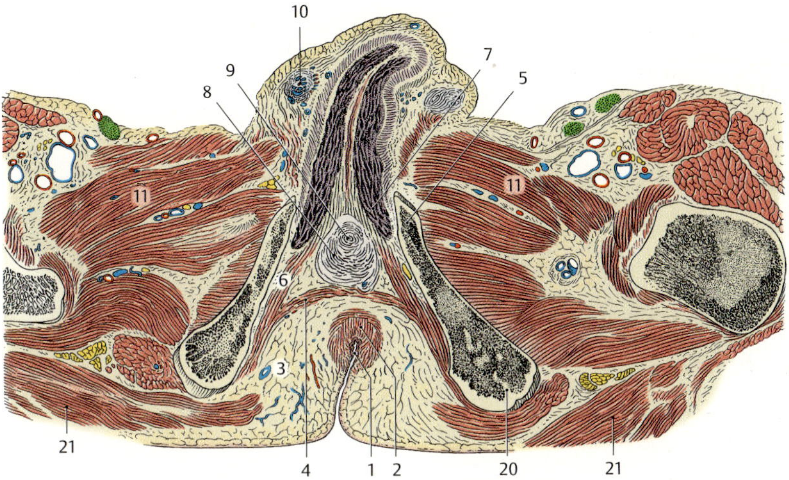

A Transversale Schnittebene auf der Höhe der Regio perinealis beim Mann

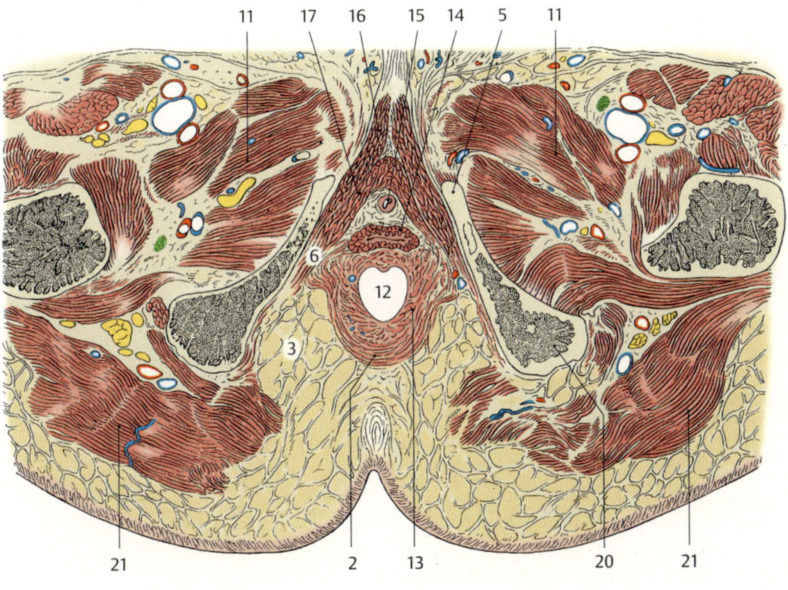

B Transversale Schnittebene auf der Höhe der Regio perinealis bei der Frau

Endokrines System

Drüsen

Übersicht

Epithelzellen, deren Hauptaufgabe darin besteht, Stoffe von bestimmter physiologischer Bedeutung und chemischer Zusammensetzung zu synthetisieren und auszuscheiden, nennt man **Drüsenzellen**, die Vorgänge der Rohstoffaufnahme aus dem Blut, der intrazellulären Synthese und der Abgabe des fertigen Produkts **Sekretion**. Drüsenzellen sind meist zu größeren Zellverbänden, den Drüsen, **Glandulae**, zusammengefaßt.

Exokrine Drüsen (A)

Exokrine Drüsen geben ihr Sekret direkt oder über einen Ausführungsgang an eine äußere oder innere Epitheloberfläche ab. Sie können als **unizelluläre intraepitheliale Drüsenzellen** (**A1**) (Becherzellen) oder als **multizelluläre intraepitheliale Drüsen** (**A2**) im Oberflächenepithel (Glandulae olfactoriae) verbleiben oder aus dem Epithel äußerer und innerer Oberflächen in Form solider Epithelzapfen in die Tiefe wachsen. Die Verbindung zur Epitheloberfläche wird zum Ausführungsgang, es entstehen **vielzellige extraepitheliale Drüsen** (**A3**) (z. B. Brunner-Drüsen im Duodenum, Schweiß-, Duft- und Talgdrüsen der Haut). Das Drüsengewebe kann auch die Wandung des Ursprungsorgans verlassen und einen **extramuralen Drüsenkörper** bilden (z. B. Mundspeicheldrüsen, Tränendrüse, Pankreas; S. 156).

Extraepitheliale Drüsen (A3,C). Sie sind organartig aufgebaute und durch lockeres Bindegewebe zusammengefaßte epitheliale Zellverbände und bestehen aus einem **Ausführungsgangsystem** und sezernierenden **Drüsenendstücken**. Je nach deren Gestalt unterscheidet man **tubulöse** (**C1**) (schlauchförmige), **azinöse** (**C2**) (beerenförmige) und **alveoläre** (**C3**) (säckchenförmige) Endstücke. Ferner differenziert man:

Einfache Drüsen, die nur aus einem unverzweigten Endstück (**C1**) bestehen. Dieses verläuft gestreckt (z. B. Magendrüsen) oder knäuelförmig gewunden (z. B. Schweißdrüsen).

Verzweigte Drüsen, bei denen mehrere sezernierende Endstücke in einen Ausführungsgang münden (**C4 -6**), z. B. Brunner-Drüsen.

Zusammengesetzte Drüsen, bei denen sich der Ausführungsgang zu einem Bäumchenwerk kleinerer Ausführungsgänge verzweigt; die Endstücke sind entweder rein tubulös (**C7**), rein azinös (**C8**) oder rein alveolär (**C9**), oder die Drüse besitzt verschiedene Endstücktypen (z. B. tubuläre und azinöse Endstücke, sog. **gemischte Drüsen**). Durch Verästelungen des Ausführungsgangsystems wird die Drüse in *Drüsenläppchen* und *Drüsenlappen* gegliedert.

Endokrine Drüsen (B)

Endokrine Drüsen besitzen keinen Ausführungsgang (**A4,5**). Sie geben die von ihnen gebildeten Wirkstoffe als **Inkrete (Hormone)** in *Blut- und Lymphgefäße* oder in die *Interzellularräume* ab. Hormone gelangen über den Blutkreislauf in den gesamten Körper. Die endokrinen Drüsen gehen entweder aus dem *Oberflächenepithel* hervor, wobei die Verbindung zur freien Epitheloberfläche verlorengeht (**A4,5**), oder sie entstehen aus *Zellen im Bindegewebe* (z. B. Zwischenzellen des Hodens). Andere sind *Abkömmlinge der Neuralleiste*. **Endokrine Drüsen** (**B**) sind *Hypophyse* (**B1**) (Hirnanhangsdrüse), *Corpus pineale* (**B2**) (Epiphyse, Zirbeldrüse), *Glandula thyroidea* (**B3**) (Schilddrüse), *Glandulae parathyroideae* (**B4**) (Epithelkörperchen), *Glandula suprarenalis* (**B5**) (Nebennierenrinde und Nebennierenmark). Daneben gibt es **endokrine Zellgruppen** in anderen Organen: *Langerhans-Inseln* des Pankreas, in ihrer Gesamtheit als *„Inselorgan"* bezeichnet (**B6**), *Leydig-Zellen* im Interstitium der Hodenkanälchen (**B7**) sowie *Thekaluteinzellen*, *Granulosaluteinzellen*, *Corpus luteum* (Gelbkörper) und *Hilumzellen* im Ovar (**B8**). Innerhalb von Epithelverbänden gibt es auch **einzelne endokrine Zellen**, z. B. im Magen-Darm-Trakt und im Respirationstrakt; in ihrer Gesamtheit werden sie als **„disseminiertes oder diffuses endokrines Zellsystem"** (S. 334 ff.) bezeichnet. Sie bilden *Peptidhormone* und/oder *Monoamine* und andere Wirkstoffe. Endokrine Zellen kommen darüber hinaus im *Hypothalamus* vor, einer Region im Zwischenhirn, in der mehrere Neurohormone-produzierende Nervenzellgruppen liegen.

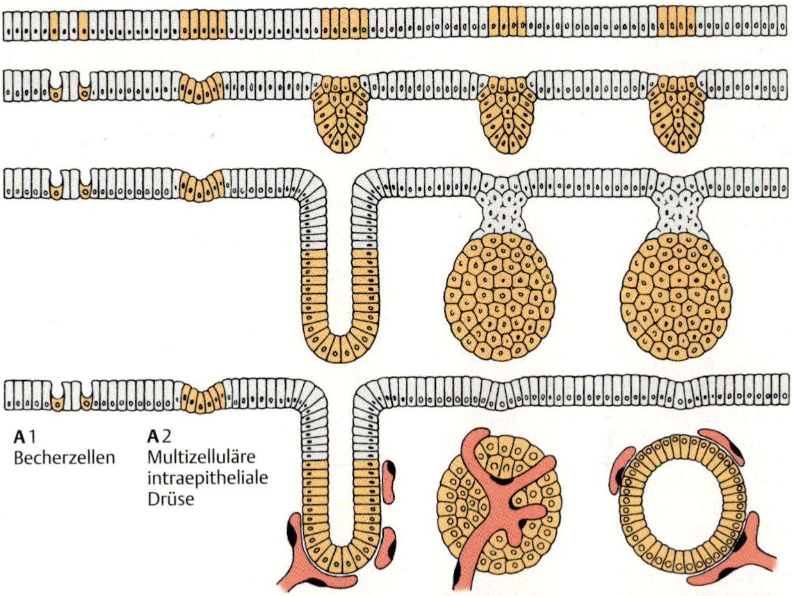

A 1 Becherzellen

A 2 Multizelluläre intraepitheliale Drüse

A 3 Exokrine Drüse

A 4 Endokrine Drüse ohne Follikelbildung

A 5 Endokrine Drüse mit Follikelbildung

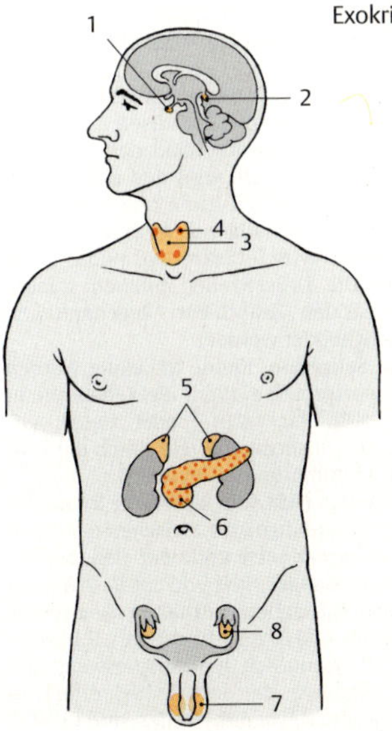

B Die endokrinen Drüsen, Übersicht

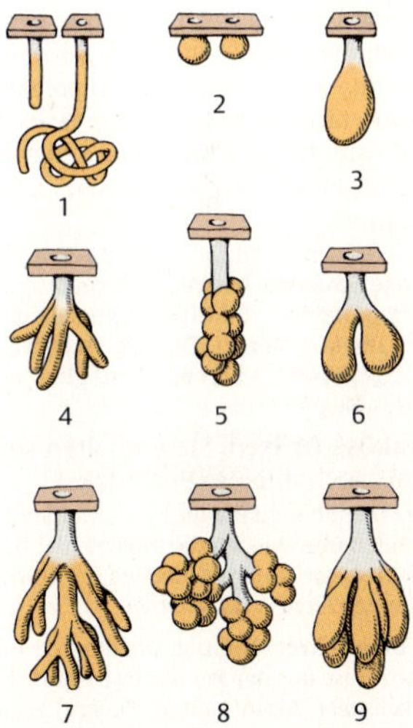

C Schemata der Drüsenformen

Lichtmikroskopische Klassifizierung der exokrinen Drüsenendstücke

Nach Gestalt und färberischem Verhalten unterscheidet man seröse und muköse Drüsenendstücke. Diese Bezeichnungen werden rein morphologisch, unabhängig von der chemischen Beschaffenheit der Sekrete benutzt.

Seröse Drüsenendstücke (Azini) (A1). Sie werden von hohen, zur engen Lichtung hin pyramidenförmigen, polar differenzierten Zellen ausgekleidet. Ihr **apikales** Zytoplasma enthält meistens **azidophile** Sekretgranula, ihre **basalen** Zellabschnitte verhalten sich aufgrund des stark entwickelten rauhen endoplasmatischen Retikulums **basophil** (Ort der Synthese der Exportproteine). Die meist großen, runden Kerne liegen im basalen bis mittleren Zellbereich.

Beispiele für rein seröse Drüsen: Exokrines Pankreas, Gl. parotis, Gl. lacrimalis, Von-Ebner-Spüldrüsen. Sie produzieren ein *dünnflüssiges, proteinreiches Sekret*.

Muköse Drüsenendstücke (Tubuli) (A2). Sie sind im Querschnitt größer als die serösen Azini und besitzen ein relativ weites Lumen. Ihre hohen, zur Lichtung hin konisch zulaufenden Zellen enthalten nur **basal** einen *schmalen Zytoplasmasaum*, in dem die *abgeflachten Kerne* liegen. Das **supranukleäre Zytoplasma** färbt sich kaum an, es ist *blaß*, *hell* und *wabig* strukturiert. Die Zellgrenzen sind im Gegensatz zu den serösen Azini gut zu erkennen.

Muköse Drüsenendstücke produzieren saure, zähflüssige Schleime, **Muzine**; dies sind Gemische von Mukoproteinen und Glykoproteinen, die u.a. der Gleitfähigkeit dienen (Transportschleim). **Beispiele:** intraepitheliale Becherzellen, Oberflächenepithel des Magens.

Seromuköse Drüsen. Sie enthalten sowohl seröse als auch muköse Endstücke.

Beispiele: Gl. sublingualis und Gl. submandibularis; in beiden überwiegen die mukösen Tubuli, an deren Enden seröse Drüsenzellen in Form von Kappen sitzen (*seröse Halbmonde*).

Sekret- bzw. Inkret-Bildung. Die durch Diffusion oder Pinozytose aus der Blutbahn (**B1**) aufgenommenen **Rohstoffe** (Aminosäuren, Zucker) gelangen in die Zisternen des **granulären ER** (**B2**), in denen die Synthese und die posttranslationale Modifizierung von sekretorischen Proteinen, Muzinen und Lipoproteinen stattfindet. Diese gelangen mit Hilfe von Transportvesikeln zum **Golgi-Apparat** (**B3**) und werden von dessen Membranen in **Golgi-Vesikel** (**B4**) verpackt. Schließlich schnüren sich mit Sekret beladene Vesikel ab (**B5**) oder werden durch Exozytose freigesetzt (**B6**). Größere Sekretgranula sind lichtmikroskopisch als **Sekretkörnchen** sichtbar.

Mechanismen der Sekretabgabe

Merokrin (ekkrin). Hierunter versteht man eine **Extrusion ohne Membranausscheidung** (**B6**, **C1**). Die noch von einer Golgi-Membran umschlossenen sekrethaltigen Vesikel lagern sich der Innenfläche der Zellmembran an. An der Berührungsstelle beider Membranen fusionieren diese und der Vesikelinhalt wird ohne Membranverlust nach außen abgegeben. Sekrete und Inkrete, die auf diese Art die Zelle verlassen, besitzen keine Membranumhüllung mehr (Extrusionsform der meisten exokrinen und endokrinen Drüsen).

Apokrin (Apozytose). Hierbei handelt es sich um eine **Extrusion mit Membranausscheidung** (**B5**, **C2**). Membranumhüllte Sekrete wölben zunächst die apikale Zelloberfläche vor und werden schließlich von ihr abgeschnürt, wobei auch Zytoplasmabestandteile der Zelle abknospen können. Das Sekretionsprodukt ist nach der Abschnürung von einer Membran umhüllt, z.B. das Milchfett der Brustdrüse.

Holokrin (Holozytose). Dies ist eine **Extrusion mit Zelluntergang** (**C3**). Bei einigen Drüsen nimmt die Sekretproduktion derart überhand, daß die ganze Zelle von Sekret ausgefüllt wird und dabei durch Apoptose zugrunde geht, d.h. die Zelle wird völlig in Sekret umgewandelt, das schließlich durch Lyse freigesetzt wird (Sekretionsmodus der Talgdrüsen). Die Drüsenzellen müssen ständig von einer basalen Zellschicht (Regenerationsschicht) nachgebildet werden.

Molekulare Sekretion. Kleine Moleküle werden durch Transportproteine durch die Zellmembran geschleust (z.B. Magensäure) oder treten aufgrund ihrer Lipidlöslichkeit direkt durch die Zellmembran (Steroidhormone, Thyroxin).

Myoepithelzellen (A3) sind **kontraktile Basalzellen** (Ektodermabkömmlinge), die zwischen den *basalen Drüsenzellmembranen* und/oder den *basalen Membranen des Gangepithels* und der *Basallamina* liegen. Myoepithelzellen enthalten *kontraktile Proteine* (Aktin- und Myosinfilamente). Ihre Kontraktion führt vermutlich zur „Auspressung" der Endstücke, wodurch der initiale Sekretfluß in Gang gesetzt wird. Myoepithelzellen sind in allen Drüsen zu finden, die vom Ektoderm abstammen.

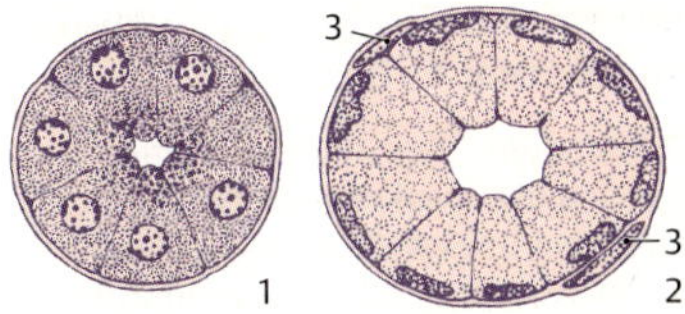

Merkmale	Seröses Endstück	Muköses Endstück
Gesamtquerschnitt	kleiner	größer
Erscheinungsform	Azinus oder Endkappe	Tubulus
Lumen	sehr eng	relativ weit
Kernform	kugelig	abgeplattet
Kernlage	(nicht ganz) basal	basal, wandständig
Zytoplasma	apikal granuliert	hell, wabig
Zellgrenzen	weniger deutlich	deutlicher
Schlußleisten	fehlen	nachzuweisen
Sekretkanälchen	interzellulär	fehlen

A Morphologische Unterscheidungsmerkmale der serösen und mukösen Speicheldrüsenendstücke

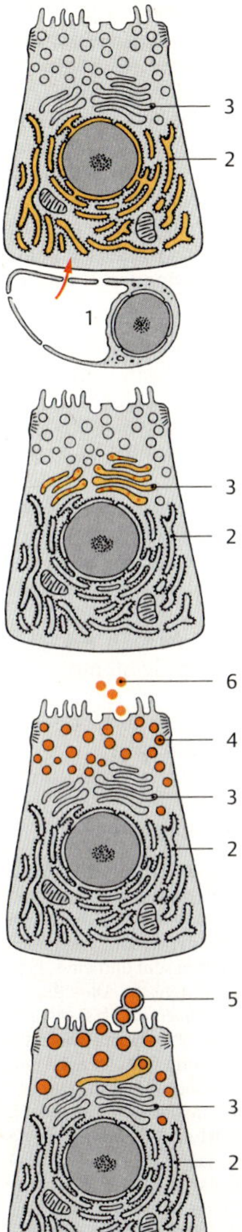

B
Bildung von eiweißhaltigen Sekreten und Formen der Ausschleusung, elektronenmikroskopische Dimension

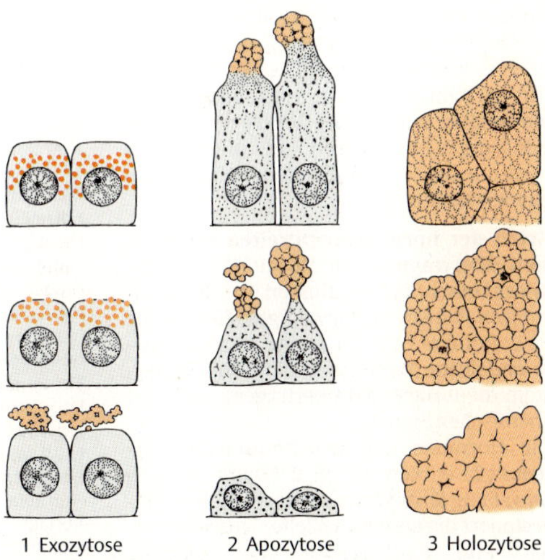

C Formen der Ausschleusung von Sekreten, lichtmikroskopische Dimension

Endokrines System

Allgemeine Funktionsprinzipien endokriner Drüsen

Unter dem Begriff „Endokrines System" werden die **endokrinen Drüsen** und die **disseminierten Drüsenzellen** in verschiedenen Organen zusammengefaßt. Endokrine Drüsen sind *stark vaskularisierte* Organe, die im Gegensatz zu exokrinen Drüsen *keine Ausführungsgänge* besitzen. Sie produzieren chemische Signalsubstanzen (**Hormone**), die Träger einer Information sind und gemeinsam mit dem Nerven- und dem Immunsystem die Kommunikation zwischen Zellen und Organen ermöglichen. Hormone wirken in kleinsten Konzentrationen und stimulieren bzw. hemmen die Leistungen anderer Zellen und Gewebe, indem sie an komplementär strukturierte **Rezeptoren** der Zielzellen binden. Diese Rezeptoren sind entweder *membranständig* oder intrazellulär (*intrazytoplasmatisch* oder *intranukleär*) lokalisiert. An letztere binden bevorzugt lipophile Hormone, die Zellmembranen durchdringen können (z.B. Steroid- und Schilddrüsenhormone).

Die **Drüsenorgane** des endokrinen Systems sind *einzeln* oder *paarig* angelegt und *hierarchisch* organisiert. Die Aktivität einzelner Drüsen wird durch Rückkopplungsprozesse, Feed-back-Mechanismen, reguliert. Generelles Prinzip: ein Abfall des Hormonspiegels im Blut fördert die Hormonsekretion, ein Anstieg hemmt sie. Bei diesen Regulationsvorgängen wirken im allgemeinen mehrere Drüsen verschiedener Hierarchieebenen zusammen.

Arten der hormonvermittelten Informationsübertragung. Die Hormone der **endokrinen Drüsen** (**1**) beeinflussen über *lange Distanzen hinweg* ihr jeweiliges Zielgewebe bzw. Zielorgan, das auch eine nachgeordnete endokrine Drüse sein kann; das Blutsystem dient dabei als Überträgerstrecke des chemischen Signals.

Die Hormone des **autokrin-parakrinen Systems** (**2**) wirken nur in der *unmittelbaren Umgebung ihres Syntheseortes*; mit ihrer Hilfe steuert die endokrine Zelle sich selbst, benachbarte Epithelzellen oder zelluläre Strukturen in ihrer Nähe (glatte Muskelzellen, Mastzellen u.a.) (S. 334).

Die Hormone des **neurokrinen Systems** dienen der *lokalen Informationsübertragung*. Sekretorisch tätige Neurone des zentralen und peripheren Nervensystems setzen ihre Wirkstoffe (Peptide, Amine) über Nervenfasern und/oder Synapsen entweder als *Neurotransmitter* (**3**) oder *Neuromodulatoren* frei oder geben sie als *Neurohormone* (**4**) an Blutgefäße einer neurohämalen Region ab (S. 306). Hierdurch kann wiederum eine Fernwirkung des entsprechenden Hormons erzielt werden.

Hormonstoffklassen. Die verschiedenen Hormone lassen sich anhand ihres Bildungsortes, ihres Wirkortes, ihres Wirkmechanismus oder ihrer chemischen Struktur einteilen. Man unterscheidet beispielsweise:

Steroide, die in der *Nebennierenrinde*, den *Hoden*, den *Ovarien* und in der *Plazenta* synthetisiert werden (z.B. Mineralokortikoide, Glukokortikoide, Aldosteron, Sexualhormone),

Aminosäurederivate (z.B. Adrenalin, Noradrenalin, Dopamin, Melatonin, Serotonin),

Peptide, d.h. aus Aminosäuren zusammengesetzte Ketten (z.B. Steuerhormone des Hypothalamus, Insulin, Glukagon),

Proteine (z.B. Gonadotropine, Wachstumshormon) sowie

Fettsäurederivate (z.B. Prostaglandine).

Hormonsynthese aus Vorläufermolekülen. Manche endokrine Zellen bilden mehr als ein Hormon. Bei Peptidhormonen können diese von einem gemeinsamen Vorläufer, einem **Präprohormon**, enzymatisch abgespalten sein und eine „**Peptidfamilie**" bilden. Die schematische Darstellung (**5**) zeigt ein solches Präprohormon, das aus 265 Aminosäuren bestehende **Pro-opiomelanocortin** (POMC) und seine durch proteolytische Spaltung entstandenen **Derivate** (Hypohysenvorderlappenhormone). POMC umfaßt neben den Sequenzen des Signalpeptids das **ACTH** und das **β-LPH** sowie ein terminales Segment, das wiederum das Vorläufermolekül für **γ-MSH** darstellt. Durch proteolytische Spaltung des ACTH entstehen *α-MSH* und *CLIP*, während β-LPH zu *γ-LPH* und *β-Endorphin* gespalten wird. Die in einer Einzelzelle gebildeten Hormone können auch von unterschiedlichen Vorläufern abstammen (**6**) oder verschiedenen Stoffgruppen angehören (**7**). Dies gilt besonders für die Koexistenz von Peptiden und Aminen.

1 Endokrine Sekretion **2** Para- und autokrine Sekretion

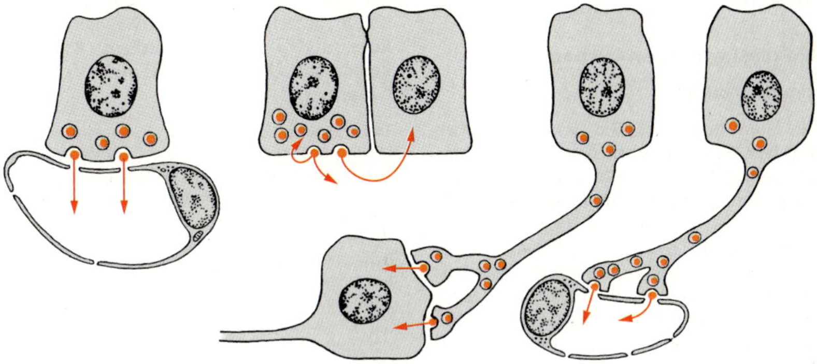

3 Neurotransmitter **4** Neurohormon

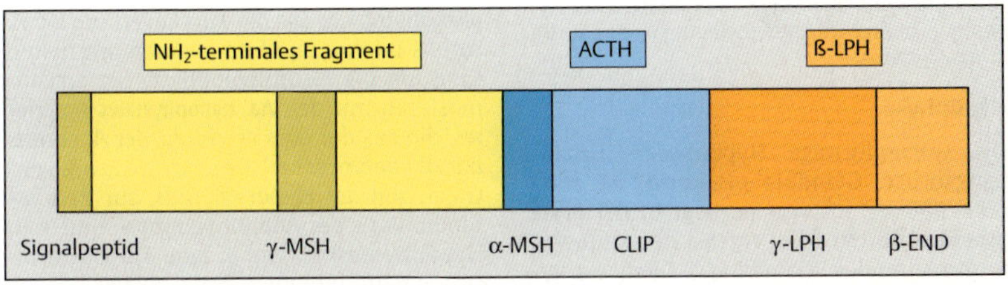

5 Pro-Opiomelanocortin (POMC)-Muttermolekül

Senkrechte Striche: Basische Aminosäurenpaare, Abspaltung aktiver Peptidhormone

MSH	Melanozyten-stimulierendes Hormon
ACTH	Adrenocorticotropes Hormon (Corticotropin)
CLIP	Corticotropin-like intermediate lobe peptide
LPH	Lipotropes Hormon
END	Endorphin

6 Peptide unterschiedlicher Vorläufer simultan in einer Zelle, Beispiele

Somatostatin	+ Enkephalin
Substanz P	+ Enkephalin
Corticoliberin	+ Enkephalin
Corticoliberin	+ Vasopressin
Vasopressin	+ Dynorphin
Oxytocin	+ Cholecystokinin
TRF*	+ Somatostatin
TRF	+ Somatotropin
TRF	+ Substanz P

(* Thyrotropin-releasing factor)

7 Monoamine und Peptide simultan in einer Zelle, Beispiele

Noradrenalin	Somatostatin Enkephalin Neurotensin Vasopressin
Dopamin	Enkephalin Cholecystokinin (CCK)
Serotonin	Substanz P Thyrotropin-releasing factor (TRF) Calcitonin

Hypothalamus-Hypophysen-System

Makroskopischer Aufbau

Hypothalamus

Der Hypothalamus (**A1,B**) wird vom **untersten Abschnitt des Zwischenhirns**, Diencephalon, gebildet. Kaudal geht er im Bereich des Tuber cinereum über den Recessus infundibuli trichterförmig in den Hypophysenstiel (Infundibulum) (**A2, B**) über. **Dorsal** reicht er bis zu den Corpora mamillaria, **rostral** ist ihm das Chiasma opticum (**B**) angelagert. Die **ventrale** Oberfläche des Hypothalamus ist die einzige von außen sichtbare Region des Zwischenhirns.

Funktion. Der Hypothalamus ist mit seinen Kernen zentrale Region für die Steuerung vegetativer Funktionen und über seine Verbindungen zur Hypophyse übergeordnetes Steuerorgan des endokrinen Systems.

Hypophyse

Die walzenförmige Hypophyse (Hirnanhangsdrüse, Glandula pituitaria) ist etwa 600–900 mg schwer. Sie liegt in der **Fossa hypophysialis** der Sella turcica des Keilbeins im Zentrum der Schädelbasis. Die Fossa hypophysialis ist gegen die Hirnbasis durch ein Durablatt, *Diaphragma sellae*, abgegrenzt. Dieses besitzt ein mittelständiges Loch für den Durchtritt des Hypophysenstiels. Die Hypophyse gliedert sich in die epithelial strukturierte Adenohypophyse und in die Neurohypophyse.

Adenohypophyse (**A3, B**) (Hypophysenvorderlappen, **HVL**). Sie gliedert sich in eine **Pars distalis**, die den größten Teil einnimmt, eine **Pars infundibularis**, die das Infundibulum (**A2, B**) und Teile des Tuber cinereum ventral bedeckt, sowie eine **Pars intermedia** (**A4, B**), die als schmale Zwischenzone an die Oberfläche der Neurohypophyse grenzt.

Neurohypophyse (A5, B) (Hypophysenhinterlappen, **HHL**). Sie besteht aus *Nervenfasern* und Gliazellen (*Pituizyten*) und ist aus dem Ventralbezirk des Zwischenhirns hervorgegangen. Sie ist durch das **Infundibulum** (Hypophysenstiel) (**A2, B**) mit dem Hypothalamus verbunden. In die Anfangsstrecke des Hypophysenstiels ragt der trichterförmige **Recessus infundibuli** (**B**) des 3. Ventrikels vor. Dessen dorsale Wand wölbt sich in einem umschriebenen Bereich gegen den Recessus vor, **Eminentia mediana** (**B**). Diese Region enthält einen funktionell wichtigen Gefäßbereich (S. 306).

Topographie. Man unterscheidet einen suprasellären und einen infrasellären Hypophysenabschnitt. Der **supraselläre** Teil umfaßt den *Hypophysenstiel* (*Infundibulum* und *Pars infundibularis der Adenohypophyse*), der enge Beziehungen zum ventral gelegenen Chiasma opticum aufweist. Auf dem Diaphragma sellae ruht das Tuber cinereum, umgeben vom Circulus arteriosus cerebri. Der **infraselläre** Teil besteht aus *Vorder- und Mittellappen der Adenohypophyse* sowie dem *neurohypophysären Hinterlappen.*

Blutkreislauf (Bd. 3 S. 200). Die Hypophyse wird in der Regel von vier Arterien versorgt: Rechts und links entspringen je eine **A. hypophysialis inferior** aus der *Pars cavernosa der A. carotis interna* und bilden einen arteriellen Ring um die Neurohypophyse. Sie anastomosieren mit den **Aa. hypophysiales superiores**, die aus der *Pars cerebralis der A. carotis interna* hervorgehen. Diese ziehen zum ventralen Teil des Hypothalamus, zur Pars infundibularis der Adenohypophyse und zum Hypophysenstiel, wobei eine Trabekelarterie vor dem Hypophysenstiel absteigt, durch die Adenohypophyse hindurchtritt und Kapillarschlingen der Neurohypophyse speist. *Die Adenohypophyse enthält keinen direkten Zufluß aus diesen Arterien*, sondern nur auf dem Umweg über ein **Portalgefäßsystem**: Die beiden **oberen Hypophysenarterien** splittern sich nach ihrem Eintritt in das Infundibulum in haarnadelartige Kapillarschlingen (Spezialgefäße) auf (**Primärplexus**). Das Blut aus diesem Plexus wird in ein bis zwei **Portalgefäßen** (Vv. portae hypophysis) gesammelt und fließt danach zur Adenohypophyse, in der sich die Gefäße erneut verzweigen und ein sinusartiges Kapillarnetz (**Sekundärplexus**) bilden, das die Drüsenzellen umgibt. Aus diesem gelangt das Blut in die oberflächlich liegenden **Venen** und von dort aus in den **Sinus cavernosus**. Das Kapillarnetz des Hinterlappens anastomosiert mit dem des Vorderlappens, ist aber direkt an die Blutgefäße des Kreislaufs angeschlossen. Ein Portalgefäßsystem besteht hier nicht.

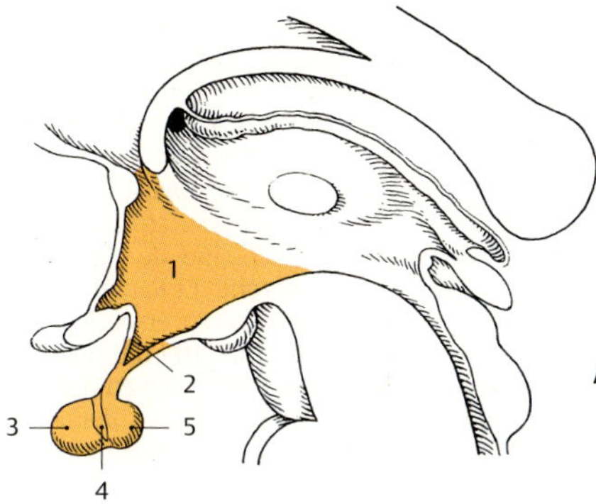

A Hypophyse und Hypothalamus (Zwischenhirn), Übersicht

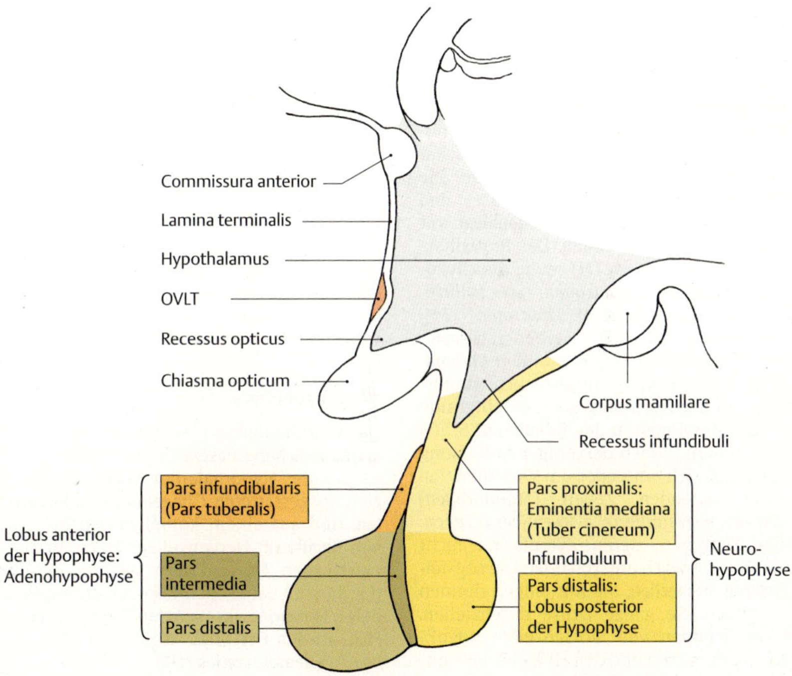

B Gliederung der Adeno- und Neurohypophyse

Mikroskopischer Aufbau der Hypophyse

Die Hypophyse ist von einer dünnen **Bindegewebskapsel** (**A1**) umschlossen, die nahe der Pars infundibularis (**A2**) auch die *portalen Gefäße* und *Arterien* zur Adenohypophyse einschließt. Die Venen bilden unter der Kapsel einen *Venenplexus*.

Adenohypophyse

Die Adenohypophyse besteht aus unregelmäßigen **Strängen und Nestern von Epithelzellen**, die von dünnwandigen **sinusoiden Kapillaren** und spärlichen **retikulären Fasern** durchsetzt sind. Zwischen Adenohypophyse und Neurohypophyse liegt die Pars intermedia mit Kolloidzysten (**A3**).

Drüsenzellen (**A4, B**). Sie können mit Hilfe verschiedener Methoden angefärbt werden. Bei der Kresazanfärbung unterscheidet man aufgrund des färberischen Verhaltens drei Hauptgruppen von Drüsenzellen: azidophile (**B6**), basophile (**B7**) und chromophobe (**B8**) Zellen. In den azidophilen und basophilen Zellen werden verschiedene Hormone gebildet, die entweder Polypeptidcharakter haben oder Glykoproteine sind. Die Proteohormone *Somatotropin (STH)* und *Prolactin (PRL)* entstehen in **azidophilen**, mit Orange G färbbaren Zellen. Das Proteohormon *Corticotropin (ACTH)* sowie die Glykoproteinhormone *Thyrotropin (TSH)*, *Follitropin (FSH)*, *Lutropin (LH)*, *Lipotropin (LPH)* und *Melanotropin (MSH)* werden in **basophilen**, PAS-positiven Zellen gebildet. **Chromophobe** Zellen sind vermutlich nicht unmittelbar an der Hormonbildung beteiligt und werden deswegen in der Tabelle auf S. 309 nicht genannt. Nach derzeitiger Auffassung handelt es sich entweder um Vorstufen von hormonbildenden Zellen (*Stammzellen*) oder um *degranulierte*, also *entleerte Zellen* aller Zelltypen, deren Zytoplasma nicht oder nur schwach anfärbbar ist. Die sog. **follikulären Sternzellen**, die mit langen dünnen Fortsätzen die ganze Drüse durchziehen, dabei Gruppen von Drüsenzellen unvollständig umgeben und den HVL in Areale unterteilen, sind offenbar eine der Glia nahestehende Zellart. Auch diese Zellart verhält sich chromophob.

Die Drüsenzellen können auch hinsichtlich der von ihnen produzierten Hormone mit Hilfe immunhistochemischer Methoden mikroskopisch identifiziert werden.

Anordnung der Drüsenzellen. Die Drüsenzellen sind weder streng nach Zellarten separiert noch sind sie gleichmäßig über die Drüse verteilt. Etwa 50% der Zellen sind chromophob, 10% erscheinen basophil, 40% azidophil. Die **STH**- und **PRL**-bildenden azidophilen Zellen liegen bevorzugt in den *seitlichen Abschnitten der Pars distalis*, die **ACTH**-, **MSH**- und **LPH**-haltigen basophilen Zellen kommen überwiegend im *zentralen* und *vorderen Teil der Drüse* vor. Die Zellen der *Pars infundibularis (tuberalis)* produzieren vorwiegend die Gonadotropine **FSH** und **LH. THS**-bildende basophile Zellen sind häufig in der *vorderen zentralen Partie der Pars distalis* zu finden. Die chromophoben Zellen haben keine bevorzugte Lage.

Elektronenmikroskopische Darstellung. Die unterschiedlich färbbaren Zellen sind elektronenmikroskopisch durch den Gehalt an **membranumschlossenen Granula** (Bläschen mit elektronendichtem Kern) charakterisiert, deren Größe in Abhängigkeit vom jeweils umschlossenen Hormon zwischen 60 und 900 nm liegt. Die Zellen unterscheiden sich ferner durch Form und Lage der Granula sowie durch eine unterschiedliche Ausbildung von Ergastoplasma und Golgi-Apparat. Die Ausschleusung der Hormone vollzieht sich nach dem Modus der **Exozytose**. Die Immunelektronenmikroskopie erlaubt den spezifischen Hormonnachweis.

Neurohypophyse

Die Neurohypophyse (**A5**) (HHL) besteht aus **markarmen Nervenfasern**, deren Perikaryen in Kernen des Hypothalamus liegen, aus speziell ausgestatteten Gliazellen, den **Pituizyten**, und aus einem komplizierten System von **Kapillaren**; Nervenzellen fehlen. In den markarmen Nervenfasern werden die in den hypothalamischen Kerngebieten gebildeten Hormone via axonalen Transport zum HHL an den Ort ihrer Abgabe ins Blut gebracht (**Neurosekretion**) (Bd. 3 S. 202).

A9 Infundibulum (Hypophysenstiel)

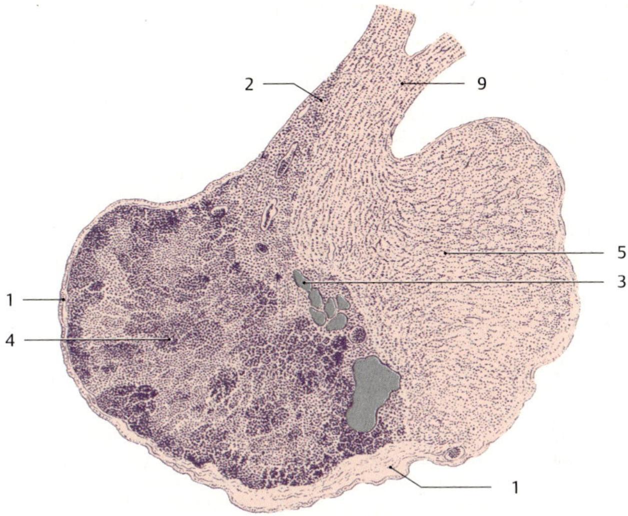

A Hypophysenvorderlappen (HVL), Hypophysenhinterlappen (HHL) und Pars intermedia, Übersicht

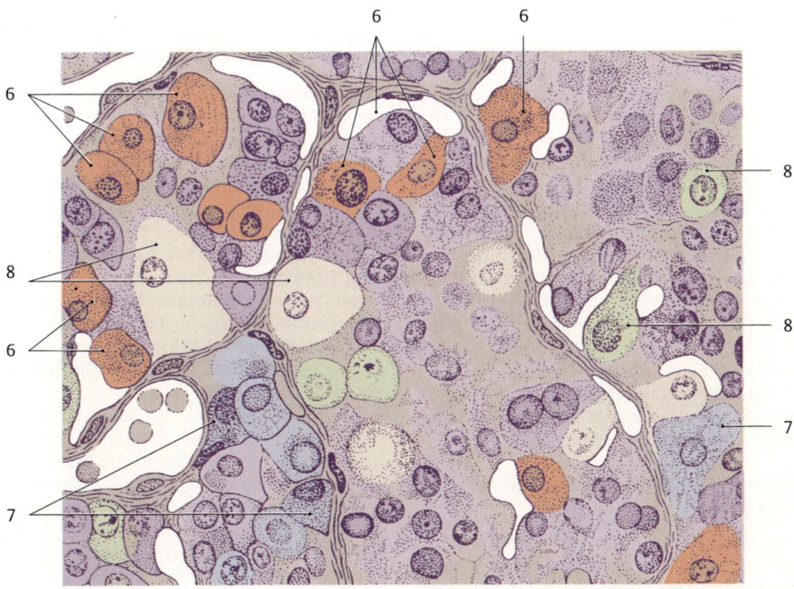

B Zellbild der Adenohypophyse

Hypothalamo-hypophysäre Verbindungen

Efferenzen des Hypothalamus

Hauptaufgabe des Hypothalamus (**AB**) ist die **Steuerung des vegetativen Nervensystems** sowie des **endokrinen Systems**. Mithilfe entsprechender rezeptorischer Areale registriert er eingehende Informationen aus der Körperperipherie sowie aus anderen Hirngebieten und integriert sie im Hinblick auf übergeordnete Funktionsziele (z. B. Regulation von Stoffwechsel, Körpertemperatur, Nahrungsaufnahme, Fortpflanzung). Der Hypothalamus entsendet zwei Arten von Efferenzen: **neurale Efferenzen**, die im Hirnstamm zu viszeromotorischen Kerngebieten absteigen und über vegetative Nerven auf endokrine Drüsen wirken (Bd. 3 S. 194 ff.), sowie **hormonale Efferenzen**, die über das Hypothalamus-Hypophysensystem die nachgeordneten endokrinen Drüsen steuern.

Hormonale Efferenzen

Informationsträger sind die **Neurohormone**, die in den *Perikaryen* (**C1**), *Axonen* (**C2**) und *Axonendigungen* (**C3**) der neurosekretorischen Nervenzellen, an Trägersubstanz gebunden, nachzuweisen sind. Die Hormone gelangen aus ihren Bildungsstätten, den Perikaryen, über die Axone zur Neurohypophyse und werden dort freigesetzt, entweder in der **distalen Neurohypophyse** (**B4**) (*Hauptabgabeort für Effektorhormone*) oder in der **Eminentia mediana** (**B5**) (proximale Neurohypophyse, *Hauptabgabeort für Steuerhormone*). Letztere gelangen über die Portalgefäße (**B6**) zum Hypophysenvorderlappen (HVL) (**B7**), wo sie die Synthese und Sekretion der HVL-Hormone beeinflussen. Die Hormonweitergabe an die Adenohypophyse erfolgt also über lokale Spezialgefäße und nicht über den großen Kreislauf.

Hormone des Hypothalamus und der Hypophyse

Nur wenige Hormone aus Hypothalamus oder Hypophyse wirken als Effektorhormone direkt auf die Erfolgsorgane. Die meisten Hormone entfalten ihre Wirkung indirekt als Steuerhormone, wobei diejenigen des Hypothalamus die Funktion der Adenohypophyse und diejenigen der Adenohypophyse die Funktion nachgeordneter peripherer endokriner Drüsen beeinflussen (*glandotrope Hormone*). Hypothalamus und Hypophyse bilden eine funktionelle Einheit und sind durch Blutgefäße miteinander verbunden.

Effektorhormone. Die hypothalamischen Hormone **Oxytocin** und **Vasopressin** wirken direkt auf das Erfolgsgewebe, also ohne Zwischenschaltung der Adenohypophyse. Sie gelangen in den Axonen neurosekretorischer Zellen zur Neurohypophyse, wo sie ins Blut abgegeben werden (**B4**) (Bd. 3 S. 204). Die Neurohypophyse fungiert in diesem Sinne als Stapel- und Abgabeorgan für Oxytocin und Vasopressin, sie produziert selbst keine Hormone. Die hypophysären Hormone **Somatotropin**, **Prolactin** und **Melanotropin** wirken gleichfalls als effektorische Hormone, d. h. ohne Zwischenschaltung einer nachgeordneten peripheren endokrinen Drüse – eine Vorstellung, die allerdings nur mit Einschränkungen zutrifft, da beispielsweise Somatotropin über die Stimulation von *Somatomedinen* in der Leber wirkt.

Steuerhormone. Der Hypothalamus steuert als oberste endokrine Instanz indirekt die der Adenohypophyse nachgeordneten peripheren endokrinen Drüsen, indem er durch Steuerhormone, Releasing hormones, **Liberine**, bzw. Release inhibiting hormones, **Statine**, die Freisetzung der Hormone in der Adenohypophyse fördert bzw. hemmt. Jedem Hormon der Adenohypophyse ist ein Steuerhormon zugeordnet. Steuerhormone gelangen in Axonen zur **Eminentia mediana** der Neurohypophyse (**B5**) und von dort aus in den **Portalgefäßen** (**B6**) zum **Kapillarplexus der Adenohypophyse** (**B7**).
Für ACTH, TSH, LH und FSH sind nur hypothalamische Freisetzungshormone, Liberine, bekannt. Deren Synthese wird bei einem Anstieg der in den peripheren Zielgeweben produzierten Hormone im Sinne eines negativen Rückkopplungsmechanismus reduziert. Die Freisetzung von Prolactin wird durch Dopamin (Prolactostatin bzw. Prolactin-release inhibiting factor, PIF) gehemmt.

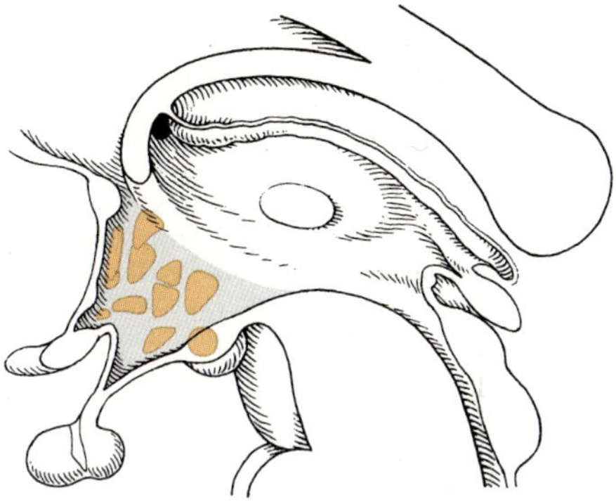

A Neurosekretorische Kerngebiete des Hypothalamus, Übersicht

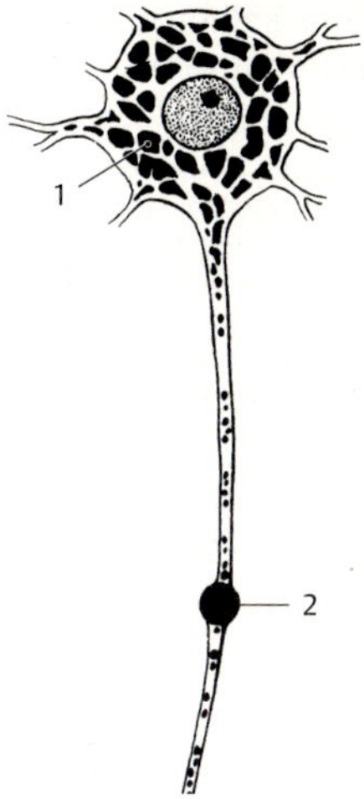

C Neurosekretorisches Neuron

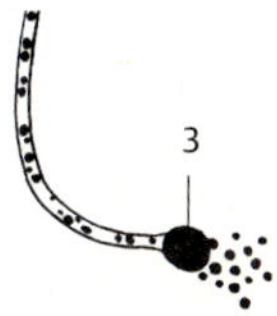

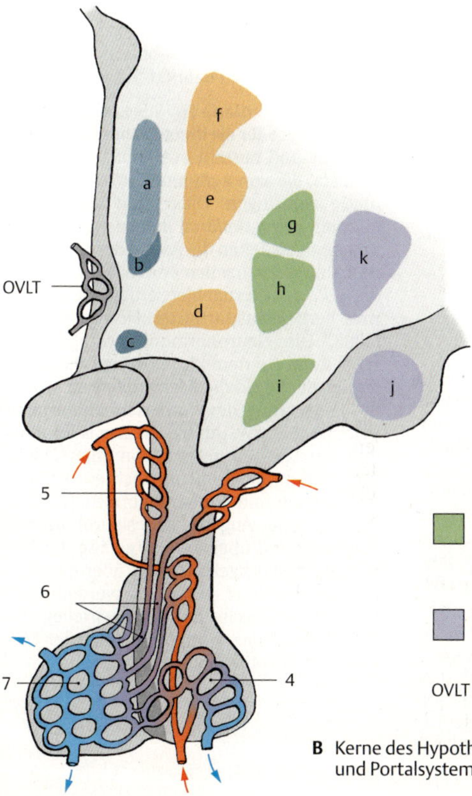

Präoptische Kerne
a = Ncl. praeopticus medialis
b = Ncl. praeopticus medianus
c = Ncl. suprachiasmaticus

Supraoptische Kerne
d = Ncl. supraopticus
e = Ncl. anterior hypothalami
f = Ncl. paraventricularis

Intermediäre tuberale Kerne
g = Ncl. dorsomedialis hypothalami
h = Ncl. ventromedialis hypothalami
i = Ncl. infundibularis (arcuatus)

Posteriore subthalamische Kerne
j = Corpus mamillare
k = Ncl. posterior hypothalami

OVLT = Organum vasculosum laminae terminalis

B Kerne des Hypothalamus (Diencephalon) und Portalsystem der Hypophyse

Hypothalamus-Neurohypophysen-System (A)

Die Perikaryen (Zelleiber) der neurosekretorischen Neurone des Hypothalamus-Neurohypophysen-Systems liegen in großzelligen Kerngebieten des Zwischenhirns, im **Nucleus paraventricularis** (**A1**) und im **Nucleus supraopticus** (**A2**). Die in den entsprechenden Zellen gebildeten Hormone *Oxytocin* und *Vasopressin* werden axonal zum Hypophysenhinterlappen (**A3**) transportiert und erst dort in das Kapillarnetz des HHL entlassen. Die neurosekretführenden Axone bilden den **Tractus hypothalamohypophysialis** (**A4**), der in der *Zona interna infundibuli* verläuft. Der Transportvorgang wird durch Axonanschwellungen, den sogenannten *Herring-Körpern*, sichtbar (Bd. 3 S. 204). Beide Neurohormone sind an eine Trägersubstanz, *Neurophysin*, gebunden.
Das **Kapillarnetz des HHL** (**A5**) ist direkt an die Blutgefäße des Kreislaufs angeschlossen, so daß die in Axonendigungen gespeicherten hypothalamischen Hormone direkt in die Zielgewebe in der Körperperipherie gelangen können. Die Neurohypophyse ist demnach Hormonspeicher und Hormonabgabeort, eine **neurohämale Region für die Effektorhormone** Vasopressin und Oxytocin.

Hypothalamus-Adenohypophysen-System (B)

Neurone aus den kleinzelligen Kerngebieten des Hypothalamus, dem **Ncl. infundibularis** (**B1**) und dem **Ncl. ventromedialis** (**B2**), bilden mit ihren Axonen den **Tractus tuberoinfundibularis** (**B3**), der in der *Zona externa infundibuli* verläuft. Die in den Perikaryen gebildeten Steuerhormone, *Releasing hormones* bzw. *Release inhibiting hormones*, treten von den Axonendingungen in Spezialgefäße über und gelangen in den **Portalgefäßen** (**B4**) zum **Kapillarnetz der Adenohypophyse** (**B5**). Die Steuerhormone veranlassen bzw. inhibieren die Freisetzung der Vorderlappenhormone, die ihrerseits meist glandotrop sind, d. h. sie beeinflussen die Produktion und Freisetzung der Hormone nachgeordneter endokriner Drüsen (Schilddrüse, Nebennierenrinde, Geschlechtsdrüsen).

Die Perikaryen für die Steuerhormone *Luliberin (GnRH)*, *Somatostatin (SS)* und *Thyroliberin (TRF)* liegen verstreut in der **periventrikulären Zone** (**B6**), die Perikaryen eines jeden Hormons in einer anderen Gegend des sog. „hypophysiotropen Areals". Zusammengefaßt im **Ncl. paraventricularis** (**A1**) liegen die Perikaryen für *Corticoliberin* (CRH). Im **Ncl. infundibularis** (**B1**) sind Perikaryen für *Prolactostatin* (PIF) und *Somatoliberin (GR-RH)* eingestreut. Der Ncl. infundibularis ist ein kleinzelliger, gut abgrenzbarer Kern in der Wand des Infundibulum. Er erhält nervale Afferenzen aus anderen Hirngebieten und reguliert die Freisetzung von Steuerhormonen in der Eminentia mediana.
Die efferenten, zur Eminentia mediana gerichteten marklosen Fortsätze der genannten Kerngebiete bzw. Hormonbildungsstätten bilden, jedes System für sich, innerhalb des Tractus tuberoinfundibularis weitestgehend geschlossene Bahnen (Bd. 3 S. 202).

Eminentia mediana (**B7**). Sie ist die **neurohämale Region für die hypothalamischen Steuerhormone** und besteht aus *kapillären Gefäßknäueln*, die von außen radiär in die Hypophyse eindringen. Diese sind von ausgedehnten *perivaskulären Bindegewebsspalten* umgeben, in denen die Axone der neurohormonalen Nervenzellen enden. Hier werden die von den Kerngebieten des Hypothalamus herbeitransportierten Hormone abgeladen. Die Neurohormone gelangen anschließend auf dem Blutweg über die **portalen Gefäße** (**B4**) in die **Adenohypophyse**, wo sie die Freisetzung der Vorderlappenhormone veranlassen bzw. inhibieren. Die Neurohormone erscheinen in Form von unterschiedlich großen Bläschen mit dichtem Kern in den Axonen und Axonendigungen. Die Produktion und Abgabe der Neurohormone kann humoral über die Blutgefäße der Hypothalamuskerngebiete oder über das Zentralnervensystem gesteuert werden (z. B. Einfluß der Psyche auf den ovariellen Zyklus, Einfluß der taktilen Reizung der Mamille auf die Milchabgabe etc.).

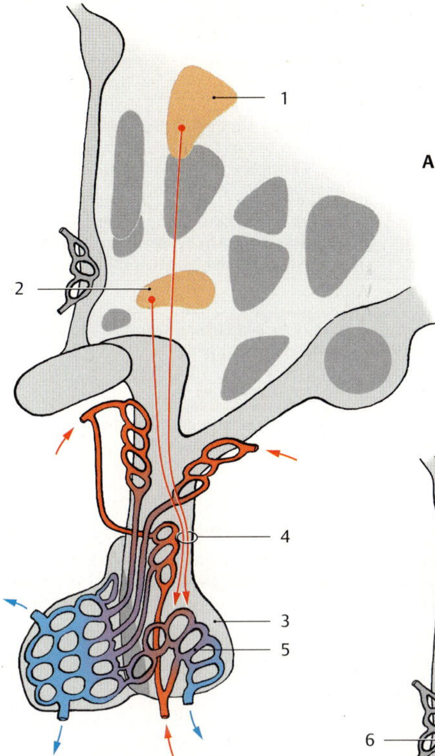

A Hypothalamus-Neurohypophysen- System, Schema

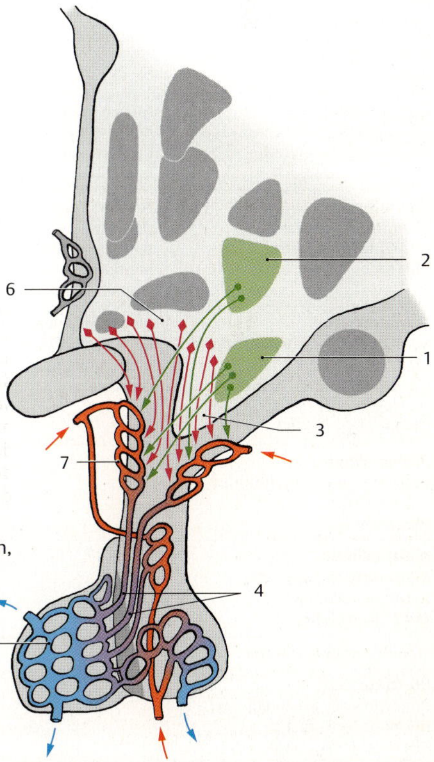

B Hypothalamus-Adenohypophysen- System, Schema

Hormonelle Efferenzen des Hypothalamus-Neurohypophysen-Systems

Bezeichnung der hypothalamischen Hormone und deren Synonyme	Abgabeort	Wirkung des Hormons
Oxytocin, OXT (Effektorhormon)	HHL	Kontraktion sensibilisierter glatter Muskelzellen im Uterus (Wehen), Kontraktion von Myoepithelzellen in der Brustdrüse, Unterfunktion: Wehenschwäche
Vasopressin, VP oder **Adiuretin, ADH** (Effektorhormon)	HHL	Steigert den Blutdruck und fördert die Wasserrückresorption in der Niere; bei einer Unterfunktion tritt der Diabetes insipidus auf
Steuerhormone – Liberine		
Folliberin Follicle **s**timulating **h**ormone – **r**eleasing **h**ormone (oder factor) FSH-RH* oder (FSH-RF)	An den Schlingen der Portalgefäße in der Zona externa infundibuli	Fördert die Bildung und Sekretion von FSH in der Adenohypophyse
Luliberin **L**uteinizing **h**ormone – **r**eleasing **h**ormone (oder factor) **LHRH** (oder LHRF) **G**onadotropin – **r**eleasing **h**ormone **GnRH**	An den Schlingen der Portalgefäße in der Zona externa infundibuli	Fördert die Bildung und Sekretion von FSH und LH in der Adenohypophyse
Corticoliberin **C**orticotropin – **r**eleasing **h**ormone (oder factor) **CRH** (oder CRF)	An den Schlingen der Portalgefäße in der Zona externa infundibuli	Fördert die Bildung und Sekretion von ACTH in der Adenohypophyse
Thyroliberin **T**hyrotropin – **r**eleasing **h**ormone (oder factor) **TRH** (oder TRF)	An den Schlingen der Portalgefäße in der Zona externa infundibuli und der Eminentia mediana	Fördert die Bildung und Sekretion von TSH in der Adenohypophyse
Somatoliberin **S**omatotropin – **r**eleasing **h**ormone (oder factor) oder **G**rowth **h**ormone – **r**eleasing **h**ormone (oder factor) **GH-RH** (oder GH-RF)	An den Schlingen der Portalgefäße in der Eminentia mediana	Stimuliert die Freisetzung von Somatotropin (STH) bzw. Growth hormone (GH) in der Adenohypophyse
Prolactoliberin **P**rolactin – **r**eleasing **h**ormone (oder factor) **PRH** (oder PRF)	?	Stimuliert die Bildung und Sekretion von Prolactin in der Adenohypophyse
Melanoliberin **M**elanotropin – **r**eleasing **h**ormone (oder factor) **MRH*** (oder MRF)	?	Angenommen wird, daß diese Substanz, in der Neurohypophyse freigesetzt, die Bildung und Ausschüttung von Melanotropin im Zwischenlappen der Hypophyse beeinflußt
Steuerhormone – Statine		
Prolactostatin **P**rolactin – **r**elease **i**nhibiting **h**ormone (oder factor) **PIH** (oder PIF) (= Dopamin, DOPA)	?	Hemmt die Ausschüttung von Prolactin in der Adenohypophyse

Steuerhormone – Statine (Fortsetzung)

Somatostatin **S**omatotropin – **r**elease **i**nhibiting **h**ormone (oder factor) **SRIH** (oder SRIF)	An den Schlingen der Portalgefäße in der Zona externa infundibuli	Hemmt die Sekretion von Somatotropin in der Adenohypophyse, hemmt die durch TRH induzierte Sekretion von TSH; kommt auch in disseminierten endokrinen Zellen des Verdauungstraktes vor
Melanostatin **M**elanotropin – **r**elease **i**nhibiting **h**ormone (oder factor) **MIH*** (oder MIF)	?	Soll die Freisetzung von Melanotropin im Zwischenlappen der Hypophyse hemmen

* Die Existenz dieser Wirkstoffe wird aufgrund indirekter Befunde postuliert, ihr chemischer Aufbau ist nicht bekannt

Hormone der Adenohypophyse

Bezeichnung der Hormone und deren Synonyme	Zellbezeichnung (färberisches Verhalten)	Durchmesser der Granula im TEM*	Wirkung des Hormons
Wachstumshormon Somatotropes Hormon **Somatotropin – STH** growth hormone-GH	somatotrop (azidophil)	300 nm	Stimuliert das Längenwachstum; Einfluß auf Kohlenhydrat- und Lipidstoffwechsel
Mammotropes Hormon Luteotropes Hormon **Prolactin – PRL oder LTH**	mammotrop (azidophil)	600 – 900 nm	Stimuliert die Proliferation des Brustdrüsengewebes und die Milchsekretion
Follikelstimulierendes Hormon **Follitropin – FSH**	gonadotrop (basophil)	350 – 400 nm	Wirkung auf die Gonaden; stimuliert die Follikelreifung und die Spermatogenese; stimuliert die Proliferation der Granulosazellen, die Östrogenbildung und die Expression von Lutropinrezeptoren
Luteinisierendes Hormon **Lutropin – LH** oder Interstitielle Zellen stimulierendes Hormon – **ICSH**		170 – 200 nm	Löst die Ovulation aus, stimuliert die Proliferation von Follikelepithelzellen und die Synthese von Progesteron; stimuliert die Testosteronbildung in den interstitiellen Zellen (Leydig-Zellen) des Hodens; allgemeine anabole Wirkung
Thyrotropes Hormon **Thyrotropin – TSH**	thyrotrop (basophil)	60 – 160 nm	Stimuliert die Aktivität der Schilddrüse: Steigerung der O_2-Aufnahme und der Eiweißsynthese, beeinflußt den Kohlenhydrat- und Fettstoffwechsel
Adrenocorticotropes Hormon **Corticotropin – ACTH**	adrenotrop (basophil)	200 – 500 nm	Stimuliert die Hormonbildung in der Nebennierenrinde, beeinflußt den Wasser- und Elektrolythaushalt und die Kohlenhydratbildung in der Leber
β-/γ-Lipotropin – LPH	lipotrop (basophil)	200 – 500 nm	Beim Menschen ungenügend geklärt
α-/β-Melanotropin – MSH	melanotrop (basophil)	200 – 500 nm	Melaninbildung, Pigmentierung der Haut, Schutz vor UV-Strahlung
β-Endorphin	(basophil)	200 – 400 nm	Opioide Wirkung

* TEM = Transmissionselektronenmikroskop

Zirbeldrüse

Makroskopischer Aufbau

Die ca. 12 mm lange und etwa 160 mg schwere Zirbeldrüse (**AB1**), Epiphysis cerebri, ähnelt in ihrer Form einem Pinienzapfen; sie wird deshalb auch **Corpus pineale (PIN)** genannt. Sie geht aus dem Neuroepithel des Zwischenhirns im Dach des 3. Ventrikels hervor und bleibt durch Stiele, **Habenulae** (**AB2**), mit dem Gehirn verbunden. Sie hängt zwischen der *Commissura habenularum* und der *Commissura posterior* an der Hinterwand des III. Ventrikels. Der Hauptteil der Drüse ragt kaudal über das Ventrikeldach hinaus und liegt in der Einbuchtung zwischen den beiden *Colliculi superiores* (**AB3**) der Vierhügelplatte. Zwischen den beiden Kommissuren liegt der von Ependym überzogene **Recessus pinealis** (**B4**); die übrige Oberfläche der Epiphyse ist von Pia mater umhüllt.

Entwicklung. Die Zirbeldrüse zählt zu den **zirkumventrikulären Organen** und ist eine **neurohämale Region** (Bd. 3 S. 176). Im Laufe der Phylogenese hat sie eine komplizierte Umwandlung erfahren. Aus einem ursprünglich photorezeptiven Organ (**Parietalauge der Reptilien**) ist eine **endokrine Drüse** geworden (Umwandlung von Rezeptorzellen in sekretorische Zellen).

Feinbau

Beim Menschen besteht die Zirbeldrüse aus kompakten Strängen und rundlichen Nestern (**C5**) von morphologisch wie multipolare Nervenzellen aufgebauten **Pinealozyten** und aus **Astrozyten**, die in ein **bindegewebiges Grundgerüst** (**C6**) eingebettet sind. Dieses setzt sich aus *Kapillaren*, *Gitterfasern* und *Gliazellen* in wechselseitiger Durchdringung zusammen. Die an ihren Enden kolbig verdickten Fortsätze der Pinealozyten enden gemeinsam mit sympathischen Nervenfasern in den perikapillären Räumen. Die Zirbeldrüse ist *stark vaskularisiert* und enthält gelegentlich *Nervenzellen* und *quergestreifte Muskelfasern*.

Rückbildung. Schon frühzeitig geht Zirbelgewebe zugrunde. An seine Stelle treten häufig sog. **Gliaflecken**, die von *faserigen Astrozyten* gebildet werden. Ihre Einschmelzung führt zu flüssigkeitsgefüllten **Zysten**, die das Parenchym auf eine schmale Randzone zurückdrängen können. Bei fast allen erwachsenen Menschen tritt in der Zirbeldrüse Hirnsand, **Acervulus** (**C7**), auf, der aus einer geschichteten *kolloidalen organischen Substanz* besteht, die sich wiederum mit *Kalksalzen* imprägniert hat. Größere Kalkkonkremente werden von Gitterfasernetzen umsponnen. Der Reichtum der Zirbeldrüse an Hirnsand ermöglicht die radiologische Lokalisation des Organs.

Innervation. Die Zirbeldrüse wird von *sympathischen Nerven* innerviert, deren Perikaryen im **Ganglion cervicale superius** liegen. Die Nervenfasern treten über den *Plexus caroticus internus* in den Schädel ein und erreichen die Zirbeldrüse über *periarterielle Nervengeflechte*. Die Pinealozyten sind **modifizierte Photorezeptorzellen**, die Informationen über die Helligkeit (Lichtmenge) von der Retina erhalten. In die von der Retina zur Zirbeldrüse ziehende Neuronenkette sind *hypothalamische* (Ncl. suprachiasmaticus) und *sympathische Kerne* eingeschaltet.

Hormone. Pinealozyten synthetisieren und sezernieren Indole und Peptide, insbesondere das **Melanozyten-stimulierende Hormon (MSH)** und **Melatonin**. Bei Amphibien ruft das MSH eine Kontraktion der Melanozyten und damit eine Aufhellung der Haut hervor. Es wirkt also antagonistisch zum Melanotropin der Adenohypophyse. Melatonin, das enzymatisch aus Serotonin gebildet und v. a. nachts produziert wird, hemmt beim Menschen u. a. die Freisetzung gonadotroper Hormone und infolgedessen die Gonadenentwicklung. Zielorgan des Melatonins ist vermutlich auch die Schilddrüse, wobei die Lichteinwirkung eine Rolle spielen soll.

Klinischer Hinweis. Bestimmte Formen der **Pubertas praecox** (vorzeitige Geschlechtsreife) sollen auf einer Unterfunktion der Zirbeldrüse beruhen. Nach jüngsten Forschungsergebnissen ist **Melatonin** als **hochwirksames Medikament** mit Breitbandwirkung einsetzbar. Bisher durchgeführte Tests zeigen, daß Melatonin nicht nur bei Schlaflosigkeit und Jetlag hilft, sondern auch und vor allem den Alterungsprozeß verzögert, das Immunsystem stärkt, Herzkrankheiten vorbeugt (Senkung des Cholesterinspiegels und des Blutdrucks), die Therapie von Krebserkrankungen verbessert und negative Begleiterscheinungen von Bestrahlungen vermindert.

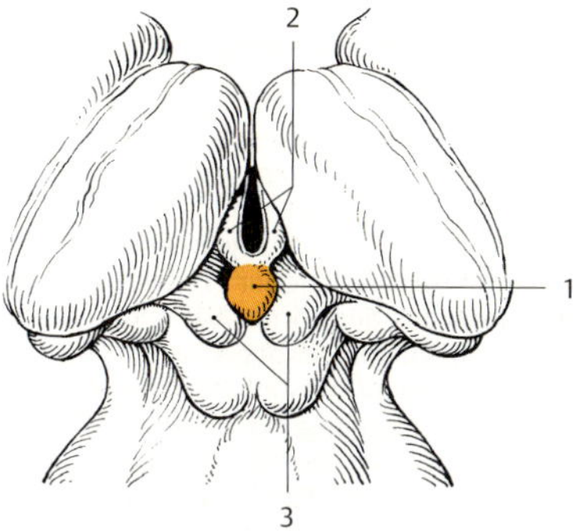

A Lage der Zirbeldrüse von hinten oben, Blick auf das Zwischenhirndach u. Mittelhirn

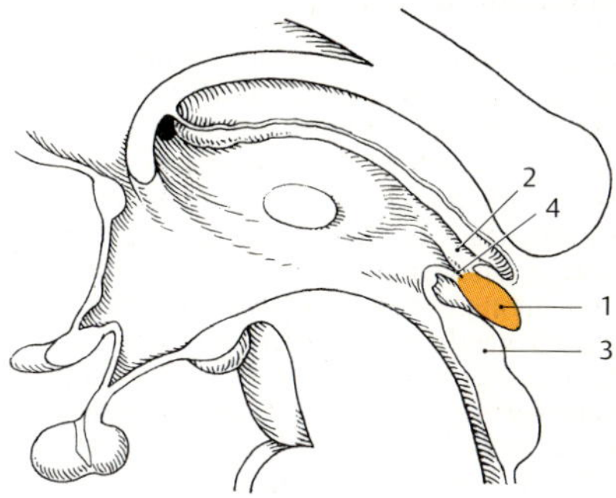

B Lage der Zirbeldrüse zum III. Hirnventrikel, Sagittalschnitt durch das Zwischenhirn

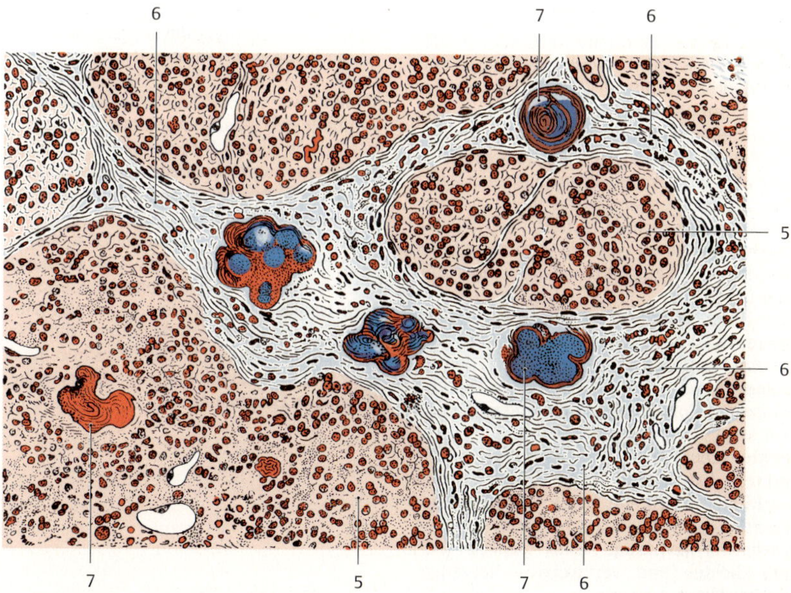

C Schnitt durch die Zirbeldrüse

Nebennieren

Makroskopischer Aufbau

In den paarigen, retroperitoneal gelegenen Nebennieren (**A1–2**), **Glandulae suprarenales**, sind jeweils zwei endokrine Drüsen unterschiedlicher phylogenetischer Herkunft zu einem kompakten Organ (Corpus suprarenale) vereint und von einer gemeinsamen Bindegewebskapsel umgeben. Ein *mesodermaler Anteil (Zölomepithel)*, die außen liegende **Nebennierenrinde** (**D9**), umschließt den *ektodermalen Anteil (Sympathicoblasten der Neuralleiste)*, das **Nebennierenmark** (**D10**). Jede Nebenniere wiegt etwa 4,2–5 g. Sie werden vom Fettgewebe der *Capsula adiposa renalis* umgeben und sitzen jeweils dem oberen Pol einer Niere auf (**AB1, AC2**). Auf der dorsalen Seite besitzt jede Nebenniere ein **Hilum**, aus dem *Venen* und *Lymphgefäße* austreten. *Arterien* und *Nerven* dagegen dringen an zahlreichen Stellen der **Oberfläche** in das Organinnere ein.

Topographie. Die **rechte** Nebenniere (**AB1**) ist in der Ansicht von **vorne** dreieckig mit einer deutlichen Spitze (*Apex*). Die **Basis** der Facies renalis liegt dem *oberen Nierenpol* unmittelbar auf und ist entsprechend gerundet. **Seitlich** legt sie sich dem *medialen Schenkel des Zwerchfells* an und überlagert sowohl den *N. splanchnicus major* als auch teilweise die rechten Anteile des *Ganglion coeliacum*. **Ventral** wird sie vom *rechten Leberlappen* und zum Teil von der *V. cava inferior* überdeckt.

Die **linke**, eher halbmondförmige Nebenniere (**AC2**) liegt dem *oberen medialen Nierenrand* an. Auch sie überlagert den *N. splanchnicus major*, und nach **vorne** steht sie in engem Kontakt zur *Bursa omentalis* und zur *Magenhinterwand*.

Beide Nebennieren projizieren sich auf die hintere Bauchwand in Höhe des 11. und 12. Rippenhalses. Für beide Organe ist neben der engen Nachbarschaft zum *Ganglion coeliacum* bzw. zum *Plexus coeliacus* (**A3**) ein dichtes und verzweigtes Nervengeflecht, **Plexus suprarenalis**, charakteristisch, dessen Fasern aus dem *Plexus coeliacus*, vom *N. splanchnicus*, vom *N. phrenicus* und vom *N. vagus* stammen und von der Oberfläche her in das Organ eindringen.

Gefäß-, Nervenversorgung und Lymphabfluß

Arterien. Jede Nebenniere erhält ihre arteriellen Zuflüsse über ein an der Oberfläche gelegenes Arteriennetz, das drei Quellgebiete besitzt: 1. die **A. suprarenalis superior** aus der *A. phrenica inferior* ; 2. die **A. suprarenalis media** aus der *Aorta* (**A4**) und 3. die **A. suprarenalis inferior** aus der *A. renalis* (**A5**). Zu dieser typischen Konstellation der arteriellen Gefäßversorgung existieren zahlreiche Ausnahmen. Die oberflächlichen Arterien zweigen sich in ein **Kapillarnetz** auf, das die Rinde durchsetzt, in die **Sinus des Markes** übergeht und anschließend in dessen Venen mündet. Die **Markvenen** sind mit kräftigen, unregelmäßig verteilten longitudinalen Muskelpfeilern versehen, die als Drosseleinrichtungen wirken (*Drosselvenen*). Durch sie kann das Blut vorübergehend gestaut werden. Unabhängig davon gelangen auch **Aa. perforantes** direkt in das Nebennierenmark.

Venen. Das venöse Blut jeder Nebenniere sammelt sich jeweils nur in einer einzelnen *V. centralis*, die nach dem Austritt im Hilum suprarenale als **V. suprarenalis sinister** in die *V. renalis* (**A6**) bzw. als **V. suprarenalis dexter** in die *V. cava inferior* (**A7**) mündet.

Lymphabfluß. Die Lymphgefäße folgen größtenteils den Arterien. Die primären Lymphknoten beider Nebennieren sind die **Nodi lymphatici paraaortici** et **lumbales** (**A8**). Einige Lymphgefäße begleiten die Nn. splanchnici thoracici; sie erreichen nach Durchtritt des Zwerchfells die **hinteren mediastinalen Lymphknoten**.

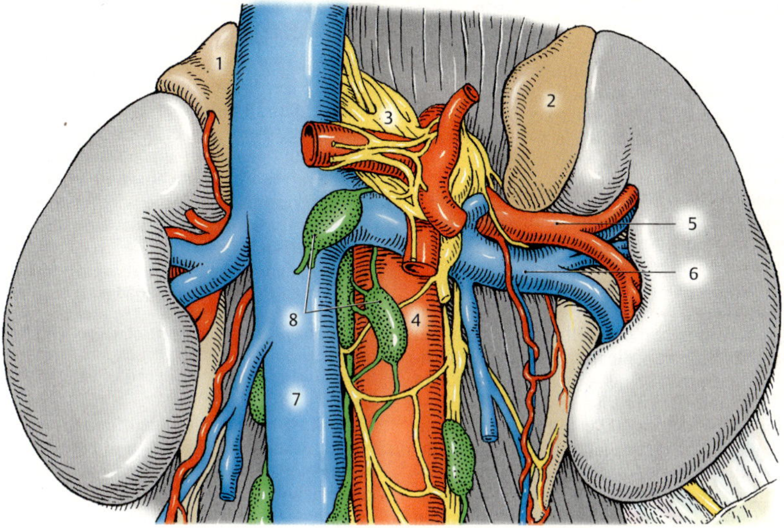

A Topographie der Nebennieren

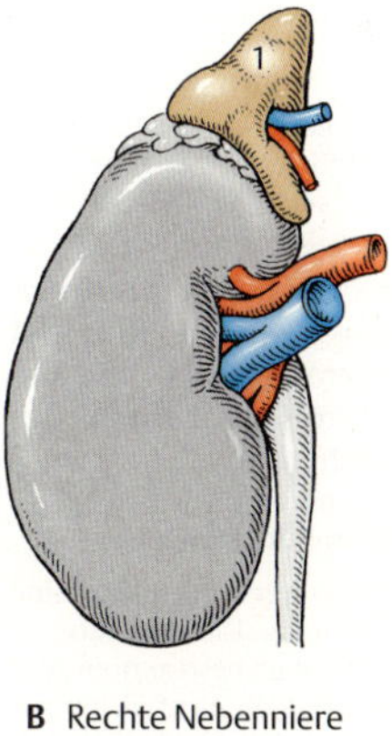

B Rechte Nebenniere

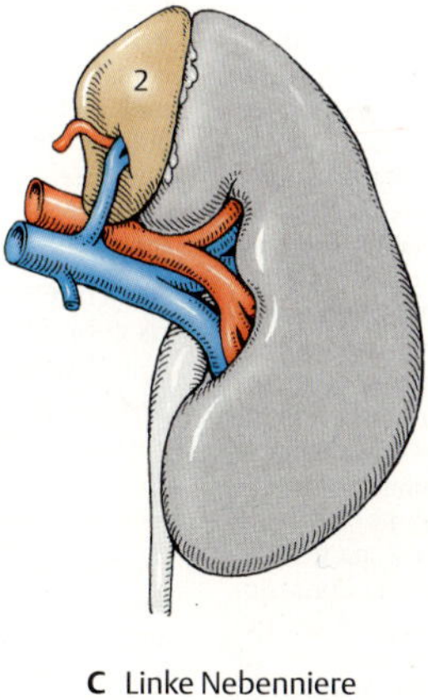

C Linke Nebenniere

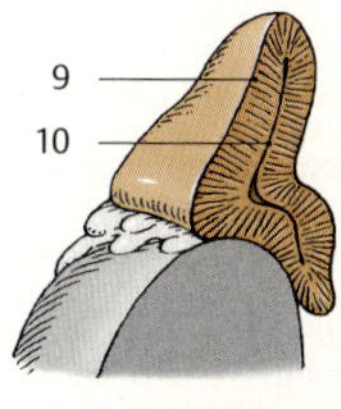

D Linke Nebenniere, aufgeschnitten

Feinbau der Nebennierenrinde

Das Epithelgefüge der Nebennierenrinde wird von Basallaminae umgeben und von Gitterfasern umsponnen. Es ist reich an Lipiden und deshalb bereits bei Betrachtung mit bloßem Auge gelblich. Die Rinde (**A1**) gliedert sich in drei Zonen:

Zona glomerulosa (**B1**). Sie besteht aus **kleinen rundlichen Zellen** mit kompaktem Kern und dichtem, granuliertem Zytoplasma. Die Zellen enthalten *reichlich glattes ER*, vereinzelt *Lysosomen* und *Fetttröpfchen*. Die *Mitochondrien* gehören überwiegend dem Crista-Typ an. Zwischen den Zellnestern verlaufen **weite Kapillarsinus**, die nach innen in die radial orientierten Sinus der Zona fasciculata übergehen. Ihr Endothel besitzt Poren.

Zona fasciculata (**B2**). Die Zellen sind in **parallel verlaufenden Strängen** und **Platten** angeordnet. Sie sind reich an *Lipiden*, *Cholesterin* und *Cholesterinestern*, die bei den üblichen histologischen Präparationsmethoden herausgelöst werden und deswegen wabig aussehen. Die Zellen sind ferner reich an *Vitamin A* und *Vitamin C* und enthalten *tubuläre* bzw. *sacculäre Mitochondrien*.

Zona reticularis (**B3**). Ihre Parenchymzellen sind **netzartig** oder in **Ballen** angeordnet. Die Zellen sind relativ klein und lipidarm, ihr Zytoplasma ist azidophil. Mit zunehmendem Alter werden vermehrt Lipofuszingranula eingelagert.

Rindenumbauprozesse (C). Die Zona reticularis ist vor der Geburt kräftig entwickelt. Nach Überwindung einer **physiologischen Involution**, die kurz vor der Geburt beginnt und postnatal zunächst anhält (Fortfall des gonadotropen Chorionhormons), erfolgt vom 3. Lebensjahr an der Aufbau der permanenten Rinde (**Aufbauperiode**). In dieser Phase verschiebt sich das Rinden-Mark-Verhältnis zuungunsten der Rinde. Im Erwachsenenalter sind Zona glomerulosa und fasciculata stark entwickelt. Mit Eintritt des Klimakteriums bzw. beim Mann vom 6. Jahrzehnt an wird die Zona fasciculata breiter, während die Volumina der Zona glomerulosa und reticularis abnehmen. Man bezeichnet die Bereiche des Rindenumbaus als Transformationsfelder. Das **äußere Transformationsfeld** entspricht dem Bereich von Kapsel, Zona glomerulosa und äußerer Fasciculataregion, das **innere Transformationsfeld** dem Gebiet der inneren Fasciculataregion und der Zona reticularis.

A2 Nebennierenmark

Hormone

In der Nebenniere werden etwa 100 verschiedene Steroide gebildet. Man unterscheidet drei Hauptgruppen:

Mineralokortikoide. Sie werden vorwiegend in der *Zona glomerulosa* gebildet und wirken auf den **Kalium- und Natriumhaushalt**, indem vermehrt Kalium ausgeschieden und Natrium retiniert wird. Die wichtigsten Mineralokortikoide sind das **Aldosteron** und das **Desoxykortikosteron**.

Eine vermehrte Sekretion führt zum primären Hyperaldosteronismus (**Conn-Syndrom**), bei dem ein *erhöhter Blutdruck* und eine *Hypokaliämie* auftreten. Aldosteron- und Kortisolmangel verursachen dagegen den **Morbus Addison** mit den klinischen Zeichen Hypotonie, Hyperkaliämie, Hyperpigmentation und Schwäche.

Glukokortikoide. Sie beeinflussen überwiegend den **Kohlenhydrat**- und **Eiweißstoffwechsel** sowie das **Immunsystem**. Glukokortikoide bewirken eine Erhöhung des Blutzuckerspiegels, eine Abnahme der Lymphozyten im Blut sowie eine Hemmung der Phagozytose (immunsuppressive und antiphlogistische Wirkungen). Glukokortikoide werden vornehmlich in der *Zona fasciculata* und der *Zona reticularis* gebildet. Die wichtigsten sind das **Kortisol**, das **Kortison** und das **Kortikosteron**.

Vermehrte Sekretion von Glukokortikoiden führt zum **Morbus Cushing**, der durch Stammfettsucht und Mondgesicht, erhöhte Blutzuckerwerte, erhöhten Blutdruck, peripheren Muskelschwund und Osteoporose charakterisiert ist. Entsprechende Erscheinungen treten auch bei hochdosierter therapeutischer Glukokortikoideinnahme auf.

Androgene. Sie werden in der *Zona reticularis* gebildet. Die wichtigsten Androgene sind das **Dehydroepiandrosteron** (DHEA) und das **Androstendion**, Testosteron selbst wird nur in geringen Mengen synthetisiert.

Eine erhöhte Sekretion von adrenalen Androgenen verursacht das **Adrenogenitale Syndrom**.

Die beiden inneren Zonen der Nebenniere sind hypophysen- (ACTH-)abhängig. Die Produktionsorte einzelner Hormone können bestimmten Zellformen oder Zonen jedoch noch nicht sicher zugeordnet werden Eine Ausnahme bilden die Mineralokortikoide, von denen man weiß, daß sie in der Zona glomerulosa unabhängig vom Hypothalamus-Hypophysen-System unter Einfluß des Renin-Angiotensin-Systems der Niere entstehen.

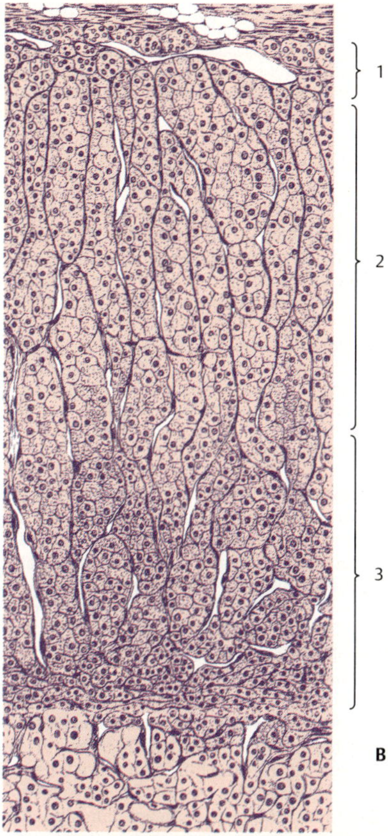

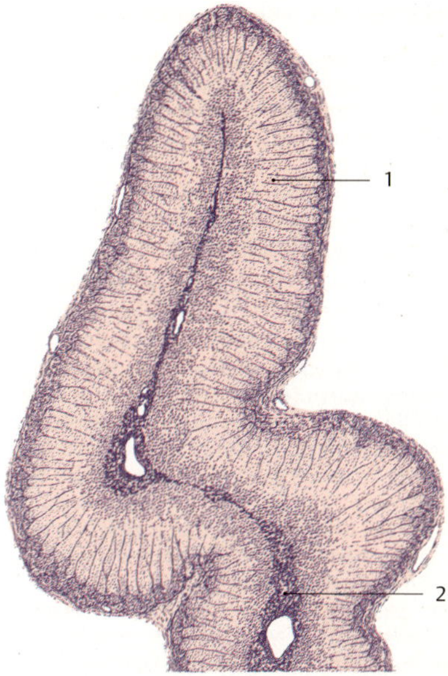

A Nebennierenrinde und Nebennierenmark, Übersicht

B Schnitt durch die Nebennierenrinde, Zonen der Rinde

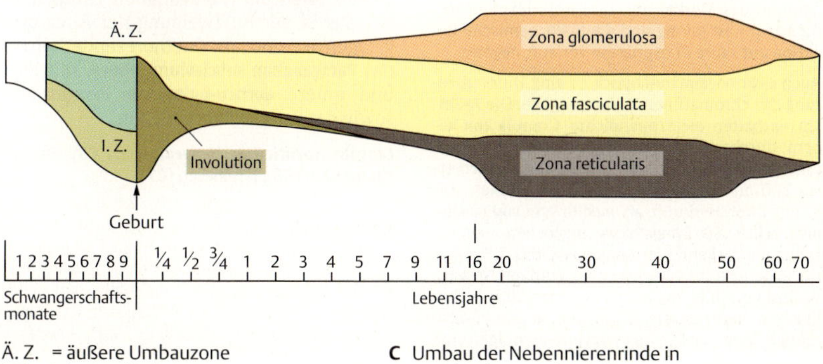

Ä. Z. = äußere Umbauzone
I. Z. = innere Umbauzone

C Umbau der Nebennierenrinde in verschiedenen Lebensaltern

Endokrines System

Feinbau des Nebennierenmarks

Entwicklung. Das Nebennierenmark, **Medulla glandulae suprarenalis**, ist aus den *neuroektodermalen Symphaticoblasten* (Neuralleiste) hervorgegangen, die im Laufe der pränatalen Entwicklung durch die Rindenanlage hindurch einwandern. Aus ihnen gehen durch unterschiedliche Differenzierung mehrere Zelltypen hervor.

Aufbau. Das Nebennierenmark besteht hauptsächlich aus spezifischen **Markzellen** (**A1**). Sie sind in *Strängen* oder *Ballen* angeordnet, zwischen denen weite Kapillaren, **Sinuskapillaren** (**A2**), verlaufen. Die unregelmäßig polygonal geformten und fortsatzlosen Zellen besitzen locker strukturierte Kerne. Ihr schwach basophiles Zytoplasma enthält *zarte Granula*, die sich durch Behandlung mit Chromsalzen in braunem Ton darstellen lassen. Die Markzellen werden deshalb auch **chromaffine** oder **phäochrome Zellen** genannt. In ihnen werden **Katecholamine** (*Adrenalin* und *Noradrenalin*) gebildet und in die Blutsinus abgegeben. Lichtmikroskopisch lassen sich die chromaffinen Markzellen aufgrund unterschiedlicher Eigenschaften ihrer Granula in A- (Adrenalin) und N-Zellen (Noradrenalin) einteilen.

A-Zellen. Sie überwiegen im menschlichen Nebennierenmark. Sie sind reich an *saurer Phosphatase* und färben sich mit Azokarmin intensiv an, reagieren jedoch nicht mit Silbersalzen und zeigen auch keine Autofluoreszenz.

N-Zellen. Sie sind *argentaffin* und *autofluoreszierend* und machen etwa 5% der gesamten Zellpopulation des Markes aus. Ihre Anfärbbarkeit mit Azokarmin ist gering und die histochemische Reaktion auf saure Phosphatase verläuft negativ.

Auch **elektronenmikroskopisch** ist eine Differenzierung der chromaffinen Zellen möglich. Die A-Zellen enthalten elektronendichte Granula mit einem durchschnittlichen Durchmesser von 200 nm, die der N-Zellen sind größer und messen etwa 260 nm. Die **chromaffinen Zellen** können aufgrund ihrer Herkunft als **modifizierte postganglionäre Zellen des Sympathicus** angesehen werden. Dementsprechend werden sie wie das 2. Sympathicusneuron im peripheren vegetativen Nervensystem von präganglionären sympathischen cholinergen Nervenfasern innerviert. In den chromaffinen Zellen und in den Nervenendigungen sind mittels immunfluoreszenzmikroskopischer und immunhistochemischer Methoden außerdem zahlreiche **Neuropeptide**, u.a. *Substanz P, Neuropeptid Y, VIP, β-Endorphin, α-Melanotropin, Somatostatin*, aber auch *Oxytocin* und *Vasopressin* nachweisbar.

Neben chromaffinen Zellen enthält das Nebennierenmark **multipolare sympathische Ganglienzellen** (**A3**), die lange Fortsätze haben und verstreut oder in kleinen Gruppen zusammenliegen. In ihrer Nähe sowie zwischen den chromaffinen Zellen kommen **Satellitenzellen** vor, die nur schwer von Bindegewebszellen zu unterscheiden sind (**A4**).

Klinischer Hinweis. Chromaffine Zellen können entarten und Tumore, sog. **Phäochromozytome**, bilden, in denen eine Überproduktion von Katecholaminen stattfindet. Klinische Symptome sind Bluthochdruck, Herzklopfen, Kopfschmerzen, Schwitzen u.a.m.

Paraganglien (BC) sind knötchenförmige, etwa erbsengroße **Epithelkomplexe**, die **an oder in Nerven** liegen und Gruppen chromaffiner Zellen enthalten, die ebenfalls **Katecholamine** produzieren. Sie entstammen wie das Nebennierenmark (Paraganglion suprarenale) der Neuralleiste und werden im Hinblick auf das Nebennierenmark auch als *"extramedulläre chromaffine Zellgruppen"* bezeichnet. Diese freien Paraganglien, deren größtes als **Paraganglion aorticum abdominale** bekannt ist (Zuckerkandl-Organ am Ursprung der A. mesenterica inferior), liegen v.a. unregelmäßig verteilt im Retroperitonealraum. Weitere Paraganglien sind das **Glomus caroticum** (Paraganglion caroticum) (**C**), das in der Aufzweigung der A. carotis gelegen ist und als Chemorezeptor wirkt, das **Paraganglion subclavium**, obere, mittlere und untere **aortico-pulmonale Paraganglien** sowie das **Paraganglion nodosum**.

Glomus caroticum: Nervenfasern (**C5**), Parenchymzellen (**C6**), Kapillaren (**C7**).

B7 Kapillaren

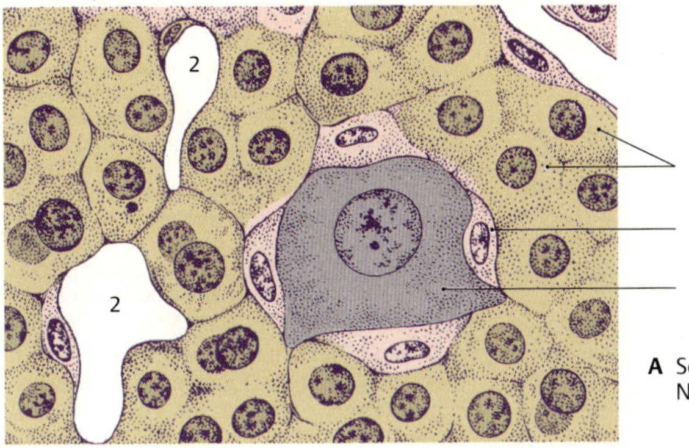

A Schnitt durch das Nebennierenmark

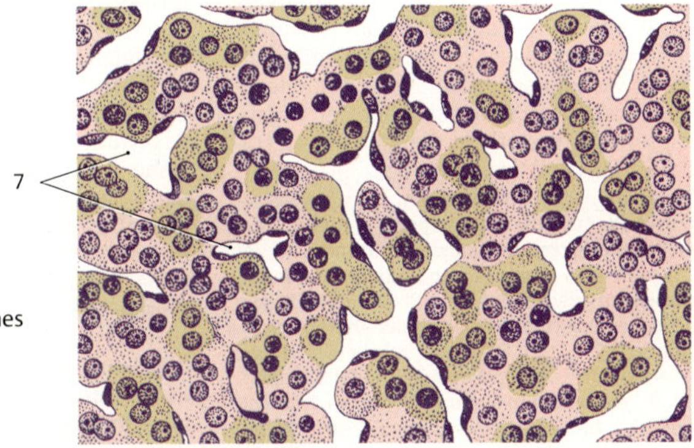

B Schnitt durch ein retroperitoneales sympathisches Paraganglion

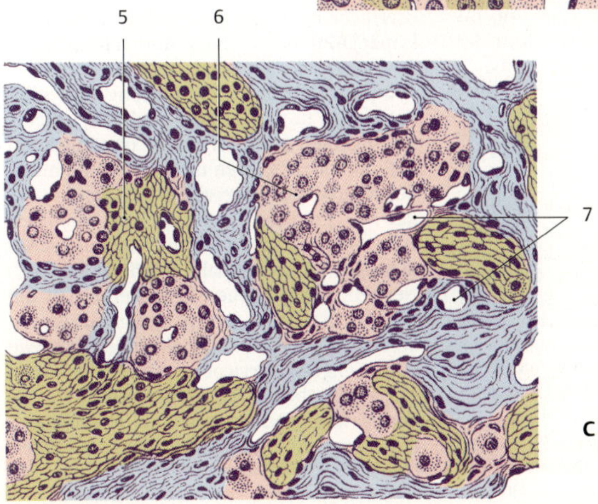

C Schnitt durch das Glomus caroticum

Schilddrüse

Makroskopischer Aufbau

Die **Glandula thyroidea** besteht aus zwei kranialwärts gerichteten kegelförmigen Lappen, **Lobus dexter** (**A–C1**) et **sinister** (**A–C2**), die zu beiden Seiten von Larynx und Trachea liegen. Sie sind basisnah über den **Isthmus glandulae thyroideae** (**AC3**) miteinander verbunden.

Größe und Gewicht der Schilddrüse variieren stark. Die isolierte Drüse wiegt beim Neugeborenen 2–3 g, beim Erwachsenen 18–60 g. Die Farbe des Organs ist gewöhnlich dunkelbraunrot.

Schilddrüsenlappen. Jeder Seitenlappen ist 4–8 cm hoch, 2–4 cm breit und in der Mitte 1,5–2,5 cm dick. Der rechte Lappen ist meist ein wenig breiter und länger als der linke. Die Lappen ziehen von kaudal schräg aufwärts nach dorsokranial; lockeres Bindegewebe und Verstärkungsbänder der Organkapsel (**C5**) befestigen die Lappen an Trachea, Ring- und Schildknorpel.

Topographische Beziehungen. Auf Querschnitten erscheinen die Seitenlappen dreieckig: Ihre **Vorderseitenflächen** sind konvex gekrümmt, die der Luftröhre und dem Kehlkopf anliegenden **Innenflächen** entsprechend konkav. Ihre **dorsalen Ränder** liegen jederseits den Scheiden der *großen Halsgefäße* an (**C7**, S. 121). Die **oberen Pole** beider Lappen erreichen die *Linea obliqua* der Schildknorpelplatte, die **unteren** den *vierten* oder *fünften Trachealring*. Die *kaudalen Zungenbeinmuskeln* (**C8**) bedecken die Schilddrüse nur unvollständig. Die *Lamina pretrachealis* (**C11**), das mittlere Blatt der Fascia cervicalis, zieht über sie hinweg.

C12 Haut des Halses, **C13** Platysma, **C14** oberflächliches Blatt der Halsfaszie und M. sternocleidomastoideus, **C15** tiefes Blatt der Halsfaszie, **C16** Speiseröhre, **B9, BC10** Epithelkörperchen, **C6** Capsula fibrosa

Isthmus und Lobus pyramidalis. Der in Größe und Form variable, manchmal ganz fehlende Isthmus ist 1,5–2 cm breit und 0,5–1,5 cm dick. Von seinem kranialen Rand oder von dem eines Lappens, gewöhnlich des rechten, erstreckt sich ein längerer Fortsatz als Relikt des fetalen *Ductus thyroglossalis* kranialwärts gegen das Zungenbein, der **Processus sive Lobus pyramidalis** (**A4**). Auch er ist nach Größe und Form sehr variabel und fehlt gelegentlich ganz.

Schilddrüsenkapsel. Die Schilddrüse ist von einer kräftigen Capsula glandulae thyroideae (**C5, 6**) umhüllt, die aus zwei Blättern besteht. Die bindegewebige **Capsula interna** (**C5**) ist zart und allerorts mit dem Drüsenparenchym verwachsen. Sie entläßt gefäßführende Septen in das Drüseninnere, die größere und kleinere *Lobuli glandulae thyroideae* abgrenzen. Die **Capsula externa** (**C6**) (sog. „chirurgische" Kapsel) ist derber und wird als Teil der *Lamina pretrachealis* aufgefaßt. Zwischen beiden Blättern befindet sich ein von lockerem Bindegewebe ausgefüllter **Verschiebespalt**, in dem *größere Gefäßverzweigungen* und dorsal die *Epithelkörperchen* (**B9, BC10**) liegen. Die Capsula externa steht hinten und seitlich mit dem Bindegewebe des Hals-Gefäßnervenstrangs (**C7**) in Verbindung.

Arterien. Die Schilddrüse gehört zu den bestdurchbluteten Organen des menschlichen Körpers. Sie wird von zwei Arterienpaaren versorgt: Die **A. thyroidea superior** (**A17**) gelangt als erster Ast der A. carotis externa in einem nach oben gerichteten Bogen unter Abgabe der *A. laryngea superior* zum kranialen Pol der Seitenlappen. Sie versorgt die *oberen, vorderen* und *seitlichen Teile* der Schilddrüse. Die **A. thyroidea inferior**, ein Ast des Truncus thyrocervicalis, steigt bis zur Höhe des 7. Zervikalwirbels auf und biegt dann nach medial und unten um. Sie versorgt die *unteren, hinteren* und *medialen Teile* des Organs. Gelegentlich findet man eine unpaare **A. thyroidea ima** (S. 44).

Venen. Die venösen Abflußwege sammeln sich oben zur **Vena thyroidea superior** (**A18**), die allein oder mit der V. facialis in die *V. jugularis interna* (**A19**) mündet. Die **Vv. thyroideae inferiores** gehen aus dem im Spatium pretracheale liegenden Plexus thyroideus impar (**A20**) hervor. Sie münden hinter dem Sternum in die *Vv. brachiocephalicae*.

Lymphgefäße. Auch die Lymphgefäße gliedern sich in ein oberes und ein unteres Stromgebiet. Aus dem oberen und mittleren Teil der Drüse ziehen die Lymphbahnen zu den **Nodi lymphatici cervicales laterales** entlang der V. jugularis interna. Die kaudalen Lymphgefäße haben Verbindung zu den **Nodi lymphatici mediastinales anteriores.**

Nerven. Sympathische Afferenzen erhält die Schilddrüse über postganglionäre Fasern aus dem *Ganglion cervicale superius* sowie dem *Ganglion cervicothoracicum* des Truncus sympathicus. **Parasympathisch** wird sie von *N. laryngeus superior* und *N. laryngeus recurrens* versorgt. Die Nervenfasern erreichen die Schilddrüse in Form von periarteriellen Geflechten.

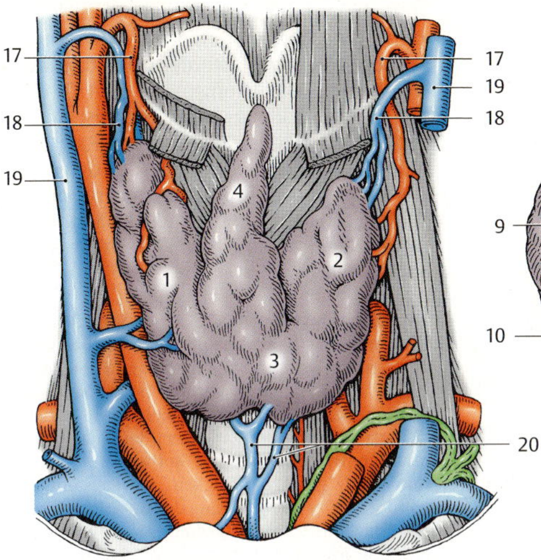

A Lage der Schilddrüse von vorn

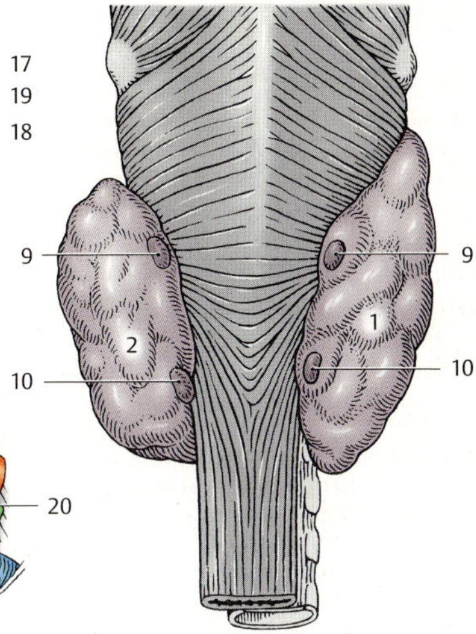

B Lage der Schilddrüse von hinten

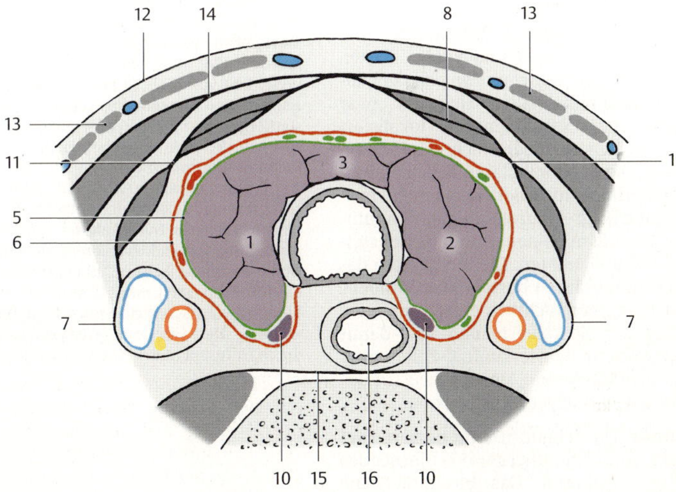

C Lage der Schilddrüse zu den Halsorganen, Horizontalschnitt, Schema

Feinbau

Der Feinbau der Schilddrüse ähnelt insofern dem einer exokrinen Drüse, als das in unregelmäßige Läppchen gegliederte Organ aus **geschlossenen Epithelfollikeln** zusammengesetzt ist. Diese sind Endkammern vergleichbar, die große Mengen eines hormonhaltigen Sekrets speichern. Dieses Sekret wird **Kolloid** (**A1**) genannt.

Schilddrüsenfollikel. Die **Wand** der unterschiedlich großen, runden, ovalen oder schlauchförmigen Follikel wird von einem *einschichtigen Epithel* mit *Schlußleisten* und deutlichen Zellgrenzen gebildet. Die **Höhe des Epithels** ist vom Funktionszustand abhängig; es ist *flach* bis *isoprismatisch* in der Phase der *Sekretstapelung* (**A2**), *prismatisch* oder gar *hochzylindrisch* während der *Sekretbildung* (**B2**). Die Sekret-sezernierende bzw. Sekret-resorbierende apikale Zelloberfläche ist mit Mikrovilli (**C3**) besetzt. Der Zellkern liegt in der Regel zentral, das Zytoplasma enthält alle bekannten Zellorganellen. Im Alter kommt vermehrt Abnutzungspigment vor. Die **Oberfläche der Follikel** ist von *feinen Bindegewebsfasern* (**AB4**) und einem dichten Netz *fenestrierter Kapillaren* umgeben (**C5**).

Parafollikuläre oder C-Zellen (C6). Die vergleichsweise großen und hellen C-Zellen liegen vereinzelt zwischen den polar gebauten Follikelepithelzellen. Sie sind zwar oberhalb der Basalmembran lokalisiert (**C7**), erreichen aber meist nicht die Follikellichtung. Die parafollikulären Zellen enthalten *zahlreiche Mitochondrien*, einen gut ausgebildeten *Golgi-Apparat* und membranumhüllte *Granula* mit einem Durchmesser zwischen 100 und 180 nm. Diese enthalten das aus 32 Aminosäuren bestehende **Calcitonin**. Entwicklungsgeschichtlich entstammen die C-Zellen der Neuralleiste und sind damit neuroektodermaler Herkunft. C-Zellen werden zum **APUD-System** (Amine precursor uptake and decarboxylation) gerechnet.

Hormone. Die Schilddrüse produziert Thyroxin (T_4) und Trijodthyronin (T_3), ferner das Hormon Calcitonin. Das biosynthetische Hauptprodukt ist das T_4, während T_3 nur in geringem Umfang synthetisiert wird.

Thyroxin und **Trijodthyronin** stimulieren den Zellstoffwechsel und sind für das normale Körperwachstum erforderlich. **Calcitonin** senkt den Blutcalciumspiegel und fördert die Knochenbildung. Als Antagonist des in der Nebenschilddrüse gebildeten Parathormons hemmt es die Aktivität der Osteoklasten und damit die Knochenresorption. C-Zellen enthalten außerdem *5-Hydroxytryptamin*, *Dopamin* und wahrscheinlich auch *Somatostatin*.

Klinischer Hinweis. Bei einer Schilddrüsenüberfunktion (**Hyperthyreose**, Morbus Basedow) nehmen die Verbrennungsvorgänge in den Zellen zu. Die Folge sind Abmagerung, Temperaturerhöhung, beschleunigte Herztätigkeit sowie nervöse Übererregbarkeit der Patienten. Bei einer Unterfunktion (**Hypothyreose**) sind Stoffwechsel, Wachstum und geistige Tätigkeit verlangsamt, es kommt zu einer Verquellung des Unterhautbindegewebes, was *Myxödem* genannt wird. Bei **angeborener Unterfunktion** entstehen *Minderwuchs* und *Kretinismus* (Idiotie).

Hormonbildung und Hormonabgabe. Thyroxin und Trijodthyronin werden schrittweise gebildet und an Thyroglobulin gebunden im Follikellumen gespeichert, bis sie bei Bedarf an das Blut abgegeben werden. In der Schilddrüse sind also zwei im Gegenstrom gekoppelte Reaktionsabläufe angelegt: Zunächst wird in den Follikelepithelzellen **Thyroglobulin** gebildet, ein dimeres Protein. Basal aus dem Blut aufgenommenes **Jodid** wird in Anwesenheit von H_2O_2 zu **Jod** oxidiert und an **Tyrosinreste** des Thyroglobulins gebunden, das zu diesem Zeitpunkt bereits in die Follikelhöhle abgegeben wurde. Hier entstehen über verschiedene Kondensationsprozesse der jodierten Tyrosinreste **Tetrajodthyronin** bzw. **Trijodthyronin**. Danach setzt gegenläufig die durch *Thyrotropin* stimulierte **Resorption des Follikelinhaltes** (Kolloids) unter Ausbildung von Endozytosevesikeln ein. Diese fusionieren mit apikal im Zytoplasma der Follikelepithelzellen gelegenen Lysosomen, wobei die Bindungen zwischen Hormon und Globulin gelöst werden. Die Hormone werden anschließend durch Diffusion in den Kreislauf freigesetzt.

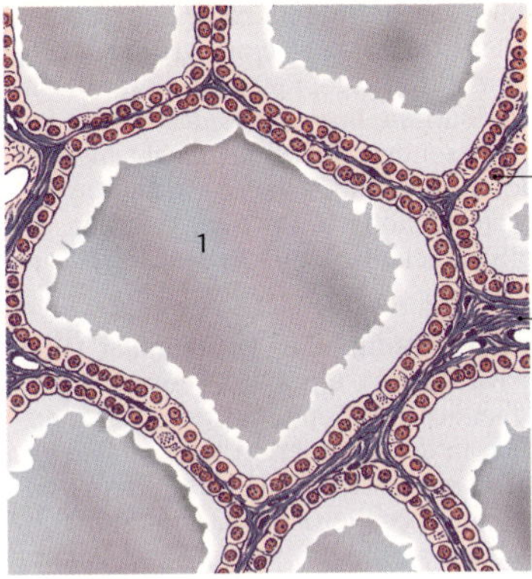

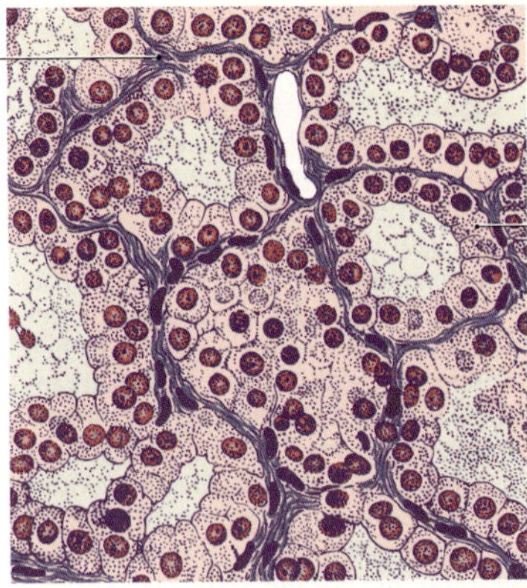

A Schnitt durch die Schilddrüse, Follikel mit Sekret (Kolloid) gefüllt (Sekretstapelung)

B Schnitt durch die Schilddrüse, Stadium der Sekretbildung

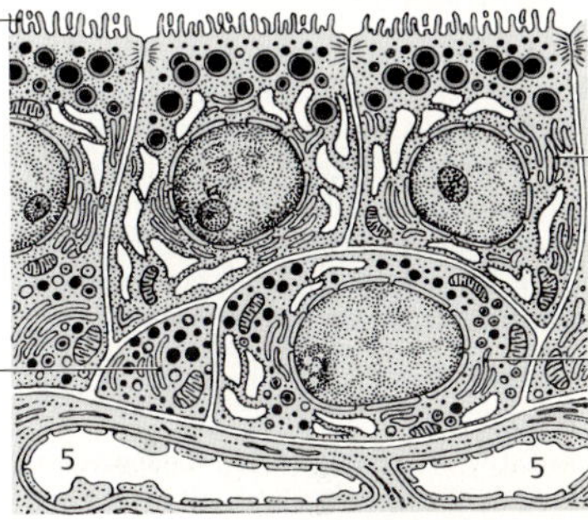

C Parafollikuläre Zellen (C-Zellen) in der Wand eines Schilddrüsenfollikels, elektronenmikroskopische Dimension

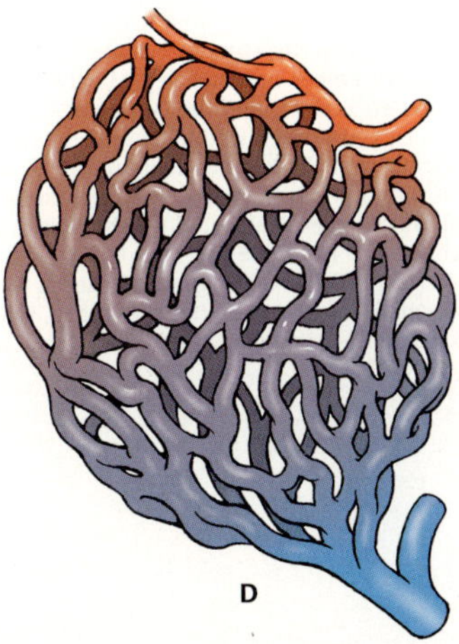

D

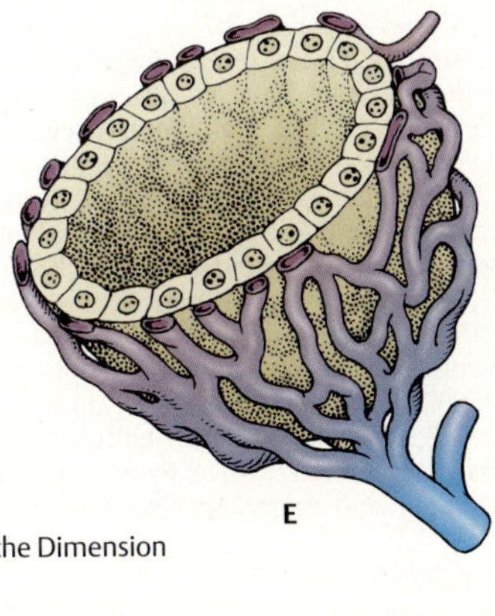

E

D, E Kapillarnetz an der Oberfläche eines Follikels, Mazerationspräparat, rasterelektronenmikroskopische Dimension

Nebenschilddrüsen

Lage und Aufbau. Die vier Epithelkörperchen, **Glandulae parathyroideae** (**A1**), gehen aus dem Epithel der dorsalen Divertikel der 3. und 4. Schlundtasche hervor. Sie sind weizenkorngroß und linsenförmig (5 × 3 × 2 mm), wiegen insgesamt etwa 160 mg und sind von rotbrauner oder gelblicher Farbe. Sie schmiegen sich den Seitenlappen der Schilddrüse dorsal an und liegen zwischen den beiden Blättern der Schilddrüsenkapsel. Die paarig angelegten **oberen Epithelkörperchen** (Derivate der 4. Schlundtasche) befinden sich auf Höhe des *kaudalen Ringknorpelrandes*, die gleichfalls paarig angelegten **unteren Epithelkörperchen** (Derivate der 3. Schlundtasche) an der Basis der Seitenlappen in Höhe des *3. und 4. Trachealknorpels*. Es gibt **zahlreiche Lagevarianten**, die entwicklungsgeschichtlich erklärbar und chirurgisch bedeutsam sind.

Gefäß- und Nervenversorgung. Jedes Epithelkörperchen besitzt eine eigene Arterie, **A. parathyroidea**, die aus einer der Schilddrüsenarterien, in der Regel aus der *A. thyroidea inferior* (**A2**), stammt. Die Venen münden in die auf der Oberfläche der Schilddrüse gelegenen **Vv. thyroideae**. Die Nerven stammen aus dem **autonomen Schilddrüsengeflecht**.

A3 A. thyroidea superior, **A4** Speiseröhre, **A5** Trachea

Feinbau. Die von einer zarten **Bindegewebskapsel** umschlossenen Epithelkörperchen bestehen aus einem stellenweise kompakten, andernorts durch *Bindegewebsfasern* (**B6**) und *Fettzellen* (**B7**) in Balken und Zellnester aufgelockerten **Epithelgefüge**, das von einem dichten Netz *fenestrierter Kapillaren* durchsetzt wird. Man unterscheidet zwei Typen von polygonalen Epithelzellen: Hauptzellen und oxyphile Zellen. Besonders auffällig sind die großen und scharf begrenzten **wasserhellen Hauptzellen** (**B8**), deren Zytoplasma im gefärbten Schnittpräparat infolge Herauslösung von Fett- und Glykogeneinschlüssen größtenteils optisch leer erscheint. Das Zytoplasma der meist kleineren, gleichfalls Glykogen-haltigen **dunklen Hauptzellen** besitzt *zarte, schwach azidophile Granula* und *zahlreiche Mitochondrien*. Die **oxyphilen Zellen** (**B9**) unterscheiden sich von den Hauptzellen durch einen größeren Zellleib und eine ausgeprägte Affinität zu sauren Farbstoffen. Ihre *Azidophilie* beruht auf der Anwesenheit *zahlreicher dicht gepackter Mitochondrien*. Ihr Zellkern ist klein, gelegentlich pyknotisch. Im Alter nehmen die oxyphilen Zellen zu. Ihre Bedeutung ist unklar.

Hormonwirkung. Das **Parathormon** (PTH, auch Parathyrin), ein aus 84 Aminosäuren bestehendes Polypeptidhormon, wird vermutlich in den aktivierten Hauptzellen gebildet. Es mobilisiert Calcium aus dem Knochen, indem es die Osteoklasten zum Knochenabbau stimuliert. In der Folge kommt es zu einem **Anstieg der Calciumkonzentration im Blut**. Gleichzeitig fördert PTH die Phosphatausscheidung durch die Niere (**Phosphaturie**), da es die Phosphatreabsorption im distalen Nierentubulus hemmt. Die Resorption von Calcium, Magnesium und Phosphat aus dem Darm wird gesteigert.

Klinischer Hinweis. Eine Überfunktion der Epithelkörperchen (**Hyperparathyroidismus**) führt demnach zu einer vermehrten Phosphatausscheidung und einem Anstieg des Blutcalciumspiegels. Es kommt zu pathologischen Calciumablagerungen in den Gefäßwänden und zu einer von komplizierten Umbauvorgängen des Knochens begleiteten Kalkarmut des Skelettsystems. Bei Mangel an Parathormon (**Hypoparathyroidismus**) kommt es hingegen zu einer übermäßigen Mineralisierung von Skelett und Zähnen. Der Calciumgehalt des Blutes ist vermindert, wodurch es zu einer generellen Übererregbarkeit des neuromuskulären Systems bis hin zu Krämpfen (Tetanie) kommen kann. An **Knochenbildung** und **Knochenumbau** sind noch weitere Hormone beteiligt: Neben PTH stimuliert auch das in den Nieren gebildete Vitamin D-Hormon (**Calcitriol**) den Knochenabbau, **Calcitonin** aus den C-Zellen der Schilddrüse hemmt ihn.

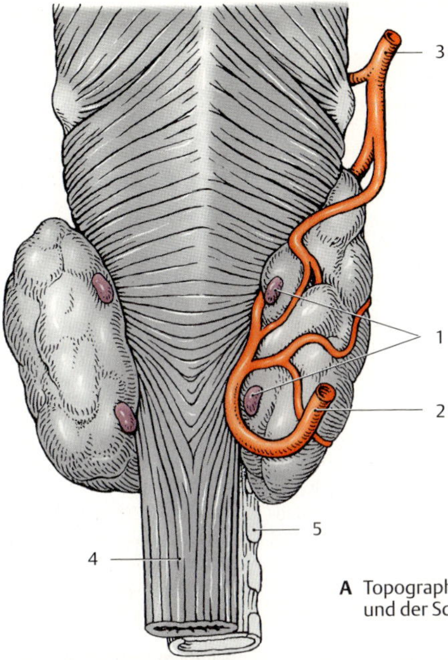

A Topographie der Epithelkörperchen und der Schilddrüsenarterien

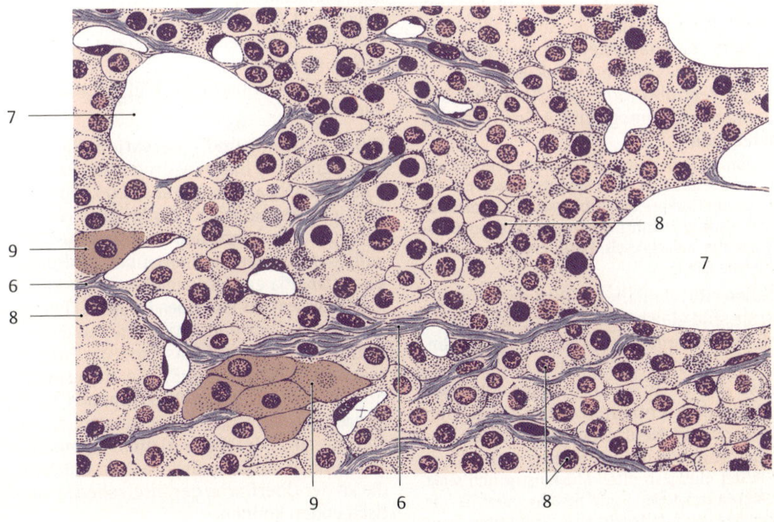

B Ausschnitt aus einem Epithelkörperchen

Inselorgan des Pankreas

Im Pankreas (**A**) liegen in oder am Rand der exokrinen Pankreasläppchen die **Langerhans-Inseln**, die in ihrer Gesamtheit Inselorgan genannt werden. Die 0,5 – 1,5 Millionen Inseln erscheinen inmitten des intensiv anfärbbaren exokrinen Drüsenparenchyms als blasse Areale von runder oder ovoider Form. Es handelt sich um strang- oder balkenförmig angeordnete, von Blutkapillaren durchsetzte **Epithelzellverbände**, die lokal mit exokrinen Azinuszellen (**B1**) benachbarter Drüsenendstücke in direktem Kontakt stehen können.

Feinbau

Anhand ihres morphologisch-färberischen Verhaltens lassen sich in den Langerhans-Inseln **fünf verschiedene endokrine Zelltypen** nachweisen. Alle Zellen produzieren **Proteohormone** und besitzen deshalb einen gut entwickelten Synthese- und Transportapparat, bestehend aus *rauhem endoplasmatischem Retikulum*, *Golgi-Apparat* und *Sekretgranula*.

A-Zellen (**B2**) (etwa 20% aller Inselzellen). Sie liegen bevorzugt in der Peripherie der Inseln sowie am Rande der Inselzellbalken, also dem Kapillarsystem zugewandt. Sie produzieren das Hormon **Glukagon**, ein einkettiges Peptidhormon aus 29 Aminosäuren, und das Chromogranin-A-Spaltprodukt **Pankreastatin**.

Glukagon stimuliert in der Leber die Freisetzung von Glukose aus Glykogen (**Glykogenolyse**) und die Bildung von Glukose aus Aminosäuren (**Glukoneogenese**). Glukagon führt deswegen zu einer **Erhöhung des Blutzuckerspiegels**. Darüber hinaus stimuliert es die Lipolyse.

B-Zellen (**B3**) (annähernd 80% der Inselzellen). Sie sind gleichförmig über das gesamte Pankreas verteilt. Sie produzieren **Insulin**, ein Peptidhormon aus 51 Aminosäuren, das in etwa 270 nm großen β-Granula enthalten ist. Außerdem enthalten die B-Zellen den inhibitorischen Neurotransmitter **GABA**.

Insulin fördert die **Glykogensynthese** in der Leber und in der quergestreiften Muskulatur und **senkt den Blutzuckerspiegel**. Fehlt Insulin oder ist die Menge des von den Inseln ausgeschütteten Insulins zu gering, kommt es zu einer Erhöhung des Blutzuckerspiegels (**Hyperglykämie**). Ist der Blutzuckerspiegel dauerhaft über 120 mg pro 100 ml Serum erhöht, dann liegt eine Zuckerkrankheit, **Diabetes mellitus**, vor. Bei zu hohen Insulinmengen kann dagegen der Blutglukosespiegel so stark abfallen, daß es zu Bewußtlosigkeit und Atemlähmung kommen kann (**hypoglykämischer Schock**). Dies kann bei einer Überfunktion des Inselapparates passieren, z.B. in Folge eines *B-Zell-Tumors*, eines sog. *Insulinoms* oder *Inseladenoms*.

D-Zellen (etwa 5% aller Inselzellen). Sie liegen bevorzugt am Rande der Inselzellbalken und enthalten etwa 320 nm große, homogene Hormongranula. Diese sind mit **Somatostatin** gefüllt, einem regulativen Peptidhormon aus 14 Aminosäuren.

Somatostatin **hemmt die Ausschüttung von Insulin und Glukagon**. Ein D-Zell-Tumor, *Somatostatinom*, führt deshalb zu einer Erhöhung des Blutzuckers (Diabetes mellitus). D-Zellen enthalten zudem β-Endorphin.

PP-Zellen (F-Zellen) produzieren das **pankreatische Polypeptid** (PP), das auch in endokrinen Zellen des Darmepithels vorkommt.

Es wirkt antagonistisch zum Cholezystokinin und hemmt die Sekretion der exokrinen Pankreaszellen.

Weitere Zelltypen. Die **D1-Zellen** oder VIP-Zellen enthalten das vasoaktive intestinale Polypeptid (**VIP**), das Blutgefäße erweitert und deren Permeabilität steigert. Gastrin-Zellen (**G-Zellen**) lassen sich im Inselorgan nur in der Embryonal- und Fetalperiode nachweisen.

Blutversorgung und Innervation. Die Blutversorgung der Inseln übernehmen Arteriolen, die als **Vasa afferentia** aus den Läppchenarterien des exokrinen Pankreas hervorgehen und einen **insulären Kapillarplexus** (**B4**) aufbauen. Dieser drainiert über zahlreiche **Vasa efferentia** an der Inseloberfläche in das **Kapillarsystem des exokrinen Pankreas** (Portalsystem). Das hormonhaltige Blut aus den Inseln fließt also durch das exokrine Pankreasgewebe und beeinflußt die Azinusfunktion, bevor es mit den **Pankreasvenen** zur **V. portae** und damit zur Leber gelangt. In Begleitung der Gefäße verlaufen sympathische und parasympathische Nervenfasern, die an der Oberfläche der Inselzellen synaptisch enden können.

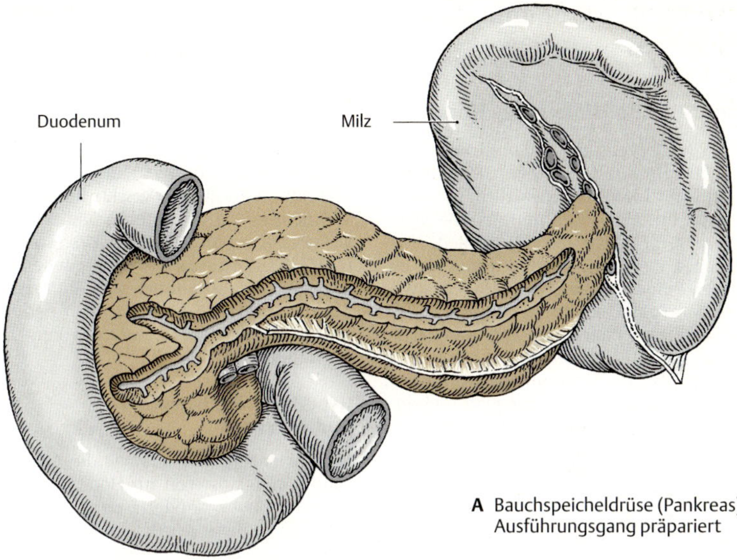

A Bauchspeicheldrüse (Pankreas), Ausführungsgang präpariert

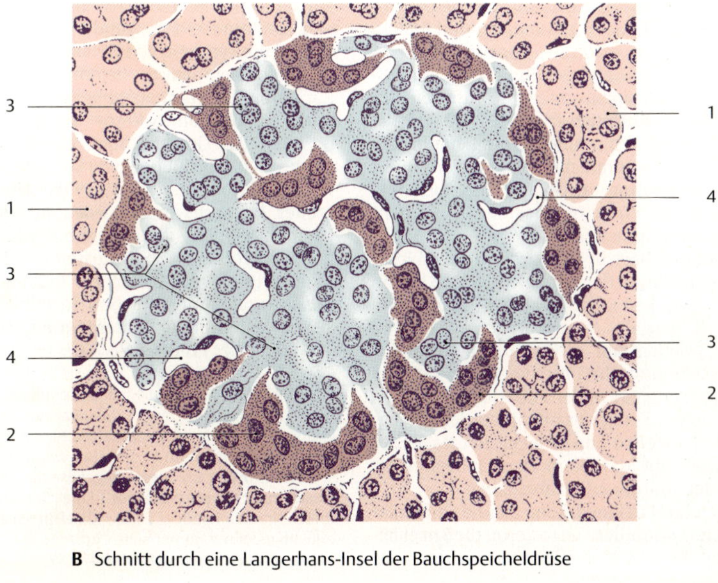

B Schnitt durch eine Langerhans-Insel der Bauchspeicheldrüse

Disseminiertes endokrines Zellsystem

Endokrine Funktionen des Hodens

Die Produzenten der männlichen Geschlechtshormone (**Androgene**) sind die interstitiellen **Leydig-Zwischenzellen** (**1**). Gemeinsam mit marklosen und markhaltigen Nervenfasern, Fibrozyten, Mastzellen, Makrophagen und Lymphozyten liegen sie im lockeren Bindegewebe (**2**) des Hodens zwischen den Tubuli seminiferi contorti in unmittelbarer Nachbarschaft von Kapillaren (**3**). Ihr polygonaler Zelleib enthält einen *runden Zellkern* mit prominentem Nucleolus, ihr *azidophiles Zytoplasma* glattes endoplasmatisches Retikulum, Mitochondrien vom tubulären Typ, zahlreiche Lysosomen, Lipofuszingranula und sog. Reinke-Kristalle (**4**). Diese bestehen aus Proteinen und imponieren lichtmikroskopisch als längliche, rechteckige oder rautenförmige Elemente.

Testosteronwirkungen

Pränatal. Die Induktion des gonadalen Geschlechts sowie die Differenzierung der Hoden im Laufe der embryonalen und fetalen Entwicklung erfolgen Testosteron-unabhängig. Für alle anderen Organe des männlichen Genitalapparates ist Testosteron der **spezifische Wachstumsfaktor**. Es steuert die Ausprägung des männlichen Phänotyps bei genetisch männnlichen Feten, verhindert die Obliteration der Wolff-Gänge und fördert deren Weiterentwicklung zu Samenblase und Samenleiter.

Postnatal. Nach der Geburt erfolgt zunächst eine Involution der Leydig-Zellen, die sich in einem starken Rückgang der **17- Ketosteroidausscheidung** des Neugeborenen äußert. Um das 5. Lebensjahr nimmt die Ketosteroidausscheidung allmählich wieder zu, steigert sich sprunghaft in der Pubertät als Zeichen der vollen Funktionsaufnahme der Leydig-Zwischenzellen und erreicht um das 25. Lebensjahr ihr Maximum. Danach beginnt sie wieder kontinuierlich abzufallen.

Durch direkte Einwirkung auf die Samenkanälchen stimuliert Testosteron die **Samenbildung**, über das Blutgefäßsystem wirkt es auf die ableitenden Samenwege und **entfaltet Samenblase** und **Prostata**. Es fördert Entwicklung und Erhaltung der **sekundären Geschlechtsmerkmale** (Muskelrelief, Behaarungstyp, Hautpigmentierung, Kehlkopfwachstum und Stimmbruch) und stimuliert die Schweiß- und Talgdrüsenfunktion (Pubertätsakne). Es fördert Libido und Potenz und nimmt Einfluß auf **geschlechtsspezifische Verhaltensweisen**. Testosteron und sein stärker wirksamer Metabolit *Dihydrotestosteron (DHT)* (**5**) induzieren in verschiedenen Zielorganen die Ausbildung von Androgenrezeptoren und die Synthese von 5α-Reduktase, ein Enzym, das Testosteron zum DHT umwandelt.

Hypothalamus-Hypophysen-Hoden-System

Die Samenzellbildung sowie die Ausschüttung von Testosteron im Hoden verlaufen nicht autonom, sondern werden von der Adenohypophyse durch gonadotrope Hormone gesteuert. Hemmung und Förderung der Hormonsekretion werden dabei im Sinne eines Feed-back-Mechanismus reguliert: Die von der Adenohypophyse sezernierten gonadotropen Hormone stimulieren die Hoden, während ein steigender Testosteronspiegel die Synthese von Gonadotropinen in der Adenohypophyse hemmt. In diesen Rückkopplungsmechanismus sind spezifische Hypothalamus-Kerne eingebunden, die über das Gonadotropin-releasing hormone (**GnRH**) die Bildung von LH (Luteinisierendes Hormon) und FSH (Follikelstimulierendes Hormon) in der Adenohpyophyse beeinflussen. **LH** stimuliert die Leydig-Zellen zur Synthese von Testosteron, **FSH** stimuliert die Sertoli-Zellen zur Bildung von *Inhibin* und fördert die Samenzellbildung. Sertoli-Zellen bilden außerdem ein *Androgen-bindendes Protein (ABP)* (**6**).

Klinischer Hinweis. Eine verminderte Inhibinsekretion infolge eines Defektes der Sertoli-Zellen führt zu einer dauerhaften Erhöhung der FSH-Konzentration im Serum und weist auf eine schwere Störung der Spermatogenese hin – **hypergonadotroper Hypogonadismus**. Eine Sonderform dieses Krankheitsbildes ist das **Klinefelter-Syndrom**, eine angeborene numerische Chromosomenaberration mit der Karyotypformel 47 XXY.

Synopsis der hormonellen Steuerung der Spermatogenese

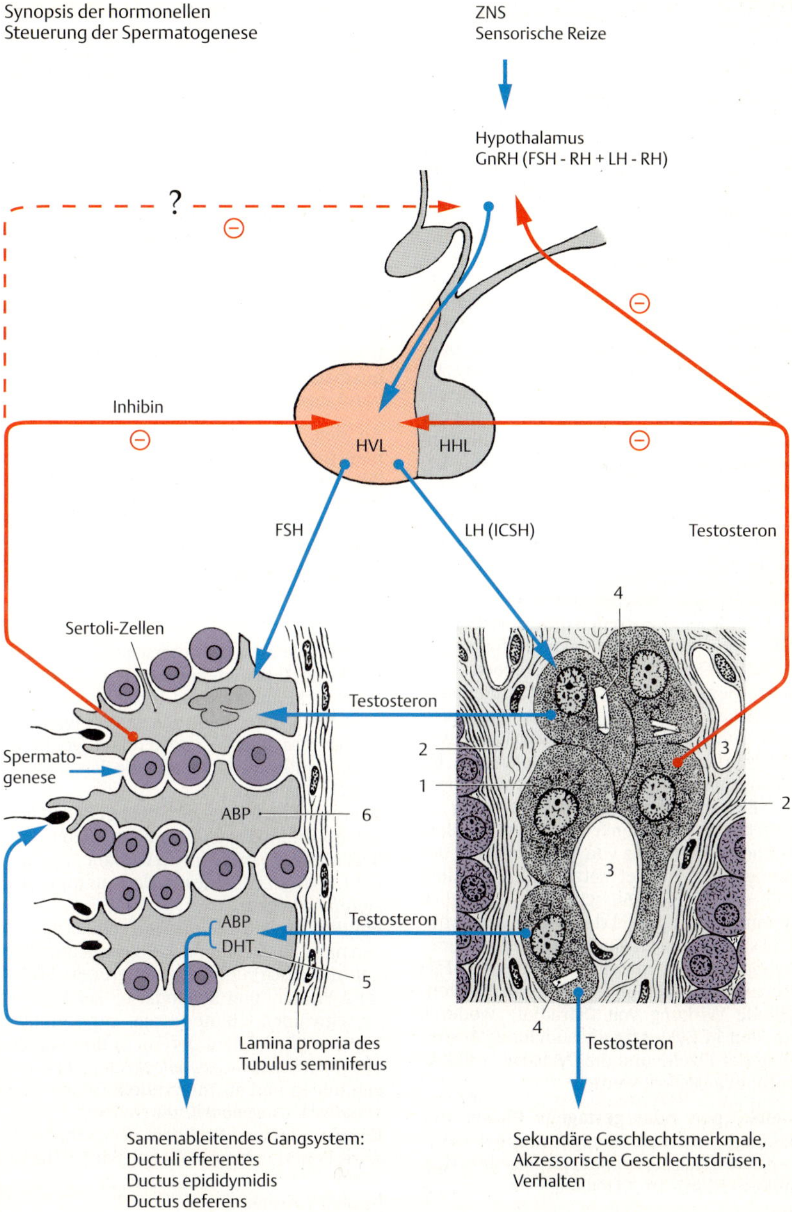

Endokrine Funktionen des Ovars

Daß endokrine Prozesse die Körperfunktion beeinflussen, wird v.a. beim weiblichen Sexualzyklus deutlich. Man unterscheidet dabei die Wirkungen des Hypothalamus-Hypophysen-Systems auf das Ovar von denen, die das Ovar auf die Uterusschleimhaut (S. 278) und rückwirkend auf Hypothalamus und Hypophyse ausübt.

Ovarieller Zyklus

Über eine pulsatile Ausschüttung des hypothalamischen Steuerhormons **GnRH** (= **G**onadotropin-**r**eleasing **h**ormone oder Gonadoliberin), das über das hypophysäre Pfortadersystem in die Adenohypophyse gelangt, werden Synthese und Freisetzung der Gonadotropine **FSH** (= **F**ollikel**s**timulierendes **H**ormon oder Follitropin) und **LH** (= **L**uteinisierendes **H**ormon) im HVL induziert.

1.–4. Tag des ovariellen Zyklus. Unter dem Einfluß des FSH werden mehrere **Primordialfollikel** rekrutiert.

Follikel- oder östrogene Phase, 5. – 14. Tag. In dieser Phase reifen die Primordialfollikel über Primär- und Sekundärfollikel zu Tertiärfollikeln heran, unter denen zwischen dem 5. und 7. Tag der dominierende Follikel ausgewählt wird. Dieser entwickelt sich zum **präovulatorischen Follikel** und synthetisiert in der späten Follikelphase (11. bis 14. Tag) nahezu die gesamte Östradiolmenge (**E2**), wodurch die FSH-Freisetzung im HVL kurzzeitig gesenkt wird (negativ rückkoppelnde Wirkung von Östradiol). Der dominierende Follikel setzt zudem Inhibin frei, das die FSH-Ausschüttung zusätzlich hemmt. Der fortgesetzte Anstieg von Östradiol stellt indessen ein Signal für die Adenohypophyse dar, massiv LH, aber auch FSH freizusetzen (**„LH-Gipfel"**, positiv rückkoppelnde Wirkung von Östradiol), wodurch um den 14. Zyklustag die endgültige Ausreifung der Eizelle und die **Ovulation** (Follikelsprung) ausgelöst werden.

Gelbkörper- oder gestagene Phase; 15.–28. Tag). Innerhalb weniger Stunden differenzieren sich die Follikelepithelzellen (Granulosazellen) zu **Granulosaluteinzellen**, die Zellen der Theca interna (S. 272) werden zu den Östrogen-produzierenden **Thekaluteinzellen** (Luteinisierung). Die Umbildung des nun „leeren" Follikels zum **Corpus luteum** (Gelbkörper) findet nur unter dem Einfluß des LH statt. Fehlt der LH-Peak, bleibt die Ovulation aus. Im Corpus luteum menstruationis werden **Progesteron** (**P**) und **Östradiol** (**E2**) synthetisiert, die über einen Rückkopplungsmechanismus die Ausschüttung von GnRH bzw. von FSH und LH blockieren. Bleibt die Befruchtung der Eizelle aus, beginnt um den 23. Tag die Rückbildung des Gelbkörpers, die Progesteronbildung versiegt. Hierdurch kommt es zur Ischämie des Endometriums, das in der **Menstruationsphase** (Desquamationsphase; Tag 1 – 5 des neuen Zyklus) abgestoßen wird.

An den zyklischen Regulationsmechanismen sind zwei weitere Hormone beteiligt: **PRL** (= Prolactin; auch mammotropes oder luteotropes Hormon genannt, LTH) und **PIF** (= Prolactin-release inhibiting factor; auch Prolactostatin). Prolactin stimuliert das Wachstum des Brustdrüsengewebes, induziert die Milchsynthese und die Milchfreisetzung.

Theca folliculi. Man unterscheidet eine gefäßreiche **Theca interna** und eine bindegewebsreiche **Theca externa**. In der Theca interna werden unter Kontrolle von LH **Androgene**, hauptsächlich Androstendion, gebildet, die Vorläufersubstanzen für die Biosynthese von Östrogenen.

Hilumzellen. Diese epitheloiden Zellen liegen im Hilum des Ovars und im angrenzenden Mesovar, meist in Gefäßnähe. Sie ähneln Leydig-Zellen des Hodens und produzieren **Androgene**.

Follikel-Atresie. Die meisten Follikel gelangen nicht zur Ovulation, sie bleiben uneröffnet (*a-tretisch*) und gehen zugrunde. Während Primär- und Sekundärfollikel spurlos verschwinden, hinterlassen atresierende Tertiärfollikel Zellen der Theca interna, die ein *funktionstüchtiges endokrines Thekaorgan* bilden und als interstitielle Zellen eine *ständige Östrogenquelle* darstellen.

Corpus albicans. Nachdem der Gelbkörper seine Funktion eingestellt hat, wird er durch sehnig glänzendes Bindegewebe (Narbengewebe) ersetzt.

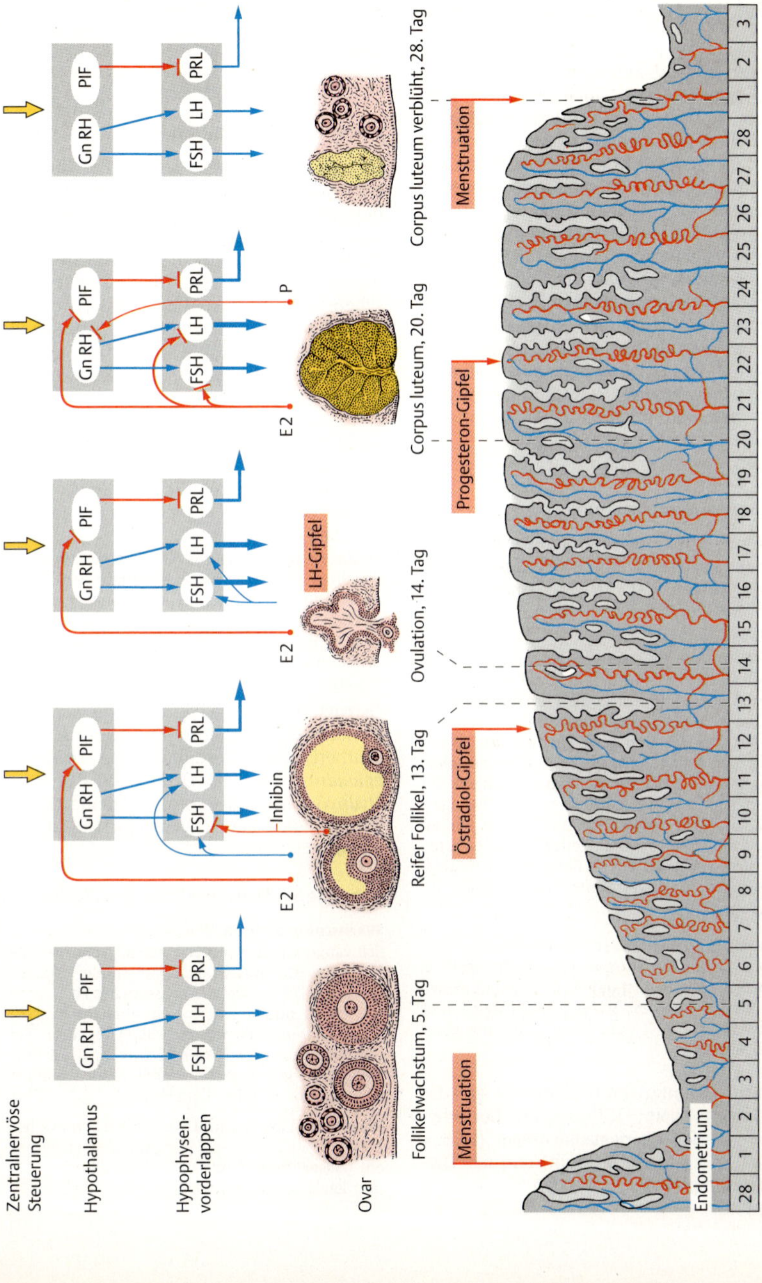

Hormonelle Steuerung des 28tägigen ovariellen und uterinen Zyklus (Blau = Aktivierung, Rot = Hemmung)

Endokrine Funktionen der Plazenta

Die Plazenta gewährleistet nicht nur den selektiven **Stoffaustausch** zwischen Mutter und Fetus, sondern sie ist auch **Syntheseort zahlreicher Hormone** und **Wachstumsfaktoren**, durch die fetaler und maternaler Stoffwechsel sowie die Plazentafunktion selbst einer hormonalen Kontrolle unterzogen werden. **Bildungsort** der Proteohormone und der Wachstumsfaktoren ist vor allem der Überzug der Plazentazotten, an dem sich der äußere **Synzytiotrophoblast** (**1**) und der unter ihm gelegene **Zytotrophoblast** (**2**) (Langhans-Zellen), unterscheiden lassen. Vom 4. Schwangerschaftsmonat an werden die Zytotrophoblast-Zellen in den Synzytiotrophoblasten einbezogen, so daß sie am Geburtstermin nur noch etwa 20% der inneren Oberfläche des Synzytiotrophoblasten bedecken.

Plazentare Proteohormone

(Human) Choriongonadotropin (HCG). Es ist das vorherrschende Proteohormon im ersten Drittel der Schwangerschaft und wird im Synzytiotrophoblasten synthetisiert.

Funktion. HCG **verhindert** den vorzeitigen Abbau (**Luteolyse**) des Gelbkörpers im Ovar der schwangeren Frau und **stimuliert die Progesteronsynthese** im Corpus luteum graviditatis. Dadurch bleiben Struktur und Funktion des Endometriums als unabdingbare Voraussetzung für das Fortbestehen einer Schwangerschaft erhalten. Störungen der HCG-Biosynthese verursachen einen Schwangerschaftsabbruch. Ferner wird unter dem Einfluß von HCG in den Leydig-Zellen männlicher Feten Testosteron synthetisiert, in der weiblichen Gonade Östrogene bzw. Gestagene, in erster Linie Progesteron.

Klinischer Hinweis. HCG wird über die Niere ausgeschieden. Der Nachweis von HCG im Harn schwangerer Frauen ist bereits frühzeitig möglich und Grundlage des **Schwangerschaftstests**. Der Nachweis von HCG wird heute immunologisch durchgeführt.

Weitere plazentare Proteohormone sind das **Chorionthyrotropin** (HCT = human choriothyrotropin), das **Choriomammatropin** (HCS = human choriomammatropin) und das **Choriocorticotropin** (HCC = human choriocorticotropin).

Funktionen. HCS beeinflußt den Stoffwechsel der Mutter - es hat Anti-Insulin-Effekte, steigert die Lipolyse und verbessert offenbar die Nährstoffversorgung des Fetus. Das HCC besitzt eine ACTH-ähnliche biologische Aktivität.

Plazentare Steroidhormone

Über die sog. materno-feto-plazentare Einheit werden laufend Steroidhormone bzw. deren Vorstufen zwischen Mutter und Fetus ausgetauscht. Dies ist von Bedeutung, da die Plazenta und der Fetus für sich alleine nicht in der Lage sind, alle Produkte oder Zwischenstufen im Steroidhormonstoffwechsel zu bilden. Gegen Ende der Schwangerschaft werden täglich enorme Mengen an Steroidhormonen synthetisiert.

Progesteron. Die **Progesteronsynthese** in der Plazenta verläuft autonom, sie steigt im Laufe der Schwangerschaft stetig an. Das plazentar synthetisierte Progesteron wird zu etwa zwei Dritteln an den Kreislauf der Mutter und zu einem Drittel an den fetalen Kreislauf abgegeben.

Funktion. Die biologische Funktion des plazentaren Progesterons ist die **Ruhigstellung der Uterusmuskulatur**. In den ersten 5–6 Schwangerschaftswochen ist in dieser Hinsicht das ovariell unter dem Einfluß des HCG gebildete Progesteron von Bedeutung, danach überwiegt das plazentare Progesteron.

Östrogene. Auch sie werden in der Plazenta gebildet. Ausgangsstoffe sind die vom Fetus synthetisierten Steroidhormone *Dehydroepiandrosteronsulfat* (DHAS) und das *16α-Hydroxy-DHAS*. Das vorherrschende Östrogen am Ende der Schwangerschaft ist das **Östriol**.

Sonstige Syntheseprodukte der Plazenta

Wachstumsfaktoren. Wachstumsvorgänge in der Schwangerschaft werden durch verschiedene Hormone und wachstumsregulierende Faktoren gesteuert. Das spezielle Wachstum des Feten wird v.a. durch **Insulin** und Insulin-ähnliche Wachstumsfaktoren (**IGFs, Somatomedine**) reguliert. Ein plazentaeigener Wachstumsfaktor wird im Bürstensaum des Synzytiotrophoblasten gebildet, vorwiegend im ersten Trimenon.

Plazentare Liberine und Statine. Im Zytotrophoblast der menschlichen Plazenta werden ferner ein **Gonadoliberin** (GnRH), ein **Corticoliberin** (CTF) und **Somatostatin** gebildet.

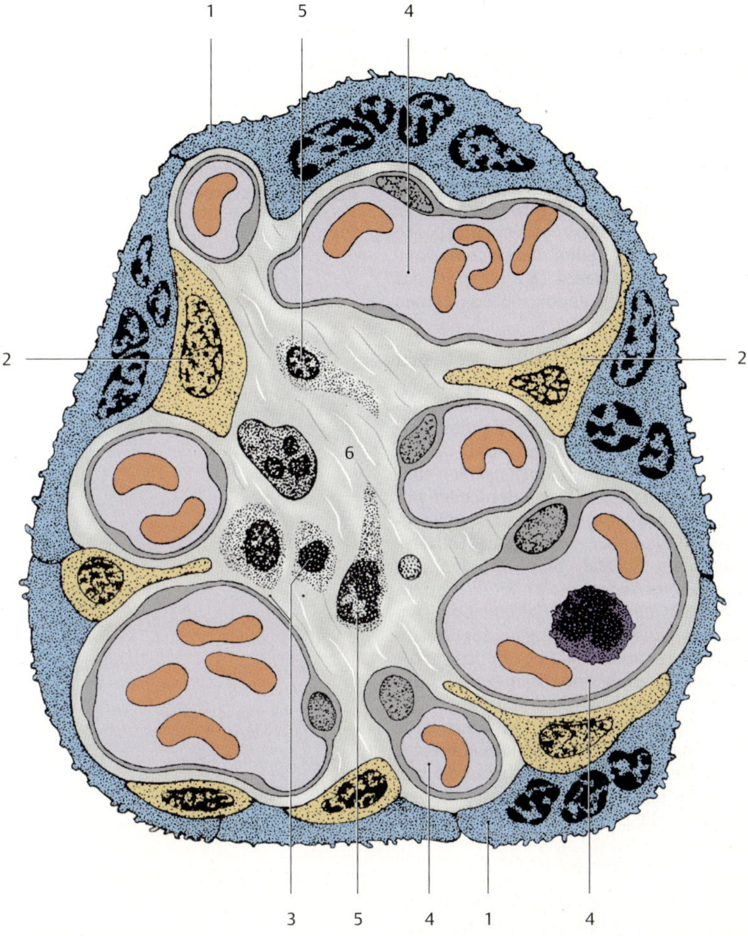

1 Synzytiotrophoblast (an der Oberfläche mit feinen Mikrovilli)
2 Zytotrophoblast, Langhans-Zelle
3 Hofbauerzelle, Makrophage
4 Fetale Kapillaren bzw. Sinusoide mit Erythrozyten
5 Fibroblast
6 Chorionmesoderm

Querschnitt durch eine Terminalzotte aus der reifen menschlichen Plazenta, elektronenmikroskopische Dimension

Atriale Peptide – Herzhormone

In den dünnwandigen, trabekulären Anteilen der **Herzvorhöfe** und der **Herzohren** (**A1**) kommen Herzmuskelzellen vor, die membranumhüllte Granula (**B4**) enthalten und sich dadurch von den übrigen „Arbeitsherzmuskelzellen" unterscheiden. In diesen Granula wird ein von den Myokardiozyten selbst gebildetes Hormon gespeichert, das **Atriale natriuretische Peptid (ANP)** (Synonyma: Cardiodilatin/CDD bzw. Atriopeptid). Die hormonbildenden Zellen des Herzens werden **myoendokrine Zellen** (**B**) genannt; das Herz übt also auch endokrine Funktionen aus.

Atriale myoendokrine Zelle. Sie besitzt wie die ventrikulären Myokardiozyten einen oder mehrere zentral gelegene längliche Kerne, die von einem ausgedehnten Sarkoplasma mit Myofibrillen und dazwischengelagerten Mitochondriensäulen umgeben sind. Im Gegensatz zu den Zellen der Ventrikelmuskulatur besitzen die myoendokrinen Zellen aber einen **gut ausgebildeten sekretorischen Apparat**. Hier befinden sich Profile des *rauhen endoplasmatischen Retikulums* (**B2**), ein stark entfalteter *Golgi-Apparat* (**B3**) und Anhäufungen der *spezifischen Sekretgranula* (**B4**), die offenbar in die Nähe des Plasmalemms gelangen und auf einen entsprechenden Reiz hin durch Exozytose freigesetzt werden. Myoendokrine Zellen erhalten zudem **zahlreiche Afferenzen** über ein Nervengeflecht katecholaminerger, cholinerger und peptiderger Fasern, die vermutlich für die Sekretionsstimulation eine Rolle spielen.

B5 Kapillare

Funktion. Die Herzhormone spielen für die Regulation des Blutdrucks, des Blutvolumens und des Wasser-Elektrolyt-Haushaltes eine wichtige Rolle. **Zielorgane** sind die *Niere*, die *glatte Gefäßmuskulatur*, die *Nebennierenrinde* und offenbar auch die *Hypophyse*. Die atrialen Peptide **senken das Blutvolumen und den Blutdruck**: In der Niere wird das arterielle Segment der kortikalen Blutgefäße dilatiert, das Vas efferens hingegen kontrahiert. Der glomeruläre Filter erweitert sich, wodurch der tubuläre Transport beeinflußt und das Sekretionsverhalten des juxtaglomerulären Apparates verändert werden. Einen wichtigen Einfluß haben atriale Peptide auf die Aldosteron-produzierenden Glomerulosazellen der Nebennierenrinde sowie auf die Vasopressin-Freisetzung in der Neurohypophyse. Beide Systeme werden in ihrer Aktivität gehemmt, was letztendlich wiederum zu einer Blutvolumen- und Blutdrucksenkung führt.

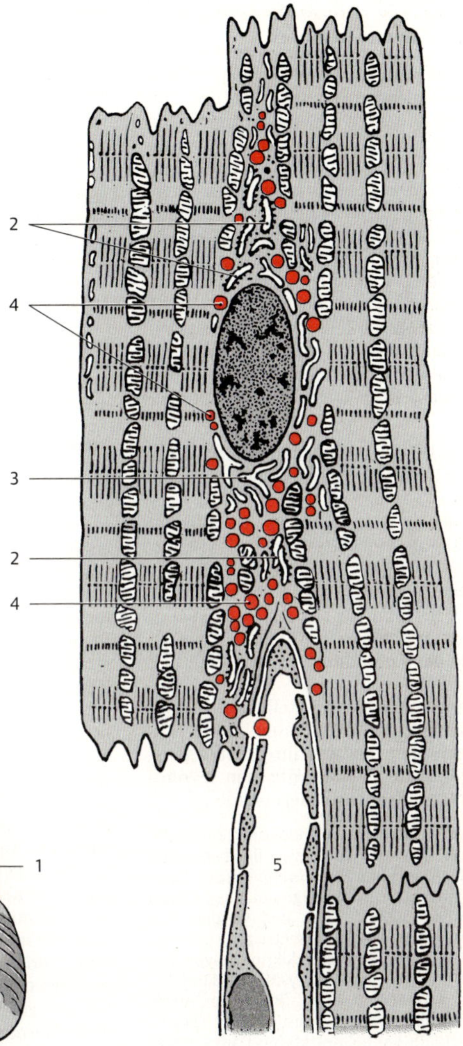

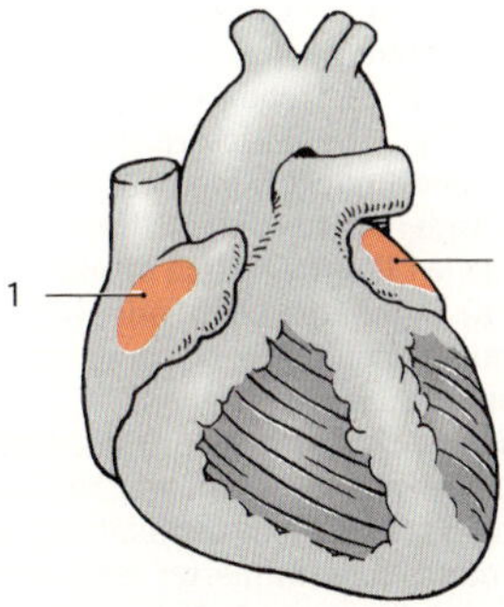

A Lokalisation der endokrinen Zellen in den Herzatrien

B Myoendokrine Zelle, elektronenmikroskopische Dimension

Disseminierte endokrine Zellen in verschiedenen Organen

Neben den kompakten endokrinen Drüsen kommen **endokrine Einzelzellen** in den Epithelverbänden verschiedener Organe vor. In ihrer Gesamtheit werden sie als disseminiertes oder diffuses endokrines Zellsystem bezeichnet. Die zugehörigen Zellen (etwa 40 verschiedene) enthalten **biogene Monoamine**, die sie durch Aufnahme und Decarboxylierung von Aminausgangssubstanzen bilden (**APUD-Zellkonzept**), auch diffuses neuroendokrines System, **DNES**, genannt). Da viele endokrine Zellen sowohl rezeptorische als auch effektorische Funktionen besitzen und damit Sinnes- und Nervenzellen ähneln, werden sie auch als **Paraneurone** bezeichnet.

Die polar differenzierten disseminierten endokrinen Zellen lassen sich in zwei Gruppen einteilen:
Zellen des offenen Typs (A1). Ihr apikaler schmaler Pol erreicht das Lumen des betreffenden Hohlorgans. Sie tragen Mikrovilli (**A2**). Der Zellapex fungiert vermutlich als Rezeptor für luminale chemische Reize.
Zellen des geschlossenen Typs (A3). Sie besitzen keine Verbindung zur freien Epitheloberfläche.
Unabhängig von dieser Einteilung sind etwa 16 verschiedene Typen disseminierter endokriner Zellen anhand ihrer Sekretionsprodukte sowie ihrer spezifischen sekretorischen Granula differenziert worden.

Entero-endokrine Zellen. Die endokrinen Zellen des Magen-Darm-Traktes sind oval, flaschen- oder pyramidenförmig und sitzen breitbasig der Basallamina (**AC6**) auf. Ihre Sekretgranula liegen basal (**„basalgekörnte Zellen“**) (**B8**), und werden dort durch Exozytose (**AC4**) ausgeschleust.
Einige „klassische“ entero-endokrine Polypeptidhormone (z. B. Gastrin, Cholezystokinin) kommen auch im endokrinen Pankreas (S. 324) vor. Andererseits werden typische Hormone der Langerhans-Inseln im Epithel des Magen-Darm-Traktes gefunden. Deshalb werden die zugehörigen Hormon-produzierenden Zellen auch unter dem Begriff Gastro-entero-pankreatisches-(**GEP**)-**System** zusammengefaßt.
Magen. Hier überwiegen endokrine Zellen vom geschlossenen Typ. In Fundus und Korpus sind sie gleichmäßig im Epithel der Hauptdrüsen verteilt.
Dünndarm. Das Duodenum, bevorzugt der Bulbus duodeni, enthält zahlreiche endokrine Zellen im Krypten-, vereinzelt auch im Zottenepithel sowie in den Glandulae duodenales. Im Jejunum und Ileum nimmt deren Zahl ab. **Paneth-Zellen** (**B9**) sind apikal gekörnte Zellen, deren Granula Enzyme enthalten, u. a. *Lysozym*.
Dickdarm. Endokrine Zellen finden sich überwiegend im Grunde der Krypten.
Respirationstrakt. Die endokrinen Zellen kommen einzeln im Epithel von Trachea und Bronchien vor, gruppenweise im Bereich der Bronchiolen. Da sie enge Beziehungen zu Nervenfasern haben, werden sie als **neuro-epitheliale Körperchen** bezeichnet. Hierbei handelt es sich vermutlich um *Chemorezeptoren*, die auf Veränderungen des O_2- bzw. CO_2-Gehaltes der Atemluft ansprechen.
Urogenitaltrakt. Endokrine Zellen liegen im Epithel der Urethra, in den Glandulae urethrales und in den Bartholin-Drüsen der Frau.

Steuerung und Wirkungsweise

Disseminierte endokrine Zellen werden über den Blutweg und/oder über das autonome Nervensystem gesteuert (**Innervation auf Distanz**). Zahlreiche der von den endokrinen Zellen gebildeten Hormone erreichen ihre Zielzellen gleichfalls auf dem Blutweg (**endokrine Wirkungsweise AC5**).
Einige Hormone (Amine oder Peptide) besitzen lokal begrenzte Wirkungen (**parakrine Wirkungsweise**) und beeinflussen stimulierend oder hemmend benachbarte endokrine Zellen (**AC7**) und normale Epithelzellen (**C10**) des betreffenden Epithelverbandes. Andere mögliche Zielzellen sind glatte Muskelzellen (**C11**), Nervenfasern (**C12**) und freie Zellen des Bindegewebes, z. B. Mastzellen (**C13**). Andere endokrine Zellen regulieren den *lokalen Blutfluß* durch direkte Wirkung auf die Kapillaren (**AC5**) oder indirekt durch Stimulierung der Freisetzung vasoaktiver Substanzen aus Mastzellen.
Einige Hormone werden nach dem **exokrinen Sekretionsmodus** über den apikalen Zellpol abgegeben (**AC4**). Extrazellulär vorhandene Hormone disseminierter endokriner Zellen können über einen Rückkopplungsmechanismus das Sekretionsverhalten des betreffenden endokrinen Zelltyps beeinflussen (**autokrine Wirkungsweise**).

Klinischer Hinweis. Disseminierte endokrine Zellen können Tumore (neuroendokrine Tumore – **NET**) entwickeln (z. B. benigne Adenome, bösartige Karzinome, Karzinoide).

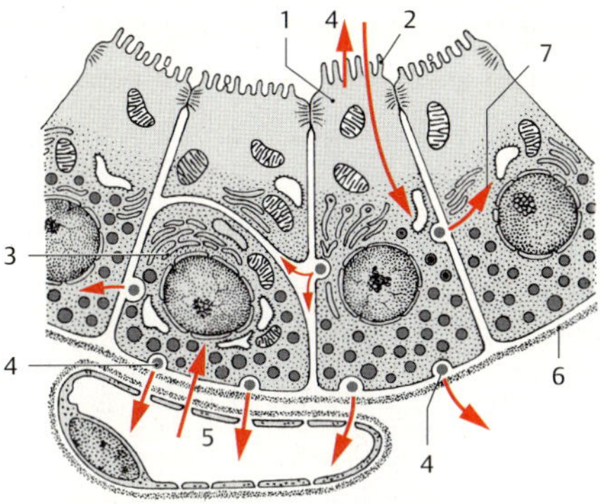

A Endokrine Zellen, offener und geschlossener Typ, elektronenmikroskopische Dimension

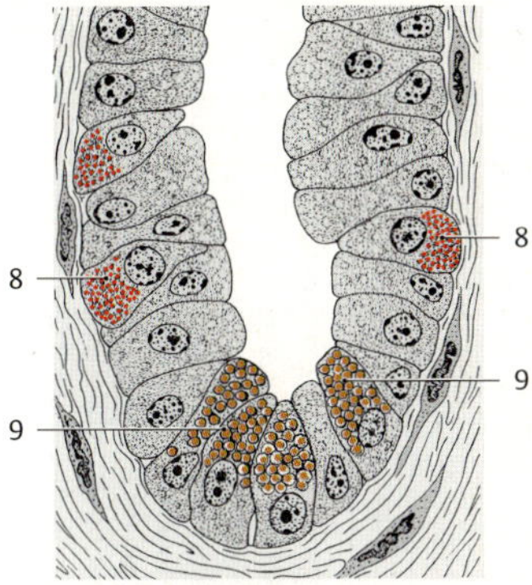

B Basalgekörnte Zellen und Paneth-Zellen im Duodenum des Menschen

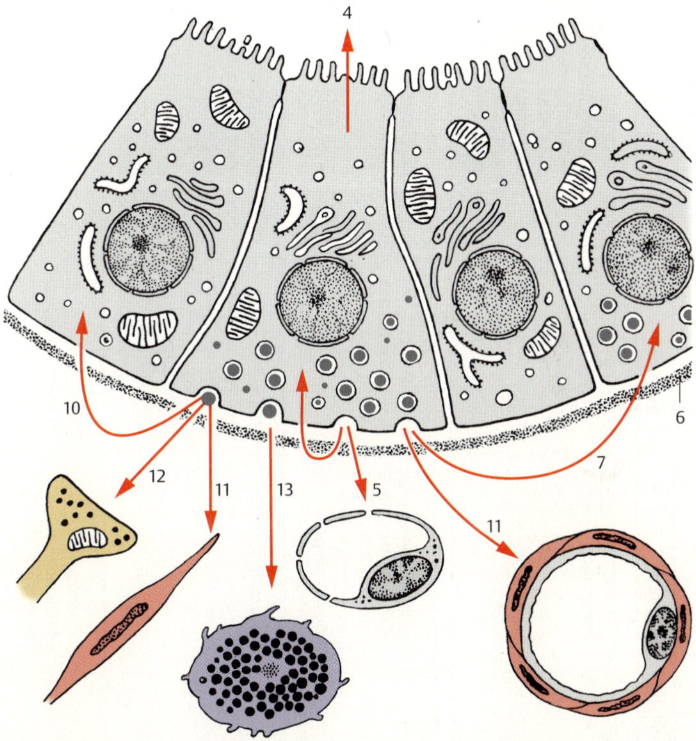

C Endokrine Drüsenzellen mit parakriner Wirkungsweise, elektronenmikroskopische Dimension

Syntheseprodukte disseminierter endokriner Zellen und ihre Wirkungen

Zelltyp	Hormon	Syntheseort	Freisetzungsreize	Wirkung
A	Glukagon	A-Zellen der Langerhans-Inseln	Abfall der Glukosekonzentration im Blut, proteinreiche Mahlzeiten, starke körperliche Arbeit und Streß, Hypoglykämie	In der Leber Gegenspieler von Insulin; Abbau von Glykogen (Glykogenolyse) zur Bereitstellung von Glukose aus der Leber, stimuliert die Glukoneogenese und die ß-Oxidation der freien Fettsäuren in der Leber, lipolytische Wirkung im Fettgewebe
B	Insulin (A- und B-Kette) und dessen Vorstufen: Proinsulin, Präproinsulin (Speicherhormon des Körpers)	B-Zellen der Langerhans-Inseln	Anstieg der Glukosekonzentration im Blut	Senkt den Blutzucker (Glukoseutilisation), hemmt den Abbau von Eiweißen und Fetten (lipogene Wirkung), fördert die Glykogenbildung
D	Somatostatin (SIH)	D-Zellen der Langerhans-Inseln; Fundus und Pylorus des Magens, Dünn- und Dickdarm, Nervenendigungen	Fettsäuren, Glukose, Peptide und Gallensäuren im Dünndarm	Senkt die Magensaftsekretion und die Gastrinfreisetzung, senkt die Vagusaktivität, die interdigestive Motilität, die VIP- und Motilinfreisetzung und die Nahrungsabsorption im Dünndarm
D1	Vasoaktives intestinales Polypeptid (VIP)	Nervenzellen, Nervenendigungen	Neurotransmitter	Bewirkt Relaxation glatter Muskulatur (Vasodilatation, Sphinkterkontrolle), stimuliert die Darmsekretion und die Freisetzung mehrerer Hormone, hemmt die Magensäurefreisetzung

EC	Serotonin (5-OH-Tryptamin)	Als "enterochromaffine Zellen" in Pylorus, Dünn- und Dickdarm, vereinzelt im Pankreas und in den Bronchien, ZNS	?	Wirkt kontrahierend auf die glatte Muskulatur der Gefäße, der Darmwand und der Bronchien, steigert die cholinerge sekretomotorische Nervenaktivität
ECL	Histamin	Als "enterochromaffine Zellen" im Magenfundus, Mastzellen	Erhöhte Aktivität des N. vagus	Steigert die HCl- und Pepsinogensekretion, verstärkt lokal die Durchlässigkeit von Kapillaren
ENK	Enkephaline	Magen, vorwiegend Antrum, Dünn- und Dickdarm; Nervenendigungen	?	Inhibieren die Wirkung von Somatostatin
G	Gastrin	Pylorus und Duodenum	Peptide im Magen; erhöhter pH des Magensaftes, vagale Efferenzen und hohe Katecholaminkonzentrationen im Plasma	Stimuliert die HCl-Sekretion der Belegzellen und die Pepsinogensekretion, erhöht die Magenmotilität, besonders die Peristaltik des Magenantrums, stimuliert die Sekretion des exokrinen Pankreas, die Gallensekretion und die Kontraktion der Gallenblase (CCK-Wirkung); vermindert die Wasser- und Elektrolytresorption im Dünndarm; es wirkt trophisch (wachstumsfördernd) auf die Epithelzellen in Magen und Duodenum
GRP	Gastrin-releasing-peptide (GRP = Bombesin)	Magen und Duodenum, Bronchien, Nervenendigungen	Erhöhte Pankreassekretion; erhöhte CCK-Freisetzung	Stimuliert die Freisetzung von Gastrin und damit die Magensäuresekretion; in den Bronchien vermutlich parakrine Wirkungen auf die glatte Muskulatur der Bronchialwand

Syntheseprodukte disseminierter endokriner Zellen und ihre Wirkungen (Fortsetzung)

Zelltyp	Hormon	Syntheseort	Freisetzungsreize	Wirkung
I	Cholezystokinin (CCK) (Pankreozymin)	Duodenum und Jejunum	Fettsäuren, Aminosäuren, Peptide und Trypsin im Duodenum; erniedrigter pH im Darm	Stimuliert die Pankreasenzym-, die Pepsinogen- und die Gallengangsekretion, steigert die Gallenblasenkontraktion, vermindert die HCl-Sekretion, stimuliert die Inselzellen und wirkt trophisch für das Pankreas; potenziert die Sekretinwirkung; vermittelt das Gefühl der Sättigung ('Sattheitshormon')
K	Glucose-dependent insulin-releasing peptide (GIP)	Jejunum	Fettsäuren, Aminosäuren und Glukose im Duodenum; niedriger pH-Wert im Duodenum	Antagonist zum Gastrin; fördert die Insulinsekretion, hemmt die HCl-Sekretion und die Magenmotilität
L	Enteroglukagon	Dünndarm und Kolon	Fettsäuren und Glukose im Ileum	Wie die A-Zellen des Inselorgans; hemmt die Magen- und Darmmotilität; trophisch für die Epithelzellen in den Darmkrypten
Mo	Motilin	Duodenum	Fett- und Gallensäuren im Duodenum; erniedrigte Somatostatinspiegel	Stimuliert die Magenentleerung und die Magenmotorik
N	Neurotensin (NT)	Duodenum	Fettsäuren im Dünndarm	Hemmt die Magensaftsekretion; bewirkt, nach einer Mahlzeit an das Blut abgegeben, Hyperglykämie
P	Pancreatic polypeptide (PP)	Inselorgan	Peptide im Dünndarm; Vagusaktivität	?

S	Sekretin	Duodenum und Jejunum	Erniedrigter pH-Wert im Duodenum; Gallen- und Fettsäuren im Duodenum	Abgabe eines HCO_3-reichen Pankreassekretes; stimuliert die Abgabe von Pepsin und die Darm-, Pankreas- und Gallensekretion; hemmt die Magenentleerung und ist antitrophisch für das Magenepithel
T	Tetragastrin (TG)	Dünndarm	?	?
	Neuropeptid (NPY)	Nervenendigungen	Neurotransmitter	Potenziert Noradrenalin
	Substanz P	Nervenendigungen	Neurotransmitter	Stimuliert die Kontraktion der glatten Muskulatur und die Sekretomotorik

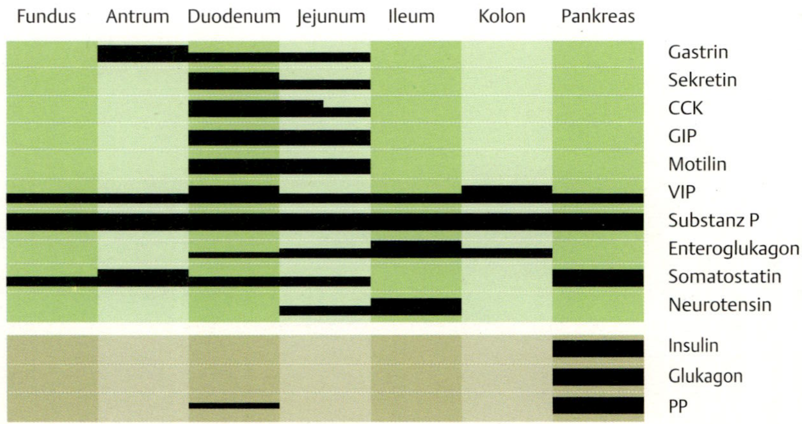

Verteilung einer Auswahl gastrointestinaler endokriner Zellen beim Menschen

Hämolymphatisches System

Blut

Blutbestandteile

Das Blut besteht aus einer gerinnungsfähigen Flüssigkeit, dem **Blutplasma**, und aus geformten Bestandteilen, den **Blutzellen**, die im Blutplasma suspendiert sind. Läßt man Blut gerinnen und zentrifugiert dann, erhält man **Blutserum** (= Blutplasma ohne gerinnungsaktive Proteine).

Blutmenge. Sie ist eine **Funktion des Körpergewichts**. Eine normale Blutmenge (etwa 8% = 1/12 des Körpergewichtes) ist zur Aufrechterhaltung des Kreislaufs und des inneren Milieus erforderlich. Als **Hämatokrit** bezeichnet man den prozentualen Volumenanteil der Blutzellen pro Einheit Blutvolumen. Er beträgt im Mittel 45%.

Funktion. Das Blut vermittelt den **Stoffaustausch** der Zellen (Zufuhr von Sauerstoff und Nährstoffen, Abtransport von CO_2 und Stoffwechselendprodukten) und dient ferner dem **Transport** von Hormonen, Antikörpern und Abwehrzellen sowie der konvektiven Wärmeabgabe über die Haut.

Erythrozyten. Ihre Zahl hängt vom O_2-Bedarf des Körpers und vom O_2-Angebot ab. Der menschliche Erythrozyt ist zellkernfrei und mißt etwa 7,7 µm im Durchmesser (S. 345). Er hat aufgrund seiner bikonkaven Scheibenform eine optimale Gasaustauschfläche, seine Verformbarkeit ist für die Mikrozirkulation bedeutsam. Sein Inhalt besteht zu über 90% aus dem eisenhaltigen **Hämoglobin**, welches das Blut im oxygenierten Zustand hellrot, im desoxygenierten dunkelrot erscheinen läßt. Jugendliche Erythrozyten im Blut (etwa 1%) heißen **Retikulozyten**. Sie enthalten basophile Granula und netzartige Strukturen (*Substantia reticulogranulofilamentosa*). Die **Lebensdauer** der Erythrozyten beträgt 100 bis 120 Tage. Danach werden sie v.a. in der Milz abgebaut. Aus den eisenfreien Hämoglobinanteilen entstehen in der Leber Gallenfarbstoffe, das Eisen wird bei der Erythropoese im Knochenmark wieder verwendet.

Klinischer Hinweis. Eine **Zunahme von Retikulozyten** im peripheren Blut tritt nach Blutverlusten auf und ist Zeichen einer gesteigerten Erythrozytenneubildung. Eine starke Erhöhung der Erythrozyten im Blut heißt **Polyglobulie**, eine Erniedrigung **Anämie**. Erythrozyten tragen auf ihrer Oberfläche unterschiedliche zuckerhaltige Makromoleküle, Glykolipide bzw. Glykoproteine (*Glykocalyx*), die antigene Eigenschaften besitzen. Diese bestimmen die Blutgruppenindividualität im **AB0-System**.

Leukozyten. Die weißen Blutkörperchen sind amöboid beweglich. Sie stehen im Dienste der Infekt- und Fremdkörperabwehr, ihre Zahl schwankt tageszeitlich und ist abhängig von Faktoren wie Verdauungstätigkeit, körperliche Arbeit, etc. Eine Vermehrung über 10000/mm^3 nennt man **Leukozytose**, eine Verminderung unter 2000/mm^3 **Leukopenie**. Zu den Leukozyten rechnet man *Granulozyten, Monozyten* und *Lymphozyten*.

Granulozyten. Ihr Zellkern ist gelappt und durch Einschnürungen in einzelne Segmente gegliedert - **segmentkernige** Granulozyten. Die Segmentierung fehlt bei jugendlichen Zellen - **stabkernige** Granulozyten. Je nach Anfärbbarkeit der Granula unterscheidet man 3 Zelltypen: **Neutrophile** Granulozyten besitzen kleine azurophile Granula, die *lysosomale Enzyme* und *bakterizide Stoffe* enthalten. **Eosinophile** Granulozyten mit dicht liegenden eosinophilen Granula sind wie die Neutrophilen zur *Phagozytose*, vor allem von Antigen-Antikörper-Komplexen, befähigt und an der *Begrenzung allergischer Reaktionen* beteiligt. Ihr Kern ist weniger segmentiert. **Basophile** Granulozyten beherbergen plumpe, nicht segmentierte Kerne und grobe Granula, die sich mit basischen Farbstoffen blauschwarz anfärben. Die Granula enthalten das gerinnungshemmende *Heparin* sowie *Histamin*, das die Gefäßdurchlässigkeit steigert und allergische Sofortreaktionen auslöst, ferner *chemotaktische Faktoren*. Eine Verminderung der Granulozyten führt zur **Agranulozytose**.

Thrombozyten. Die Blutplättchen sind keine eigenständigen Zellen, sondern unregelmäßig geformte *Zytoplasmaabschnürungen von Megakaryozyten*. Sie zerfallen leicht und setzen dabei die gerinnungsfördernde *Thrombokinase* frei, ferner transportieren sie das lokal vasokonstriktorische *Serotonin*.

A Abkömmlinge des roten Knochenmarks

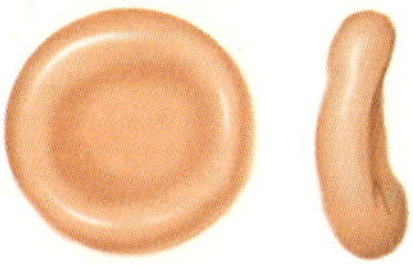

Rote Blutkörperchen (Erythrozyten)

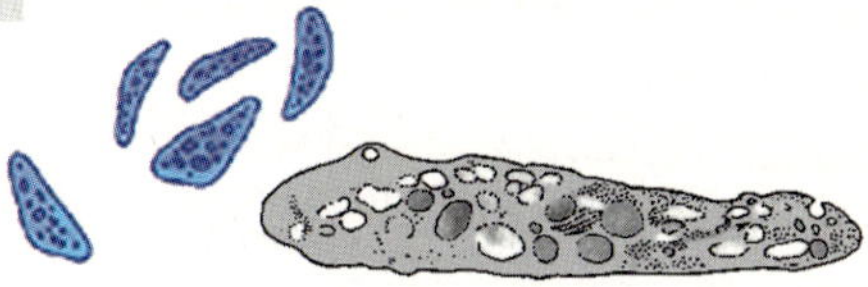

Blutplättchen (Thrombozyten), licht- und elektronenmikroskopisch

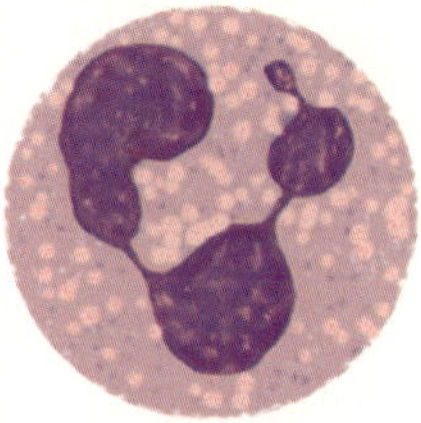

Neutrophiler Granulozyt

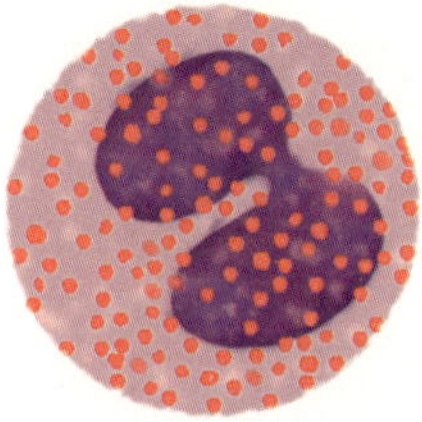

Eosinophiler Granulozyt

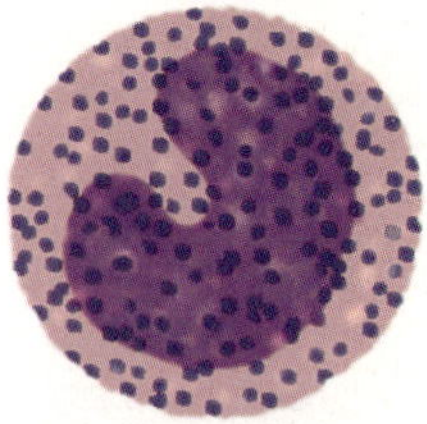

Basophiler Granulozyt

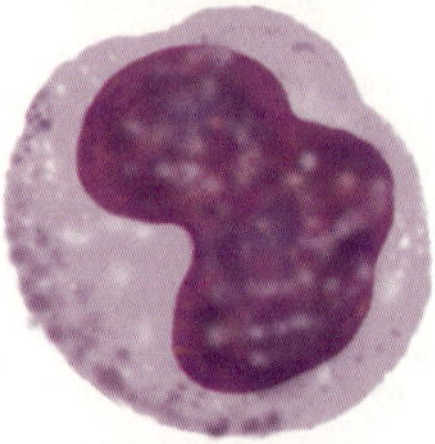

Monozyt

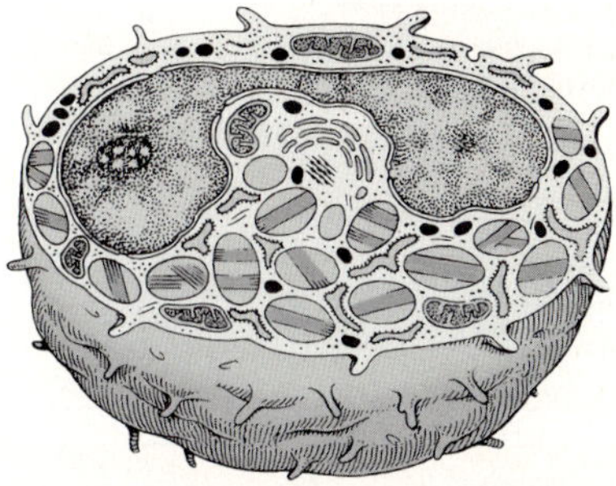

Eosinophiler Granulozyt, elektronenmikroskopische Dimension

B Abkömmlinge der lymphatischen Organe

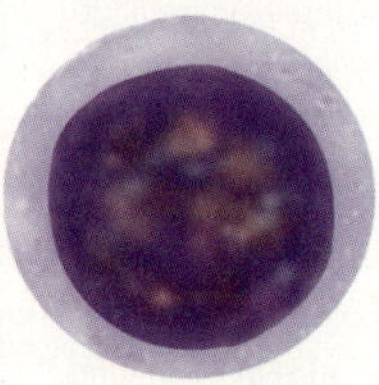

Kleiner Lymphozyt

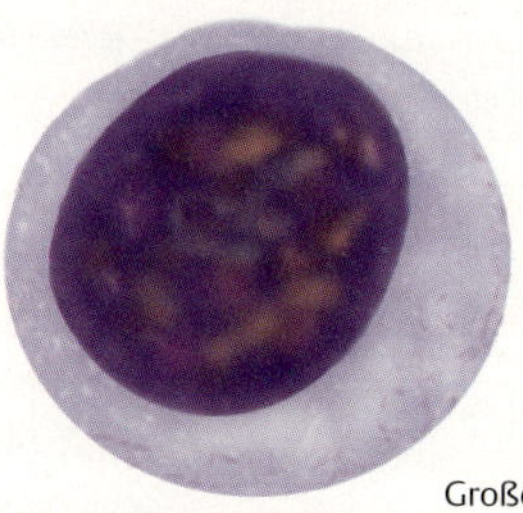

Großer Lymphozyt

Normalwerte der Blutzellen im Differentialblutbild und ihre Funktionen

Zelltyp	Anzahl pro µl Blut (Normalbereich)	Prozent der Leukozyten (Mittelwert)	Lebensdauer – Verweildauer im Blut	Funktion
Gesamt-leukozytenzahl	7000 (2800 – 11200)	100		Abwehrvorgänge im Organismus
Neutrophile Granulozyten	4250 (2200 – 6300)	60	7 – 14 Stunden	Mikrophagen, Chemotaxis, Phagozytose, Leukodiapedese, Bakterizidie, Lyse; Bildung von Lysozym, Laktoferrin, O_2-Radikale
• Segment-kernige	3575 (1100 – 6050)	51		
• Stabkernige	650 (100 – 1200)	9		
Eosinophile Granulozyten	200 (0 – 400)	2,8	1 – 2 Tage	Abwehr von Parasiten, z. B. Fadenwürmern (Nematoden), Synergie mit Mastzellen und basophilen Granulozyten, z. B. bei allergischen Reaktionen
Basophile Granulozyten	35 (0 – 70)	0,5	5 – 6 Stunden	Freisetzung von Histamin und Heparin, Abwehr von Parasiten und Helminthen
Monozyten	485 (70 – 900)	6,9	5 – 7 Tage	Vorläuferzellen des mononukleären Phagozytensystems (S. 350), Makrophagen
Lymphozyten	2150 (1000 – 3300)	30,7	Monate – Jahre	B- und T-Lymphozyten, humorale und zellvermittelte Immunität
Erythrozyten	♂ 4,5 – 5,5 Mill ♀ 4,0 – 5,0 Mill		ca. 120 Tage	Transport von Sauerstoff, CO_2 / O_2-Austausch in der Lunge
Thrombozyten	150000 – 450000		9 – 12 Tage	Blutstillung und Blutgerinnung

Größenverhältnisse (Durchmesser) der verschiedenen Blutzellen

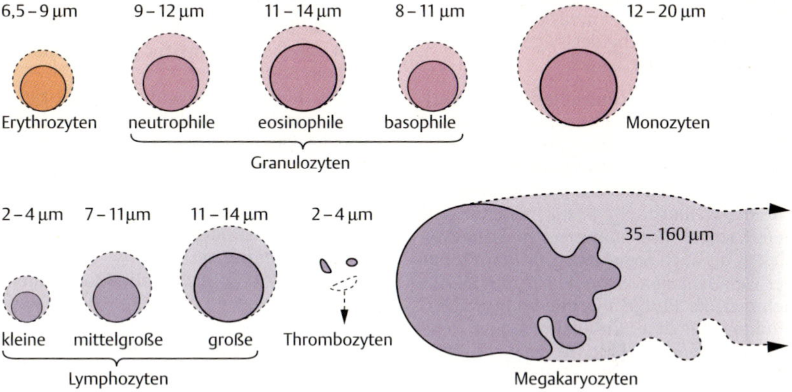

Wichtige Plasmaproteine und ihre Funktionen

Protein	Konzentration g/l	Funktionen
Albumin	35 – 40	Aufrechterhaltung des kolloidosmotischen Drucks im Blut; Transport von Ca^{2+}, Bilirubin, Fettsäuren und anderen lipophilen Substanzen
α_1-Globuline	3 – 6	Transport von Lipiden und Lipoproteinen, Thyroxin und NN-Rinden-Hormonen
α_2-Globuline	4 – 9	Oxidasefunktion, Plasmainhibitor
β-Globuline	6 – 11	Transport von Lipoproteinen und Eisen, Komplementproteine
γ- oder Immunglobuline (IgA, IgD, IgE, IgG, IgM)	13 – 17	Mehrzahl der zirkulierenden Antikörper, Abwehrvorgänge
Fibrinogen	2 – 4,5	Blutgerinnung (Vorstufe von Fibrin)
Prothrombin	0,13 – 0,15	Blutgerinnung (Vorstufe von Thrombin)

Blutbildung

Pränatale Blutbildung

Der Ort der embryonalen und fetalen Blutbildung, **Hämatopoese**, wechselt während der vorgeburtlichen Entwicklung mehrere Male. Man unterscheidet folgende Blutbildungsperioden (**C**):

Megaloblastische (mesoblastische) Periode. Die erste Blutbildung beginnt etwa 2 Wochen nach Befruchtung im **extraembryonalen Mesoderm** der **Dottersackwand** und des **embryonalen Bauchstieles**. Das Mesenchym dieser als Blutinseln bezeichneten Herde liefert sowohl Blutstammzellen, **Hämozytoblasten**, als auch **Angioblasten**, primäre Zellen der Gefäßanlagen. Ende der dritten Woche nehmen die Blutgefäße des Embryos Verbindung mit den extraembryonalen Gefäßen auf und führen Blut. Die noch kernhaltigen großen Erythrozyten (Durchmesser 15–18 μm) heißen *Megaloblasten*. Granulozyten und Lymphozyten fehlen. Die megaloblastische Periode dauert bis Ende des 3. Fetalmonats.

Hepatolienale Periode. Mit Beginn der 6. (7.) Embryonalwoche beteiligt sich auch das **mesenchymale Gewebe** von **Leber, Milz und Lymphknoten** an der Blutbildung. Die *Erythrozyten* verlieren den Kern und erreichen normale Größe, unreife Formen werden weniger. *Megakaryozyten* und *Granulozyten* treten auf. Die hepatolienale Periode klingt vom 5. Schwangerschaftsmonat an allmählich ab.

Medulläre (myeloische) Periode. Im 5. Fetalmonat setzt Blutbildung im **Knochenmark** aller Knochen, den definitiven Blutbildungsstätten, ein („rotes Knochenmark"). Die zunächst noch unreifen *Granulozyten* sind am Ende des 6. Monats weitgehend ausdifferenziert, *Monozyten* entstehen. *Lymphozyten* werden im 4. Monat zuerst in der Leber, dann im Knochenmark gebildet. Von hier aus wandern sie teils in den Thymus ein und besiedeln im Anschluß als *T-Lymphozyten* die lymphatischen Organe, wo sie sich weiter vermehren, teils gelangen sie als künftige *B-Lymphozyten* aus dem Knochenmark direkt in die peripheren lymphatischen Organe (spezifisches Abwehrsystem, S. 350).

Postnatale Blutbildung

Nachgeburtlich entstehen Blutzellen v. a. im roten Knochenmark, **Medulla ossium rubra** (**A**), die Lymphozyten vermehren sich in den **lymphatischen Organen** Thymus, Lymphknoten und Milz. Die Lymphozytopoese erreicht um das 6. Lebensjahr die Größenordnung des Erwachsenen.

Mit Abschluß des Längenwachstums zieht sich die medulläre Blutbildung auf das **Mark der Röhrenknochenepiphysen** sowie der **kurzen platten Knochen** zurück. Bei chronischen Blutverlusten oder bei Schädigung des Knochenmarks kann die Blutbildung in den Diaphysen und im Bindegewebe von Leber und Milz wieder einsetzen.

Knochenmark. Es nimmt die Markhöhlen der Röhrenknochen und die Lücken der Spongiosa ein. Als Markorgan wiegt es etwa 2000 g. Die Hälfte davon ist beim Erwachsenen rotes, die andere Hälfte gelbes Knochenmark (Fettmark).

Das **rote Knochenmark** beherbergt zwischen Knochenbälkchen und Fettzellen (**B1**) gelegenes *retikuläres Bindegewebe* (fibroblastische Retikulumzellen) (**B2**), in dessen Maschen die *hämatopoetischen Herde* liegen (Zellen der *Erythrozytopoese* **B3**, der *Granulozytopoese* sowie *Knochenmarksriesenzellen* **B4** für die Thrombozytopoese). Es wird von weiten *Blutsinus mit fenestriertem Endothel* durchzogen, die aus den Vasa nutricia des Knochens hervorgehen. Ausgereifte Blutzellen gelangen durch Lücken in den Endothelzellen in die Marksinus. Diese münden in Markvenen, die den gleichen Verlauf wie die Arterien nehmen. Das Knochenmark enthält keine Lymphgefäße.

B5 Plasmazelle, **B6** neutrophiler Granulozyt, **B7** Myelozyt

Hämozytoblast. Er ist **pluripotente Stammzelle** für die Bildung aller Blutzellen. Er ist funktionell, nicht aber morphologisch eindeutig charakterisiert und ähnelt am ehesten einem mittelgroßen Lymphozyten. Pluripotente Stammzellen können im Ruhezustand verharren oder sich teilen, entweder ohne Änderung ihrer Eigenschaften oder unter Spezialisierung auf eine der verschiedenen Blutzellreihen. Aus dem gemeinsamen Stammbaum (S. 349) zweigt zuerst die lymphozytäre Reihe ab.

Klinischer Hinweis. Eine Vermehrung von Bindegewebsfasern im Knochenmark wird **Myelofibrose** genannt.

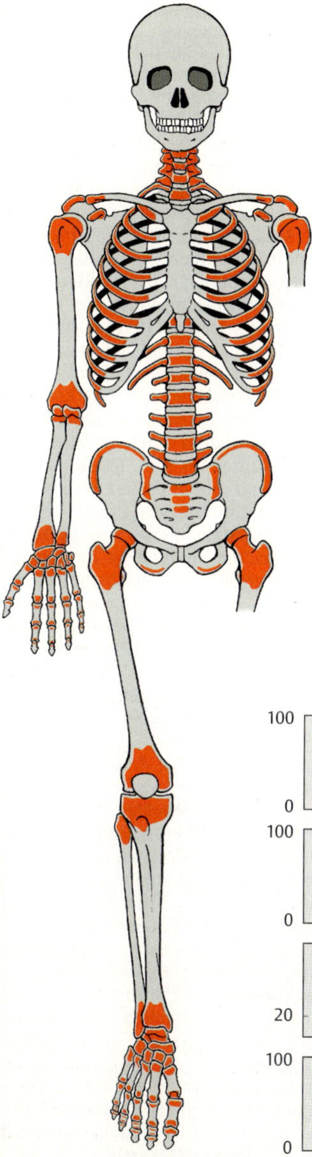

A Rotes Knochenmark beim Erwachsenen

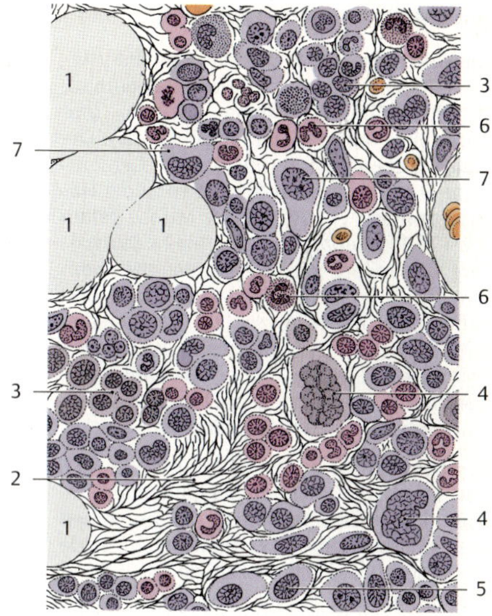

B Schnitt durch das rote Knochenmark

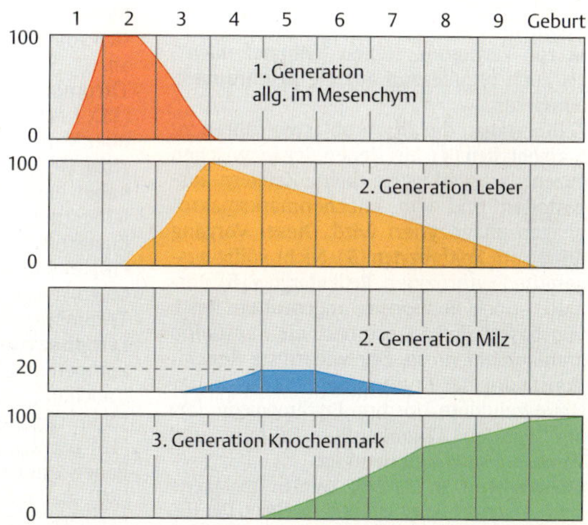

C Blutbildung in der Embryonal- und Fetalzeit

Blutbildung, Fortsetzung

Die Zellen des Blutes und der Abwehrsysteme entstehen teils im roten Knochenmark (Erythro-, Granulo-, Mono-, Lympho- und Thrombozyten), teils in lymphatischen Organen (Zellen des Immunsystems). Gemeinsame Stammzelle aller Blutzellen ist der **Hämozytoblast** (**1**). Aus seiner Mitose gehen zwei Zellen hervor, die eine bleibt pluripotent, die andere wird in Abhängigkeit vom Einwirken verschiedener Wachstums- und Differenzierungsfaktoren zur irreversibel determinierten **Progenitorzelle** (unipotente Stammzelle jeweils einer Blutzellreihe). Vorläuferzellen werden zu **Blasten** und über Zwischenstufen zu **reifen Blutzellen**.

Erythrozytopoese. Ihr gehören etwa 30% der unreifen Knochenmarksblutzellen an. Aus dem **Hämozytoblasten** (**1**) entstehen **Proerythroblast** (**2**) und **Erythroblast** (**3**). Beide sind morphologisch identifizierbar. Die in vier Teilungsschritten verlaufende Proliferation der polychromatischen Erythroblasten führt zur Verkleinerung der Zellen und ihrer Kerne, während die Menge des Hämoglobins zunimmt; die Zellen werden azidophil. Erythroblasten sind meistens perisinusoidal in kleinen Gruppen angeordnet, in deren Zentren ein bis zwei Retikulumzellen liegen, die sowohl Eisen für die Hämsynthese zur Verfügung stellen (*„Ammenzellen"*) als auch regulierend auf die Erythropoese einwirken.

Zellteilungen der Erythroblasten führen zu **Normoblasten** (**4**), aus denen der inzwischen exzentrisch verlagerte dichte Zellkern ausgestoßen und von Knochenmarksmakrophagen phagozytiert wird. Dieser Vorgang führt zum **Erythrozyten** (**5**). Nicht völlig ausgereifte Erythrozyten, **Retikulozyten** (**6**), enthalten noch netzförmig angeordnete Reste von basophilen Ribosomen, die *Substantia granulofilamentosa*. Der wichtigste Regulationsfaktor der Erythropoese ist das in der Niere gebildete Hormon **Erythropoietin**, ferner werden *Vitamin B_{12}*, *Folsäure* und *Wachstumsfaktoren* benötigt.

Eisenkreislauf. In der Milz werden überalterte Erythrozyten phagozytiert und abgebaut. Das Hämoglobineisen wird vorübergehend in den Phagozyten des retikulären Bindegewebes als **Hämosiderin** gespeichert (Nachweis mittels Berliner-Blau-Reaktion). Aus Hämosiderin wird **Ferritin** freigesetzt. Auf dem Blutweg - jeweils zwei Fe^{3+}-Ionen an ein Proteinmolekül **Transferrin** gebunden – gelangt das Eisen ins Knochenmark, wo es von Retikulumzellen aufgenommen und wieder an die umliegenden Erythroblasten abgegeben wird.

Granulozytopoese. Die Entwicklung der drei granulozytären Reihen führt über den kaum mit Granula ausgestatteten **Myeloblasten** (**7**) und den **Promyelozyten** (**8**) zum granulierten **Myelozyten** (**9**). Die Anfärbbarkeit seiner Granula definiert seine Zugehörigkeit zur neutrophilen, eosinophilen oder basophilen Entwicklungslinie, die jeweils über den **Metamyelozyten** (**10**) und den **stabkernigen** (**11**) zum terminal differenzierten **segmentkernigen Granulozyten** (**12**) führt. Kriterium der **Reife** sind *fadenförmige Kerneinschnürungen* mit meist 3–4 Segmenten. Granulozyten wandern durch die Wand der Knochenmarksinus ins Blut. Das Knochenmark beherbergt ein Vielfaches der im Blut zirkulierenden Granulozytenanzahl; bei Bedarf können zusätzliche Zellen rasch mobilisiert werden. Die Neubildung von Granulozyten wird generell von Wachstumsfaktoren stimuliert. Ebenso kann sie generell oder selektiv gehemmt werden, z.B. Reduzierung der Eosinophilen durch Adrenalin oder Glukokortikoide.

Monozytopoese. Monozyten (**13**) leiten sich von **Monoblasten** (**14**) über **Promonozyten** ab.

Thrombozytopoese. Die Megakaryozyten (**15**), Knochenmarksriesenzellen, entstehen über Vorstufen, **Megakaryoblast (16**) und **unreifer Megakaryozyt** (**17**). **Megakaryozyten** (**15**) haben einen großen gelappten Kern und ein feingranuliertes Zytoplasma mit pseudopodienartigen Ausläufern. Die **Thrombozyten** (**18**) entstehen durch Fragmentierung der Megakaryozyten, die nach wiederholter Thrombozytenbildung zugrunde gehen.

Lymphozytopoese. Die immunologisch inkompetenten Vorläuferzellen verlassen das Knochenmark und werden in lymphatischen Organen zu T- oder B-Lymphozyten (**19**) geprägt. Nach Primärkontakt mit Antigenen entstehen T- oder B-**Immunoblasten** (**20**), aus denen bei T-Prägung **Immunozyten** (**21**), bei B-Prägung **Plasmazellen** (**22**) oder **Gedächtniszellen mit T- oder B-Prägung** (**23**) hervorgehen (S. 352).

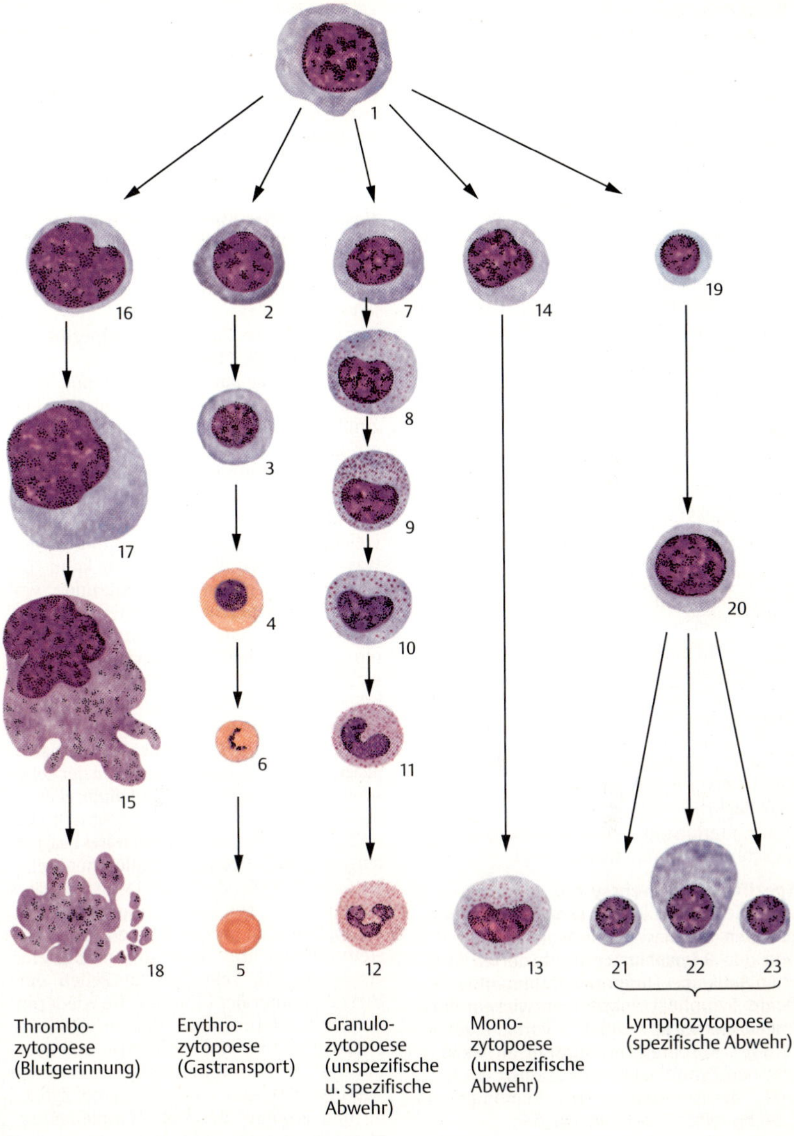

Bildung der Blut- und Abwehrzellen in den Blutbildungsstätten

Abwehrsysteme

Übersicht

Unser Organismus wird täglich mit zahlreichen mikrobiellen Erregern (Bakterien, Viren, Protozoen, Pilzen) und giftigen Fremdstoffen konfrontiert, die über Haut, Magen-Darm-Trakt oder Atemwege in das Körperinnere gelangen. Gemessen an der großen Zahl infektiöser Keime, die unsere Umwelt und die Nahrung besiedeln, erkrankt der Mensch nur selten, und wenn, sind die meisten Infektionen zeitlich begrenzt und hinterlassen kaum bleibende Schäden. Dies verdanken wir einem wirksamen **Immunsystem**, das auf einem komplizierten Zusammenspiel von Zellen und löslichen Proteinen beruht.

Die **Hauptaufgabe** des Immunsystems besteht also darin, das Eindringen infektiöser Mikroorganismen zu verhindern oder bereits eingedrungene Keime und/oder Fremdstoffe zu bekämpfen. Der Begriff „**Immunität**" bezeichnet in diesem Zusammenhang die Fähigkeit, körpereigene („Selbst") von körperfremden („Nicht-selbst") Strukturen zu unterscheiden und gegen „Nicht-selbst" spezifische Antikörper (= *humorale Immunität*) und/oder spezifisch reagierende Lymphozyten (= *zellvermittelte Immunität*) zu bilden. **Antigene** sind lösliche oder partikuläre Substanzen, die eine solche Immunantwort auslösen. Der Kontakt mit dem Antigen hinterläßt im Organismus eine Art Erinnerung, **immunologisches Gedächtnis**, das bei erneuter Konfrontation mit demselben Antigen für eine schnelle Immunantwort sorgt.

Spezifisches Abwehrsystem. Hauptakteure sind die **immunologisch kompetenten T-Lymphozyten** (zelluläre Immunantwort) und die von den **B-Lymphozyten** produzierten löslichen **Antikörper** (humorale Immunantwort). Beide Lymphozytenarten entwickeln ihre **Immunkompetenz** über Vorläuferzellen (S. 348). Körpereigene Substanzen werden von den Lymphozyten als „Selbst" erkannt und im Unterschied zu Fremdmaterial („Nicht-selbst") nicht angegriffen.

Klinischer Hinweis. Das Ausbleiben einer Immunantwort auf körpereigene Komponenten wird als **immunologische Toleranz** bezeichnet. Tritt diese Toleranz gegenüber körperfremden Antigenen auf, können fatale gesundheitliche Folgen resultieren. Umgekehrt führt eine Hyperreagibilität des spezifischen Abwehrsystems zur Zerstörung körpereigener Strukturen und Moleküle und damit zu **Autoimmunerkrankungen**.

Unspezifisches Abwehrsystem. Es hat eine augenblickliche und lokale Vernichtung von Krankheitserregern (Fremdkörpern) sowie von im Körper entstandenen entarteten Zellen zum Ziel.

Die wichtigsten Zellen der unspezifischen Abwehr sind die **Phagozyten**:

Neutrophile Granulozyten (S. 342 ff. und 353**E**) sammeln sich in den ersten Stunden im Entzündungsherd, angelockt durch Krankheitserreger und Zellabbaustoffe. Sie phagozytieren körperfremdes Material und bauen es mit Hilfe *lysosomaler Enzyme* ab. Zugleich scheiden sie *proteolytische Enzyme* zur Erweichung des entzündlichen Infiltrats aus, was zur Abszeßbildung führen kann. Die Granulozyten gehen dabei zugrunde, wodurch Eiterkörperchen entstehen.

Makrophagen (353**G**) stammen von Monozyten ab. Als **mobile „Exsudatmakrophagen"** wandern sie in Entzündungsherde ein und bilden in serösen Höhlen die *Pleura-* und *Peritonealmakrophagen*, in den Lungen die *Alveolarmakrophagen*. **Sessile Gewebsmakrophagen** sind die *Kupffer-Sternzellen* der Leber sowie die *histiozytären Retikulumzellen* in Milz, Lymphknoten und Knochenmark. Diese Zellen werden als **mononukleäres Phagozytensystem, MPS** (früher retikulo-endotheliales System, RES, oder retikulo-histiozytäres System, RHS, genannt), zusammengefaßt. Sie spielen auch im spezifischen Abwehrsystem eine wichtige Rolle und produzieren als hochaktive sekretorische Zellen eine Vielzahl humoraler Faktoren, die wiederum zur Einwanderung und Aktivierung neuer Phagozyten führen. Phagozytose und Zytotoxizität werden durch humorale Faktoren wie Lysozym, Akut-Phase-Proteine, Zytokine und Proteine des sog. Komplementsystems unterstützt. Zu den von Monozyten abstammenden Makrophagen gehören auch die *Osteoklasten*, die Knochen abbauen, und die *Mesogliazellen*, Abwehr- und Abraumzellen im Zentralnervensystem.

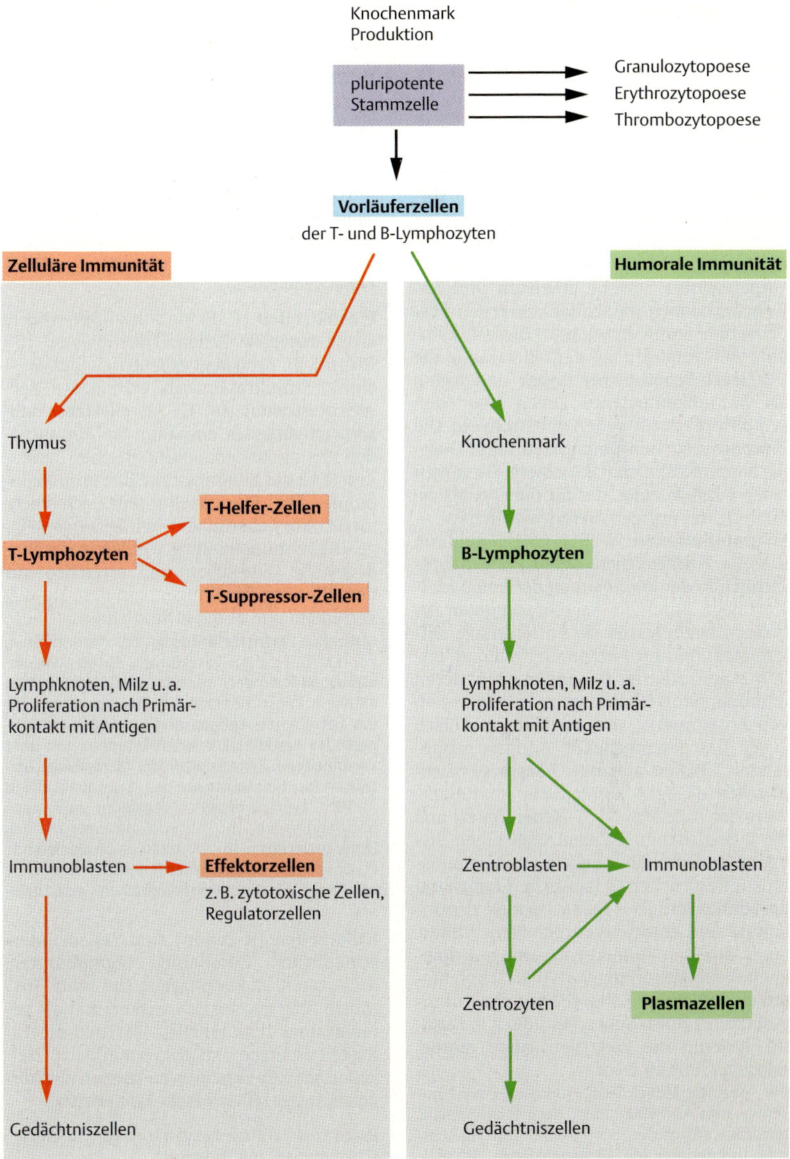

A Zweigleisigkeit des Immunsystems

Zellen des Immunsystems

Die Zellen des spezifischen Immunsystems sind die Lymphozyten (**A**). Man unterscheidet **T-Zellen** und **B-Zellen**. Beide erfüllen ihre Aufgaben in Kooperation mit akzessorischen Zellen.

T-Lymphozyten. Die thymusabhängigen Lymphozyten entwickeln sich in der **Thymusrinde** zu verschiedenen Subtypen (s.u.) und werden einer Auslese unterzogen - nur diejenigen Zellen verlassen den Thymus, die körpereigenes Gewebe erkennen und Abwehrfunktionen ausschließlich gegen körperfremde Stoffe entwickeln. Diese T- Lymphozyten gelangen auf dem Blutweg in die **T-Regionen lymphatischer Organe** und treten als immunkompetente Zellen über den Lymphweg erneut in den Blutstrom ein. Die Lymphozyten sind durch bestimmte Oberflächenmoleküle charakterisiert. Sie tragen einen **T-Zell-Rezeptor**, der für die spezifische Bindung des Antigens verantwortlich ist.

Subpopulationen (S. 351). Hierzu gehören u.a. die **T-Helfer-Zellen**, deren Rolle hauptsächlich in der *Koordination der Immunantwort* liegt. Durch die Ausschüttung von Zytokinen beeinflussen sie Entwicklung, Differenzierung und Aktivierung anderer Immunzellen, z.B. der B-Lymphozyten, deren Immunantwort (Proliferation und Sekretion von Antikörpern) von der Hilfe spezifisch gegen das entsprechende Antigen reagierender T-Zellen abhängt. **T-Suppressor-Lymphozyten** dagegen können die Immunantwort der B-Zellen, der T-Helfer-Zellen und der zytotoxischen T-Zellen über einen bisher noch nicht näher bekannten Mechanismus unterdrücken. **Zytotoxische T-Lymphozyten** können antigene Zellen, speziell virusinfizierte und entartete körpereigene Zellen, durch direkten Kontakt zerstören und spielen bei der Abstoßung von Allotransplantaten eine wichtige Rolle. Die von ihnen freigesetzten zytotoxischen Peptide, z.B. *Perforin*, lysieren die Zielzellen, ohne hierbei selbst zerstört zu werden.

Die Spezifität jeder dieser Funktionen wird mit dem ersten Antigenkontakt, dem **Primärkontakt**, erworben, durch den der T-Lymphozyt zunächst zum proliferierenden **T-Immunoblasten** (**B**) aktiviert wird. Zeitgleich mit der Proliferation der T-Immunoblasten entstehen **Gedächtniszellen**, die langfristig das auslösende Antigen wiedererkennen.

B-Lymphozyten. Sie sind ebenfalls immunkompetente Zellen und vermitteln die spezifische humorale Immunreaktion. Sie tragen auf ihrer Membran **Immunglobulin-Rezeptoren** mit hoher Spezifität. Nach Kontakt mit dem „passenden" Antigen (Schlüssel-Schloß-Prinzip) proliferieren sie und differenzieren sich größtenteils zu Antikörper-produzierenden Plasmazellen (= **direkte Plasmazellbildung**).

Plasmazellen (C, F) sind ausdifferenzierte große **basophile** Zellen (Durchmesser 15–20 µm). Ihr Kern liegt exzentrisch und weist eine lichtmikroskopisch erkennbare **Radspeichenstruktur** auf (**C**). Als **effektivste Antikörperproduzenten** enthalten sie ein ausgedehntes rauhes endoplasmatisches Retikulum (**F1**), die Bildungsstätte der Immunglobuline. Die Plasmazelle teilt sich nicht mehr; ihre Lebensdauer beträgt etwa 4 Tage. Die Immunglobuline werden in das Bindegewebe abgegeben und erreichen auf dem Blutweg das Antigen, mit dem sie sich verbinden und es dabei vernichten.

Indirekte Plasmazellbildung. Bei wiederholtem Kontakt mit einem bestimmten Antigen (**Sekundärkontakt**) werden spezifische **Gedächtniszellen** aktiviert. Diese besitzen bereits Rezeptoren für das betreffende Antigen und entstehen im Rahmen des Erstkontakts aus B-Lymphozyten über verschiedene Zwischenformen (**Zentroblast, Zentrozyt**) im Keimzentrum des Sekundärfollikels (S. 360). Gedächtniszellen reagieren auch noch nach Jahren auf „ihr" Antigen mit einer raschen Differenzierung in Antikörper-produzierende Plasmazellen. Gedächtniszellen bilden damit die zelluläre Basis des immunologischen Gedächtnisses.

Killerzellen (K-Zellen) sind Zellen unterschiedlicher Zuordnung (Lymphozyten, Monozyten, Makrophagen), die ohne Thymusreifung zytotoxisch wirken und als gemeinsames funktionelles Merkmal die Fähigkeit besitzen, antikörpermarkierte Zielzellen selektiv zerstören zu können (**antikörperabhängige zellvermittelte Zytotoxizität**).

E Neutrophiler Granulozyt mit Phagolysosomen, **G** Makrophage mit Phagosom

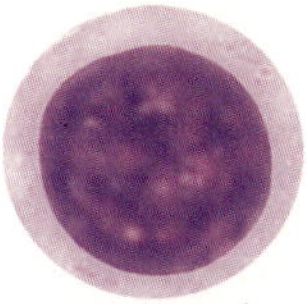

A Lymphozyt

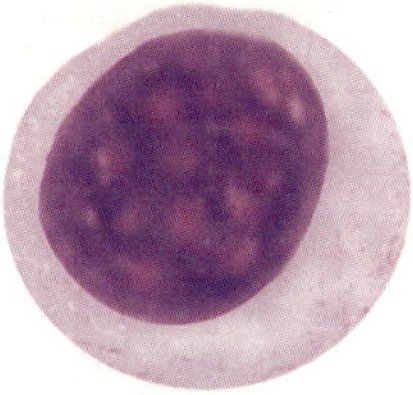

B Immunoblast

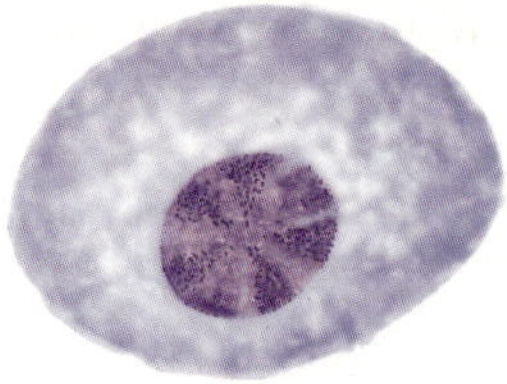

C Plasmazelle, lichtmikroskopisch

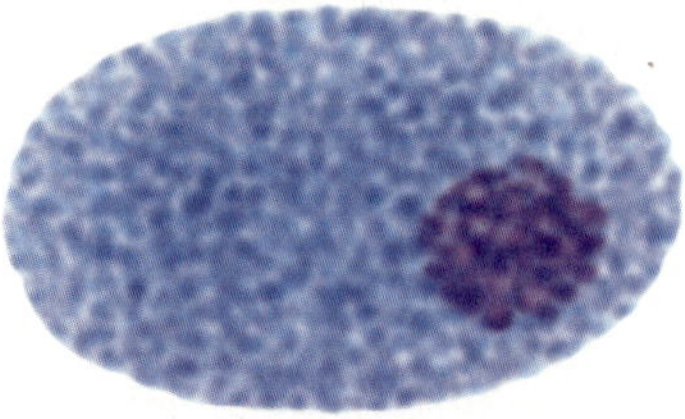

D Mastzelle

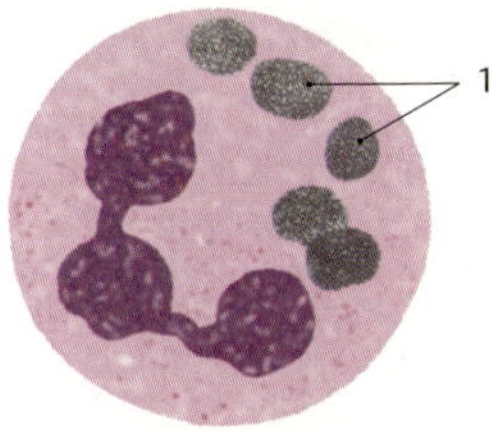

E Neutrophiler Granulozyt mit Phagolysosomen

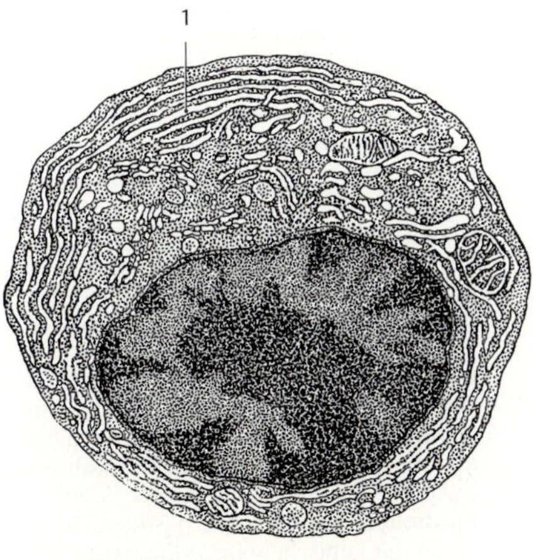

F Plasmazelle, elektronenmikroskopische Dimension

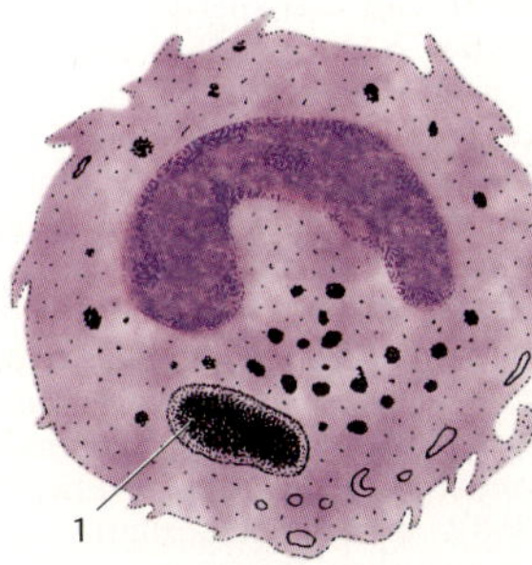

G Makrophage mit Phagosom

Zellen des Immunsystems

Lymphatische Organe

Übersicht

Die lymphatischen Organe sind wichtige Organe des spezifischen Abwehrsystems (S. 350 ff.). Die **primären lymphatischen Organe** dienen der Bildung, Entwicklung und Reifung der Immunzellen. In den **sekundären lymphatischen Organen** findet die Auseinandersetzung der Immunzellen mit Fremdstoffen statt.

Primär lymphatische Organe

Medulla ossium. Das Knochenmark (S. 346) enthält u. a. die aus Hämozytoblasten hervorgegangenen Lymphozytenstammzellen, ferner die Vorläuferzellen des mononukleären Phagozytensystems (MPS).

Thymus, Bries. Er nimmt innerhalb der lymphatischen Organe eine übergeordnete Stellung für die Ausbildung des Immunsystems ein (S. 356).

Sekundär lymphatische Organe

Lymphoepitheliale Organe. Hierzu zählen: *Tonsilla pharyngealis* (Rachenmandel), *Tonsilla palatina* (Gaumenmandel), *Tonsilla lingualis* (Zungenmandel), *Tonsilla tubaria* am Eingang der Ohrtrompete (Tuba auditiva), *Seitenstränge* in der seitlichen und hinteren Pharynxwand (S. 366).

Schleimhaut-assoziiertes lymphatisches Gewebe – Mucosa Associated Lymphoid Tissue, **MALT.** Hierzu zählen: Darm-assoziiertes lymphatisches Gewebe - Gut Associated Lymphoid Tissue, **GALT** (intraepitheliale Lymphozyten und Lymphozyten der Lamina propria; Noduli lymphatici solitarii innerhalb der Lamina propria mucosae des Dünndarms; Noduli lymphatici aggregati, Peyer-Plaques, innerhalb der Lamina propria mucosae und der Tela submucosa des Dünndarms und des Wurmfortsatzes) (S. 368); Bronchus-assoziiertes lymphatisches Gewebe - Bronchus Associated Lymphoid Tissue, **BALT**; ferner lymphatisches Gewebe des Urogenitaltraktes, der Conjunctiva palpebrae sowie der tränenableitenden Wege.

Haut-assoziiertes lymphatisches Gewebe – Skin Associated Lymphoid Tissue, **SALT.**

Lymphoretikuläre Organe. Hierzu zählen *Lymphknoten* (S. 360) und *Milz* (S. 362).

Bauelemente

Zelluläre Elemente. In den lymphatischen Organen kommen vor: B- und T-Lymphozyten, Monozyten (**A**) und Makrophagen, polymorphkernige Granulozyten, Mastzellen (**B**) und Plasmazellen, natürliche Killerzellen.

Retikuläres Bindegewebe. Es ist eine spezielle Form des faserarmen Bindegewebes. Seine verästelten, fortsatzreichen **fibroblastischen Retikulumzellen** bilden einen weitmaschigen Gewebsverband (**C**). Sie bringen die mit Silbersalzen imprägnierbaren **retikulären Fasern** hervor. Man unterscheidet ferner **histiozytäre Retikulumzellen**, die zur Phagozytose befähigt sind und als Monozyten-Abkömmlinge gelten. **Dendritische Zellen** haben bäumchenartig verzweigte Ausläufer, mit denen sie Lymphozyten umfassen. Zu unterscheiden sind *interdigitierende dendritische Zellen (IDC)* mit unregelmäßig geformten Kernen und langen fingerartigen Fortsätzen, die Kontakte mit T-Lymphozyten eingehen, und *follikuläre dendritische Zellen (FDC)*, die mehrkernig sein können und fast ausschließlich in den Keimzentren (S. 360) vorkommen. Dendritische Zellen sind *akzessorische Zellen des Immunsystems.*

B- und T-Zell-Regionen. Die lymphatischen Organe und Gewebe werden lokal unterschiedlich von B- und T-Lymphozyten besiedelt. B-Lymphozyten sind bevorzugt in Primär- und Sekundärfollikeln (S. 360) angesiedelt, T-Lymphozyten dagegen in variablen, für die einzelnen lymphatischen Organe spezifischen Bereichen.

Lymphgefäße. Sie führen aus den Interstitien und den interzellulären Bindegewebsbereichen der Organe und Gewebe (ausgenommen ZNS) einen Teil der Gewebsflüssigkeit in das venöse Blut zurück (S. 360).

Epitheloide Venulen sind postkapilläre Venulen mit kubischem bis zylindrischem Endothel (High endothelial Venules, **HEV**), das auf seiner Oberfläche Adhäsionsmoleküle trägt, die von Rezeptoren auf zirkulierenden Lymphozyten erkannt werden und über Ausmaß der Lymphozytenrückkehr (**Homing**) entscheiden.

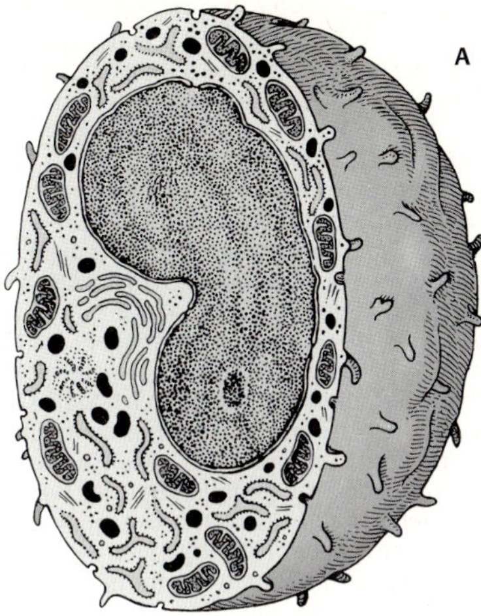

A Monozyt aus dem retikulären Bindegewebe, elektronenmikroskopische Dimension

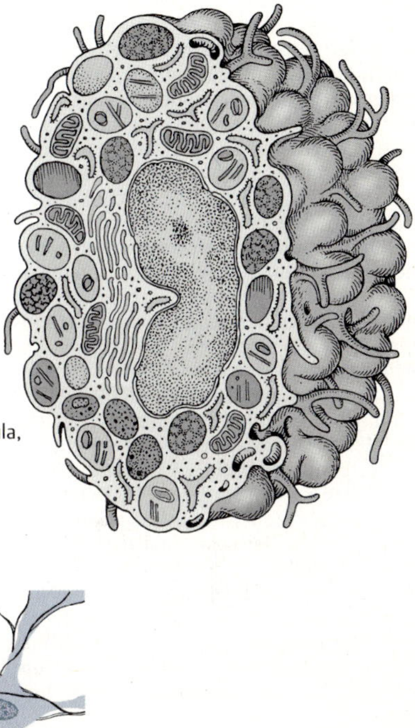

B Mastzelle mit elektronendichten Granula, elektronenmikroskopische Dimension

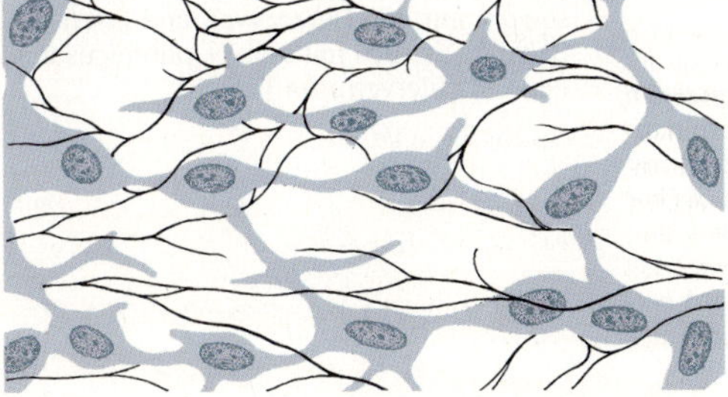

C Schnitt durch retikuläres Bindegewebe

Thymus

Der Thymus, Bries, ist das primäre lymphatische Organ des T-Zell-Systems und damit das **übergeordnete Steuerorgan** für die Ausbildung der Immunabwehr. Er wird zu den branchiogenen Organen gerechnet.

Entwicklung

Das **Thymusstroma** geht beiderseits aus dem ventralen Entoderm der 3. Schlundtasche und vermutlich aus dem Ektoderm der Vesicula cervicalis hervor. Sein Grundgerüst besteht aus **Retikulumzellen** epithelialer Herkunft, die sich folglich von den Retikulumzellen des gefäßbegleitenden mesenchymalen retikulären Bindegewebes unterscheiden. In die rein epitheliale Anlage wachsen bereits in der 8. Embryonalwoche **Kapillaren** ein; zwischen der 9. und 12. Woche wird die Oberfläche der epithelialen Thymusanlage durch einwachsende **Mesenchymsepten** modelliert, wodurch *Pseudolobuli* entstehen. Die Thymusanlage gelangt schließlich beiderseits hinter der Schilddrüsenanlage ins Mediastinum, wobei die Verbindung mit dem Schlund verloren geht. Das Stützgewebe aus epithelialen Thymusretikulumzellen wird ab der 8./9. Schwangerschaftswoche von **Lymphozytenstammzellen** mesenchymaler Herkunft besiedelt, und zwar zunächst von Zellen aus den Blutinseln des Dottersakkes, dann von Zellen aus dem hämatopoetischen Gewebe der Leber und nach der Geburt schließlich von Lymphozytenvorläuferzellen des Knochenmarks. Aus den Vorläuferzellen gehen unter starker Proliferation **T-Lymphozyten** (Thymus-Lymphozyten), ferner **Regulatorzellen** (*T-Helfer-Zellen, T-Suppressor-Zellen*) und **zytotoxische T-Zellen** hervor.

Gestalt und Lage

Der Thymus besteht aus **zwei** meist ungleich großen, nicht oder unvollständig miteinander verwachsenen **Lappen**. Er liegt hinter dem Sternum im **oberen Mediastinum** (**A**) vor den großen Leitungsbahnen, d.h. vor den *Venae brachiocephalicae* und der *Vena cava superior* über dem Herzbeutel. Er wird beiderseits von den Umschlagrändern der Pleura costalis in die Pleura mediastinalis begrenzt. Die Umschlagränder bilden in Höhe des Sternalansatzes der 2. Rippe das **„Thymusdreieck“** (rotes Dreieck in **A**), dessen untere Spitze gegen die obere Spitze des „Herzdreiecks“ gerichtet ist.

Beim **Neugeborenen** (**B**) ist der paarig angelegte Thymus ein etwa 5 cm langer sowie ein je 1,5 cm breiter und dicker Strang. Er wiegt etwa 11 – 13 g. Im 1. bis 3. Lebensjahr nimmt sein Gewicht auf etwa 23 g zu.

Beim **Kind** ist der Thymus besonders stark entwickelt. Beide Thymuslappen reichen kranial bis zum Unterrand der Schilddrüse, kaudalwärts bis in den 4. Interkostalraum. Der Thymus kann in dieser Größe eine Verbreiterung des Röntgenschattens der Herzbasis hervorrufen. Ein oberer Fortsatz kann sich einseitig oder beidseitig durch die obere Thoraxapertur hinter das mittlere Blatt der Halsfaszie ausdehnen.

Beim **Erwachsenen** kommt nur noch ein funktionstüchtiger **Thymusrest** (**C**) vor, der hinter dem Manubrium sterni einen wesentlich kleineren Raum einnimmt als der Thymus beim Jugendlichen.

Gefäß- und Nervenversorgung, Lymphabfluß

Arterien. *Rr. thymici* kommen hauptsächlich von der **A. thoracica interna** sowie aus den **Aa. pericardiacophrenicae**, gelegentlich auch aus den Schilddrüsenarterien.

Venen. *Vv. thymici* ziehen zu beiden **Vv. brachiocephalicae**, kleine Venen auch zu den Vv. thyroideae inferiores.

Lymphgefäße. Sie ziehen zu den **Nodi lymphatici mediastinales anteriores** an den Vv. brachiocephalicae und am Aortenbogen.

Vegetative Nerven. Sie stammen vom **N. vagus** und vom **Truncus sympathicus**. Sie ziehen sowohl mit den Herznerven und ihren Geflechten als auch mit dem N. phrenicus und den Gefäßnerven zum Thymus.

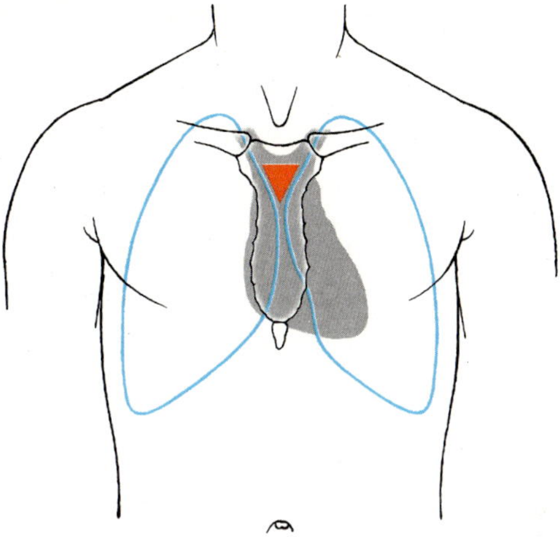

A Lage des Thymus

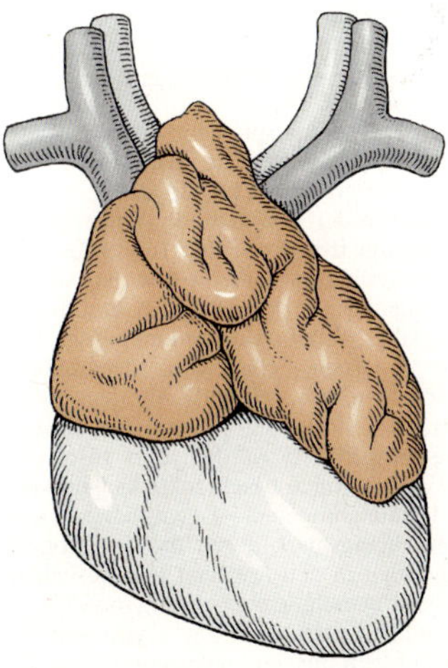

B Thymus beim Neugeborenen

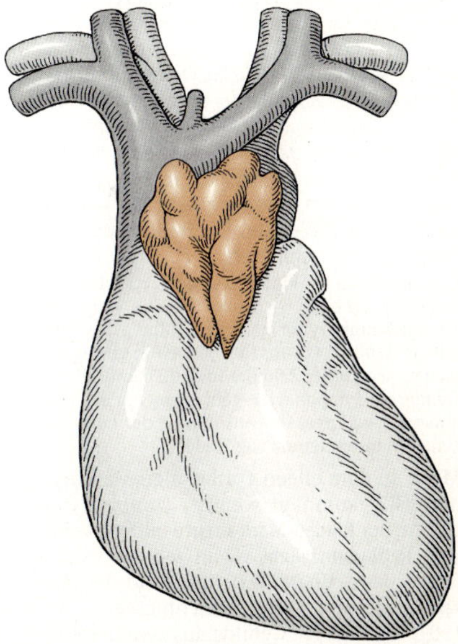

C Thymus beim Erwachsenen

Feinbau des Thymus

Der Grundaufbau des Thymus ist durch **epitheliale Retikulumzellen** (Epitheliozyten) und **Lymphozyten** bestimmt (lymphoepitheliales Organ). Er setzt sich aus strauch- oder baumartig verzweigten **Gewebssträngen** zusammen, die im Anschnitt wie *Läppchen* (**A**) aussehen und in eine äußere zellreiche **Rinde** (**B1**) und ein zentrales zellärmeres **Mark** (**B2**) gegliedert werden. Außen wird der Thymus von einer **Bindegewebskapsel** (**B3**) umgeben, von der aus kurze *Septen* ins Organinnere ziehen.

Epitheliale Retikulumzellen (DE4). Sie haben große, blaß gefärbte Kerne und ein schwach eosinophiles Zytoplasma, das Zytokeratinfilamente enthält. Ihre langen, schlanken **Fortsätze** stehen untereinander durch *Desmosomen* in Verbindung und bilden ein schwammartiges **Maschennetz**, in dem sich T-Lymphozyten befinden.

Rinde. Die Räume des epithelialen Maschengitters sind dicht mit T-Lymphozyten (**DE5**) gefüllt und erscheinen dadurch dunkler gefärbt. Unter der bindegewebigen Kapsel (**B3**) befindet sich eine **geschlossene Schicht kortikaler Epitheliozyten** mit ausgeprägten *Golgi-Komplexen* und *Zisternen des rauhen endoplasmatischen Retikulums.* In der unmittelbar darunter gelegenen **Rinden-Randzone** vermehren sich die in den Thymus eingewanderten Lymphozyten. Sie werden von den Fortsätzen der Epitheliozyten (*Ammenzellen*) umschlossen.

Die Population der kleinen Lymphozyten der Thymusrinde erneuert sich alle drei bis vier Tage. Thymuslymphozyten gelangen ständig ins Blut, mit steigendem Lebensalter jedoch in geringerer Menge. Die größte Zahl der in den Thymus eingewanderten Lymphozyten geht bereits in der Thymusrinde während der Ausbildung der körpereigenen Immuntoleranz zugrunde.

Mark. In dem engen epithelialen Maschennetz (**B2**) kommen weniger Lymphozyten vor. An der **Rinden-Mark-Grenze** bilden **medulläre Retikulumzellen** einen epithelartigen Zellverband. Charakteristisch sind die **Hassall-Körperchen** (**E6**) (Durchmesser: 30–150 μm), kugelige Gebilde aus zwiebelschalenförmig angeordneten *degenerierten Retikulumzellen.* Sie können aus wenigen Zellen bestehen oder 0,1–0,5 mm große Zysten mit Zelldetritus bilden. Hassall-Körperchen entstehen im Zusammenhang mit Immunvorgängen; ihre Bedeutung ist unbekannt.

Vaskularisation. Rami thymici aus der A. pericardiacophrenica (S. 52) durchbrechen die Organkapsel, verlaufen in den *interlobulären Septen*, gelangen in das *Thymusparenchym* und lösen sich an der Rinden-Mark-Grenze in Arteriolen und Kapillaren auf.

Die **kortikalen Kapillaren** haben ein *Endothel ohne Poren*. Sie sind von einer *Basalmembran*, *perivaskulärem Bindegewebe* und einer *geschlossenen Lage von Epitheliozyten* umgeben. Diese Schichten sind das morphologische Korrelat der **Blut-Thymus-Schranke**: Antigene können nicht in das Thymusparenchym gelangen. Die venösen Abflüsse folgen den arteriellen Gefäßen.

Altersveränderungen. Mit der Pubertät wird das Thymusparenchym, insbesondere die Rinde, zurückgebildet, **Altersinvolution** (**C**). Durch Speicherung von Fett (**C7**) in den gefäßbegleitenden fibroblastischen Retikulumzellen entsteht der *Thymusfettkörper* (Corpus adiposum retrosternale). Es bleiben jedoch immer funktionstüchtige Thymusreste erhalten (*Thymusrestkörper*). Von der Altersinvolution ist die **akzidentelle Involution** zu unterscheiden, die nach Bestrahlungen, v.a. aber nach Infektionen und Vergiftungen auftreten kann.

Funktion. Der Thymus spielt für die **Ausbildung des zellulären Immunsystems** eine zentrale Rolle. Bis zur Pubertät ist er die wichtigste Quelle der T-Lymphozyten. In der Thymusrinde proliferierende Lymphozyten treten mit den Fortsätzen der epithelialen Retikulumzellen in Kontakt, wobei sie mit körpereigenen Antigenen in Berührung kommen. Dabei werden sie immunologisch geprägt, d.h. sie lernen „Selbst" von „Nicht-selbst" zu unterscheiden. Körperfremde Antigene würden die Prägung stören und müssen deshalb aus der Rinde ferngehalten werden. Dies geschieht durch die auf die Rinde beschränkte **Blut-Thymus-Schranke**. Immunkompetente T-Lymphozyten gelangen im Thymusmark durch das fenestrierte Kapillarendothel in den Kreislauf und besiedeln in peripheren Lymphorganen die thymusabhängigen Zonen. „Falsch geprägte" Lymphozyten werden von Makrophagen phagozytiert. Produktion, Differenzierung und Reifung der T-Lymphozyten im Thymus sowie die Ausdifferenzierung der peripheren lymphatischen Organe werden durch das in den epithelialen Retikulumzellen gebildete Polypeptidhormon **Thymopoietin** und vermutlich durch weitere humorale Faktoren (*Thymosin, Thymulin*) stimuliert bzw. reguliert.

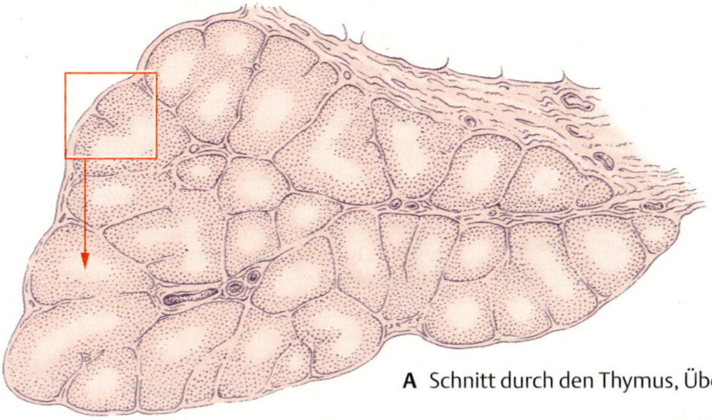

A Schnitt durch den Thymus, Übersicht

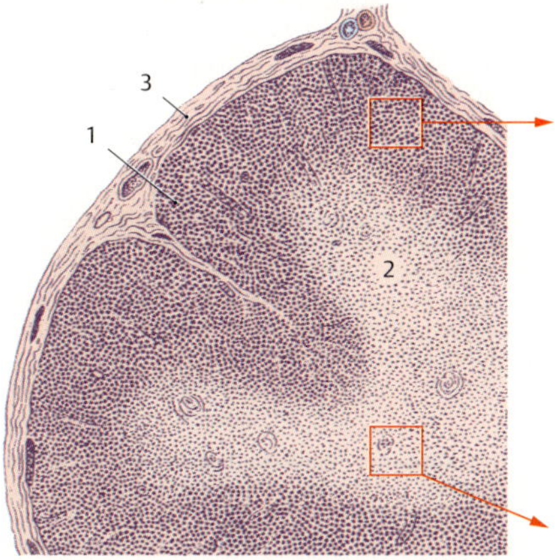

B Thymus des Kindes (Ausschnitt aus A)

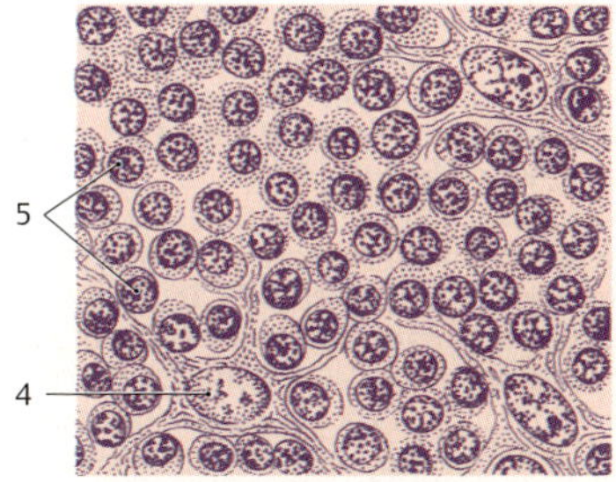

D Thymusrinde des Kindes (Ausschnitt aus B)

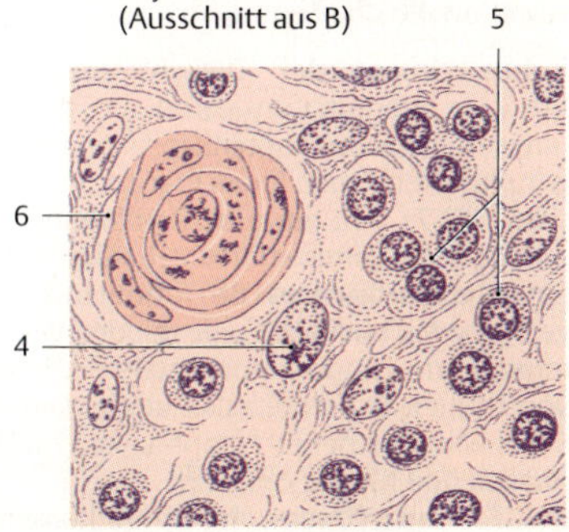

E Thymusmark des Kindes (Ausschnitt aus B)

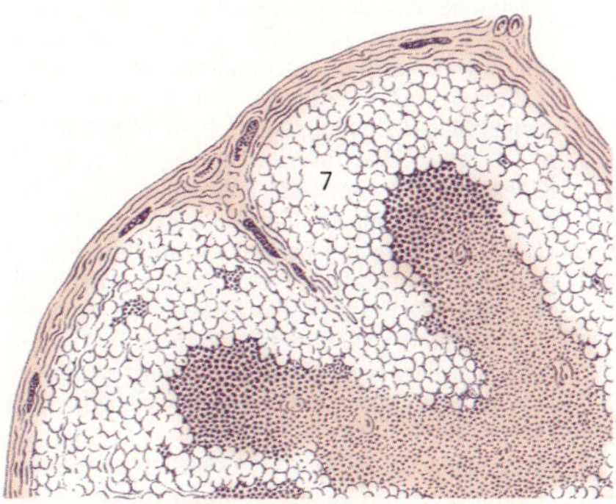

C Thymus des Erwachsenen

Lymphknoten

Lymphknoten, **Nodi lymphatici**, sind bohnenförmige lymphoretikuläre Organe (**A**) unterschiedlicher Größe (wenige Millimeter bis über 1 cm lang), die als biologische Filter in Lymphgefäße eingeschaltet sind. **Regionäre Lymphknoten** sind erste Filterstation für die Lymphe eines Organs oder einer umschriebenen Körperregion. **Sammellymphknoten** erhalten Lymphe aus mehreren regionären Lymphknoten.

Aufbau. Der Lymphknoten ist von einer **Bindegewebskapsel** (**BCE1**) umschlossen, von der aus Bindegewebssepten, **Trabekel** (**B2**), als Stützgerüst in das Innere ziehen und den Lymphknoten segmentartig unterteilen. Mehrere Lymphgefäße, **Vasa afferentia** (**AB3**), führen auf der konvexen Seite Lymphe heran, am Hilum verläßt sie den Lymphknoten über **Vasa efferentia** (**AB4**).
Die **Rinde (Cortex)** besteht aus dicht gepackten, in Follikeln angeordneten B-Lymphozyten, **Noduli lymphatici** (**BC5, D**). Wegen ihres Zellreichtums erscheint die Rinde in gefärbten Schnittpräparaten dunkel. Im heller erscheinenden **Mark (Medulla)** (**C6**) sind die Lymphozyten weniger dicht gelagert.

Funktionelle Gliederung

Kompartiment der Lymphknotensinus. Die Vasa afferentia entleeren sich in einen unter der Lymphknotenkapsel gelegenen lymphozytenarmen Sinus marginalis (**Randsinus**) (**BE7**), den einzelne Retikulumzellen durchqueren, *Sinusretikulum*. Radiär verlaufende **Intermediärsinus** (**B8**) führen in zentral gelegene **Marksinus** (**C9**), die mit den Vasa efferentia am Hilum kommunizieren. In den von flachen Endothelzellen ausgekleideten Sinus kommen neben Lymphozyten Makrophagen und Monozyten vor.
Gefäßkompartiment. Am Lymphknotenhilum treten kleine Arterien ein und kleine Venen aus. Im Mark teilen sich die Arterien in Arteriolen. Diese gehen in der Rinde in ein **Kapillarnetz** über, das die Follikel korbartig umhüllt und diese vaskularisiert. Im Parakortex (s. u.) trifft man auf spezialisierte postkapilläre Venulen mit einem kubischen Endothel (**High endothelial Venules = HEV**), das mit *"lymphocyte homing receptors"* ausgestattet ist. Diese werden von Lymphozyten erkannt und erleichtern deren Übertritt aus dem Blut in den Lymphknoten. Die Lymphozyten verlassen den Lymphknoten über die Vasa efferentia (**AB4**).
Parenchymatöses Kompartiment. Es wird in der Rinde von Lymphfollikeln (**BC5, D**), im Mark von Marksträngen (**B-Zell-Regionen**) gebildet. Wenn Lymphfollikel aus gleichartigen Lymphozyten (nicht immunkompetenten B-Zellen) bestehen, spricht man von **Primärfollikeln.** Die meisten Follikel besitzen dagegen ein heller gefärbtes *Keimzentrum* (**D10**) mit aktivierten B-Lymphozyten *(Zentroblasten* und *Zentrozyten)* und follikulär dendritischen Zellen (**Sekundärfollikel, C5, D**) Hier hat bereits ein Antigenkontakt stattgefunden. Zwischen Rindenfollikeln und Marksträngen liegt die **parakortikale Zone,** in der sich bevorzugt T-Lymphozyten ansiedeln (**T-Zell-Region**).

Funktion. Lymphknoten erfüllen **Filterfunktionen** und garantieren **Immunreaktionen**. Auf dem Weg durch den Lymphknoten werden Fremdkörper, Krankheitserreger, Zelltrümmer, Tumorzellen und Farbstoffe von Sinusendothelzellen festgehalten und phagozytiert. Antigene werden ebenfalls von Makrophagen, den Hilfszellen der Immunabwehr, aufgenommen, aufbereitet und den Zellen des spezifischen Immunsystems als Antigen präsentiert, wodurch je nach Qualität des Antigens eine T- oder B-Zell-Reaktion ausgelöst wird.

Klinischer Hinweis. Lymphknoten können isoliert erkranken, **Lymphadenopathien**. In Lymphknoten verschleppte Tumorzellen können sich weiter vermehren und eine **Lymphknotenmetastase** bilden.

Lymphgefäße. Die Lymphgefäße bilden ein **Drainagesystem**, das Gewebsflüssigkeit in das venöse Blutgefäßsystem zurückführt. Es beginnt blind mit Gewebskanälen, also endothelfreien Lücken im Interstitium, über die Lymphe in dünnwandige **Lymphkapillaren** gelangt. Es folgen **Präkollektoren** mit Trichter- und Taschenklappen. Sie gehen in **Kollektoren** mit typischer Wandgliederung (*Intima, Media, Adventitia*) über. Kollektoren gelangen als **afferente Lymphgefäße** in die Lymphknoten. Die **efferenten Lymphgefäße** werden auch postnodale Lymphgefäße genannt, die enweder zu weiteren Lymphknoten (Sammellymphknoten) ziehen oder sich den Lymphstämmen, **Trunci lymphatici**, anschließen. Diese vereinigen sich schließlich zu Lymphgängen, **Ductus lymphatici**. Der stärkste Lymphgang ist der *Ductus thoracicus* mit einem Durchmesser von mehreren Millimetern.

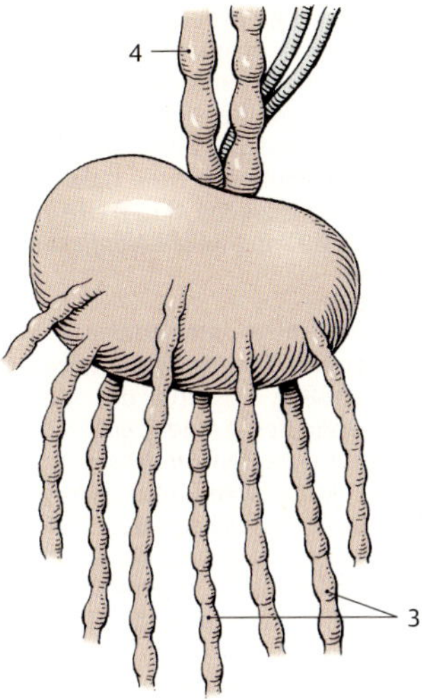

A Lymphknoten mit Vasa afferentia und Vasa efferentia

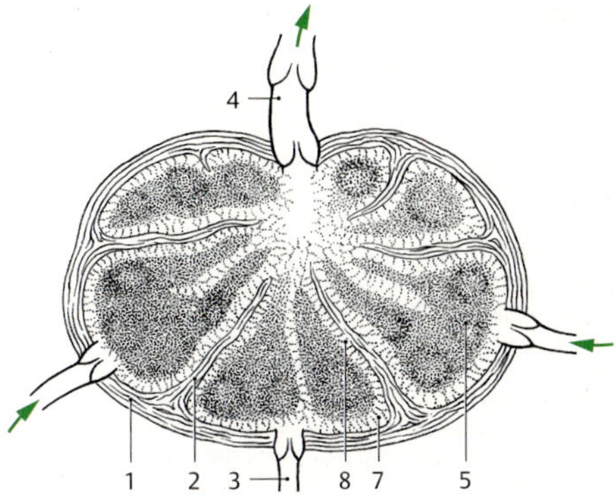

B Weg der Lymphe durch den Lymphknoten, Schema

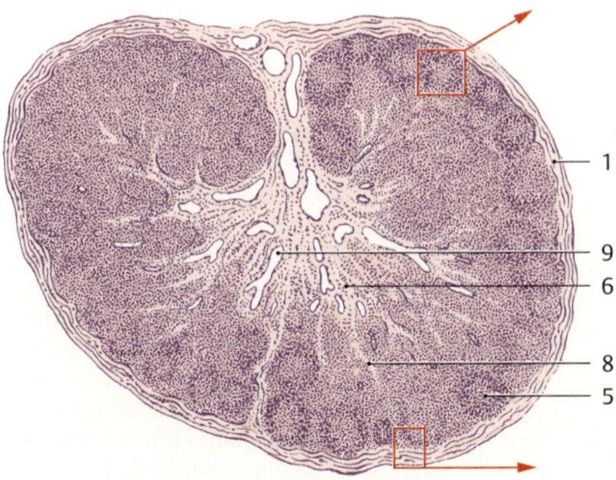

C Schnitt durch den Lymphknoten

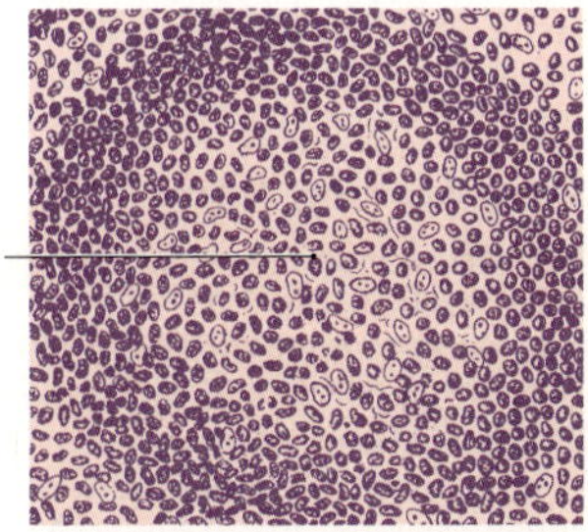

D Lymphfollikel (Ausschnitt aus C)

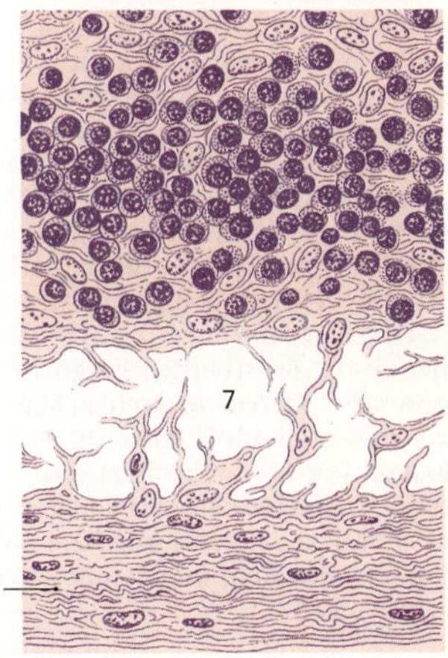

E Randsinus (Ausschnitt aus C)

Milz

Die Milz, Lien (Splen), ein **lymphoretikuläres Organ**, ist im Gegensatz zu den Lymphknoten in den Blutstrom eingeschaltet, kann aber wie diese mit einem **Filter** verglichen werden. Zudem erfüllt die Milz **Immunfunktionen**.

Organentwicklung. Die Milzanlage, ein **Mesodermderivat**, erscheint in der 5. Embryonalwoche als nicht vaskularisierte Mesenchymverdichtung zwischen den Blättern des Mesogastrium dorsale. Mit der **Vaskularisation** der Milzanlage in der 16. Woche differenzieren sich die Mesenchymzellen zum typischen retikulären Grundgewebe. Gleichzeitig beginnt die **Besiedlung mit lymphatischen Zellen.** In den ersten Entwicklungsmonaten ist die Milz ein wichtiges **Blutbildungsorgan. Nebenmilzen** entstehen aus versprengten Milzanlagen; sie kommen einzeln oder in Mehrzahl vor und sind erbsen- bis hühnereigroß. Meist liegen sie bei der Hauptmilz oder an den Ästen der A. splenica, sie treten aber auch an der großen Kurvatur des Magens, im großen Netz und andernorts auf.

Makroskopischer Aufbau

Die Milz ist blaurot, weich und hat die Form einer Kaffeebohne (**B**). Sie ist 10–12 cm lang, 6–8 cm breit, 3–4 cm dick und wiegt 150–200 g. Die Milz liegt hinten im **linken Hypochondriacum** (**A**) unter dem Zwerchfell in Höhe der 9. bis 11. Rippe, die Längsachse verläuft parallel zur 10. Rippe (**A1**).

A2 Unterrand der Lunge, **A3** Unterrand der Pleura

Flächen und Ränder. Die konvexe Zwerchfellfläche, **Facies diaphragmatica (B)**, ist nach oben gerichtet, die konkave, facettierte Eingeweidefläche, **Facies visceralis** (**C**), nach unten. Der vorn oben gelegene Milzrand, **Margo superior** (**BC2**), ist schmal und trägt Einkerbungen, der nach hinten unten gerichtete Rand, **Margo inferior** (**BC3**), ist breit und stumpf. Der hintere obere Pol, **Extremitas posterior** (**BC4**), reicht bis zu 2 cm an den Körper des 10. Brustwirbels heran, der vordere untere Pol, **Extremitas anterior** (**BC5**), bis etwa zur mittleren Axillarlinie – er ist schwer zu tasten. Die Milz wird hauptsächlich durch das **Lig. phrenicocolicum** gehalten, das von der linken Kolonflexur zur seitlichen Rumpfwand zieht und den Boden der *Milznische* bildet.

Hilum splenicum. Die Ein- und Austrittsstelle der Gefäße und Nerven auf der Eingeweidefläche (**C**) ist bandartig schmal und lang und verläuft in der **Hilumrinne**, durch die die Facies visceralis in ein *oberes* und *unteres Feld* geteilt wird. Das hinter dem Hilum gelegene Feld (**D6**) berührt die linke Niere (**D7**), das vor ihm gelegene *Magen* (**D8**), *Pankreasschwanz* (**D9**) und *linke Kolonflexur*.

D12 Leber

Lage. Die Milz liegt **intraperitoneal**. Vom Milzhilum zieht das **Lig. gastrosplenicum** (**CD10**) zur großen Kurvatur des Magens (**D8**), in ihm verlaufen *A.* und *V. gastrica brevis* sowie die *A. gastroomentalis sinistra*. Zu rückwärtiger Rumpfwand und Zwerchfell zieht das kürzere **Lig. splenorenale** (**CD11**) mit *A.* und *V. splenica*. Bis hierher reicht der **Recessus lienalis** der Bursa omentalis (Pfeil) (S. 184). Die Milz ist atemverschieblich.

Gefäß- und Nervenversorgung, Lymphabfluß

Arterien. Die **A. splenica** (S. 44) (**C12**), stärkster Ast des Truncus coeliacus, zieht am Oberrand des Pankreas (**D9**) entlang und erreicht über das Lig. splenorenale das Milzhilum. Die ersten Aufteilungen liegen noch im Lig. splenorenale, so daß die Arterie mit sechs oder mehr *Rami splenici* in das Organ eindringt.

Venen. Die **V. splenica** (**C13**) entsteht am Milzhilum aus mehreren Venen der Milz und ist eine der drei großen Wurzelvenen der Pfortader (S. 216). Sie verläuft hinter dem Pankreas (**D9**).

Lymphabfluß. Die Lymphgefäße ziehen über **Nodi lymphatici splenici** am Milzhilum zu **Nodi lymphatici pancreatici superiores** am Oberrand des Pankreas und zu den **Nodi lymphatici coeliaci** am Truncus coeliacus.

Nerven. Parasympathicus- und Sympathicusfasern, d. h. *viszerosensible* und *viszero-* bzw. *vasomotorische Nervenfasern* aus dem *Plexus coeliacus* begleiten als **Plexus splenicus** die A. splenica zur Milz. Die Myofibroblasten der Milztrabekel und die Balkenarterien werden von adrenergen Nervenfasern versorgt, die u. a. eine Kontraktion des Trabekel-Kapsel-Systems steuern.

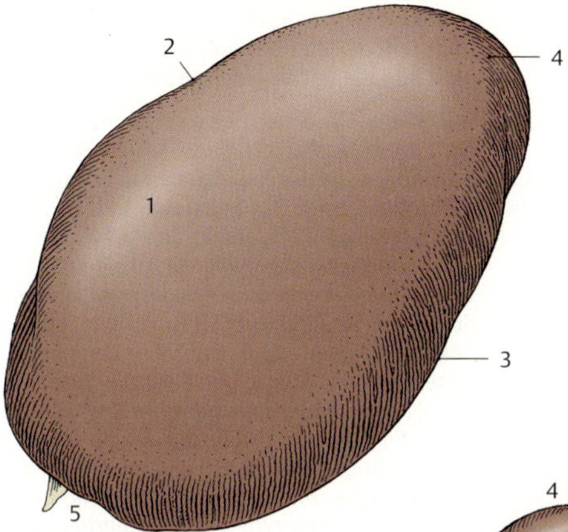

B Milz von oben (Zwerchfellfläche)

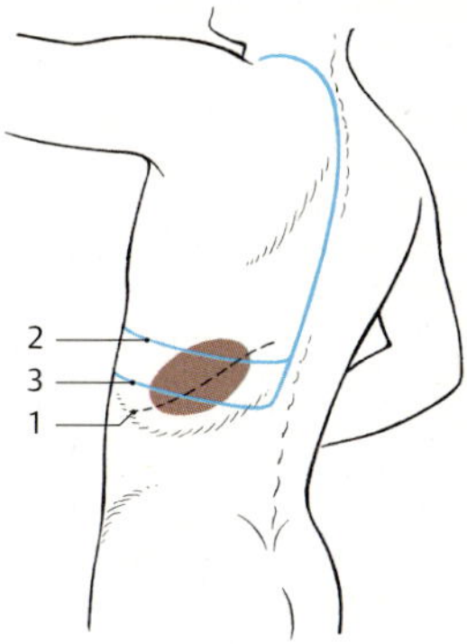

A Lage der Milz zur Körperoberfläche

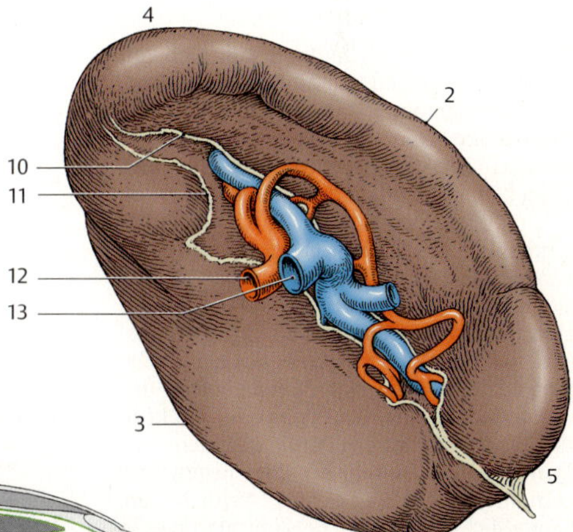

C Milz von unten (Milzhilum)

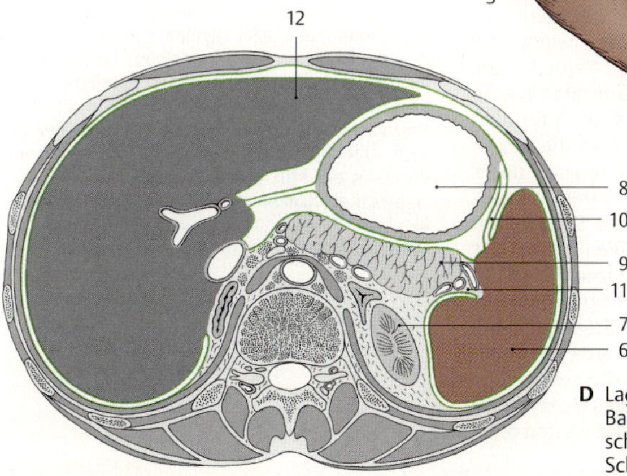

D Lage der Milz zu Bauchfell und Baucheingeweiden, Horizontalschnitt durch den Oberbauch, Schema

Feinbau der Milz

Die Milz hat eine von Peritonealepithel überzogene **Bindegewebskapsel** (**AB1**), von der aus mehrere Bindegewebsbalken, **Trabekel** (**B2**), in das Organinnere ziehen und es in mehrere Milzkämmerchen unterteilen. Die meisten Trabekel sind am Milzhilum verankert. Zwischen Milzkapsel und Milztrabekeln liegt das von Blutgefäßen durchsetzte „weiche" retikuläre Bindegewebe, die **Milzpulpa**.

Pulpa. Die **„rote Pulpa"** (**A3**) zeichnet sich durch einen hohen Blutgehalt aus und besteht hauptsächlich aus Milzsinus, die **„weiße Pulpa"** (**A4**) setzt sich v. a. aus Lymphfollikeln und lymphatischen Gefäßscheiden zusammen. Im Grenzbereich zur roten Pulpa schließt sich an die Milzfollikel eine weniger zelldichte **Marginalzone** (**B9**) an.

Blutgefäße. Der Milzaufbau läßt sich am besten aus der Gefäßarchitektur verstehen. Die Äste der am Hilum eindringenden **A. splenica** verlaufen als **Balkenarterien** (**B5**) gemeinsam mit den Balkenvenen (**B6**) in den Trabekeln (**B2**) und treten als **Pulpaarterien** in das Parenchym ein. Innerhalb der Pulpa werden sie allseits von *periarteriellen Lymphozytenscheiden* umschlossen und setzen sich als **Zentralarterien** (**B7**) in die Lymphstränge, teils auch in Lymphfollikel (**B8**) fort. Jede Zentralarterie gibt zahlreiche Seitenäste ab, die das Maschenwerk der Marginalzone (**B9**) versorgen oder direkt in die Sinus der roten Pulpa münden. Die Lymphfollikel (B-Region) (**B8**) liegen den Lymphsträngen (T-Region) seitlich an. Schließlich teilt sich jede Zentralarterie in ein Endbäumchen von etwa 50 Arteriolen auf (**Pinselarteriolen**) (**B10**), die in die umgebende rote Pulpa gelangen, wo sie unter weiterer Aufteilung in Kapillaren übergehen. Diese werden eine kurze Strecke von einer spindel- oder eiförmigen Hülse, der *Schweigger-Seidel-Hülse (Ellipsoid)* (**B11**), aus dicht gepackten Makrophagen und kontraktilen Zellen umgeben (**Hülsenkapillaren**). Den Hülsenkapillaren folgen **arterielle Kapillaren**, die größtenteils über die perisinusoidal gelegenen **Maschenstränge** des retikulären Bindegewebes (**B12**) in die weiten **Milzsinus** (**B13**) der roten Pulpa münden (*„offener Kreislauf"*). Einige Kapillaren können auch direkt in Milzsinus einmünden (*„geschlossener Kreislauf"*). Der Blutabfluß erfolgt schließlich über **Pulpa**- und **Trabekelvenen** (**B6**), die der **Vena splenica** zustreben.

Milzsinus. Die Sinus der roten Pulpa bilden ein weitmaschiges Netz wurstförmiger Bluträume, die durch Röhrchen miteinander verbunden sind. Die **Sinuswand** besteht aus *spindelförmigen Endothelzellen* (**C14**), deren Kerne in das Sinuslumen vorspringen. Zwischen ihnen bestehen *schlitzförmige Lücken*, durch die Blutzellen (**C15**) aus dem umgebenden Pulpastrang in das Sinuslumen eintreten können. Dem Sinusendothel fehlt eine durchgehende Basalmembran. Es folgen *Retikulinfäserchen* in Form zirkulär verlaufender Ringfasern (**C16**) und eine unvollständige Lage von *spezialisierten Retikulumzellen* mit *phagozytierenden Makrophagen* (**C17**) bzw. *retikuläres Gewebe* (**C18**).

C19 Mitose, **C20** Makrophage

Blutzellbildung. In der Milz werden in großem Umfang Lymphozyten und Plasmazellen gebildet. Bei Insuffizienz des Knochenmarks, aber auch bei anderen krankhaften Zuständen, setzt die in der Fetalentwicklung vorübergehend vorhandene Granulozytenbildung und Erythrozytopoese der Milz wieder ein.

Blutzellmauserung und Speicherung. Überalterte Erythrozyten werden in der roten Milzpulpa festgehalten, von Makrophagen aufgenommen und abgebaut. Der Blutfarbstoff der Erythrozyten, das **Hämoglobin**, wird zu **Bilirubin** abgebaut, über die Pfortader der Leber zugeleitet und mit der **Galle** ausgeschieden. Das Hämoglobineisen wird an ein Protein gebunden und als **Transferrin** zum Knochenmark transportiert, wo es für die Erythroblasten erneut zur Verfügung steht. Bei einem Überangebot von Hämoglobineisen wird dieses in der Milz gespeichert und kann mikroskopisch als **Hämosiderin**, in extremen Fällen makroskopisch anhand einer Braunverfärbung des Organs (**Hämosiderose**) nachgewiesen werden.

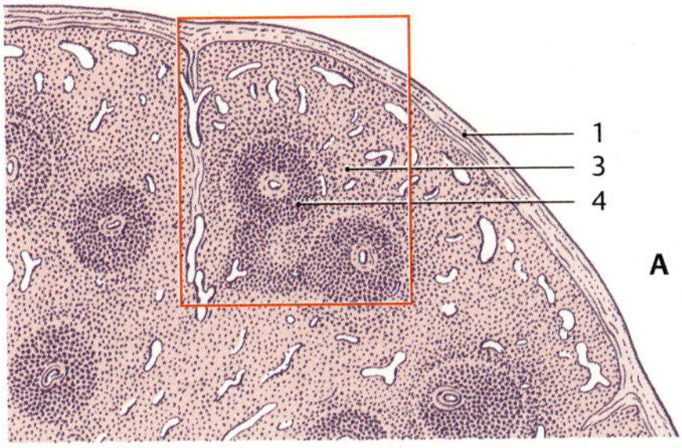

A Schnitt durch die Milz, Übersicht

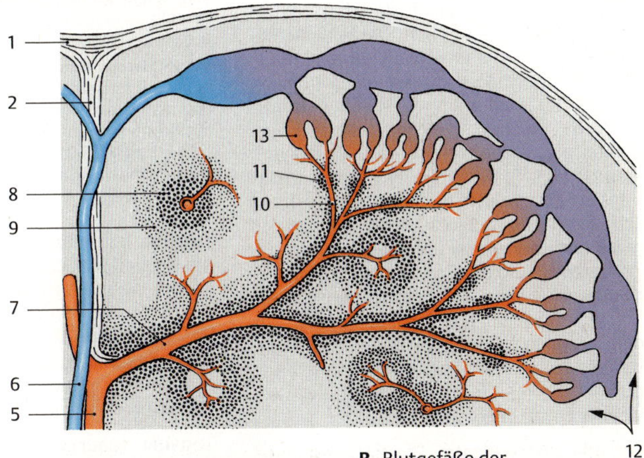

B Blutgefäße der Milz, Schema (Ausschnitt aus A)

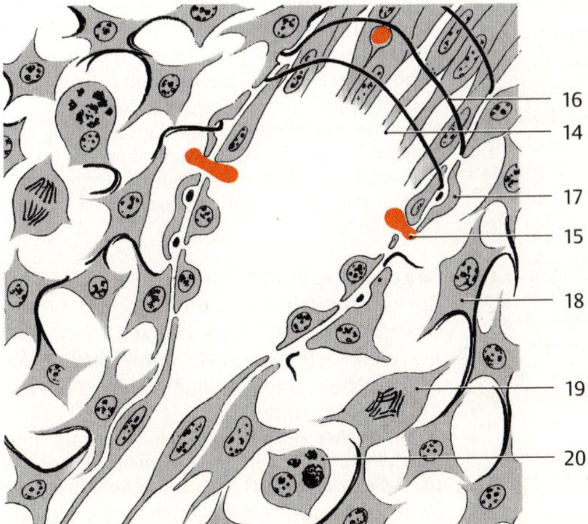

C Mündung eines Sinus in die Pulpavenen

Tonsillen

Die Mandeln umgeben die Ausgänge der Mund- und Nasenhöhle in den Rachen und werden in ihrer Gesamtheit als **Waldeyer-Schlund-** oder **Rachenring** bezeichnet. Mandeln sind sekundär lymphatische Organe. Wegen ihrer Nähe zum Epithel werden sie auch **lymphoepitheliale Organe** genannt.

Allgemeiner Aufbau. In den Tonsillen liegt lymphatisches Gewebe in Form dicht gedrängter Sekundärfollikel unmittelbar unter dem Schleimhautepithel, dessen Oberfläche durch Erhebungen und Einsenkungen (**Krypten**) zerklüftet ist. Die **Sekundärfollikel** bestehen aus einem hellen *Reaktionszentrum* und einem dunkleren *Lymphozytenwall*, der auf der dem Epithel zugewandten Seite zu einer *Lymphozytenkappe* verdichtet ist. Lymphozyten und Granulozyten wandern v.a. in der Tiefe der Krypten in das Epithel ein, wodurch der Epithelverband schwammartig aufgelockert wird. Infolge dieser **Leukodiapedese** sind der epitheliale Zellverband und die Grenze zum lymphoretikulären Gewebe häufig nicht mehr zu erkennen. **Efferente Lymphgefäße** führen aus den Tonsillen in tiefer gelegene Lymphknoten. Tonsillen sind gegen die Umgebung durch kapselähnliches, derbes Bindegewebe abgegrenzt (**D9**).

Tonsilla pharyngealis. Die Rachenmandel (**AC1**) wölbt sich hinter den Choanen blumenkohlartig aus der Ebene des **Pharynxdaches** vor. Anstelle von tiefen Krypten kommen hier zwischen sagittal gestellten Schleimhauterhebungen nur **flache Buchten** vor. Die Rachenmandel wird entsprechend ihrer Lage im Epipharynx von einem mehrreihigen, kinozilientragenden und becherzellhaltigen hochprismatischen Epithel bedeckt.

Klinischer Hinweis. Bei Kindern kann die Rachenmandel infolge von Infekten vergrößert sein (Adenoide oder **Polypen**). Sind die Choanen verlegt, kann es zu Sinusitiden, Mundatmung und Schlafstörungen kommen, bei zusätzlicher Verlegung der Tuba auditiva zur chronischen Otitis media.

A6 Kehlkopfeingang, **C10** Sella turcica, **C11** weicher Gaumen

Tonsilla palatina. Die Gaumenmandeln (**AB2**) liegen in der von den Gaumenbögen (**AB3**) gebildeten Bucht, der **Fossa tonsillaris**. Sie sind von Mundschleimhaut (mehrschichtiges unverhorntes Plattenepithel) überzogen und besitzen 10–20 kryptenartige Einsenkungen, **Fossulae tonsillares** (**D8**). In den Tonsillen liegt das lymphatische Gewebe in Form von **Folliculi aggregati** (**D7**) vor.
Die Gaumenmandeln sind wichtige Immunorgane, in denen eine lebhafte Vermehrung von B-Lymphozyten stattfindet. Sie kommen mit Krankheitserregern, die durch Mund und Nase eindringen, in Kontakt und gewährleisten so die frühzeitige Aktivierung der spezifischen Abwehr („**immunologisches Frühwarnsystem**").

Klinischer Hinweis. Ein übermäßiger Keimbefall führt zu einer akuten Entzündung der Gaumenmandeln (**Tonsillitis**). Kennzeichnend sind Halsschmerzen (Angina cervicalis) und eine Erschwerung des Schluckaktes (Dysphagie). Vergrößerte Mandeln können operativ entfernt werden (**Tonsillektomie**).

Tonsilla lingualis. Die Zungenmandel (**A4**) mit höckeriger Oberfläche liegt am Zungengrund; sie ist flach und besitzt viele kryptenartige Mundschleimhauteinsenkungen, die von Sekundärfollikeln umgeben sind (sog. **Zungenbälge**). In den Kryptengrund münden die mukösen Glandulae linguales posteriores.

Tonsilla tubaria. Die Tubenmandel (**A5**) liegt an der inneren Mündung der Tuba auditiva unter der Schleimhaut und kann als Fortsetzung der Tonsilla pharyngealis angesehen werden. Sie besteht aus einer Ansammlung kleinerer Sekundärfollikel.

Klinischer Hinweis. Eine Vergrößerung der Tubenmandel kann das Ostium pharyngeum tubae auditivae verlegen. Mögliche Folgen sind Schwerhörigkeit, nasale Sprache und chronische Otitis media.

Seitenstränge. Mit diesem Ausdruck wird die Gesamtheit des lymphatischen Gewebes in der Schleimhaut der seitlichen und hinteren Rachenwand zusammengefaßt. An der hinteren Rachenwand kann es kleine Knötchen ausbilden.

Klinischer Hinweis. An einer entzündlichen Anschwellung der Rachenschleimhaut (Pharyngitis, **Seitenstrangangina**) mit Halsschmerzen und Dysphagie ist dieses lymphatische Gewebe beteiligt.

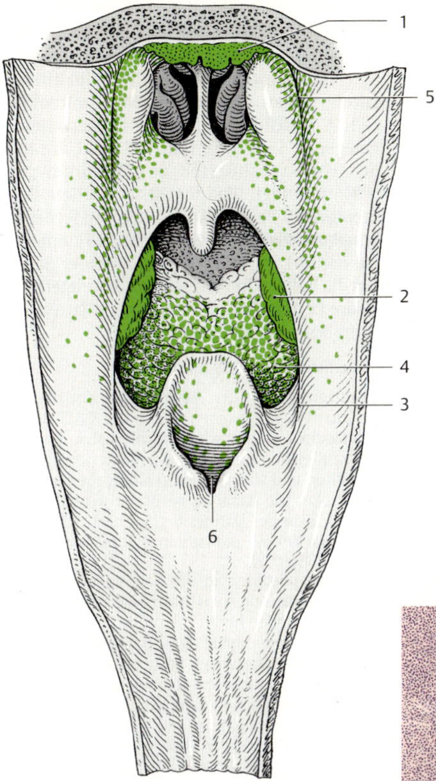

A Rachen, von hinten eröffnet, Lage der Mandeln an den Racheneingängen

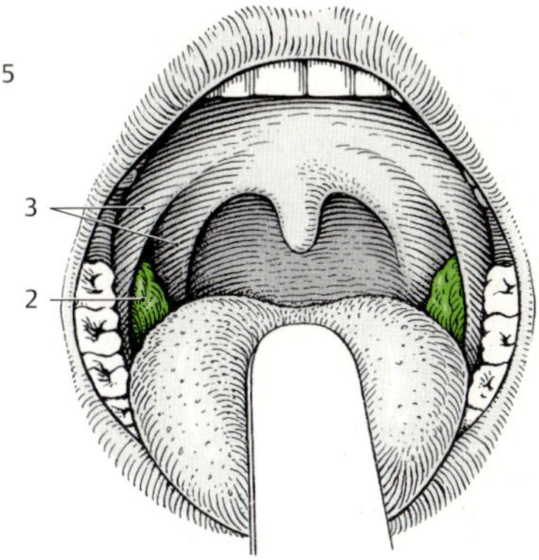

B Blick in die Mundhöhle, Lage der Gaumenmandeln

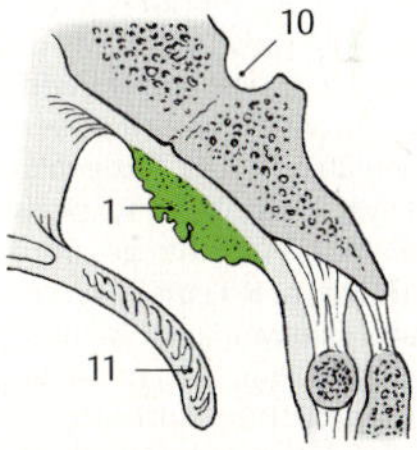

C Lage der Rachenmandel beim Neugeborenen, medianer Sagittalschnitt durch das Rachendach

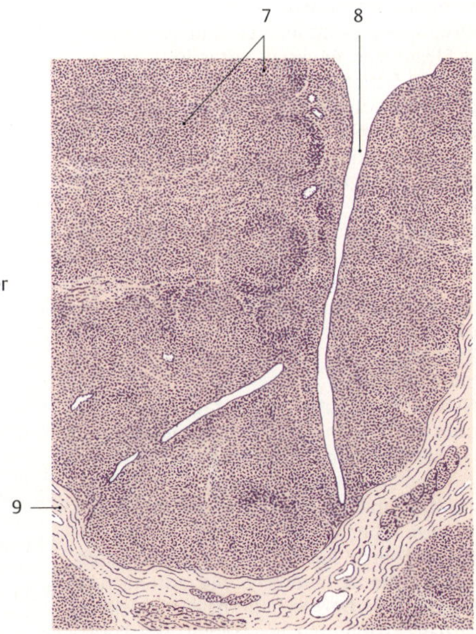

D Schnitt durch die Gaumenmandel

Schleimhaut-assoziiertes lymphatisches Gewebe

Organisiertes lymphatisches Gewebe kommt auch in der Schleimhaut der Atemwege (**BALT**), des Urogenitaltraktes, der Konjunktiva des Auges, der Haut (**SALT**) und in großer Menge in der Schleimhaut des Magen-Darm-Traktes (**GALT**) vor.

GALT

Als Darm-assoziiertes lymphatisches Gewebe (Gut Associated Lymphoid Tissue, GALT) werden die in Ösophagus-, Magen-, Dünndarm-, Dickdarm- und Wurmfortsatzschleimhaut eingelagerten Teile des spezifischen Abwehrsystems zusammengefaßt. Es besteht aus verschiedenen Komponenten.

Einzelzellen sind v.a. **intraperitoneal gelegene Lymphozyten**, von denen etwa 70% zu den Suppressorzellen gerechnet werden, sowie diffus in der Lamina propria mucosae verteilte immunologische **Effektorzellen** wie Lymphozyten, Plasmazellen, Makrophagen, eosinophile Granulozyten und spezialisierte Mastzellen (Mukosamastzellen).

Noduli lymphatici solitarii. Hierbei handelt es sich um **knötchenförmige Ansammlungen von Lymphozyten** in der Lamina propria des Dünndarms. Man unterscheidet **Primärfollikel** mit gleichmäßiger Verteilung von Lymphozyten (Antigenkontakt hat noch nicht stattgefunden) und **Sekundärfollikel** mit hellem Zentrum und dunklem Saum aus kleinen, dicht liegenden Lymphozyten (Antigenkontakt hat stattgefunden). Helle Zentren sind Reaktionszentren und gleichzeitig Keimzentren, da hier Lymphozyten neu gebildet werden.

Noduli lymphatici aggregati (Peyer-Plaques) (AD1) sind große **Ansammlungen von Lymphfollikeln** in der Lamina propria mucosae und Tela submucosa des Wurmfortsatzes (**D1**) und der Dünndarmschleimhaut (v. a. gegenüber dem Mesenterialansatz). Je 10–50 Follikel bilden 1–4 cm lange Platten, welche die an dieser Stelle zotten- und kryptenfreie Darmschleimhaut kuppelartig in das Darmlumen vorwölben. Die vorgewölbten Schleimhautareale nennt man **Dom** (**AB2**), das bedeckende Saumepithel entsprechend **Domepithel** (**B3**). Es ist eher kubisch als hochprismatisch, hat keine Becherzellen und weist spezialisierte Enterozyten auf, die anstelle von Mikrovilli Mikrofalten tragen (M-Zellen: von „microfold cells“). **M-Zell-Areale** (**C**) mit intraepithelial gelegenen Lymphozyten (**C8**) sind zusätzlich von Lymphozyten und Makrophagen (**C9**) unterlegt. Zu den strukturellen Elementen der Peyer-Plaques gehören ferner **B-Lymphoblasten** (**B4**), die **Corona** (**B5**), ein aus kleinen B-Lymphozyten bestehender Saum um die Follikel herum, und die sog. **interfollikuläre Region** (**B6**), die hauptsächlich von T-Lymphozyten besiedelt wird.

B7 Lamina muscularis mucosae

Funktion. Unter den Schleimhaut-assoziierten lymphatischen Geweben bildet das GALT einen **selbständigen lymphatischen Organkomplex**, der sich mit zahlreichen Antigenen wie Bakterien, Parasiten, Viren und Nahrungsmittelallergenen auseinandersetzt. Die dabei zu berücksichtigende **Kontaktoberfläche** des Darmes beträgt nach Schätzungen etwa 100 m^2 und ist damit 60mal größer als die Hautoberfläche.
Die B-Lymphozyten in der Lamina propria der Schleimhäute reifen zu Antikörper-sezernierenden Plasmazellen heran. Sie produzieren alle Antikörperklassen, wobei **IgA** (Immunglobulin A) mit etwa 80% überwiegt. IgA wird an ein Sekretprotein der Enterozyten gebunden und von diesen in das Darmlumen sezerniert. T-Lymphozyten sind zum überwiegenden Teil T-Helferzellen.
Im Bereich der Peyer-Plaques werden Antigene von M-Zellen des Domepithels abgefangen, phagozytiert und benachbarten T-Lymphozyten präsentiert. Diese erreichen das Zentrum der Lymphfollikel, wo sie ihre Informationen an B-Lymphozyten weitergeben, die schließlich auf dem Lymphweg auswandern. Sie gelangen über regionale Lymphknoten und den Ductus thoracicus in den allgemeinen Blutkreislauf; über den Blutweg kehren sie bevorzugt in die Darmschleimhaut zurück (**„Lymphozytenrezirkulation“**), wo die weitere Entwicklung zu IgA-sezernierenden Plasmazellen abläuft. Der Antigenkontakt innerhalb einer Peyer-Platte kann so zu einer generalisierten Abwehrreaktion im gesamten Dünndarm führen. Aktivierte B-Lymphozyten wandern über Lymph- und Blutweg auch in andere sekretorisch tätige Organe ein, z.B. in die Brustdrüse oder in Speichel- und Tränendrüsen, und führen dort zur Produktion von IgA, das gleichfalls mit den spezifischen Sekreten dieser Drüsen abgegeben wird.

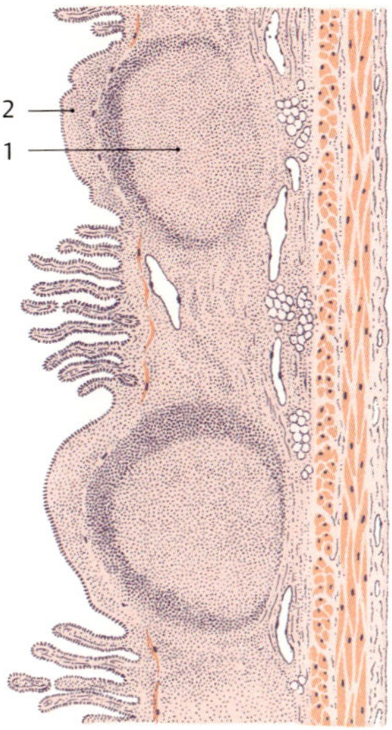

A Längsschnitt durch das Ileum mit Peyer-Plaques

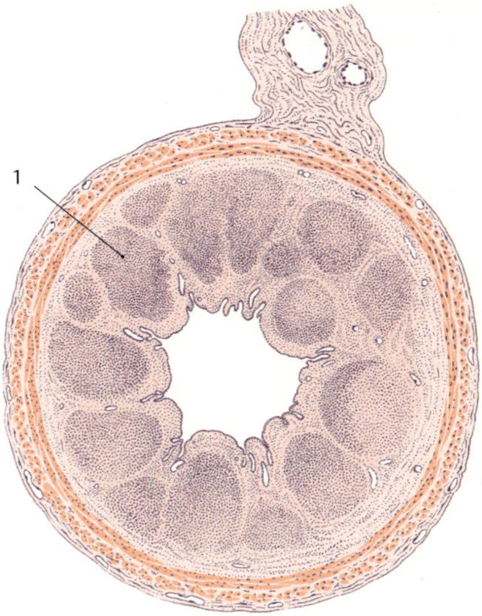

D Querschnitt durch den Wurmfortsatz mit Einlagerung von lymphatischem Gewebe (Lymphfollikel)

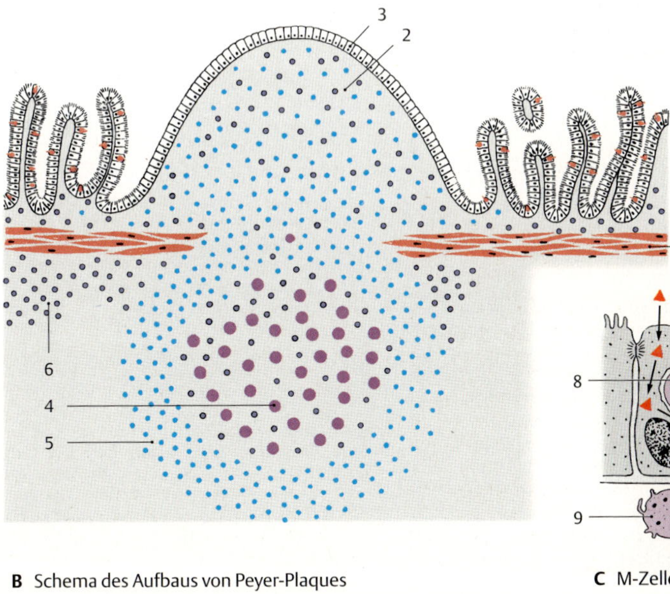

B Schema des Aufbaus von Peyer-Plaques

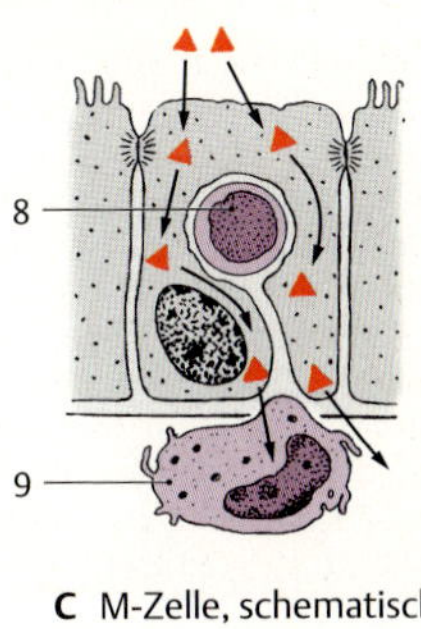

C M-Zelle, schematisch

Haut

Hautdecke

Allgemeiner Aufbau und Aufgaben

Die Haut, **Cutis** (oder Hautdecke, **Integumentum commune**), hat in Abhängigkeit von der Körpergröße eine Gesamtfläche von etwa 1,6 bis 2,0 m². Sie umgibt den Körper als schützende Hülle und grenzt ihn gegen die Umwelt ab. Sie besteht aus **Ober**- und **Unterhaut** und macht etwa 16% des Körpergewichtes aus. Die Dicke von Ober- und Unterhaut schwankt regional zwischen 1 bis 5 mm, diejenige der Oberhaut im Schnitt zwischen 0,04 – 0,3 mm (in Arealen starker mechanischer Beanspruchung wie Hohlhand und Fußsohle ist sie mit 0,75 – 1,4 mm besonders dick, in Schwielen mißt sie bis zu 2 – 5 mm). Frauen haben in der Regel eine dünnere Haut als Männer. An den Körperöffnungen geht die äußere Haut kontinuierlich in die Schleimhäute von Mund, Nase, Enddarm, Harnröhre und Scheide über. Spezifische Bildungen der Haut sind die **„Hautanhangsgebilde“** - *Hautdrüsen*, *Haare* und *Nägel*.

Aufgaben

Die äußere Haut ist ein Organ mit sehr vielfältigen Aufgaben: Sie dient dem **Schutz** des Körpers vor mechanischen, chemischen und thermischen Schäden und vor vielen Krankheitserregern.
Ihre immunkompetenten Zellen sind an Abwehrprozessen beteiligt; die Haut ist ein **Immunorgan**.
Sie dient der **Temperaturregulierung** mit Hilfe veränderlicher Durchblutung und Flüssigkeitsabgabe durch Hautdrüsen.
Sie ist am **Wasserhaushalt** beteiligt, indem sie einerseits den Körper vor Austrocknung schützt, andererseits über Drüsensekrete Flüssigkeit und Salze abgibt.
Sie besitzt **nervöse Strukturen**, die sie zu einem Druck-, Berührungs-, Temperatur- und Schmerzsinnesorgan machen.
Sie bewirkt die **Transformation von Pro-Vitamin D** in bioaktive Metabolite. In ihr wird aus 7-Dihydroxycholesterin durch eine UV-Licht vermittelte Photooxidation Vitamin D synthetisiert.
Sie wirkt durch Erröten, Erblassen, „Haarsträuben“ u. a. als **Kommunikationsorgan**.
Sie besitzt einen **elektrischen Widerstand**, der bei seelischer Belastung eine Änderung erfährt – Grundlage für den sog. Lügendetektor.

Hautbeschaffenheit. Die Haut ist **weich, elastisch, dehnbar** und durch **Hornbildung** ihres Epithels charakterisiert. Außer im Bereich von Hohlhand, Fußsohle und Kopfschwarte ist sie locker mit dem darunter liegenden Gewebe verbunden und damit **leicht verschieblich**. Über Gelenken bildet sie **Reservefalten**, so daß diese die erforderliche Bewegungsfreiheit erhalten. Die Haut kann sich, besonders beim Tragen von Kunststoffwäsche und bei trockener Luft, elektrostatisch aufladen, wobei Spannungen von mehreren 1000 Volt entstehen.

Klinischer Hinweis. Die Haut ist mehr als jedes andere Organ der direkten Beobachtung zugänglich und trägt damit zur **Diagnostik zahlreicher Allgemeinerkrankungen** bei. So läßt eine bläuliche Verfärbung (Zyanose) z. B. auf Herzkrankheiten, eine umschriebene Rötung auf eine Infektion schließen.

Hautfarbe

Die normale gesunde Hautfarbe wird hauptsächlich von **vier Komponenten** bestimmt: vom Melanin (braunschwarzer Farbstoff) der Melanozyten (**A**), vom Karotin aus der pflanzlichen Nahrung (**B**) sowie vom oxygenierten (**C**) und desoxygenierten Blut (**D**) der Hautgefäße. Diese Komponenten prägen die Hautfarbe lokal unterschiedlich, was bis zu einem bestimmten Grad durch äußere Einflüsse (z. B. durch Sonnenbestrahlung oder Nahrung), in der Regel aber genetisch sowie geschlechts- und rassenspezifisch bedingt ist. Die **Melaninpigmentation** (**A**) tritt verstärkt in der Haut der Achselhöhle, der äußeren Geschlechtsorgane, der Innenseite der Oberschenkel sowie in der perianalen Haut auf. **Karotin** (**B**) erzeugt einen gelblichen Farbton, hauptsächlich in Gesicht, Handteller und Fußsohle. Die rote Farbe des **arteriellen Blutes** (**C**) bestimmt die Hautfarbe von Gesicht, Handteller, Fußsohle, oberer Rumpfhälfte und Gesäßbacken. Die bläuliche Farbe des **venösen Blutes** (**D**) überwiegt in der unteren Rumpfhälfte und auf Hand- und Fußrücken.

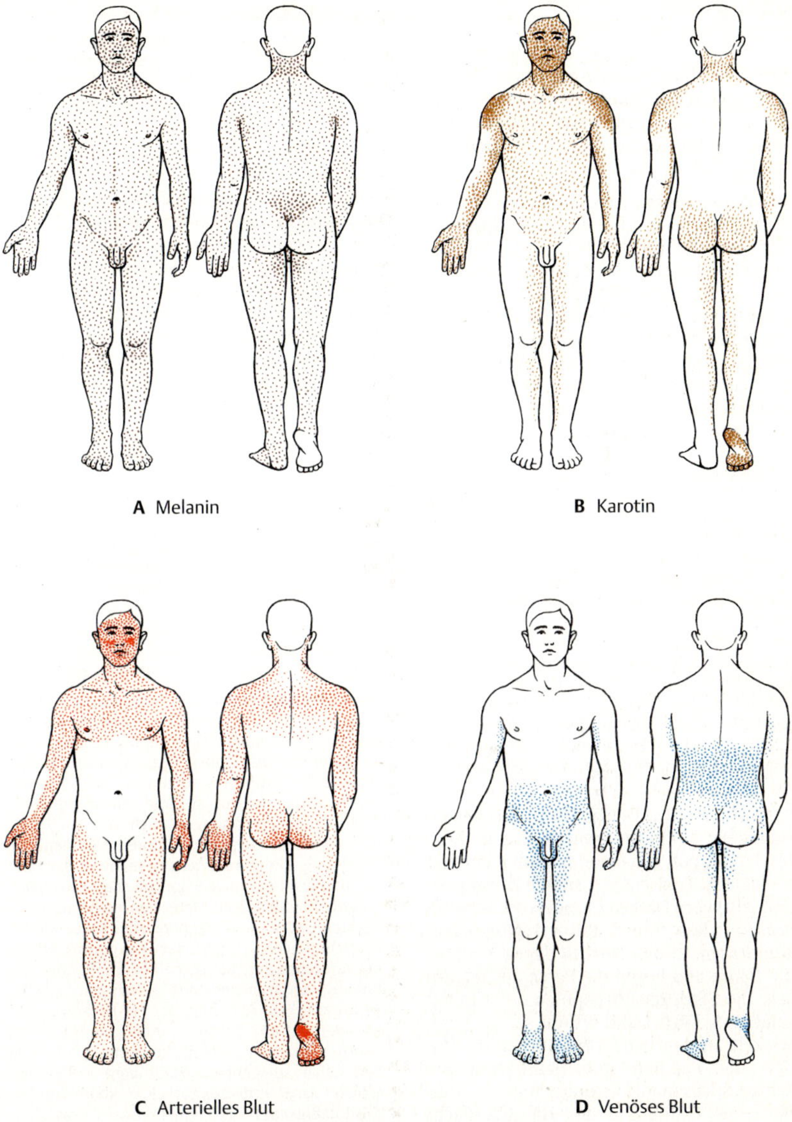

Verteilung der Farbkomponenten
der Haut beim Lebenden

Hautoberfläche

Das äußere Erscheinungsbild der Haut ist gekennzeichnet durch **Furchen** und **Falten** sowie durch **Felder** und **Leisten**. Grobe Furchen treten in Form von *Bewegungsfurchen* an den Gelenken und als *mimische Furchen* im Gesicht auf.

Spannungslinien. An der Haut lassen sich Linien maximaler und minimaler Spannung festlegen. Die unter dem Spiel der Muskeln entstehenden, für die Chirurgie bedeutsamen **Hautspannungslinien** (**A**) werden als „Kraftlinien" bezeichnet, im englischen Schrifttum als „Relaxed Skin Tension Lines". Diese Kraftlinien verlaufen im allgemeinen quer zur Faserrichtung der Muskulatur und entsprechen häufig den Hautfalten, bei der Altershaut den sog. Runzeln.

Klinischer Hinweis. Hautschnitte sollten so geführt werden, daß sie in den Hautspannungslinien verlaufen, weil sich dann die Wunden mit einem Minimum an Spannung vernähen lassen. Schneidet man dagegen senkrecht zum Verlauf dieser Spannungslinien, klafft die Haut, die Heilung dauert länger, und das kosmetische Resultat ist unbefriedigend.
Bei erheblicher Überdehnung der Haut, z.B. der Bauchhaut in der Schwangerschaft oder bei Fettleibigkeit, entstehen Einrisse im Gefüge der Lederhaut (S. 378), die zunächst als blaurote, später als helle Streifen, **Striae distensae** (Schwangerschaftsstreifen), sichtbar werden. Sie entwickeln sich gewöhnlich senkrecht zur Dehnungsrichtung.

Felderhaut (**B**). Der größte Teil unserer Haut zeigt ein Muster von dreieckig, rhombisch oder polygonal verlaufenden Furchen, so daß eine Felderung zustande kommt. Auf den **erhabenen Flächen** münden die *Schweißdrüsen*, in bestimmten Körperregionen auch *Duftdrüsen*. In den **Furchen** dagegen stehen die *Haare* und liegen die *Poren der Talgdrüsen*. Die Bindegewebspapillen der Papillarschicht (S. 376 ff.) sind oft nur schwach entwickelt. In den behaarten Abschnitten bilden die Papillen mit Haarbälgen und Schweißdrüsenausführungsgängen gruppenartige Figuren in der Hautoberfläche, sog. *kokardenförmige Epithelleisten* und *rosettenförmige Epithelwälle*.

Leistenhaut (**C**). Auf Fußsohle und Handteller, vor allem an den Fingerbeeren, besitzt die Hautoberfläche feine, parallel verlaufende, etwa 0,5 mm breite, durch Parallelfurchen getrennte Leisten, auf denen Schweißdrüsen (**C1**) münden. Haare, Talg- und Duftdrüsen fehlen. Die Leisten machen die Haut rauh und griffsicher. Sie werden durch die **reihenförmige Anordnung der Papillen des Stratum papillare** des Coriums gebildet (S. 378). Diese ist genetisch festgelegt und damit für jeden einzelnen Menschen charakteristisch. Hierauf beruht die Anwendung des Fingerabdrucks (*Daktylogramm*) im Erkennungsdienst (*Daktyloskopie*). An der Fingerbeere werden **vier Typen von Leistenmustern** hervorgehoben, die selbst variabel sind: *Bogen* (**DI**), *Schleife* (**DII**), *Wirbel* (**DIII**) und *Doppelschleife* (**DIV**).

Hautregeneration. Die Haut regeneriert gut. Nach Verletzungen wirken die Abwehrzellen in der Lederhaut lokal Infektionen entgegen, Kapillaren und Bindegewebsstrukturen bilden sich neu. Vom Rand einer Verletzung wächst Epithel auf das regenerierende Bindegewebe, es kommt zur **Narbenbildung**. Zunächst bestimmt die starke Kapillarisierung die rötliche Farbe der Narbe, später schimmern Kollagenfasern weißlich durch das Epithel. Hautanhangsgebilde (Drüsen, Haare) werden im Narbenbereich nicht mehr gebildet.

Altersveränderungen. Sie bestehen in *Rückbildung (Atrophie) des Coriums, Verdünnung der Epidermis, Abflachung des Papillarkörpers* und *Schwund des subkutanen Fettgewebes* (S. 376 ff.). Diese Veränderungen stehen allerdings in keiner festen Beziehung zur allgemeinen körperlichen Alterung, sondern hängen auch von langfristig einwirkenden exogenen Faktoren (Sonnenlicht, Witterung, Klima) und dem Pigmenttyp der Haut ab. Altersveränderungen sind am stärksten ausgeprägt bei hellhäutigen Menschen sowie an unbedeckten und stark lichtexponierten Körperstellen (Gesicht, Nacken, Handrücken, Unterarm). Mit einer Änderung der chemischen Beschaffenheit der Bindegewebsgrundsubstanz gehen Flüssigkeitsverarmung und Abnahme der elastischen Fasern in Lederhaut und Subcutis einher. Die Haut wird relativ weit, dünn, schlaff, knitterbar und leicht verletzlich; abgehobene Hautfalten sinken nur träge in das Hautniveau zurück, es kommt zu Unregelmäßigkeiten der Pigmentation. Ultraviolettbestrahlung („Höhensonne") beschleunigt den Elastizitätsverlust der Haut.

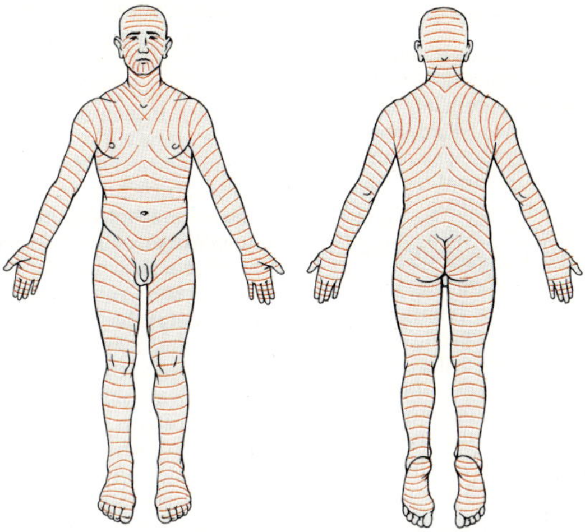

A Hautspannungslinien

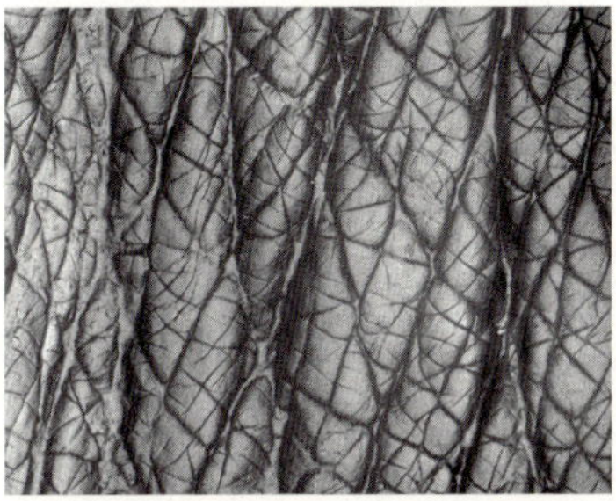

B Felderhaut, rasterelektronenmikroskopisch

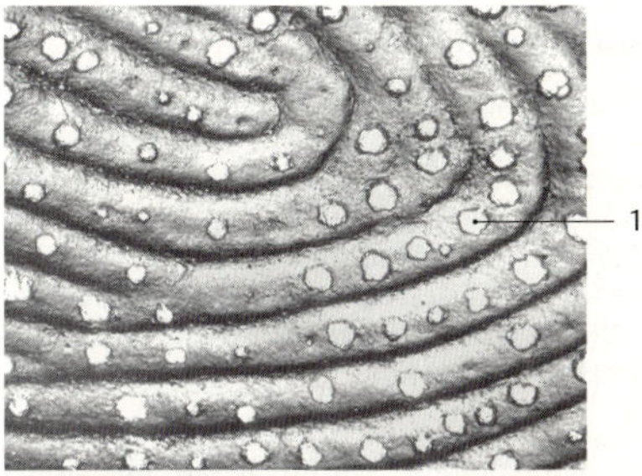

C Leistenhaut, rasterelektronenmikroskopisch

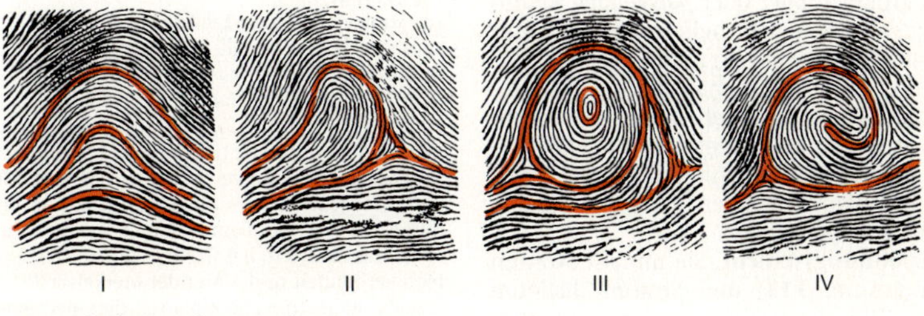

D Papillarleisten der Fingerkuppe

Hautschichten

Die Haut besteht aus Oberhaut, **Epidermis** (**AB1**), einem *mehrschichtigen verhornenden Plattenepithel*, und aus Lederhaut, **Corium** (Dermis) (**ABCF2**), einer *Bindegewebsschicht*. Im Corium unterscheidet man die zapfenförmig mit der Epidermis verzahnte Papillarschicht, *Stratum papillare*, und die Geflechtschicht, *Stratum reticulare*, die hauptsächlich der Reißfestigkeit dient. Epidermis und Corium sind deutlich gegeneinander abgegrenzt, zwischen bindegewebigem Corium und bindegewebiger Subcutis (Tela subcutanea, Unterhaut) (**AB3**) besteht meist keine scharfe Grenze. Die **Unterhaut** stellt die Verbindung zu den unter der Haut gelegenen Strukturen (Faszien, Knochenhaut) her, enthält *Fettgewebe* und führt *größere Gefäße und Nerven* (S. 378).

Leistenhaut: **A4** merokrine Schweißdrüse, **A5** Vater-Pacini Lamellenkörperchen, **A6** Meißner-Tastkörperchen. **Felderhaut**: **B7** Haar, **B8** Talgdrüse, **B9** Haarmuskel, **B10** apokrine Duftdrüse.

Epidermisschichten

In der basalen Schicht der Epidermis entstehen durch Mitosen laufend neue Zellen, die innerhalb von 30 Tagen an die Oberfläche wandern und dabei Hornsubstanzen bilden. Die hierdurch bedingte Schichtenbildung des Epithels ist in der Leistenhaut (**A**) deutlich ausgeprägt, in der Felderhaut (**B**) hingegen nur angedeutet:

Regenerationsschicht. Das Stratum germinativum umfaßt Stratum basale und Stratum spinosum. Das **Stratum basale** besteht aus *hochprismatischen Zellen* (**CF11**), die der Basallamina direkt aufsitzen. Es folgt das **Stratum spinosum** (**CF12, D**) mit mehreren Lagen großer *runder* oder *polygonaler Keratinozyten*, deren stachelförmige Fortsätze durch *Desmosomen* (**E**) miteinander verhaftet sind. Das Zytoplasma enthält ein dichtes Netzwerk *intermediärer Filamente* (Keratinfilamente, Tonofilamente), die in die Desmosomen (**E**) einstrahlen. Die Gesamtheit der 18 – 20 nm schmalen Interzellularräume bildet ein Spaltsystem.

Hornbildungsschicht. Sie umfaßt Stratum granulosum (**F13**) und Stratum lucidum (**F14**). Die abgeflachten und nun oberflächenparallel orientierten *Keratinozyten* des dünnen **Stratum granulosum** (2 – 3 Zellagen) enthalten *lamellierte Körperchen* (*Odland-Körperchen*) und *basophile Keratohyalinkörner*, die den Beginn der Verhornung anzeigen. Der Inhalt der Odland-Körperchen (Glykoproteine, Lipide und Enzyme) wandelt sich extrazellulär in Lipidschichten um, die die Interzellularspalten ausfüllen und undurchlässig machen. Die Lipide bilden eine Barriere zum Schutz vor Flüssigkeitsverlust. Schließlich entsteht die dünne Glanzschicht, **Stratum lucidum (F14)**, in der keine Zellkerne und keine Zellgrenzen mehr zu erkennen sind. Die verhornenden Zellen enthalten eine azidophile, stark lichtbrechende Substanz, *Eleidin*, die der Glanzschicht ihren Namen gab.

Hornschicht. Im reißfesten und fast völlig undurchlässigen **Stratum corneum** (**F15**) verbacken die extrem flachen *Korneozyten* und die Hornsubstanzen (*Keratin*) zu Platten, die schließlich kontinuierlich als Horn-(Haut)-Schuppen abgeschilfert werden. Sie sind widerstandsfähig gegen Säuren, quellen aber in Alkalien (Seifenlauge). Die Hornbildung wird durch Vitamin A gesteuert. Bei Vitamin A-Mangel kommt es zu überschießender Hornbildung, *Hyperkeratose*.

Epidermale Symbionten. Unter diesem Begriff faßt man nichtkeratinisierende Epidermiszellen zusammen. In den unteren Zellschichten liegen **Melanozyten (F16)**, das Pigment *Melanin* produzierende Dendritenzellen neuroektodermaler Herkunft. Ihr Zelleib liegt unmittelbar der Basallamina an, ihre dendritischen Fortsätze gelangen in den Interzellularräumen bis in das mittlere Stratum spinosum. Melanozyten geben ihr Pigment an die basalen Epidermiszellen ab. Ein Melanozyt versorgt etwa 5 – 12 Basalzellen. Melanin schützt das Stratum basale (Mitosen!) vor den schädlichen UV-Strahlen.

Die stark verzweigten **Langerhans-Zellen (F17**) sind suprabasale, im Stratum spinosum gelegene Dendritenzellen des Immunsystems. Sie stammen aus dem Knochenmark, können Antigene bilden, ruhende T-Helfer-Lymphozyten stimulieren und damit primäre Immunantworten einleiten. Im Stratum basale kommen vereinzelt auch **Merkel-Zellen** vor, Sinneszellen neuroektodermaler Abstammung, die der Basallamina direkt aufsitzen und mit benachbarten Basalzellen durch Desmosomen verbunden sind. Unter der Merkel-Zelle liegt jeweils eine Nervenendplatte, die aus einem markhaltigen Axon hervorgeht.

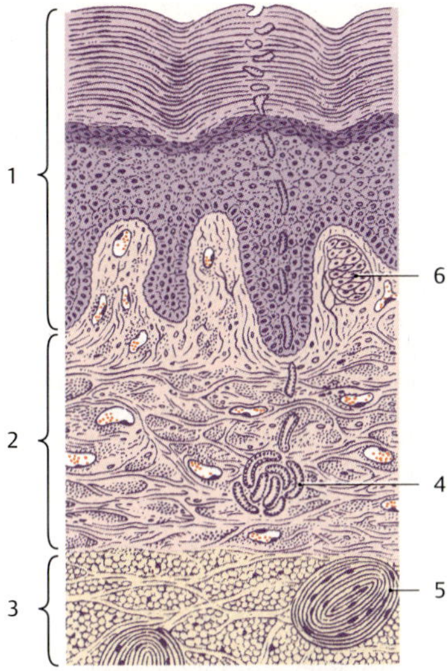

A Schnitt durch die Leistenhaut

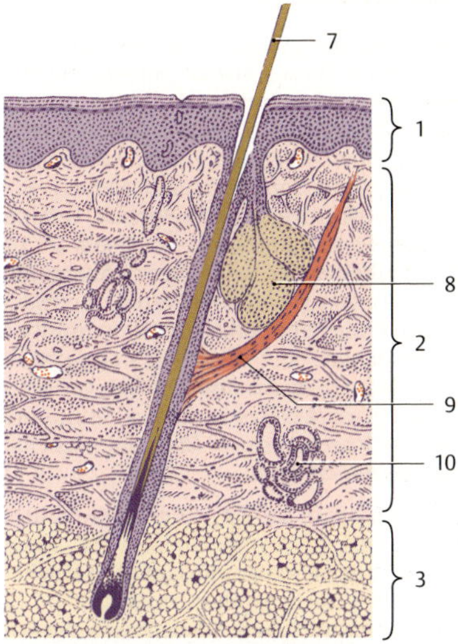

B Schnitt durch die Felderhaut

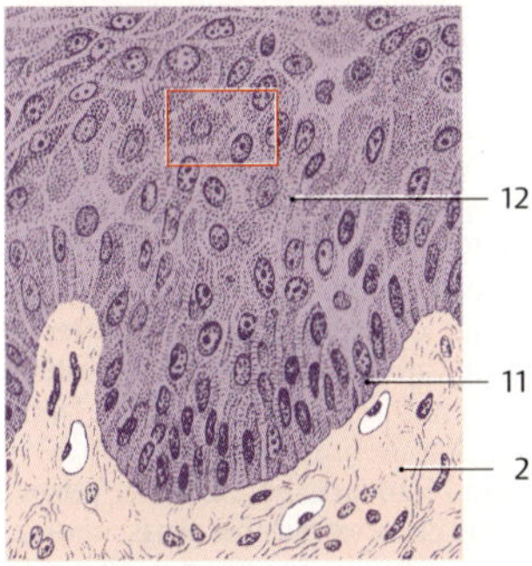

C Stachelzellschicht der Epidermis

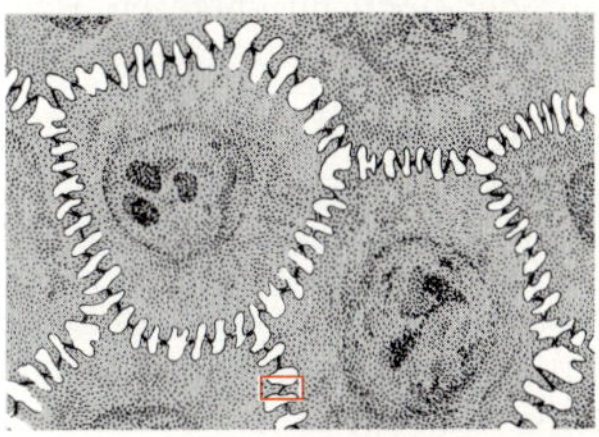

D Stachelzellschicht, Ausschnitt aus C

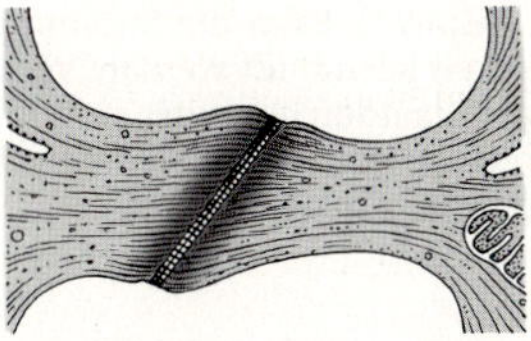

E Desmosom, Ausschnitt aus D

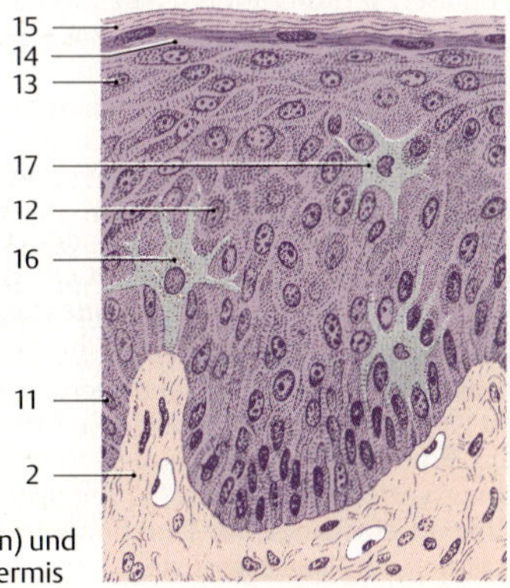

F Pigmentzellen (Melanozyten) und Langerhans-Zellen der Epidermis

Lederhaut

Die Lederhaut (**A2**), Dermis oder Corium, ist wesentlich dicker als die Epidermis (**A1**). Hier liegen die epidermalen Anhangsorgane, Blut- und Lymphgefäße, Bindegewebszellen, freie Zellen des Immunsystems sowie Nervenendapparate und Nerven. Ihre große **Reißfestigkeit** und **reversible Verformbarkeit** (Elastizität) beruhen auf sehr festen, innig miteinander *verflochtenen Kollagenfasern*, die von *elastischen Netzen* durchsetzt werden. Die Dehnbarkeit der Haut resultiert hauptsächlich aus Winkelverstellungen in den Maschen dieses Kollagenfasergeflechts, die elastischen Netze wirken im Sinne eines Rückstellmechanismus. Man unterscheidet **zwei Dermisschichten**:

Stratum papillare (A4). Es grenzt unmittelbar an die Epidermis und ist mit dieser durch **zapfenförmige Kollagenfaserschleifen**, die Bindegewebspapillen, verzahnt. Sie ragen in entsprechende Vertiefungen der Epidermis hinein und wirken dadurch einer Abscherung der Oberhaut entgegen. Höhe und Anzahl der Papillen korrelieren mit der mechanischen Beanspruchung des jeweiligen Körperabschnitts; sie sind z.B. in der Haut des Augenlids gering, über Knie und Ellenbogen stark entwickelt. Der Papillarkörper enthält **haarnadelförmige Kapillarschlingen**, **feine Nerven** und **sensible Nervenendigungen**. Die Kollagenfasern sind hier auffallend dünn.

Stratum reticulare (A5). Der lockere Kollagenfaserfilz (Kollagen Typ I) des Stratum papillare geht über in die **straffen Kollagenfaserbündel** des Stratum reticulare, die hier ein dichtes Maschenwerk bilden. Dieses ist annähernd parallel zur Hautoberfläche ausgerichtet und wird von einem Netz **elastischer Fasern** begleitet. Zwischen den Faserbündeln liegen Fibroblasten, Makrophagen, Mastzellen und vereinzelt Lymphozyten. Die Zwischenräume enthalten eine **gelartige Grundsubstanz**, in der Proteoglykane (Hyaluronsäure, Chondroitin- und Dermatansulfat), Proteine und Mineralien vorkommen. Da Proteoglykane ein hohes Wasserbindungsvermögen besitzen, kommt dem Corium eine entscheidende Funktion für die *Regulation des Hautturgors* zu.

Unterhaut

Die Unterhaut (**A3**), **Tela subcutanea (Subcutis)**, stellt die Verbindung zwischen Haut und Körperfaszie (**A6**) bzw. Knochenhaut her und ermöglicht die Verschieblichkeit der Haut. Die Subcutis ist *Fettspeicher* und *Isolator gegen Wärmeverluste*. Man unterscheidet Baufett und Depotfett: das **Baufett** wird durch straffe Bindegewebsfaserzüge steppkissenartig in Kammern unterteilt, z.B. auf der Fußsohle. Häufiger ist das **Depotfett**, z.B. als Fettpolster unter der Haut des Rumpfes, *Panniculus adiposus*. Die **Fettverteilung** ist genetisch bedingt und u.a. hormonell gesteuert: Männer neigen eher zum Fettansatz im Bauchbereich, während es bei Frauen vorwiegend an Hüften, Gesäß und Brust angelagert wird. Stellenweise ist die Subcutis locker und fettfrei (Augenlider, Ohrmuschel, Lippe, Penis, Skrotum u.a.). Im Gesicht und auf der Kopfschwarte (Galea aponeurotica) ist die Unterhaut fest mit der Muskulatur und mit Sehnen verbunden (Grundlagen der Mimik).

A7 Haar, **A8** Talgdrüse, **A9** Haarmuskel, **A10** merokrine Schweißdrüse, **A11** Muskelschicht

Blutgefäße. Die **Arterien** (**B1**) bilden zwischen Cutis und Subcutis ein Geflecht, aus dem Äste zu den Haarwurzeln, den Schweißdrüsen (**B2**), zu den Fettpolstern der Subcutis und zum Papillarkörper ziehen. Hier entsteht ein **subpapillärer Plexus**, aus dem Kapillarschlingen (**B3**) in die Papillen ziehen. Die **Venen** (**B4**) bilden Netze unter den Papillen, im Corium und zwischen Cutis und Subcutis, sog. **kutaner Venenplexus** (**B5**). Durch **arteriovenöse Anastomosen** einschließlich spezieller Shunts, den *Glomusanastomosen* an den Akren (z.B. Fingerkuppen, Nasenspitze), kann die Strömungsgeschwindigkeit beeinflußt werden. Veränderungen der Hautdurchblutung sind für die Thermoregulation besonders wichtig. Auch die Lymphgefäße bilden Plexus.

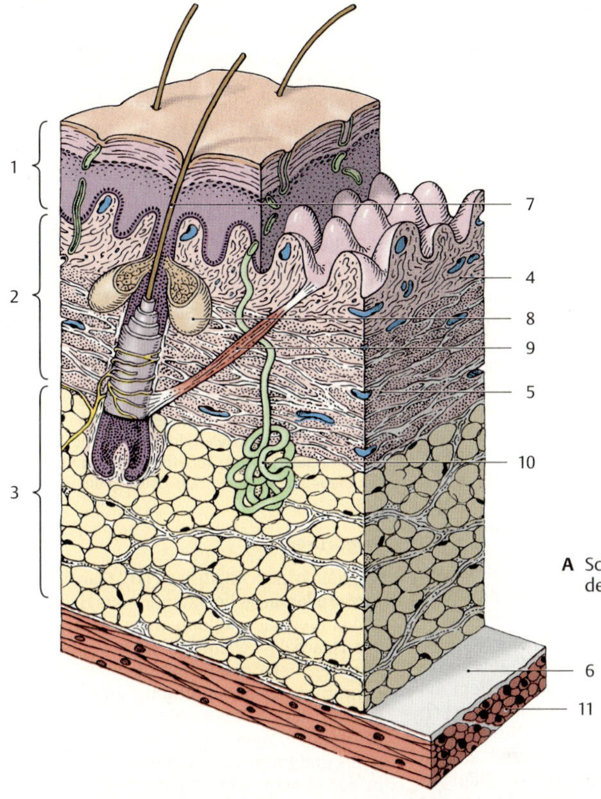

A Schichtengliederung der Haut und Unterhaut

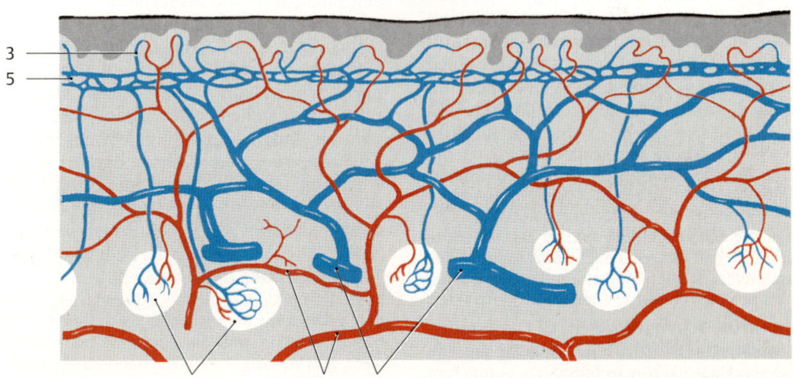

B Blutgefäße der Haut

Hautanhangsgebilde

Hautdrüsen

Die Hautdrüsen (**A**–**D**) sind wie Haare und Nägel Anhangsgebilde der Haut. Sie entstehen aus soliden Epithelzapfen der Epidermis, die in das sie umgebende Mesenchym (Corium) eindringen und sich dort zu den verschiedenen Drüsenarten differenzieren.

Schweißdrüsen

Ekkrine Schweißdrüsen (B). Die etwa 2–4 Millionen cholinerg innervierten **Glandulae sudoriferae eccrinae** sind individuell und regional unterschiedlich über den gesamten Körper verteilt; sehr dicht stehen sie an Stirn, Handteller und Fußsohle, spärlich an Nacken und Oberschenkel. Ekkrine Schweißdrüsen sind **enge unverzweigte Epithelschläuche** (**B1**), die sich tief in das Corium oder die obere Subcutis einsenken und deren Endabschnitte zu einem Knäuel von 0,3–0,5 mm Durchmesser aufgewunden sind (**Knäueldrüsen**). Die schlauchförmigen **Endstücke** werden von einem *einschichtigen, kubisch-zylindrischen Epithel* gebildet, dessen sezernierende Drüsenzellen Fetttröpfchen, Glykogenkörnchen und Pigmentgranula enthalten. Zwischen Drüsenzellepithel und Basalmembran liegen diskontinuierlich verteilt kontraktile, ektodermale *Myoepithelzellen* (**B2**). Das Endstück setzt sich in den leicht korkenzieherartig geschlängelten, von einem *zweischichtigen kubischen Epithel* ausgekleideten **Ausführungsgang** (**B3**) fort, der auf der Epidermisoberfläche mündet. Die Drüsenschläuche sind von einem feinfaserigen Bindegewebe umgeben, das reich an Kapillaren und Nervenfäserchen ist.

Das **saure Sekret** (pH 4,5) hemmt das Bakterienwachstum (*Säureschutzmantel*), dient durch Verdunstung der *Wärmeregulation* (Verdunstungskälte) sowie der *Ausscheidung der Elektrolyte* Na^+, K^+, Cl^- und HCO_3^- (Kochsalzgehalt etwa 4%). Die normale Schweißbildung beträgt 100 bis 250 ml pro Tag, bei anstrengender körperlicher Arbeit und hohen Außentemperaturen können bis zu 5 Liter pro Tag gebildet werden.

Apokrine Schweißdrüsen (C). Die adrenerg innervierten Duftdrüsen, **Glandulae sudoriferae apocrinae**, treten an behaarter Haut (Achselhöhle, Mons pubis, Labia majora, Skrotum, Umgebung des Anus), aber auch an Brustwarze und Warzenhof sowie im Vestibulum nasi auf. Duftdrüsen sind **einfache tubuläre Knäueldrüsen** mit alveolär erweiterten Endstücken. Sie liegen in der Subcutis und münden in den Haarbalg. Ihre sezernierenden Schlauchabschnitte werden von einem *einschichtigen Epithel wechselnder Höhe* ausgekleidet. Charakteristisch sind in die Schlauchlichtung hineinragende *Zytoplasmakuppen* (**C4**), die nach dem Modus der Apozytose abgeschnürt werden. Zwischen Drüsenepithel und der Basalmembran liegen dicht gelagerte spindelförmige *Myoepithelzellen* (**C5**).

Apokrine Schweißdrüsen produzieren ein **alkalisches Sekret**, das *Duftstoffe* enthält, die im Geschlechtsleben und für das Sozialverhalten eine Rolle spielen. Die Sekretion setzt mit der Pubertät ein. Modifizierte Schweißdrüsen sind die *Glandulae ceruminosae* des äußeren Gehörganges und die *Glandulae ciliares* (Moll-Drüsen) des Augenlides.

Talgdrüsen

Die holokrinen Talgdrüsen (**D**), **Glandulae sebaceae pilorum**, gehen zumeist aus Haaranlagen hervor und münden in den Haartrichter des Haarbalgs. Nicht an Haare gebundene, sog. freie Talgdrüsen, kommen vor am Lippenrot, an der Nasenöffnung, an der Saumgegend der Wangenschleimhaut sowie an Brustwarze, Augenlid, Labia minora, Glans penis und Preputium. Die voll entwickelten, in der oberen Schicht des Coriums liegenden Talgdrüsen sind **multilobuläre, beerenförmige Einzeldrüsen** (sog. Talgkolben) mit gemeinsamem Ausführungsgang. Die teilungsfähigen **Talgkolben** besitzen eine periphere Schicht von *proliferierenden Matrixzellen* (Keimzellen) (**D6**). Diese schieben sich ins Innere der völlig lichtungslosen Talgkolben vor und wachsen dort zu polyedrischen, schwach anfärbbaren Zellen heran, die zunehmend von *Fettvakuolen* durchsetzt und deren Kerne pyknotisch werden (**D7**). Schließlich werden die Zellen völlig in Talg, **Sebum** (**D8**), umgewandelt.

Der Talg, von dem täglich 1–2 g produziert werden, gelangt aus dem Haartrichter auf die Oberfläche der Haare und der Epidermis und macht diese geschmeidig und widerstandsfähig gegen Wasser. Talg ist zudem wegen seines Gehalts an Fettsäuren keimtötend.

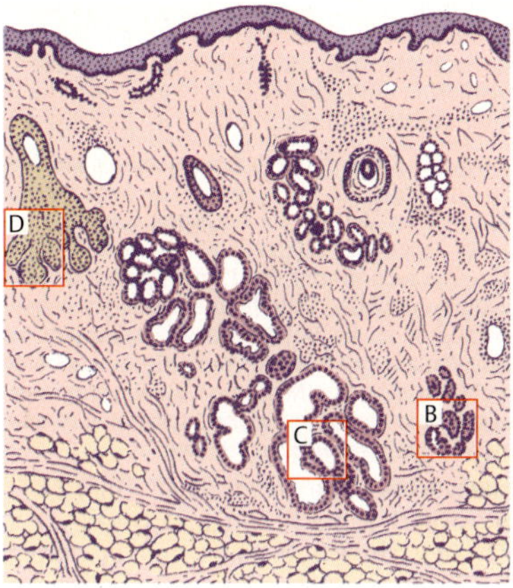

A Drüsen der Achselhöhlenhaut

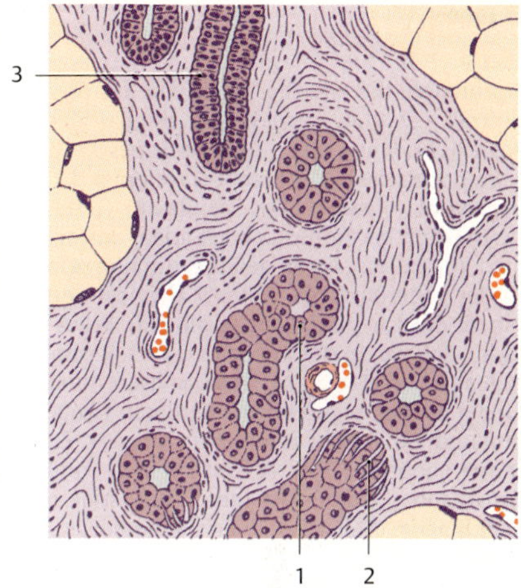

B Merokrine (ekkrine) Schweißdrüsen, Ausschnitt aus A

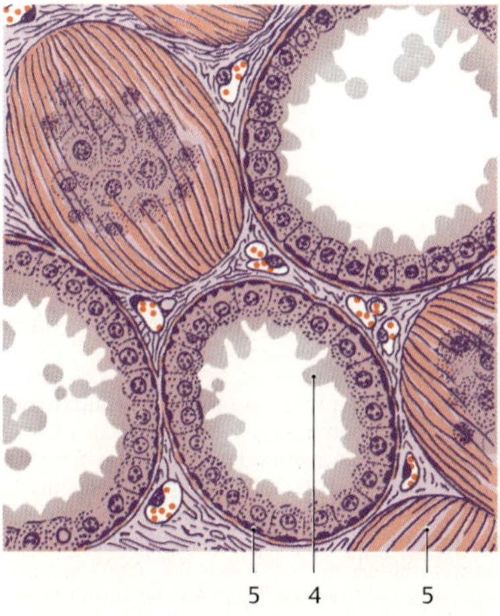

C Apokrine Schweißdrüsen, Ausschnitt aus A

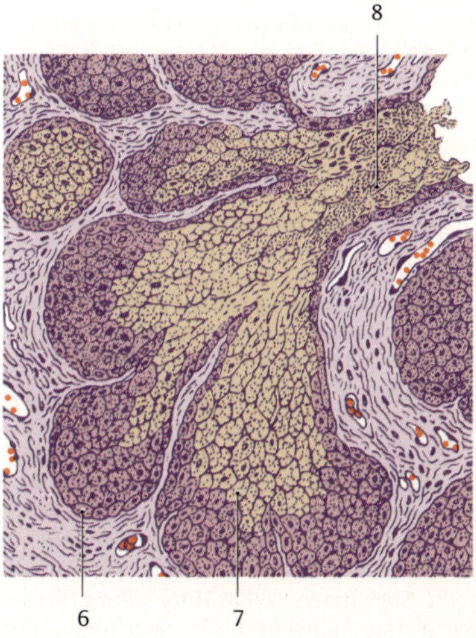

D Holokrine Talgdrüsen, Ausschnitt aus A

Haare

Haare, **Pili**, sind biegsame und zugfeste Hornfäden, die wie die Nägel von der Epidermis gebildet werden. Sie dienen der *Tastempfindung* und dem *Wärmeschutz*. Man unterscheidet mehrere Haartypen: **Lanugohaare** (Flaum- oder Wollhaar) treten beim Feten bis zum 6. Lebensmonat auf, sie sind kurz, dünn, kaum gefärbt und wurzeln in der Lederhaut. Sie werden abgelöst von einem Zwischenhaarkleid (**Woll-** oder **Vellushaar**), das v. a. in der Pubertät durch Terminalhaare ersetzt wird. **Terminalhaare** sind länger, dicker, pigmentiert, stehen in Gruppen und wurzeln in der oberen Subcutis. Zu ihnen gehören Kopf-, Achsel-, Scham- und Brusthaare. Unbehaart sind die innere Handfläche, die Fußsohle und Teile der äußeren Genitalien.
Das Terminalhaar steckt schräg zur Oberfläche (Haarstrich, Wirbel) in der zylindrischen **Wurzelscheide**. In diese mündet die *Talgdrüse* (**A – D1**). Oberhalb davon liegt der **Haartrichter**, unterhalb entspringt ein glatter Muskel, **M. arrector pili** (**A – D2**). Er zieht unter die Epidermis, kontrahiert sich bei Kälte oder seelischen Empfindungen wie Schreck und Furcht und stellt das Haar auf (Haarsträuben, Gänsehaut). Er kann außerdem die Talgdrüsen komprimieren.

Feinbau. Man unterscheidet Haarwurzel, Radix pili (**A3**), und den frei aus der Haut herausragenden Haarschaft, Scapus pili (**A – D4**). Die **Haarwurzel** sitzt mit der Haarzwiebel, *Bulbus pili* (**A5**), auf der bindegewebigen *Haarpapille* (**A6**), einer zapfenförmigen Aufwölbung des Coriums. *Bulbus, Papille* und *umgebendes Bindegewebe* nennt man **Haarfollikel**. Der **Haarschaft** besteht hauptsächlich aus der festen *Rinde*, die sich aus langgestreckten, dachziegelartig übereinander liegenden verhornten Zellen mit eingelagerten Tonofilamenten zusammensetzt. Sie umgeben das *Mark* röhrenförmig. Form und Anordnung der Hornzellen sind interindividuell verschieden.

Haarbildung. Sie ist eine **modifizierte Hornbildung**, die von einer umschriebenen Einsenkung der Epidermis (**A – D7**) ausgeht; das Haar ist die Hornspitze, die epitheliale Wurzelscheide (**A8**) der epidermale Trichter und die bindegewebige Wurzelscheide (**A9**) (Haarbalg) ihr „Papillarkörper“. Das Haar wächst aus den Zellen der Haarzwiebel, ernährt von der Haarpapille. Bei einer Zerstörung dieser Matrix kann es nicht mehr nachwachsen.

Haarfarbe. Sie wird durch **Einlagerung von Melanin** hervorgerufen, das von den aus der Neuralleiste stammenden **Melanozyten der Matrix** gebildet und an die Zellen der Haarzwiebel abgegeben wird. Beim Ergrauen nimmt der Pigmentgehalt ab, die Melaninproduktion erlischt, die Melanozyten gehen zugrunde. Im Bulbus weißer Haare gibt es keine Melanozyten mehr. Auch die Einlagerung von Luftbläschen im Mark führt zu weißem Haar. Beim Albino erzeugen die Melanozyten aufgrund eines Enzymmangels kein Pigment.

Haarwechsel. Die Lebensdauer eines Haares variiert je nach Typ und Lokalisation zwischen einigen Wochen und mehreren (3 – 5) Jahren, die der Wimpern und Brauen beträgt 100 bis 150 Tage. Das Haar wächst zyklisch. Auf Wachstum (0,3 – 0,4 mm täglich; **Anagenphase**) folgen Rückbildung (**Katagenphase**) und Ruhezeiten (**Telogenphase**), danach fällt das Haar aus. Etwa 80% der Haarfollikel befinden sich in der Wachstumsphase, 15 – 20% in Ruhe. Täglich gehen etwa 50 – 100 Haare verloren. Die Matrix stellt ihre Tätigkeit ein, die Melanozyten ziehen sich vorübergehend zurück, die epitheliale Haarzwiebel (**B – D10**) wird von der bindegewebigen Papille abgehoben und zusammen mit dem kolbenartig verdickten und aufgefaserten unteren Ende nach außen geschoben (**BCD**), *Kolbenhaar* (**D11**). Aus den restlichen Zellen an der strangartig ausgezogenen Papille (**C12**) entsteht ein neuer Bulbus (**D13**), aus dem ein neues Haar wächst.

Haarkleid (E). Es wird hormonell beeinflußt. **Androgene** stimulieren in der Bart- und Genitalregion das Haarwachstum. Für den Mann sind die rautenförmig zum Nabel aufsteigende Schambehaarung, die Behaarung der Oberschenkelinnenflächen und der Brust sowie die Bartbehaarung typisch. **Östrogene** verlängern die Anagenphase, wodurch es zu einer Verdichtung des Haarbestandes kommt. Für die Frau sind eine dreieckige Schambehaarung und geringere Terminalbehaarung des Rumpfes typisch.

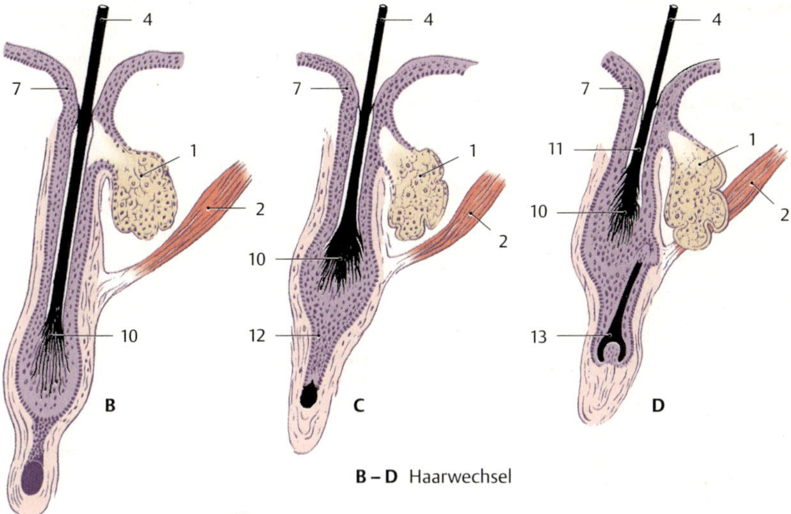

B – D Haarwechsel

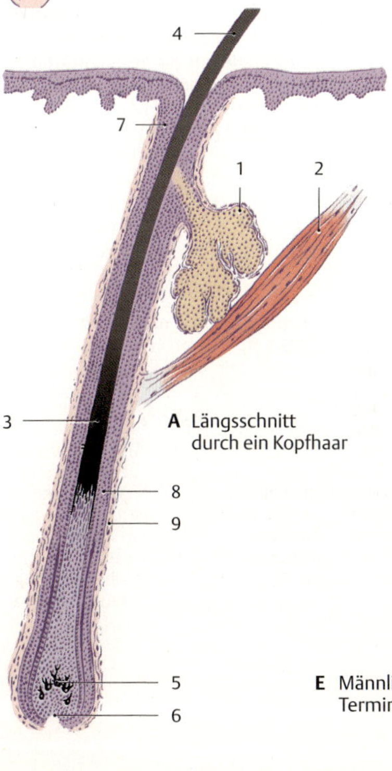

A Längsschnitt durch ein Kopfhaar

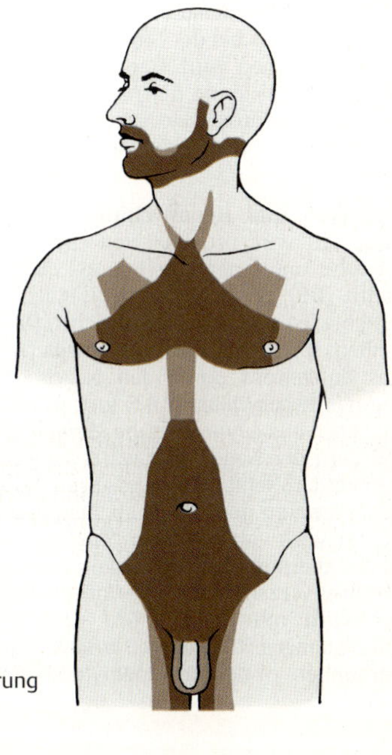

E Männliche Terminalbehaarung

Nägel

Die Nägel, **Ungues**, Produkte der Epidermis, schützen Finger- und Zehenendglieder und dienen gleichzeitig der Tastempfindung, indem sie ein Widerlager für den Druck auf die Tastballen, z.B. auf die Fingerbeeren (**C12**), bilden. Bei Verlust eines Nagels ist die Tastempfindung im betroffenen Endglied eingeschränkt.

Aufbau. Nägel sind trübe, aber dennoch durchscheinende, gewölbte, etwa 0,5 mm dicke **Hornplatten** (**BC1**), die aus polygonalen, dachziegelartig angeordneten *Hornschuppen* zusammengesetzt und mit drei Lagen einander kreuzender *Tonofibrillen* verbacken sind. Sie liegen dem Nagelbett (**BC2**) und dem Hyponychium (**B3**) (s.u.) auf. Proximal ist der Nagel von einer Hautfalte, dem **Nagelwall** (**BC4**), umgeben, der im Bereich der **Nagelwurzel** (**B5**) die ca 0,5 cm tiefe **Nageltasche** bildet. In der Tiefe der Tasche liegt die Matrix (**B6**). Ihre vordere Grenze, ein weißes Feld, wird als Lunula (**A7**) bezeichnet. Vom freien Rand des Nagelwalls (**BC4**) wächst ein epitheliales Häutchen, das **Eponychium** (**C8**), auf die Nageloberfläche, das bei der Nagelpflege von der Lunula gehoben wird. Der seitliche Nagelrand ist in eine Rinne, den **Nagelfalz** (**C9**), eingelassen. Der proximale Nagelfalz setzt sich nach distal in das Nagelhäutchen, **Cuticula**, fort.

Nagelbett und Hyponychium (**BC2**). Das Nagelbett wird proximal von epithelialem Gewebe unter der Nagelwurzel (**B5**), der **Matrix** (**B6**), gebildet, aus der täglich etwa 0,14 bis 0,4 mm Nagel nachwächst. Das Nagelbett setzt sich distal der **Lunula** (**A7**) in das dunkelrosa durch den Nagel schimmernde **Hyponychium** (**AB3**) fort; es besteht nur noch aus einem *Stratum germinativum*, auf dem der Nagel distalwärts vorgeschoben wird. Es setzt sich scharf gegen das Stratum corneum des Nagels ab. Sein Papillarkörper wird von *schmalen Längsleisten* gebildet, die mit entsprechenden Leisten des Coriums verzahnt sind. Das Corium wiederum wird mit dem Periost der Fingerendphalangen (**C10**) durch *starke Retinacula* verbunden. In den Coriumleisten befinden sich *Kapillarschlingen*, die die Rosatönung des Nagels verursachen. Das Hyponychium setzt sich nach distal in den **Nagelsaum** (**B11**) fort.

Klinischer Hinweis. Nägel zeigen bei einigen Krankheiten diagnostisch wichtige Veränderungen in Größe, Oberfläche und Farbe.

Haut als Sinnesorgan

Alle Schichten der Haut sind reich mit Nerven versorgt, zum kleineren Teil mit **vegetativen Nerven**, die zu Drüsen, glatten Muskelzellen und Gefäßen ziehen, zum größeren Teil mit **sensiblen Nerven**. Sie machen die Haut zu einem für das Leben des Menschen unentbehrlichen Sinnesorgan, mit dem **Berührungs-**, **Temperatur-**, **Schmerz-** und **Vibrationsempfindung** wahrgenommen werden. Die Sinnesqualitäten wie auch die sensiblen Nerven sind unterschiedlich auf die Haut einzelner Körperareale verteilt. **Nervenendkörperchen** verschiedenster Bauweise werden mit verschiedenen Sinnesqualitäten in Zusammenhang gebracht. Die Abbildung (**D**) gibt hiervon nur eine grobe Vorstellung (Einzelheiten siehe Band 3).

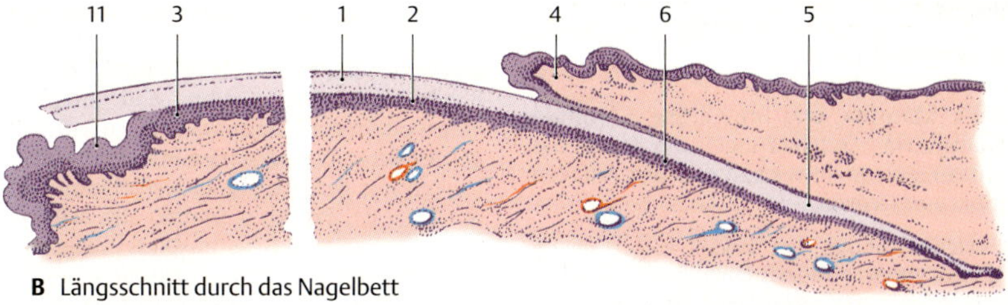

B Längsschnitt durch das Nagelbett

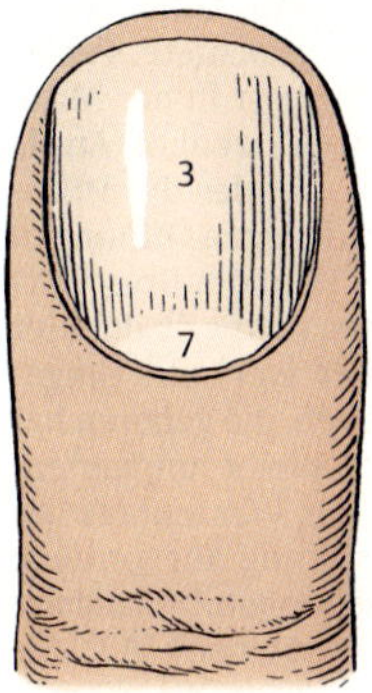

A Fingernagel

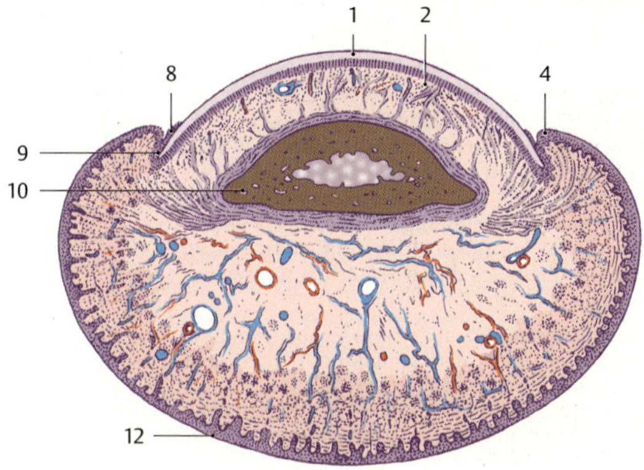

C Querschnitt durch ein Fingerendglied

D Schematische Darstellung der Hautinnervation

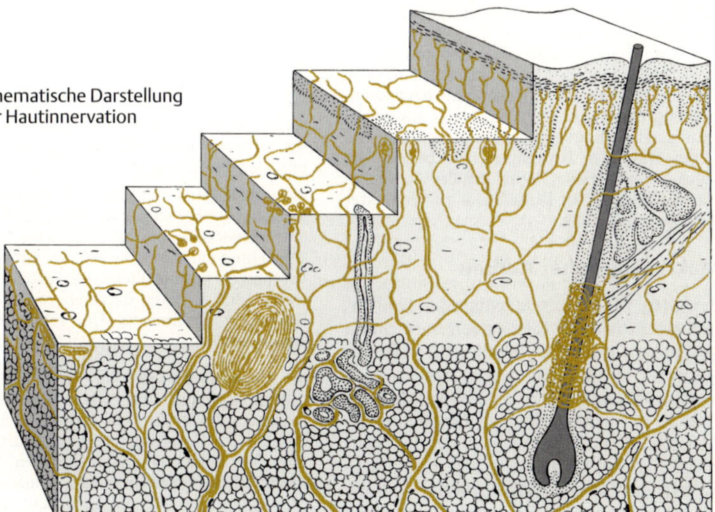

Weibliche Brust und Brustdrüse

Brust, **Mamma**, und Brustdrüse, **Glandula mammaria**, sind Bildungen der Haut; das Drüsengewebe entwickelt sich aus Anlagen apokriner Drüsen.

Brustentwicklung. Bei beiden Geschlechtern entsteht gegen Ende des 1. Embryonalmonats beiderseits am Rumpf zwischen Kiemenbogenregion und Schwanz eine streifenförmige Epithelverdikkung, der **Milchstreifen**, aus dem in der 6. Embryonalwoche zwischen den Abgangsstellen der Gliedmaßen die **Milchleiste** hervorgeht. In ihr bilden sich Gruppen apokriner Drüsen aus. Im Laufe des 3. Schwangerschaftsmonats wird die Milchleiste bis auf einen Rest oberhalb des 4. Interkostalraums, den sog. **Milchhügel**, zurückgebildet. Die **Anlage der definitiven Milchdrüse** besteht aus etwa 15–20 Epithelkanälchen mit endständigen Epithelzapfen, aus denen später das Drüsenparenchym hervorgeht.

Beim **Neugeborenen**, auch beim Knaben, sind die Brustdrüsen unter dem Einfluß der mütterlichen Plazentahormone so weit entwickelt, daß sie eine tast- und sichtbar vorgewölbte Oberfläche bilden und in den ersten Tagen nach der Geburt die sog. *Hexenmilch* abgeben. In der **Kindheit** wächst die Brust nur langsam, mit Eintritt in die Pubertät aber rascher, und es entsteht zunächst die sog. *Knospenbrust*. Grundsätzlich gilt, daß sich die weibliche Brust im Verlauf der **pubertären Entwicklung** unter dem Einfluß von Östrogen, Prolactin und Wachstumshormon individuell mit großer Varianz in Größe, Form und Konsistenz ausbildet. Dabei spielen unterschiedliche Grade der Fetteinlagerung eine wichtige Rolle. In der **Schwangerschaft** setzt ein starkes Wachstum der Drüse ein. Gegen Ende der Schwangerschaft beginnt sie Milch zu produzieren. Beim **Abstillen** kommt es zur Rückbildung der Drüsen und zu verstärkter Bindegewebsbildung.

Makroskopischer Aufbau

Brust (B). Bei der geschlechtsreifen Frau haben die Brüste die Gestalt von verformten Halbkugeln (Schalen-, Halbkugel- oder Kegelbrust; häufig rasseneigentümlich). Sie liegen zwischen der 3. bis 7. Rippe, beiderseits in der Mitte zwischen Brustbein und Achselhöhle auf der *Fascia pectoralis*. Zwischen Mamma und Faszie liegt eine dünne Schicht *interstitiellen Bindegewebes*, die die Verschieblichkeit der Brust auf der vorderen Brustwand ermöglicht (**D**). Fixiert wird die Brust durch kollagene Faserbündel, die sog. **Ligamenta suspensoria mammaria** (Cooper-Bänder) zwischen Corium und Bindegewebssystem der Mamma, so daß sich die Lage der Brust bei verschiedenen Körperhaltungen nur geringfügig ändert. Häufig ragt ein Fortsatz, **Processus lateralis sive axillaris,** über den Rand des Brustmuskels in die Achselhöhle (**C**). Die Rinne zwischen beiden Brüsten heißt Busen, **Sinus mammarium.**

Brustwarze. Die 10–12 mm hohe, leicht nach oben und außen gerichtete **Papilla mammae** (**A**) erhebt sich meist in der Mitte der Brust. Sie wird vom Warzenhof, **Areola mammae** (**A1**), umgeben, auf der die *Milchgänge* mit 10–12 porenförmigen Öffnungen münden. Die gerunzelte Haut der Brustwarze und des Warzenhofes ist meist dunkler gefärbt als diejenige der weiteren Umgebung, besonders bei Frauen, die geboren haben. Die Papillenspitze bleibt unpigmentiert. In der Peripherie des Warzenhofs liegen 10–15, meist kreisförmig angeordnete knötchenförmige Erhebungen, **Glandulae areolares** (Montgomery-Knötchen) (**A2**). Sie enthalten *apokrine* und *ekkrine Schweißdrüsen* sowie *holokrine Talgdrüsen*, die während der Laktation vermehrt sezernieren.

Varietäten. Bei flacher oder eingezogener Brustwarze (**Flachwarze, Hohlwarze**) kann der Saugakt beeinträchtigt sein. Es können mehr oder weniger stark entwickelte zusätzliche Brustdrüsen auftreten, **Mammae accessoriae** (Hypermastie) (**E**); wenn nur zusätzliche Brustwarzen entwickelt sind, spricht man von **Hyperthelie**. Akzessorische Drüsen nehmen an den Veränderungen während der Geschlechtsreife teil.

Männliche Brust. Die Anlage der **Mamma masculina** entspricht derjenigen der Frau, sie bleibt aber unterentwickelt. Der Drüsenkörper ist etwa 1,5 cm breit und 0,5 cm dick. In der Pubertät kann vorübergehend eine intensivere Entwicklung einsetzen, die zu einer stärkeren Ausbildung der Brust führt, **Gynäkomastie**. Überzählige Brustdrüsenanlagen kommen auch beim Mann vor.

Klinischer Hinweis. Störungen der Verschieblichkeit sowie der Symmetrie der Brüste, auch in bezug auf die Stellung der Brustwarzen, können ihre Ursache in Erkrankungen der Brust (Krebs!) oder des Bewegungsapparates haben. Über die **Häufigkeit von Brustkrebs** in den Quadranten der Brust geben die Zahlen in (**C**) Auskunft. Lymphgefäßversorgung der Brüste s. S. 82.

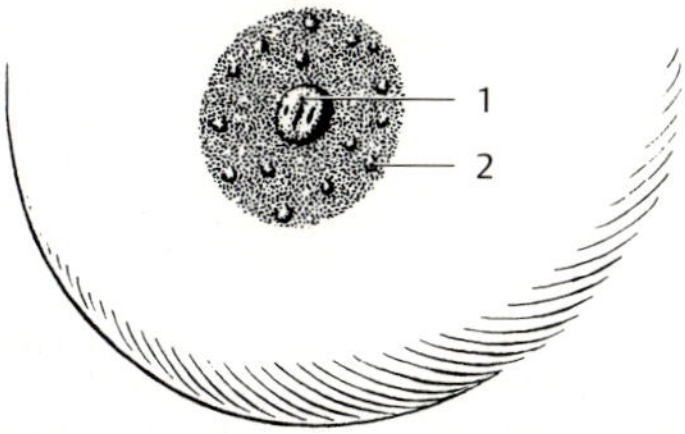

A Weibliche Brust mit Warzenhof

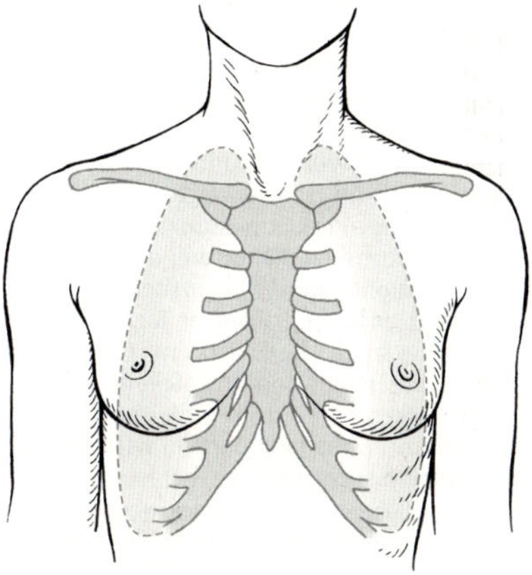

B Weibliche Brust, bezogen auf den Brustkorb

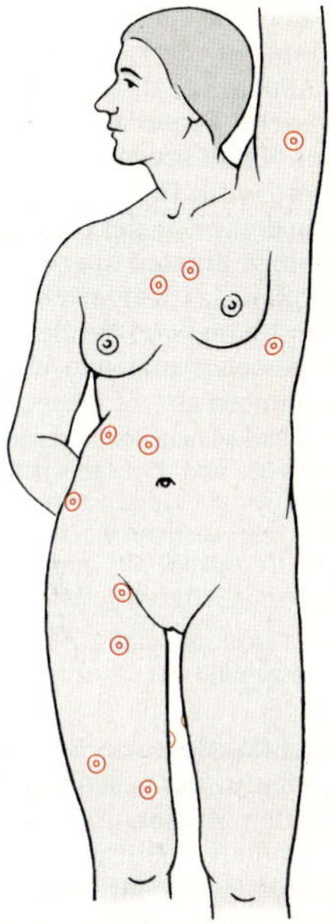

E Überzählige Anlagen von Brustdrüsen und Brustwarzen

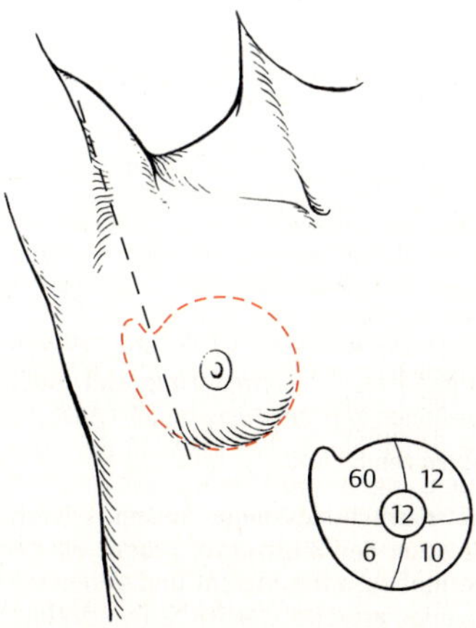

C Ausdehnung der weiblichen Brustdrüse in die Achselhöhle (Krebshäufigkeit nach Bailey)

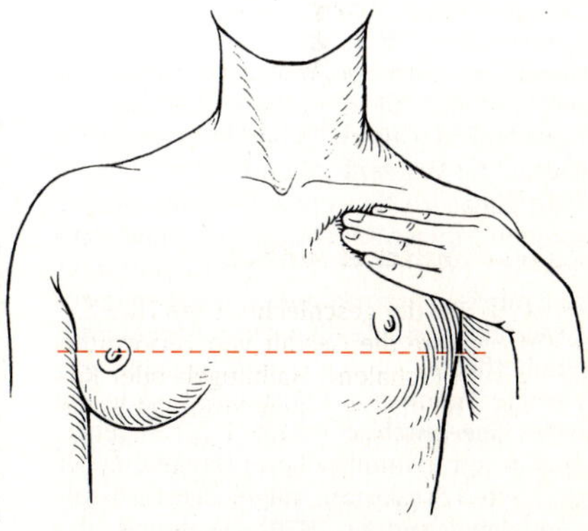

D Verschieblichkeit der weiblichen Brust

Feinbau und Funktion

Die Mamma besteht aus dem Drüsenkörper, **Glandula mammaria** (**A1**), der sich aus kegelförmigen Drüsenlappen, *Lobi glandulae mammariae*, zusammensetzt, und aus Fettgewebe, **Corpus adiposum mammae** (**A2**), das von Bindegewebe umgeben und gekammert wird. Die Größe der Mamma ist v.a. von der Größe des Fettkörpers abhängig. Bei kleinen Brüsten überwiegt das Drüsen-, bei großen das Fettgewebe. Die Straffheit der Brust hängt von der Beschaffenheit des Bindegewebes und von der Füllung der Fettkammern ab.

Die **Rückbildung des Drüsengewebes** setzt zwischen dem 35. und 45. Lebensjahr ein. Die Drüsenlappen werden zunächst durch Fettgewebe ersetzt, die Ligg. suspensoria mammaria (**A3**) verlieren ihre Festigkeit. Mit zunehmendem Alter nimmt auch das Fettgewebe ab.

A4 Fascia pectoralis, **A5** M. pectoralis major, **D** Röntgenbild der Brustdrüsengänge (Mammographie)

Nichtlaktierende Brustdrüse (B). Die Architektur der geschlechtsreifen nichtlaktierenden Mamma ist durch die unregelmäßige radiäre Anordnung von **15–20 verzweigten tubulösen Einzeldrüsen** charakterisiert, deren gewundene Endverzweigungen die Lobi glandulae mammariae bilden. Jeder Drüsenlappen hat einen Milchgang, **Ductus lactifer colligens** (**A-C6**), ein epitheliales verästeltes Röhrchen mit geringer Lichtung. Seine Zweige, **Ductus lactiferi** (**AB7**), sind durch Bindegewebe (**BC8**) voneinander getrennt, tragen ein zwei- bis mehrschichtiges Epithel und sind an ihren Enden knospenförmig verdickt. Unterhalb der Brustwarze, im Niveau der Warzenbasis, erweitern sich die Milchgänge zu den etwa 1–2 mm weiten, spindelförmigen Milchsäckchen, **Sinus lactiferi** (**A9**), die sich zur Zeit der Laktation bis zu 8 mm erweitern können. Sie gehen in enge **Ausführungsgänge** über, die auf der Mamillenoberfläche münden. Milchgänge, verzweigte Tubuli und Endstücke sind in ein festes **bindegewebiges Stroma** (**BC8**) eingebettet, das nur in unmittelbarer Umgebung der genannten Strukturen aufgelockert ist, sog. *Mantelbindegewebe* (**B10**). Während des ovariellen Zyklus vergrößert sich die Brust durch Sprossung der Milchgänge um 15–45 ml.

Laktierende Brustdrüse (C). Bereits in der 5. bis 6. Schwangerschaftswoche sprossen unter Östrogeneinfluß die Milchgänge aus, gleichzeitig werden neue Drüsenknospen gebildet und das Bindegewebe zurückgedrängt. Etwa in der Mitte der Schwangerschaft werden die Milchgänge kanalisiert, die seit- und endständigen Knospen entwickeln sich unter Progesteroneinfluß zu Alveolen (**B11**), die von einem einschichtigen kubischen Epithel ausgekleidet sind. Parallel mit der Zunahme des Drüsenparenchyms nehmen Binde- und Fettgewebe ab, die Brust schwillt an und verändert ihre Konsistenz. Im 9. Schwangerschaftsmonat beginnt die Prolactin-induzierte Bildung der sog. Vormilch, **Kolostrum**, die Fetttröpfchen, Lymphozyten, Phagozyten und Zelltrümmer enthält. Etwa drei Tage nach der Geburt „schießt die Milch ein" (**Übergangsmilch**), die neben Lipidtröpfchen Proteine, Milchzucker, Ionen und Antikörper enthält. Etwa vom 14. Tag post partum wird die **reife Frauenmilch** sezerniert.

Auf dem **Höhepunkt der Laktation** werden in den nunmehr zylindrischen Drüsenzellen **Fetttröpfchen** gebildet, die membranumhüllt in die Alveolenlichtung abgegeben werden (*Apozytose*). Gleichzeitig erfolgt eine lebhafte Produktion von Protein, vor allem von **Kasein**. Alveolen und Milchgänge werden von *Myoepithelzellen* umfaßt, die sich unter Oxytocin-Einfluß kontrahieren und damit zur Milchabgabe beitragen. Die Ausschüttung von Prolactin und Oxytocin wird durch taktile Reizung der Brustwarze unterhalten (*neurohormonaler Reflex*). Beim **Abstillen** komm es zu einem Milchstau. Die Alveolen werden überdehnt und reißen, die Milchproduktion versiegt. Phagozyten beseitigen die Milchreste; das Drüsengewebe wird zurückgebildet.

Unter Brustwarze und Warzenhof (S. 386) liegt ein System von *ringförmig* und *radiär angeordneten glatten Muskelzellen* (**A12**), die über kräftige *elastische Fasern* in der Haut, an Milchgängen und Venen verankert sind. Dieses **elastisch-muskulöse System** bewirkt die **Erektion der Brustwarze**, indem es den Warzenhof zusammenzieht und Venen und Milchgänge erweitert. Beim Stillen entleert der Säugling durch alternierenden Druck von Lippen und Kiefer die Milchsäckchen, die sich anschließend wieder füllen.

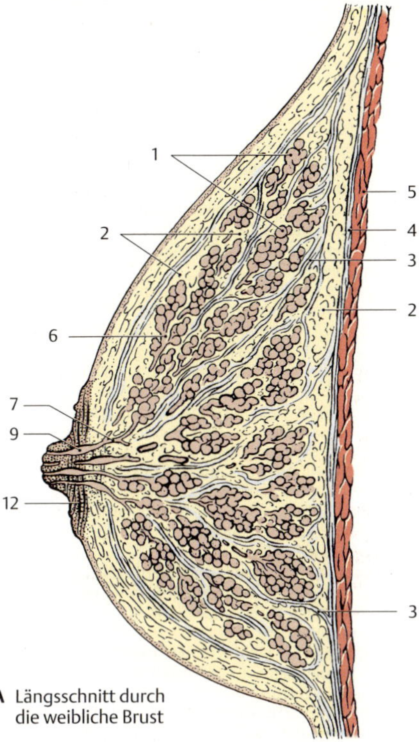

A Längsschnitt durch die weibliche Brust

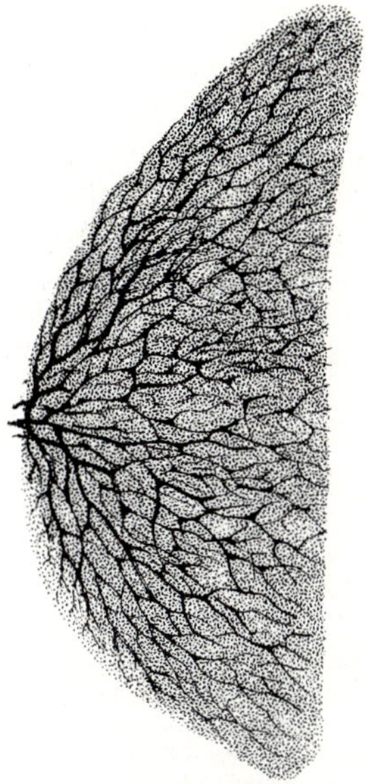

D Röntgenbild der Brustdrüsengänge, Mammographie

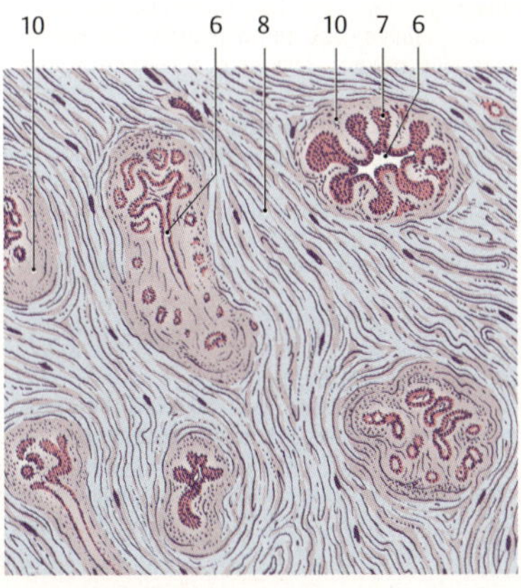

B Nichtlaktierende Brustdrüse

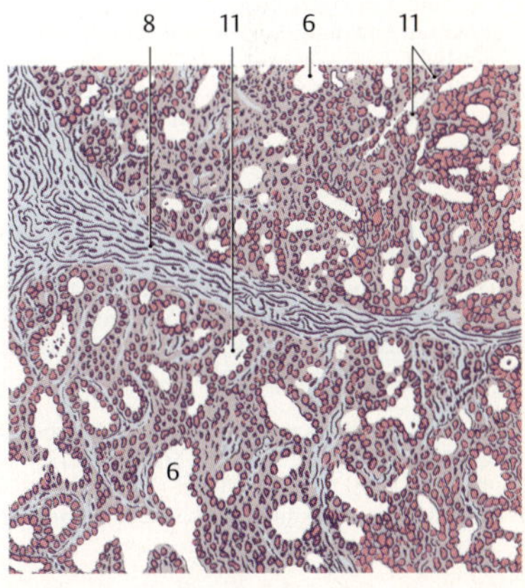

C Laktierende Brustdrüse

Weiterführende und ergänzende Literatur

Anatomie

Benninghoff A. Anatomie: makroskopische Anatomie, Embryologie und Histologie des Menschen. Hrsg. von Drenckhahn D. und Zenker W. München, Wien, Baltimore: Urban & Schwarzenberg
Bd. 1. Zellen- und Gewebelehre, Entwicklungsbiologie, Bewegungsapparat, Herz-Kreislauf-System, Immunsystem, Atem- und Verdauungsapparat. 15. Aufl. 1994
Bd. 2. Niere, Reproduktionsorgane, endokrine Drüsen, Nervensystem, Sinnesorgane, Haut. 15. Aufl. 1994

Gertz SD, Liebman M. Basiswissen Neuroanatomie. Leicht verständlich, knapp, klinikbezogen. Übersetzung und Bearbeitung von Schünke M und Schünke G. Stuttgart: Thieme; 1993

Faller A. Die Fachwörter der Anatomie, Histologie und Embryologie, Ableitung und Aussprache. 29. Aufl. München: Bergmann; 1978

Faller A. Der Körper des Menschen. Einführung in Bau und Funktion. Neubearbeitet von Schünke M. 13. Aufl. Stuttgart: Thieme; 1993

Feneis H, fortgeführt von Dauber W. Anatomisches Bildwörterbuch der internationalen Nomenklatur. 8. Aufl. Stuttgart: Thieme; 1998

Frick H, Leonhardt H, Starck D. Allgemeine Anatomie. Spezielle Anatomie I, Extremitäten, Rumpfwand, Kopf, Hals. Taschenlehrbuch der gesamten Anatomie, Bd. I. 4. Aufl. Stuttgart: Thieme; 1992

Frick H, Leonhardt H, Starck D. Spezielle Anatomie II. Eingeweide, Nervensystem, Systematik der Muskeln und Leitungsbahnen. Taschenlehrbuch der gesamten Anatomie, Bd. II 4. Aufl. Stuttgart: Thieme; 1992

Kahle W. fortgeführt von Frotscher M. Taschenatlas der Anatomie. Bd. 3. Nervensystem und Sinnesorgane. 7. Aufl. Stuttgart: Thieme; 2000

Lippert H. Lehrbuch Anatomie. 5. Aufl. München: Urban & Fischer; 2000

Netter FH. Atlas der Anatomie des Menschen. 2. Aufl. Stuttgart: Thieme; 2000

Platzer W. Taschenatlas der Anatomie. Bd. 1. Bewegungsapparat, 7. Aufl. Stuttgart: Thieme; 1999

Rauber/Kopsch. Anatomie des Menschen. Lehrbuch und Atlas. Hrsg. von Leonhardt H, Tillmann B, Töndury G, Zilles K.
Band I: Bewegungsapparat. Hrsg. und bearbeitet von Tillmann B und Töndury G. Stuttgart: Thieme; 1987
Band II. Innere Organe. Hrsg. von Leonhardt H. Stuttgart: Thieme; 1987
Band III: Nervensystem und Sinnesorgane. Hrsg. und bearbeitet von Krisch B, Kubik S, Lange W, Leonhardt H, Leuenberger P, Töndury G und Zilles K. Stuttgart: Thieme; 1987
Band IV: Topographie der Organsysteme. Systematik der Leitungsbahnen. Hrsg. und bearbeitet von Leonhardt H, Tillmann B, Zilles K. Stuttgart: Thieme; 1988

Rohen J. Funktionelle Anatomie des Menschen. 10. Aufl. Stuttgart: Schattauer; 2001

Rohen J. Topographische Anatomie des Menschen. 10. Aufl. Stuttgart: Schattauer; 2000

Schiebler TH, Schmidt W, Zilles K. Anatomie. 8. Aufl. Berlin, Heidelberg: Springer; 1999

Schulze P. Anatomisches Wörterbuch. Lateinisch-Deutsch/Deutsch-Lateinisch. 6. neubearbeitete Aufl. Stuttgart, New York: Thieme; 1993

Sobotta J. Atlas der Anatomie des Menschen. Hrsg. von Putz R und Pabst R. München: Urban & Fischer
Bd. 1. Kopf, Hals, obere Extremität. 21. Aufl. 2000
Bd. 2. Rumpf, Eingeweide, untere Extremität. 21. Aufl. 2000

Terminologia Anatomica. International Anatomical Terminology. Ed. by the Federative Committee of Anatomical Terminology (FCAT). Stuttgart: Thieme; 1998

Tillmann B. Farbatlas der Anatomie – Zahnmedizin/Humanmedizin. Kopf, Hals, Rumpf. Stuttgart, New York: Thieme; 1997

Whitaker RH, Borley NR. Anatomiekompass. Taschenatlas der anatomischen Leitungsbahnen. Stuttgart, New York: Thieme; 1997

William PL. Gray's Anatomy. New York, Edinburgh, London, Tokyo, Madrid, Melbourne: Livingstone Churchill; 1998

Histologie, Zellbiologie und mikroskopische Anatomie

Alberts B, Bray D, Lewis J, Raff M, Roberts K und Watson JD, übers. von Jaenicke L. Molekularbiologie der Zelle. FL Weinheim, Deerfield Beach: VHC; 1986

Bucher O, Wartenberg H. Cytologie, Histologie und mikroskopische Anatomie des Menschen. 12. Aufl. Bern: Huber; 1997

Fawcett DW. Bloom/Fawcett, A Textbook of Histology. 12 ed. New York, London: Chapmann Hill; 1994

Junqueira LC, Carneiro J, übers. von Schiebler TH: Histologie. 4. Aufl. Berlin, Heidelberg: Springer; 1996

Krstić RV. Die Gewebe des Menschen und der Säugetiere. Ein Atlas zum Studium für Mediziner und Biologen. 2. Aufl. Berlin: Springer; 1988
Kühnel W. Taschenatlas der Zytologie, Histologie und mikroskopischen Anatomie. 10. Aufl. Stuttgart: Thieme; 1999
Leonhardt H. Histologie, Zytologie und Mikroanatomie des Menschen. 8. Aufl. Stuttgart: Thieme; 1990
Rohen J, Lütjen-Drecoll E. Funktionelle Histologie. 4. Aufl. Stuttgart: Schattauer; 2000
Sobotta-Histologie. Farbatlas der Zytologie, Histologie und Mikroskopischen Anatomie des Menschen. Herausgegeben und neubearbeitet von U. Welsch. 5. Aufl. München: Urban & Schwarzenberg; 1997

Embryologie und Entwicklungsbiologie

Christ B, Wachtler F. Medizinische Embryologie. Molekulargenetik – Morphologie – Klinik. Wiesbaden: Ullstein Medical; 1998
Drews U. Taschenatlas der Embryologie. Stuttgart: Thieme; 1993
Hamilton WJ, Boyd JD, Mossmann HW. Human Embryology. Prenatal development of form and function. 4 ed. Cambridge: Heffer; 1972
Hinrichsen KV (Hrsg.). Humanembryologie. Lehrbuch und Atlas der vorgeburtlichen Entwicklung des Menschen. Berlin: Springer; 1990
Moore KL, Persaud TVN. Embryologie. Lehrbuch und Atlas der Entwicklungsgeschichte des Menschen. 4. Aufl. Stuttgart: Schattauer; 1996
O'Rahilly R, Müller F. Embryologie und Teratology des Menschen. Bern, Göttingen, Toronto, Seattle: Huber; 1999
Sadler TW. Medizinische Embryologie. 9. Aufl. Stuttgart: Thieme; 1998
Tuchmann-Duplessis H, Haegel P. Illustrated Human Embryology. Paris: Masson; 1972

Bildgebende Verfahren

Koritke JG, Sick H. Atlas anatomischer Schnittbilder des Menschen. München: Urban & Schwarzenberg; 1982
Möller TB, Reif E. CT und MRT-Normalbefunde: Stuttgart: Thieme; 1998
Möller TB, Reif E. Taschenatlas der Röntgenanatomie. 2. Aufl. Stuttgart: Thieme; 1998
Möller TB, Reif E. Taschenatlas der Schnittbildanatomie. Bd. 2. Thorax, Abdomen, Becken. Computertomographie und Kernspintomographie. Stuttgart: Thieme; 1999
Swobodnik W, Hermann M, Altwein JE. Atlas der internistischen Ultraschallanatomie. Stuttgart: Thieme; 1999
Weiser HF, Birth M (Hrsg.). Visceralchirurgische Sonographie. Lehrbuch und Atlas. Heidelberg: Springer; 2000
Wicke L. Atlas der Röntgenanatomie. München: Urban & Schwarzenberg; 1977

Herz-Kreislauf-System

Abramson DI, Dobrin PB. Blood Vessels and Lymphatics in Organ Systems. London: Academic Press; 1984
Anderson RH, Becker AE. Anatomie des Herzens. Ein Farbatlas. Stuttgart: Thieme; 1982
Bargmann W, Doerr W. Das Herz des Menschen. Bd. I. Stuttgart: Thieme; 1963
Canale ED, Campbell GR, Smolich JJ, Campbell JH. Cardiac Muscle. Berlin, Heidelberg, New York: Springer; 1986
Clemens HJ. Die Venensysteme der menschlichen Wirbelsäule. Berlin: W. de Gruyter; 1961
Van Damme IPJ, Bonte J. Vascular anatomy in abdominal surgery. Stuttgart, New York: Thieme; 1990
Földi M, Casley-Smith JR. Lymphangiology. Stuttgart: Schattauer; 1983
Forssmann W-G, Scheuermann DW, Alt J (eds.). Functional Morphology of the Endocrine Heart. Darmstadt: Steinkopff und New York: Springer; 1988
Hammersen F. Anatomie der terminalen Strombahn. München: Urban & Schwarzenberg; 1971
Krayenbühl H, Yasargil MG. Zerebrale Angiographie für Klinik und Praxis. 3. Aufl. Stuttgart: Thieme; 1979
Kubik S. Visceral lymphatic system. In Viamonte (jr.) M, Rüttimann A. Atlas of Lymphography. Stuttgart: Thieme; 1980
v. Lanz T, Wachsmuth W. Praktische Anatomie, 2. Aufl., bearb. v. Lang J, Bd. I/3. u. 4. Berlin: Springer; 1972
Loose KE, van Dongen RJAM. Atlas of Angiography. Stuttgart: Thieme; 1976
McAlpine WA. Heart and Coronary Arteries. Berlin: Springer; 1975
Shepherd JT, Vanhoutte PM. The Human Cardiovascular System: Facts and Concepts. New York: Raven Press; 1979
Staubesand J. Funktionelle Morphologie der Arterien, Venen und arteriovenösen Anastomosen. In: Angiologie. Hrsg. von Heberer G, Rau G, Schoop W, begr. von Ratschow M. 2. Aufl. Stuttgart: Thieme; 1974

Atmungssystem

Becker W. Atlas der Hals-Nasen-Ohren-Krankheiten einschließlich Bronchien und Ösophagus. 2. Aufl. Stuttgart: Thieme; 1983
Boyden EA. Segmental Anatomy of the Lungs. New York: McGraw Hill; 1965
Crystal RG, West JB, Barnes PJ, Cherniak NS, Weibel ER (eds). The Lung. Scientific Foundations., 2 Vol. New York: Raven Press; 1991

Fink BR. The Human Larynx. A Functional Study. New York: Raven Press; 1975
Fishman AP. Assessment of Pulmonary Function. New York: McGraw Hill; 1980
v. Hayek H. Die menschliche Lunge. 2. Aufl. Berlin: Springer; 1970
Lang J. Klinische Anatomie der Nase, Nasenhöhle und Nasennebenhöhlen. Stuttgart: Thieme; 1988
Muarray JF. Die normale Lunge. Grundlagen für Diagnose und Therapie von Lungenkrankheiten. Stuttgart: Thieme; 1978
Thurlebeck WM, Murray RA. The Lung. Structure, Function and Disease. Baltimore: Williams & Wilkins; 1978
Tillmann B, Wustrow I. Kehlkopf. In Berendes J, Link R, Zöllner F. Hals-Nasen-Ohren-Heilkunde in Praxis und Klinik (S. 1 – 101). 2. Aufl. Bd. IV/I. Stuttgart: Thieme; 1982

Verdauungssystem

Arias I, Jakoby WB, Popper H, Schachter D, Shafritz DA. The Liver. Biology and Pathobiology. 2nd ed. New York: Raven Press; 1988
Berkovitz BKB, Boyde A, Frank RM, Höhling HJ, Moxham BJ, Nalbandian J, Tonge CH. Teeth. Handbook of Microscopic Anatomy (ed. by Oksche A, Vollrath L.). Vol V/6. Berlin: Springer; 1989
Erlinger S. Bile flow. In: Arias JM, Jakoby WB, Popper H, Schachter D, Shafritz DA (Eds.): The Liver. Biology and Pathobiology. 2nd ed. New York: Raven Press; 1988
Ferner H. Das Inselsystem des Pankreas. Stuttgart: Thieme; 1952
Gall EA, Mostofi FK. The Liver. Huntington/New York: Krieger; 1980
Krentz K. Endoskopie des oberen Verdauungstraktes. Atlas und Lehrbuch. 2. Aufl. Stuttgart: Thieme; 1982
Kubik S. Visceral lymphatic system. In: Viamonte Jr, Rüttimann MA (Eds.): Atlas of Lymphography, pp. 91 – 106. Stuttgart: Thieme; 1980
Liebermann-Meffert D, White H. The Greater Omentum. Berlin: Springer; 1983
Motta P, Muto M, Fujita T. Die Leber: Rasterelektronenmikroskopischer Atlas. Stuttgart: Schattauer; 1980
Schroeder HE. The Periodontium. Handbook of Microscopic Anatomy (ed. By Oksche A, Vollrath L). Vol. V/5. Berlin: Springer; 1986
Schroeder HE. Orale Strukturbiologie. Entwicklungsgeschichte, Struktur und Funktion normaler Hart- und Weichgewebe der Mundhöhle. 3. Aufl. Stuttgart: Thieme; 1987
Stelzner F. Die anorectalen Fisteln. 3. Aufl. Berlin, Heidelberg: Springer; 1981

Harnsystem

Alken CE, Dix VW, Goodwin WE, Wildbolz E. Handbuch der Urologie. Bd. I. Berlin: Springer; 1969
Ferner H, Gisel A, Hayek v. H, Krause W, Zaki Ch. Die Anatomie der Harn- und Geschlechtsorgane. In: Handbuch der Urologie. Bd. I. Hrsg. von Alken CE, Dix VW, Goodwin WE, Wildbolz E. Berlin: Springer; 1969
Fourman J, Moffat DB. The Blood Vessels of the Kidney. Oxford: Blackwell Scientific; 1971
Gosling JA, Dixon JS, Humpherson JR. Funktionelle Anatomie der Nieren und ableitenden Harnwege. Ein Farbatlas. Stuttgart: Thieme; 1988
v. Hayek H. Die Entwicklung der Harn- und Geschlechtsorgane. In: Handbuch der Urologie. Bd. I. Hrsg. von Alken CE, Dix VW, Goodwin WE, Wildbolz E. Berlin: Springer; 1969
Inke G. Gross Structure of the Human Kidney. Advances of Morphological Cells Tissues, p. 71. New York: Liss AR; 1981
Jamison RL, Kriz W. Urinary Concentrating Mechanism: Structure and Function. New York: Oxford University Press; 1982
Johnson JA, Anderson RR. The Renin-Angiotensin System. New York: Plenum Press; 1980
Kriz W, Kaissling B. Structural organization of the mammalian kidney. In: Seldin DW, Giebisch G (eds.): The Kidney: Physiology and Pathophysiology, pp. 707 – 777. 2nd ed. New York: Raven Press; 1992
Potter EL. Normal and Abnormal Development of the Kidney. Chicago: Year Book Medical Publ.; 1972

Männliches Geschlechtssystem

Aumüller G. Prostate gland and seminal vesicles. In: Oksche A. Vollrath L. Handbuch der mikroskopischen Anatomie des Menschen. Bd. 7/6. Berlin: Springer; 1979
Holstein AF, Rossen-Runge EC. Atlas of human spermatogenesis. Berlin: Grosse; 1981
Klosterhalfen H, Altenähr E, Franke HD. Das Prostatakarzinom. Pathologie – Diagnostik – Therapie. Stuttgart: Thieme; 1982
Nieschlag E, Bartlett J. Testes. In Bettendorf G, Breckwoldt M (Hrsg.): Reproduktionsmedizin. S. 100 – 115. Stuttgart: Fischer; 1989
Schirren C. Praktische Andrologie, 2. Aufl. Berlin: Schering; 1982
Tonutti E, Weller O. Schuchardt E, Heinke E. Die männliche Keimdrüse. Stuttgart: Thieme; 1960
Wartenberg H. Differentiation and development of the testes. In: Burger H, de Kretser D (eds.): The Testis. New York: Raven Press; 1981

Weibliches Geschlechtssystem

Baker TG. Oogenesis and ovarian development. In: Balin H, Glasser S (eds.): Reproductive Biology. Amsterdam: Excerpta Medica; 1972

Baltzer J, Mickan H. Gynäkologie. Ein kurzgefaßtes Lehrbuch. Stuttgart: Thieme; 1994

Döring GK. Empfängnisverhütung. Ein Leitfaden für Ärzte und Studenten. 11. Aufl. Stuttgart: Thieme; 1989

Frangenheim H, Lindemann H-J. Die Laparoskopie in der Gynäkologie, Chirurgie und Pädiatrie. 3. Aufl. Stuttgart: Thieme; 1977

Gorgas K. Struktur und Innervation des juxtaglomerulären Apparates der Ratte. Ergebn. Anat. Entwickl.-Gesch. 54: 1 – 83 (1978)

Horstmann E, Stegner H-E. Tube, Vagina und äußere weibliche Geschlechtsorgane. In: Handbuch der mikroskopischen Anatomie des Menschen. Erg. zu Bd. VII/1. Hrsg. von Bargmann W. Berlin: Springer; 1966

Käser O, Friedberg V, Ober KG, Thomsen K, Zander J (Hrsg.). Gynäkologie und Geburtshilfe. Stuttgart: Thieme; 1981

Krebs D, Schneider HPG. Reproduktion, Infertilität, Sterilität. München, Wien, Baltimore: Urban & Schwarzenberg; 1994

Martius H, Droysen K. Atlas der gynäkologischen Anatomie. Stuttgart: Thieme; 1960

Masters WH, Johnson VE. Human Sexual Response. Boston: Little, Brown & Co; 1966

Wynn RM, Jollie WP (eds.): Biology of the Uterus. 2nd ed. Plenum Publishing Corporation; 1989

Endokrines System

Aschoff J, Daan S, Groos GA. Vertebrate Circadian Systems. Structure and Physiology, Berlin: Springer; 1982

Bachmann R. Die Nebenniere. In: Handbuch der mikroskopischen Anatomie des Menschen, Bd. VI/5, hrsg. von Bargmann W. Berlin: Springer; 1954

Bargmann W. Die Schilddrüse. In v. Möllendorff W. Handbuch der mikroskopischen Anatomie des Menschen, Bd. VI/2. Berlin: Springer; 1939, (S. 2 – 136)

Bargmann W. Die Epithelkörperchen. In v. Möllendorff W. Handbuch der mikroskopischen Anatomie des Menschen, Bd. VI/2. Berlin: Springer; 1939 (S. 137 – 196)

Bargmann W. Die Langerhansschen Inseln des Pankreas. In v. Möllendorff W. Handbuch der mikroskopischen Anatomie des Menschen, Bd. VI/2. Berlin: Springer; 1939 (S. 197 – 288)

Bargmann W. Die Epiphysis cerebri. In v. Möllendorff W. Handbuch der mikroskopischen Anatomie des Menschen, Bd. VI/4. Berlin: Springer; 1943 (S. 309 – 502)

Bargmann W. Über die neurosekretorische Verknüpfung von Hypothalamus und Neurohypophyse. Z. Zellforsch. 34: 610 – 634 (1949)

Bargmann W. Das Zwischenhirn-Hypophysensystem. Berlin: Springer; 1964

Bargmann W. Die funktionelle Morphologie des endokrinen Regulationssystems. In Altmann HW, Büchner F, Cottier H u. Mitarb. Handbuch der allgemeinen Pathologie, Bd. VIII/1. Berlin: Springer; 1971 (S. 1 – 106)

Bargmann W., Scharrer B. Aspects of Neuroendocrinology. Berlin: Springer; 1970

Bloom SR, Polak JM. Gut Hormones, 2nd ed. Edinburgh: Churchill-Livingstone; 1981

Böck P. The Paraganglia. In Oksche A, Vollrath L. Handbuch der mikroskopischen Anatomie des Menschen, Bd. VII/8. Berlin: Springer; 1973

Cantin M. Cell Biology of the Secretory Process. Basel: Karger; 1984

Costa E, Trabucchi M. Regulatory Peptides, from Molecular Biology to Function. New York: Raven Press; 1982

Coupland RE, Forssmann WG. Peripheral Neuroendocrine Interaction. Berlin: Springer; 1978

Coupland RE, Fujita T. Chromaffin, Enterochromaffin and Related Cells. Amsterdam: Elsevier; 1976

Cross BA, Leng G. The Neurohypophysis: Structure, Function and Control. Progr. Brain Res. 60, 1983

Felig Ph, Baxter JD, Broadus AE, Frohmann AL. Endocrinology and Metabolism, 2nd ed. New York: McGraw-Hill; 1986

Fujita T. Endocrine Gut and Pancreas. Amsterdam: Elsevier; 1976

Fujita T. Concept of paraneurons. Arch. Histol. Jap. 40, (Suppl.): 1 – 12 (1977)

Fuxe K, Hökfelt T, Luft R. Central Regulation of the Endocrine System. New York: Plenum Press; 1979

Ganong WF, Martini L. Frontiers in Neuroendocrinology, vol. VII. New York: Raven Press; 1982

Guillemin R. Control of adenohypophysial functions by peptides of the central nervous system. Harvey Lect. 71: 71 – 131 (1978)

Gupta D. Endokrinologie der Kindheit und Adoleszenz. Stuttgart: Thieme; 1986

Heitz PhU. Das gastro-entero-pankreatische endokrine System. Med. uns. Zeit 4: 15 – 22 (1980)

Hesch RD. Endokrinologie. Teil A Grundlagen. München, Wien, Baltimore: Urban & Schwarzenberg; 1989

Hesch RD. Endokrinologie. Teil B Krankheitsbilder. München, Wien, Baltimore: Urban & Schwarzenberg; 1989

Kalimi MY, Hubbard JR. Peptide Hormone Receptors. Berlin: de Gruyter; 1987

Krieger DT, Liotta AS, Brownstein MJ, Zimmermann EA. ACTH, β-Lipotropin, and related peptides in brain, pituitary, and blood. Recent Progr. Horm. Res. 36: 277 – 344 (1980)

Krisch B. Immunocytochemistry of neuroendocrine systems (vasopressin, somatostatin, luliberin). Progr. Histochem. Cytochem. 13/2: 1 – 167 (1980)
Krisch B. Ultrastructure of regulatory neuroendocrine neurons and functionally related structures. In Ganten D, Pfaff D: Morphology of Hypothalamus and its Connections. Current Topics in Neuroendocrinology, Vol. 7. Berlin: Springer; 1986 (pp. 251 – 290)
Krisch B, Buchheim W. Access and distribution of exogenous substances in the intercellular clefts of the rat adenohypophysis. Cell Tissue. Res. 236: 439 – 452 (1984)
Labhart A. Klinik der inneren Sekretion, 3. Aufl. Berlin: Springer; 1978
Motta M. The Endocrine Functions of the Brain. New York: Raven Press; 1980
Neville AM, O'Hare MJ. The Human Adrenal Cortex. Berlin: Springer; 1982
Nieuwenhuys R. Chemoarchitecture of the Brain. Berlin: Springer; 1985
Oksche A, Pévet P. The Pineal Organ: Photobiology, Biochronometry, Endocrinology. Developments in Endocrinology, vol. XIV. Amsterdam: Elsevier; 1981
Pearse AGE. The diffuse neuroendocrine system and the APUD concept: related „endocrine" peptides in brain, intestine, pituitary, placenta and anuran cutaneous glands. Med. Biol. 55: 115 – 125 (1977)
Polak JM. Regulatory Peptides. Basel: Birkhäuser; 1989
Reinboth R. Vergleichende Endokrinologie. Stuttgart: Thieme; 1980
Scharrer E. Über sekretorisch tätige Nervenzellen bei wirbellosen Tieren. Naturwissenschaften 25: 131 – 138 (1937)
Scharrer E. Photo-endocrine-systems.: general concepts. Ann. N. Y. Acad. Sci. 117: 13 – 22 (1964)
Scharrer E, Scharrer B. Neurosekretion. In Bargmann W.: Handbuch der mikroskopischen Anatomie des Menschen, Bd. VI/5. Berlin: Springer; 1954 (S. 853 – 1066)
Schneider HPG. Endokrinologie und Reproduktionsmedizin I. In: Wulf K-H und Schmidt-Matthiesen H, Klinik der Frauenheilkunde und Geburtshilfe, Band 1. 3. Aufl. München, Wien, Baltimore: Urban & Schwarzenberg; 1995
Schneider HPG. Endokrinologie und Reproduktionsmedizinin II. In: Wulff K-H und Schmidt-Matthiesen H, Klinik der Frauenheilkunde und Geburtshilfe, Band 2. 3. Aufl. München, Wien, Baltimore: Urban & Schwarzenberg; 1996
Schulster D, Levitski A. Cellular Receptors for Hormones and Neurotransmitters. New York: Wiley; 1980
Tixier-Vidal A, Farquhar MG. The Anterior Pituitary. New York: Academic Press; 1975
Vollrath L. The pineal organ. In Oksche A, Vollrath L.: Handbuch der mikroskopischen Anatomie des Menschen, Bd. VI/7. Berlin: Springer; 1981
Welsch U. Die Entwicklung der C-Zellen und des Follikelepithels der Säugerschilddrüse. Elektronenmikroskopische und histochemische Untersuchungen. Ergebn. Anat. Entwickl.-Gesch. 46: 1 – 52 (1972)

Hämolymphatisches System

Aiuti F, Wigzell H. Thymus, Thymic Hormones and Lymphocytes. London: Academic Press; 1980
Begemann H, Begemann M. Praktische Hämatologie. Diagnose, Therapie, Methodik. Stuttgart: Thieme; 1989
Bessis M. Living Blood Cells and their Ultrastructure. Springer: Berlin; 1973
Brücher H. Knochenmarkzytologie. Diagnostik und klinische Bedeutung. Stuttgart: Thieme; 1986
Drößler K, Gemsa D. Wörterbuch der Immunologie. 3. Aufl. Heidelberg, Berlin: Spektrum Akademischer Verlag/Gustav Fischer; 2000
Eisen HN. Immunology, 3rd ed. New York: Harper & Row; 1981
Frick P. Blut- und Knochenmarksmorphologie, Blutgerinnung. 17. Aufl. Stuttgart: Thieme; 1984
Fudenburg HH, Smith CL. The Lymphocyte in Health and Disease. New York: Grune & Stratton; 1979
van Furth R. Mononuclear Phagocytes in Immunity, Infection and Pathology. Oxford: Blackwell; 1975
von Gaudecker B, Müller-Hermelink HK. Ontogeny and organization of the stationary non-lymphoid cells in the human thymus. Cell Tissue. Res. 207: 287 – 306 (1980)
Ham AW, Axelrad AA, Cormack DH. Blood Cell Formation and the Cellular Basis of Immune Responses. Philadelphia: Lippincott; 1979
Keller R. Immunologie und Immunpathologie, 3. Aufl. Stuttgart: Thieme; 1987
Kirchner H, Kruse A, Neustock P, Rink L. Cytokine and Interferone. Botenstoffe des Immunsystems. Heidelberg, Berlin, Oxford: Spektrum Akademischer Verlag; 1993
Lennert K, Harms D. Die Milz/The Spleen. Berlin: Springer; 1970
Lennert K, Müller-Hermelink H-K. Lymphozyten und ihre Funktionsformen – Morphologie. Organisation und immunologische Bedeutung. Anat. Anz., Suppl. 138: 19 – 62 (1975)
McDonald GA, Dodds TC, Cruickshank B. Atlas der Hämatologie, 3. Aufl. Stuttgart: Thieme; 1979
Mori Y, Lennert K. Electron Microscopic Atlas of Lymph Node Cytology and Pathology. Berlin: Springer; 1969
Müller-Hermelink HK. The Human Thymus, Histophysiology and Pathology. Current Topics of Pathology, Berlin: Springer; 1985
Müller-Hermelink HK, von Gaudecker B. Ontogenese des lympathischen Systems beim Menschen. Amat. Anz. Suppl. 74 (1980) 235 – 259

Noll S, Schaub-Kühnen S. Praxis der Immunhistochemie. Hrsg. von Höfler H und Müller K-M. München, Jena: Urban & Fischer; 2000

Queißer W. Das Knochenmark. Morphologie, Funktion, Diagnostik. Stuttgart: Thieme; 1978

Ruzicka F. Elektronenmikroskopische Hämatologie. Wien: Springer; 1976

Schwartz LM. Compendium of Immunology. New York: Van Nostrand; 1979

Staines N, Brostoff J, James K.: Immunologisches Grundwissen. 2. Aufl. Stuttgart, Jena: Gustav Fischer; 1994

Theml H. Taschenatlas der Hämatologie, 2. Aufl. Stuttgart: Thieme; 1986

Tischendorf F. Die Milz: In: Handbuch der mikroskopischen Anatomie des Menschen, Bd. VI/6, hrsg. von Bargmann W. Berlin: Springer; 1969

Vernon-Roberts B. The Macrophage. London: Cambridge University Press; 1972

Haut

Braun-Falco O, Plewig G, Wolff HH. Dermatologie und Venerologie. Dritte, neubearbeitete Auflage. Berlin, Heidelberg, New York, Tokyo: Springer; 1984

Breathnach AS. An atlas of the ultrastructure of human skin. London: Churchill; 1971

Chouchkov Ch. Cutaneous receptors. Ergebn. Anat. Entwickl.-Gesch. 54: 1 – 62 (1978)

Ebling FJ, Hair J. Invest. Dermatol. 67: 98 – 105 (1976)

Elias PM. Epidermal lipid, membranes and keratinization. Int. J. Dermatol. 20: 1 – 19 (1981)

Fitzpatrick TB, Eisen AZ, Wolff K, Freedberg IM, Austen KF. Dermatology in General Medicine, 2nd ed. New York: McGraw-Hill; 1979

Halata Z. The mechanoreceptors of the mammalian skin. Ultrastructure and morphological classification. Ergebn. Anat. Entwickl.-Gesch. 50: 1 – 77 (1975)

Halata Z. Die Sinnesorgane der Haut und der Tiefensensibilität. In Handbuch der Zoologie, Bd. VIII Mammalia, Teilband 57. Herausgegeben von Niethammer J, Schliemann H, Starck D. Berlin, New York: Walter de Gruyter; 1993

Horstmann E. Die Haut. In: Handbuch der mikroskopischen Anatomie des Menschen, Erg. zu Bd. III/1, hrsg. von Bargmann W. Berlin: Springer; 1957

Iggo A, Andres KH. Morphology of cutaneous receptors. Ann. Rev. Neurosci. 5: 1 – 31 (1982)

Kawamura T, Fitzpatrick TB, Seiji M. Biology of normal and abnormal melanocytes. Baltimore: University Park Press; 1971

Kobori T, Montagna W. Biology and Disease of the Hair. Baltimore: University Park Press; 1975

Montagna W, Ellis RA, Silver AF, Billingham R, Hu F. Advances in Biology of Skin, Bd. I – VIII. Oxford: Pergamon; 1966

Odland GF. Structure of the skin. In Goldsmith LA.: Biochemistry and Physiology of the Skin. New York: Oxford University Press; 1983 (pp. 3 – 63)

Bildquellenverzeichnis

- 383 B–D nach Aubertin G: Das Vorkommen von Kolbenhaaren und die Veränderungen derselben beim Haarwiederersatz. Arch mikrosk Anat 47: 472–500 (1896)
- 375 A nach: Bethmann; Zoltán
- 297 A nach: Bucher O, Wartenberg H: Cytologie, Histologie und mikroskopische Anatomie des Menschen. 11. Aufl. Bern: Huber; 1989
- 383 E nach: Conrads
- 373 A–D nach: Edwards EA, Duntley SQ: The pigments and color of living human skin. Am J Anat 65: 1–34 (1939)
- 81 ABC, 83 ABDF, 85 ABCD, 97 C nach: Feneis H: Anatomisches Bildwörterbuch der internationalen Nomenklatur. 8. Aufl. Stuttgart: Thieme; 1998
- 339 endokrine Zellen nach: Heitz PU: Das gastro-entero-pankreatische endokrine System. Medizin unserer Zeit 4: 15–22 (1980)
- 379 B nach: Horstmann E: Die Haut. In: Handbuch der mikroskopischen Anatomie des Menschen. Erg. zu Bd. III/1, hrsg. von W Bargmann. Berlin: Springer; 1957
- 347 AB nach: Knoll
- 351 Immunsystem nach: Müller-Hermelink HK, von Gaudecker B: Ontogenese des lymphatischen Systems beim Menschen. Verh Anat Ges 74: 235–259 (1980)
- 369 B nach Pabst R: The anatomical basis for the immune function of the gut. Anat Embryol 176: 135–144 (1987)
- 25 AB, 31 ABC, 33 A, 35 B, 83 E, 103 AB, 105 B, 121 A, 125 AB, 131 B, 137 A, 139 A, 179 AB, 185 AB, 187 B, 189 B , 195 AB, 197 C, 201 B, 207 B, 217 B, 223 AB, 231 C, 239 A, 241 B, 243 A, 245 AB, 249 B, 251 C, 257 C, 263 C, 269 C, 271 A, 281 A, 285 AB, 319 AB nach: Platzer W: Atlas der topographischen Anatomie. Stuttgart: Thieme; 1982
- 385 B nach: Rauber/Kopsch: Anatomie des Menschen. Lehrbuch und Atlas. Hrsg. von H Leonhardt, B Tillmann, G Töndury, K Zilles. Band III: Nervensystem/Sinnesorgane, hrsg. und bearb. von B Krisch, S Kubik, W Lange, H Leonhardt, P Leuenberger, G Töndury, K Zilles. Stuttgart: Thieme; 1987
- 315 C nach: Rotter W: Die Entwicklung der fetalen und kindlichen Nebennierenrinde. Virchows Arch path Anat 316 (1949)
- 331 Terminalzotte nach: Schiebler TH, Kaufmann P: Reife Plazenta. In: Becker V, Schiebler TH, Kubli F (Hrsg.): Die Plazenta des Menschen. Stuttgart, New York: Thieme; S. 51–100 (1981)
- 317 AC nach: Watzka M: Die Paraganglien. In: Handbuch der mikroskopischen Anatomie des Menschen, Bd. VI/4. Springer: Berlin; 1943
- 385 D nach: Weddell G: The morphology of peripheral nerve terminations in the skin. Quart J Microsc Sci 95: 483–501 (1954)
- 375 D nach: Wendt GG: Fingerleisten und Krankheit. Zur menschl. Vererbungs- und Konstitutionslehre 30: 588–601 (1952)

Sachverzeichnis

Halbfette Seitenzahlen verweisen auf Haupttextstellen

B

C

D

E

F

G

H

M

R

T